金华市卫生健康委员会组织编写

金华名老中医医案集

主编◎傅晓骏

全国百佳图书出版单位
中国中医药出版社
·北 京·

图书在版编目（CIP）数据

金华名老中医医案集／傅晓骏主编．—北京：中
国中医药出版社，2023.10
ISBN 978 - 7 - 5132 - 8306 - 9

Ⅰ．①金…　Ⅱ．①傅…　Ⅲ．①医案 - 汇编 - 中国 - 现
代　Ⅳ．①R249.7

中国国家版本馆 CIP 数据核字（2023）第 134442 号

中国中医药出版社出版
北京经济技术开发区科创十三街 31 号院二区 8 号楼
邮政编码　100176
传真　010 - 64405721
保定市中画美凯印刷有限公司印刷
各地新华书店经销

开本 710 × 1000　1/16　印张 24.5　字数 387 千字
2023 年 10 月第 1 版　2023 年 10 月第 1 次印刷
书号　ISBN 978 - 7 - 5132 - 8306 - 9

定价　78.00 元
网址　www.cptcm.com

服 务 热 线　010 - 64405510
购 书 热 线　010 - 89535836
维 权 打 假　010 - 64405753

微信服务号　zgzyycbs
微商城网址　https://kdt.im/LIdUGr
官 方 微 博　http://e.weibo.com/cptcm
天猫旗舰店网址　https://zgzyycbs.tmall.com

《金华名老中医医案集》
编委会

主　编　傅晓骏

副主编　朱杭溢　周燕芬　周华虹　熊荣兵

编　委（按姓氏笔画排序）

　　　　沈素敏　张　婷　范财霞　周　蕾

　　　　俞树瀚　姜耘宙　曾佳雯

主编简介

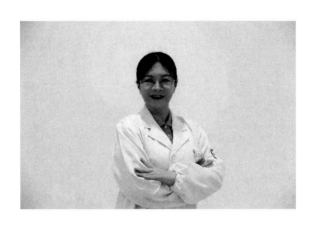

　　傅晓骏，字楚涵。主任中医师，专业技术二级，硕士研究生导师，浙江省名中医，全国老中医药专家学术经验继承工作指导老师，浙江中医药大学附属金华中医院首席专家。从事中医工作45年，临床擅治各种中医内科杂病、肾病、风湿痹病及亚健康调理。在核心期刊发表学术论文91篇，承担省、厅级课题31项，先后获得浙江省科技进步奖、浙江省中医药科技创新奖、金华市科学技术奖等14项，出版专著4部，获国家发明专利授权两项。

　　任中华中医药学会名医研究分会委员、学术流派与传承分会委员，浙江省中医药学会常务理事、经典与传承研究分会副主任委员、名老中医经验与学术流派传承分会副主任委员、肾病分会副主任委员、医史文献分会副主任委员，金华市科学技术协会常务委员，金华市中医药文化研究所所长。

序

中医药是中华民族的原创文化，是中华民族几千年文明的结晶，是中国特色医药卫生事业的重要组成部分。党的十八大以来，党和国家将中医药发展上升为国家战略，习近平总书记对中医药发展提出要"传承精华，守正创新"，并强调"中医药学是中国古代科学的瑰宝，也是打开中华文明宝库的钥匙"，要把中医药这一祖先留给我们的宝贵财富继承好、发展好、利用好，在建设健康中国、实现中国梦的伟大征程中谱写新的篇章。

金华自古人杰地灵，名医辈出。早在东汉就有名医赵炳救死扶伤，施术抗疫；后有宋代郭玘、汤民望专精女科、儿医；朱丹溪守正出新，成金元四大家滋阴派代表；清代"西学东渐"涌现出张山雷、陈无咎为代表的一大批八婺医家，逐渐形成了具有"历史悠久，源远流长；名医辈出，世家纷呈；医籍名著，学术鲜明；经世致用，代有创新"等显著特点的八婺医学，这既是金华人民的医学瑰宝，也是我国中医药不可或缺的重要组成部分。张昌禧、胡斌、傅晓骏、冯祯根等一大批名老中医正忙碌在临床、教学、科研工作的一线，为患者解疾除厄，繁荣中医学术，促进学术流派发展。

医案又称诊籍、病案等，是中医临证时辨病识证、处方用药的真实记录。中医医案自西汉仓公传始，发展于宋元，鼎盛于明清。名家医案集先贤之心得，实后学之精华，是提高临证水平的有效捷径。国学大师章太炎先生指出："中医之成绩，医案最著。欲求前人之经验心得，医案最有线索可寻。循此钻研，事半功倍。"中医医案是祖国医药文献宝库的重要组成部分，其中包含着前人治病的实践经验与智慧，反复揣摩，深入领悟，则犹如患者在侧，可切实提高学习者的临床服务水平。为更好地传承研究婺州中医药学精髓，近年来我们持续开展了"婺州医学"的挖掘整理工作，本次整理编纂的《金华名老中医医案集》，收录金华地区 91 位中医专家共计 240 个医案，是金华名老中医的经验专长和几十年临证的心血凝聚，是理论和时间相结合的升华之物；其精辟之论、金石之言，有着极高的学术价值和应用价值，是八婺中医文献中的珍贵资料。愿本书的出版，能进一步传承岐黄薪火，弘扬中医学术，造福八婺百姓。

　　是以为序。

金华市卫生健康委员会

癸卯年夏月于婺州

前　言

　　中医药在历代防病治病过程中屡建奇功，而在治疗各种重病、疫病、慢病过程中，中医药名家积累了丰富的临床经验，形成了浩如烟海的医方医案，使后学者俯拾仰取中捆载而归。

　　名老中医医案是名老中医辨证、立法、处方的记录，体现了名老中医诊疗过程中对患者疾病的把握、临床经验、学术思想及实施辨证论治的原貌。著名学者章太炎云："中医之成绩，医案最著。欲求前人之经验心得，医案最有线索可寻。循此专研，事半功倍。"金华地区近代著名医家张山雷亦云："多读医案，绝胜随师侍诊，而相与晤对一堂，上下议论，何快如斯！"所以，中医医案是中医学的宝贵财富，整理研究中医医案是发展中医学术、提高临床水平的一条重要途径。

　　金华地区是婺州医学的发祥地，中医药文化源远流长，历史上曾涌现出诸多医学世家，区域中医药文化特色优势明显，孕育了包括丹溪学派、八婺医派、金华黄氏伤科等多个具有区域特色，甚至在海内外具有广泛影响的医学流派。金华中医药文化研究所在前期收集金华中医药文献资料的基础上，曾于2017年以金华市中医医院1988年名老中医医案资料为蓝本，汇集首批金华市名中医师承医案，筛选出其中资料详实、疗效可信的医案，并精选部分现代婺州名中医和临床经验丰富的老中医的典型病案，命名为《婺州名老中医医案集》，予以结集出版。该医案集出版后获得读者好评，希望能对更多金华地区的名老中医医案予以整理。

　　在金华市卫生健康委员会的主导及支持下，金华市中医药文化研究所对金华地区各县市卫生系统的现代名老中医医案进行广泛收集，内容涉及中医各科的常见病、多发病及疑难病证，资料详实，内容可信，能够真实地反映现代金华地区名老中医的诊疗情况。

　　本书共收录金华地区91位中医专家计240个医案。医家排序依次为浙江省名中医（按获得批次排）、金华市名中医（按年龄排）、老中医、青年名中医。

从这些医案中我们可以看到名老中医的临证经验、辨证思维特色和处方用药习惯，进而探寻其学术思想渊源，其一方一案无不闪烁着中医理论和临床经验的光辉。正如清代周学海所言："宋以后医书，惟医案最好看，不似注释古书之多穿凿也。每部医案中必有一生最得力处，潜心研究最能汲取众家所长。"我们期望通过对医案的整理与研读，起到提高中医临床疗效、拓展临证思维、促进中医药服务能力提升的作用。

由于编者水平有限，整理过程中难免挂一漏万，敬请专家、读者指正，以便再版时修订提高。

编　者

癸卯年夏月于婺州

目　录

内　科

骨伤科

外 科

针灸科

妇 科

儿　科

眼　科

内 科

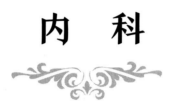

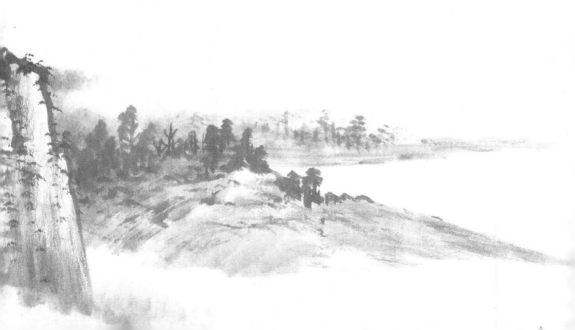

胡斌

胡斌（1939—），男，毕业于浙江中医学院（现浙江中医药大学，下同）中医系；主任中医师，兼职教授，全国老中医药专家学术经验继承工作指导老师，浙江省名中医，浙江省名中医研究院研究员，金华市中医药学会顾问；从事中医临床、教学近60年，对中医诊治内、儿、妇、皮肤等疾病均有独特经验；擅长中医药治疗脾、胃、肠及风湿病，对咳嗽、失眠、老年病及疑难重症等有丰富的诊疗经验；善于"冬病夏治""冬令调治"，强调扶正固本对缓解期患者的重要作用，临床疗效明显。

痉证（梅杰综合征）案

董某，女，52岁，初诊时间：2020年10月3日。

主诉：步履、坐立困难，伴面睑及腰部肌肉抽动4月余。

诊查：患者不能正常步履，今由其夫及子搀扶慢挪而至，并由其夫扶住背颈而坐。诊见患者双眼睑、嘴角及面部肌肉不自主抽动，头项不时后仰，腰部亦不时抽动，说话声低不扬，上句不接下句。痛苦貌，曾被上海某医院诊为梅杰综合征，予肉毒素治疗，疗效不佳。曾多处求医均罔效。舌淡，苔薄腻，舌下瘀滞，脉尺沉细，关脉弦滑。

中医诊断：痉证（肝肾亏虚，痰瘀交阻）。

西医诊断：梅杰综合征。

中医辨证分析：患者年逾半百，久病情绪焦虑，肝肾阴虚，阴虚则易生内热，灼津生痰，痰阻气滞，气机不畅，日久导致肝郁气滞血瘀，筋脉失养；督脉亏虚，统摄阳经之气血协调阴阳功能紊乱，导致阴虚生风，风胜则动，故双眼睑、嘴角及面部肌肉不自主抽动；头项、腰背为督脉循行之处，头项、腰背失濡，则见头项强后仰、腰背抽搐。

治则治法：补肾健督，活血化痰。

处方：六味地黄丸加味。葛根30g，炒白芍20g，熟地黄20g，牡丹皮10g，茯苓15g，泽泻10g，山茱萸20g，山药30g，枸杞子20g，丹参30g，砂仁6g（后下），紫苏梗10g，狗脊20g，续断20g，龟甲10g（先煎），大血藤20g，炒僵蚕 15g，钩藤 15g（后下），香橼 10g。7 剂，日 1 剂，水煎，早晚分服。

10 月 10 日二诊：患者述服药后抽动明显减少，可以自行上二楼，无须家人扶持，走路时气急，易感疲乏，四肢酸楚乏力，喉际有痰而黏稠，大便黏。舌暗红，苔白，舌下脉络迂曲，脉沉弦。

处方：葛根 30g，炒白芍 15g，山茱萸 20g，山药 30g，枸杞子 20g，丹参 30g，砂仁 6g（后下），狗脊 20g，炒僵蚕 15g，续断 20g，黄芪 30g，木蝴蝶 6g，白苏子 10g，全蝎 3g，浙贝母 15g，竹沥半夏 9g，土鳖虫 10g，豆蔻 6g（后下），苦杏仁 10g，生薏苡仁 30g。7 剂，日 1 剂，水煎，早晚分服。

10 月 17 日三诊：口、眼、面肌抽动骤减，已能自行前来就诊，咽稍红，喉际不舒，痰黏而稠，目糊，夜寐转佳。舌淡暗，苔白而润，舌下脉络迂曲，脉弦滑。

处方：葛根 30g，炒白芍 15g，山茱萸 20g，山药 30g，枸杞子 15g，丹参 30g，砂仁 6g（后下），狗脊 20g，炒僵蚕 15g，鬼箭羽 15g，黄芪 30g，全蝎 3g，木蝴蝶 6g，白苏子 10g，浙贝母 15g，竹沥半夏 10g，甘松 10g，大血藤 20g。7 剂，日 1 剂，水煎，早晚分服。

10 月 24 日四诊：患者近日心情好转，多食荤菜后胃脘不舒，右腰痛。舌淡暗，苔薄腻，脉弦。

处方：葛根 30g，炒白芍 15g，山茱萸 20g，山药 30g，枸杞子 15g，丹参 30g，砂仁 6g（后下），狗脊 20g，炒僵蚕 15g，鬼箭羽 15g，黄芪 30g，全蝎 3g，木蝴蝶 6g，藿香 10g，炒续断 20g，土鳖虫 10g，甘松 10g，大血藤 20g。7 剂，日 1 剂，水煎，早晚分服。

10 月 31 日五诊：患者喜悦而至，述一口气能上 6 楼已无大碍，仍纳差，大便正常，舌脉如前。前方继服 7 剂。

11 月 7 日六诊：患者病情稳定，情绪转佳，生活尚能自理，可做些家务。舌红，苔薄白，脉弦。予膏方缓图之。

半年后电话随访，患者病情稳定，未复发。

【按语】《素问·至真要大论》云："诸暴强直，皆属于风，风胜则动。"又曰："诸风掉眩，皆属于肝。"肝主筋，肝肾亏虚，肝筋失养，肝风内动，则见眼睑、面颊肌肉抽动；督脉为阳脉之海，起于少腹以下骨中央，循肩膊内，夹脊抵腰中，入循膂络肾，统摄阳经气血，协调阴阳；肾病者喜胀，尻以代踵，脊以代头，肾气、督脉亏虚，血虚生风，筋脉失荣。方选葛根配芍药解肌止痉，以治项背强几几；龟甲滋阴潜阳，益肾强骨，养血补督；全蝎、炒僵蚕、钩藤平肝搜风，通络定痉；狗脊、续断滋补肝肾，强腰脊；六味地黄汤补肝肾；黄芪补肾气；丹参、砂仁、紫苏梗活血化瘀，理气宽胸；土鳖虫、大血藤通经活络散瘀；苏子、浙贝母、竹沥半夏化痰利咽。诸药合用，疗效满意。

泄泻（腹泻）案

王某，女，70 岁，初诊时间：2021 年 4 月 8 日。

主诉：大便溏稀两月余。

诊查：患者胆囊炎术后粪质稀薄，难以自控，日行 5 ~ 6 次，有便即泻，呈喷射状，苦不堪言。每日凌晨 3 时盗汗，上半身为甚，皮肤干燥，少寐易醒，入睡困难，小便正常。有糖尿病史 30 余年，空腹血糖 7.2mmol/L。舌淡，苔薄白，边有齿痕，脉细。

中医诊断：泄泻——洞泄（脾肾阳衰，阴寒内盛）。

西医诊断：腹泻。

中医辨证分析：患者年逾古稀，脾肾亏虚，加之胆囊炎手术后元气大伤，肾阳衰微，脾失温煦，火息则水独治。肾为胃之关，关门失司，故水泻不止；气虚无力固下，故有便即泻；脾肾阳衰，心神失养，故入睡困难、少寐易醒；阳虚卫弱，寐时卫气入于里，卫表更虚，故盗汗频来。

治则治法：温肾暖脾，固涩止泻。

处方：四神丸合理中汤加味。党参 15g，仙鹤草 20g，肉豆蔻 10g，炒诃子 6g，石榴皮 10g，五味子 10g，补骨脂 10g，吴茱萸 3g，炒车前子 15g，炒苍术 10g，玄参 10g，鸡血藤 20g，赤石脂 10g，稽豆衣 10g，炮姜 3g，百合 20g，首乌藤 15g，浮小麦 30g，怀山药 30g。7 剂，每日 1 剂，水煎，早晚分服。

4 月 15 日二诊：大便次数减少，偶有失控，日 2 ~ 3 次，肠鸣辘辘，盗汗好转，夜寐好转。舌淡，苔薄白，边有齿痕，脉细。前方加减。

处方：党参 15g，仙鹤草 20g，肉豆蔻 10g，炒诃子 6g，石榴皮 10g，五味子 10g，补骨脂 10g，吴茱萸 3g，炒车前子 15g，炒苍术 10g，炒黄连 3g，鸡血藤 20g，赤石脂 10g，稽豆衣 10g，炮姜 3g，白何首乌 20g，益智仁 15g，浮小麦 30g，山药 30g，百合 20g。7 剂，日 1 剂，水煎，早晚分服。

4 月 22 日三诊：大便基本成形，已无失控、喷射发生，夜寐欠佳，时有盗汗，口苦，纳差。舌淡，苔薄白，脉细。

处方：党参 15g，仙鹤草 20g，肉豆蔻 10g，炒诃子 6g，首乌藤 15g，五味子 10g，补骨脂 10g，吴茱萸 3g，龙骨 30g（先煎），茯苓 15g，炒黄连 3g，鸡血藤 20g，威灵仙 15g，稽豆衣 10g，炮姜 3g，白何首乌 20g，浮小麦 30g，山药 30g，百合 20g，秫米 20g。7 剂，日 1 剂，水煎，早晚分服。

药后洞泄已瘥，未再来诊。

【按语】泄泻之洞泄出自《素问·生气通天论》，是阴盛内寒所致的泄泻。洞者，直倾下也。洞泄又称濡泄、湿泻、脾虚泄，因寒湿气入脾，无力腐熟、受纳水谷，不能助胃消化，水入肠间，虚莫能制，故洞泄如水，随气而下。命门无火，不能为中宫腐熟水谷，藏寒在肾。本案患者年逾古稀，因胆囊炎术后元气大伤，脾肾阳虚，阳气不胜凝寒，脾虚失运，肾失固涩，上升之机转为下降，故见洞泄如水，随气而下，呈喷射状，有便即泻。方选四神丸温补脾肾，火旺土强，能制水而不致妄行，固肠止泻；配以党参、仙鹤草益气健脾；加炒诃子、石榴皮、赤石脂加强涩肠止泻之功；车前子利小便而实大便；炮姜温中散寒；党参、炒苍术燥湿健脾，实有理中之意，加强温脾之功；怀山药健脾益肾；百合、首乌藤安神；浮小麦、稽豆衣益气止汗。全方温肾暖脾，太阴开之有度，少阴枢转有权，约束不泻，则泄泻自止。

胃脘痛（慢性胃炎）案

李某，女，51 岁，初诊时间：2018 年 12 月 31 日。

主诉：血常规减少 3 年余，加重伴胃脘痛 1 个月。

诊查：患者自述血常规减少 3 年余（未提供化验单），曾多方中西医治疗均无明显效果，故放弃治疗。1 个月前无明显诱因下出现胃脘痛、嘈杂易饥，伴恶心欲呕，症状无缓解，正值月经第 10 天未净，量多，腰酸，神疲乏力，面色少华，近日感冒，咽痒咳嗽，少痰，大便正常。素有非萎缩性胃炎伴糜烂史，平素月经过多，经期过长，10 余日方净，面色少华，舌淡，苔薄白，脉弦细。

中医诊断：胃脘痛（脾胃气虚）。

西医诊断：慢性胃炎。

中医辨证分析：患者素有血常规减少病史，久病虚损，中土崩塌，耗伤气血，结合病史、舌脉辨证为脾胃气虚证。脾胃虚弱，气血生化乏源，脾气亏虚，不能统摄血液，故见月经量多、经期过长；肾为先天之本，主骨生髓，后天不足，则先天精髓充养乏源，腰府失养，清窍、肌肉不荣，而见面色少华、神疲乏力、腰酸；外感风寒，口鼻而入，皮毛而受，肺卫受邪，以致肺气壅遏不宣，清肃失常，故见咳嗽咳痰。

治则治法：健脾和胃，益肾调经。

方药：胡氏健脾和胃汤加减。太子参20g，芙蓉叶15g，姜厚朴10g，海螵蛸30g，煅瓦楞子30g，姜竹茹10g，吴茱萸2g，炒黄连5g，甘松10g，当归10g，香附10g，蒲黄炭10g（包煎），贯众炭15g，侧柏炭12g，赤小豆50g，盐杜仲20g，豆蔻6g（后下），前胡6g，白苏子10g，蝉蜕6g。10剂，日1剂，水煎，早晚分服。

1月10日二诊：服药后咳嗽瘥，月经净，胃脘痛减，嘈杂，时感恶心，午后下肢浮肿，大便正常，苔薄白，脉弦细。

处方：太子参20g，芙蓉叶15g，姜厚朴10g，海螵蛸30g，煅瓦楞子30g，姜竹茹10g，吴茱萸2g，炒黄连5g，甘松10g，当归10g，香附10g，鸡血藤30g，山药30g，茯苓皮15g，赤小豆50g，盐杜仲20g，砂仁6g（后下），桑椹15g，玫瑰花6g，枸杞子15g。7剂，日1剂，水煎，早晚分服。

1月17日三诊：饥饿时胃脘痛、嘈杂、恶心，月经延期未至，舌脉如前。

处方：太子参20g，芙蓉叶15g，姜厚朴10g，海螵蛸30g，煅瓦楞子30g，姜竹茹10g，吴茱萸2g，炒黄连5g，甘松10g，当归10g，炒白芍10g，鸡血藤30g，山药30g，益母草8g，赤小豆50g，盐杜仲20g，砂仁6g（后下），桑椹15g，玫瑰花6g，香附10g，生姜5g。7剂，日1剂，水煎，早晚分服。

1月24日四诊：月经已过，8天净，面色少华，胃胀隐痛不舒，嘈杂，口苦口臭，口黏不爽，唇干，手脚冷，纳可，大便正常，舌淡，苔薄白，脉细。

处方：太子参20g，芙蓉叶15g，姜厚朴10g，海螵蛸30g，煅瓦楞子30g，姜竹茹10g，干姜4g，炒黄连5g，炒黄芩10g，姜半夏9g，甘松10g，当归15g，炒白芍10g，鸡血藤30g，山药30g，赤小豆50g，盐杜仲20g，砂仁6g（后下），桑椹15g，玫瑰花6g。7剂，日1剂，水煎，早晚分服。

1月31日五诊：胃脘胀，饥时痛，纳后则舒，口苦口臭，神疲乏力，苔薄白，脉细。

处方：太子参20g，芙蓉叶15g，姜厚朴10g，海螵蛸30g，煅瓦楞子30g，制延胡索15g，干姜5g，炒黄连5g，炒黄芩10g，姜半夏9g，甘松10g，当归15g，炒白芍10g，鸡血藤30g，山药30g，赤小豆50g，盐杜仲20g，砂仁6g（后下），桑椹15g。7剂，日1剂，水煎，早晚分服。

2月14日六诊：经期已过，经量中等，1周经净，晨起目胞浮肿，胃脘嘈杂，时感隐痛，舌脉如前。

处方：太子参20g，芙蓉叶15g，姜厚朴10g，海螵蛸30g，煅瓦楞子30g，制延胡索15g，干姜5g，炒黄连5g，炒黄芩10g，姜半夏9g，甘松10g，当归15g，桑椹15g，鸡血藤30g，山药30g，赤小豆50g，盐杜仲20g，砂仁6g（后下），桑白皮 15g，茯苓皮 15g，枸杞子 15g。7 剂，日 1 剂，水煎，早晚分服。

2 月 21 日七诊：复查血常规示正常，少腹胀，下肢沉重，目胞浮肿，饮食不节则胃脘胀，口苦口臭，饥时胃痛，苔薄白，脉细。

原方去赤小豆、杜仲，加千年健 15g，炒枳壳 12g。7 剂，服法同前。

半年后随访，血常规正常。

【按语】脾胃居中而应乎四旁，四旁之邪必趋之，故百病之成，必伤脾胃。患者素有血常规减少病史，积病多年，久病虚损，中土崩塌，耗伤气血。脾胃气虚，外不能化纳水谷，转输精微，致气虚血少，内不能斡旋中州，寒凝气血凝滞，发为虚劳里急之胃痛。脾属土，肾属水。脾胃与肾关系密切，肾为先天之本，肾中元阴元阳为人体阴阳之根本，所以脾胃受纳、腐熟水谷精微，须借助肾中元阳温煦；而肾中所藏之精有赖于中焦脾胃水谷精微的不断补充和化生，二者互为依赖，相互充养。治疗以健脾和胃、益肾养血为法，使脾气健，肾气足，交通先后天之本。方中太子参、芙蓉叶、姜厚朴、海螵蛸、煅瓦楞子健脾和胃，中土得健则气血得荣；吴茱萸、炒黄连为左金丸，清肝和胃；当归、香附养血调经；蒲黄炭、贯众炭、侧柏炭凉血止血调经；赤小豆、当归、鸡血藤养血活血，为改善红细胞减少、增加血红蛋白的经验药对；太子参、盐杜仲、桑椹健脾益肾，为治疗白细胞减少的经验用药。诸药合用，共奏健脾和胃、益肾调经之功。

张昌禧

　　张昌禧（1938—），男，浙江省名中医，浙江省名中医研究院研究员。1961 年毕业于浙江医科大学临床医学系并留校任教，后调到浙江省金华卫生学校工作至退休，先期担任生理学、解剖学及临床内科带教工作，后负责中药专业的创办及教学。退休后受聘于金华市中医医院，担任中医临床及中药人才师承带教工作。在中医药治疗肿瘤方面具有丰富经验，在当地颇负盛誉。参与全国中等中医药学校中医专业教材《中药鉴定学》《浙江药用植物志》《中毒防治》《浙江省中药炮制规范》《常用中药的鉴别与应用》等编写，发表论文30 余篇。曾获金华市第一届中青年专业技术拔尖人才称号。

咳嗽（右肺腺癌术后）案

郭某，男，67 岁，初诊时间：2013 年 9 月 6 日。

主诉：发现肺占位两个月。

诊查：患者两个月前体检发现右肺占位，于 7 月 20 日手术，术后病理诊断为右肺腺癌，共化疗 4 次，要求中药调理。症见神疲乏力，口干，纳呆，咳嗽咳痰不畅，有时腰酸，二便通畅。舌质红，苔薄，脉细。

中医诊断：咳嗽（气阴两虚）。

西医诊断：右肺腺癌术后。

中医辨证分析：患者右肺腺癌术后，耗气伤阴，肺肃降无权而肺气上逆，故咳嗽咳痰；子病及母，脾虚失于运化，气血生化不足，故乏力、纳呆；阴津不足，不能上承，则见口干；舌质红、苔薄、脉细乃气阴两虚之征。

治法：益气养肺，健脾润燥。

处方：南沙参 15g，麦冬 15g，太子参 20g，女贞子 15g，炒白术 20g，炒枳壳 10g，猪苓 15g，茯苓 15g，薏苡仁 20g，猫爪草 15g，浙贝母 10g，天花粉 10g，苦杏仁 10g，野荞麦 20g，桔梗 10g，三叶青 6g，冬凌草 20g，山慈菇 10g，玉竹 15g。14 剂，日 1 剂，水煎，早晚温服。

9 月 23 日二诊：药后乏力、口干改善，胃纳可，二便通畅，但仍咳嗽咳痰不畅，苔薄，脉细。

处方：南沙参 15g，麦冬 15g，太子参 20g，女贞子 15g，炒白术 20g，炒枳壳 10g，猪苓 15g，茯苓 15g，薏苡仁 20g，猫爪草 15g，浙贝母 10g，天花粉 10g，苦杏仁 10g，野荞麦 20g，桔梗 10g，三叶青 6g，冬凌草 20g，山慈菇 10g，生黄芪 20g，紫菀 10g。14 剂，日 1 剂，水煎，早晚分服。

10 月 7 日三诊：药后乏力、腰酸改善，咳嗽咳痰发作减少。

之后随症加减调服约两年，病情稳定。2016 年 11 月 23 日复查 CT 提示右肺术后改变，第 12 胸椎骨质破坏，疑似骨转移。患者遂行 γ 刀治疗，之后继续调服中药，在原方基础上加骨碎补 20g，乌梅 5g，重楼 10g。2018 年 4 月 27 日复查提示病变稳定。继续调服中药，生活质量良好，目前仍带瘤生存。

【按语】咳嗽为临床常见病证，指肺气上逆，发出咳声或伴咳痰为临床特征的一种病证。其发生主要在肺，但涉及五脏六腑，病机复杂。正如《素问·咳论》所云："五脏六腑皆令人咳，非独肺也。"引起本病的原因有二：一为外感，二为内伤。《景岳全书·咳嗽》指出："以余观之，则咳嗽之要，止惟二证。何为二证？一曰外感，一曰内伤，而尽之矣。"外感六淫，侵袭肺系，肺失宣降，肺气上逆作声，则见咳嗽。《河间六书·咳嗽论》曰："寒、暑、燥、湿、风、火六气，皆令人咳。"其中又以风寒和风热最为常见。内伤咳嗽与肺、脾、肾三者关系最大，但有实有虚，不可一概滋补。后人有言："肺为贮痰之器，脾为生痰之源，肾为生痰之本。"临床诊治须分清主次，全面兼顾。该患者为气阴两虚证，方中黄芪、太子参、炒白术补气；南沙参、麦冬、制女贞子、天花粉、玉竹养阴；浙贝母、杏仁、桔梗化痰止咳；猪苓、茯苓、野荞麦、猫爪草、三叶青、冬凌草、山慈菇解毒抗癌；枳壳理气；薏苡仁健脾利湿。患者后期骨转移，故加骨碎补活血补肾填髓，加重楼加大抗癌力度。经过整体调治，患者生活质量改善，带瘤生存数年。

心悸（冠心病）案

王某，女，77岁，初诊时间：2012年4月9日。

主诉：反复心悸3年余。

诊查：患者高血压、冠心病、房颤病史3年余，自觉时感心悸，查冠脉造影提示左旋支狭窄70%，拒绝心脏介入手术，要求服用中药调治。患者时有心慌、胸闷、气短、乏力，夜间为甚，少寐，纳呆，下肢轻度浮肿。苔薄腻，脉细结代。

中医诊断：心悸（心气虚衰）。

西医诊断：冠心病。

中医辨证分析：本案属中医学"心悸"范畴。患者久病，脏腑功能虚损，心气虚衰，心失所养，故发为心慌、少寐；久病入络，血脉瘀滞胸中，则见胸闷、气短；母病及子，脾虚则生化不足，故乏力、纳呆。苔薄腻、脉细结代乃心气虚衰、血脉瘀滞之象。

治则治法：益气养心，健脾通络。

处方：生黄芪20g，党参20g，麦冬15g，丹参20g，葛根20g，苦参10g，炒枳壳10g，炒酸枣仁15g，瓜蒌皮10g，薤白10g，甘松10g，制黄精15g，五味子5g，炒白术20g，当归10g，鸡内金10g。7剂，日1剂，水煎，早晚分服。

上方随症加减，病情基本稳定。4年间未间断服药。2016年2月28日来诊，述胸闷、心慌痊愈，夜间睡眠平稳，二便通畅，下肢轻度浮肿，夜间多尿，房颤明显改善，苔薄，脉迟，伴结代。原方去鸡内金，加巴戟天15g，琥珀粉5g（另冲）。此方随症加减继续调治，病情间有少许波动，但总体平稳，已随诊9年，能自行前来就诊。

【按语】心悸为心神不宁的病证，以心中急剧跳动、惊慌不安甚则不能自主为主要临床表现。其发生不外乎外因与内因两个方面。外因多为惊吓恐吓，心神不安，正如《济生方·惊悸论治》所云："惊悸者，心虚胆怯之所致也。"内因多为心血不足、心失所养，或心气虚衰、动力不足，或痰饮瘀血阻滞、血脉不畅。《丹溪心法·惊悸怔忡》言："人之所主者心，心之所养者血，心血一虚，神气不守，此惊悸之所肇端也。"本患者为心气虚衰，动力不足，血脉瘀滞，心神不宁。方中黄芪、党参、炒白术、制黄精补气；麦冬、五味子养心阴，治心悸脉虚；丹参、葛根、当归活血化瘀通络；瓜蒌皮、薤白宽胸通络；苦参、甘松、琥珀调节心脉节律；茯苓利湿；炒枳壳行气；炒酸枣仁养心安神。诸药合用，共奏益气养心、健脾通络之功。

傅晓骏

傅晓骏（1960—），女，主任中医师，专业技术二级，兼职教授，硕士研究生导师，浙江省名中医，全国老中医药专家学术经验继承工作指导老师，金华市名中医馆馆长，金华市中医医院首席专家。浙江省中医药重点学科、金华市医学重点学科（一类）学科带头人。从事中医工作45年，擅长治疗各种急慢性肾脏病、风湿痹病、内科疑难杂病及亚健康调理。先后承担浙江省自然科学基金、浙江省科技厅、浙江省中医药管理局及金华市科技局课题31项。获浙江省科技进步奖、浙江省中医药科技创新奖及金华市科技奖共13项，在各级杂志发表论文91篇，主编专著4部，获国家发明专利两项。任中华中医药学会名医学术研究分会委员，学术流派与传承分会委员，浙江省中医药学会常务理事、肾病分会副主任委员、名老中医经验与学术流派传承分会副主任委员、经典与传承研究分会副主任委员、医史文献分会副主任委员、内科分会常务委员、膏方分会常务委员、丹溪研究分会常务委员，金华市科学技术协会常务委员，金华市女科技工作者协会副会长，金华市中医药文化研究所所长，金华市中医药学会副会长。

溺毒（慢性肾功能衰竭）案

胡某，男，45岁，初诊时间：2020年1月6日。

主诉：体检发现血肌酐升高两个月。

诊查：患者两个月前体检时发现血肌酐升高，肌酐 230μmol/L，伴泡沫尿，无明显双下肢水肿，无恶心呕吐，于金华某医院就诊，查尿常规：尿蛋白（++），红细胞 77.2×10^{12}/L，白蛋白 38.5g/L，血肌酐 266μmol/L，尿素氮 16.7mmol/L，24小时尿蛋白定量 9845mg/24h，尿酸 555μmol/L，肾小球滤过率左肾 16.78mL/min。给予中成药肾衰宁片、开同对症支持治疗，未见明显好转。刻下尿浊，干咳两日，无痰，左肩疼痛，腰酸腰痛，无恶心呕吐，无畏寒发热，纳眠可，夜尿1次，大便调，平素怕冷。舌暗淡，苔白腻，脉沉细。既往高血压两年，血压控制在 120/78mmHg 左右，服压氏达降压。

中医诊断：溺毒（脾肾阳虚，浊瘀内停）。

西医诊断：慢性肾功能衰竭。

中医辨证分析：患者肝肾不足，肝阳上亢。肾为先天之本，肾之阴精亏虚，日久及脾，终成脾肾两虚。脾主运化，脾气亏虚，运化失职，一则水湿内生，日久酿化成浊毒，浊毒阻滞气机，气机不畅，血行迟滞而变生瘀血；二则脾失健运，水谷精微不化，气血生化乏源，四肢肌肉失养，故体倦乏力。脾肾阳气不足，故畏寒怕冷；肾虚则腰府失养，故腰酸腰痛；气虚不固，精微下泄，故见尿中泡沫。舌暗淡、苔白腻、脉沉细为脾肾阳虚、浊毒瘀血内之象。

治则治法：益肾健脾，化瘀祛浊。

处方：肾毒宁方加减。太子参15g，黄芪30g，红花9g，丹参30g，大黄6g（后下），淫羊藿20g，制黄精15g，土茯苓30g，薏苡仁根30g，炒白术15g，防风6g，积雪草30g，川芎15g。7剂，日1剂，水煎，早晚分服。

1月27日二诊：上方连续服用21天。药后腹泻，解糊状便，1～2日一行，无腹痛，余无殊，纳眠可，小便调。舌暗，苔薄，脉细。复查肾功能：血肌酐164μmol/L，尿素氮13.4mmol/L，尿酸485μmol/L，视黄醇结合蛋白99mg/L。尿常规：尿蛋白（++），尿隐血（+++），白细胞32.4个/低倍视野、4个/高倍视野，红细胞294.5个/低倍视野、33个/高倍视野，24小时尿蛋白定量1686mg/L，内生肌酐清除率20mL/min，尿微量白蛋白1360mg/L。血压118/72mmHg。

处方：黄芪40g，红花9g，丹参30g，大黄12g（后下），淫羊藿20g，制黄精15g，土茯苓30g，薏苡仁根30g，炒白术15g，防风6g，积雪草30g，川芎15g，炒僵蚕12g，金蝉花6g。7剂，日1剂，水煎，早晚分服。

3月2日三诊：停药1个月。两个月后于我院复查：24小时总蛋白定量3255mg/24h，尿蛋白1273mg/L，尿肌酐2704μmol/L。尿常规：尿蛋白（++），白细胞弱阳性，尿隐血（++），白细胞132.2个/低倍视野，红细胞84.8个/低倍视野，管型1个/低倍视野。生化：尿素氮15.4mmol/L，血肌酐222μmol/L，尿酸467μmol/L。大便偏稀，1~2日一行，纳眠可，夜尿1次，傍晚血压上升，无头晕头胀，无视物模糊。舌暗淡红，苔薄，脉细。血压134/90mmHg。

处方：黄芪40g，炒党参15g，红花9g，丹参30g，大黄12g（后下），淫羊藿20g，制黄精15g，土茯苓30g，薏苡仁根30g，炒白术15g，防风6g，积雪草30g，川芎15g，炒僵蚕12g，金蝉花6g，莪术15g。14剂，日1剂，水煎，早晚分服。

上法继续治疗，病情稳定。

【按语】慢性肾功能衰竭多因"水肿""淋证""尿浊"等反复发作，使肺、脾、肾三脏虚损过甚，阳气疲惫，气化失司，湿浊内蕴，气滞血瘀，络脉阻塞，最后肾络瘀阻、郁久化毒所致。《医林改错》云："元气既虚，必不能达于血管，血管无气，必停留而瘀。"本病临床以阳虚血瘀型为主，湿浊、瘀血更是贯穿始终。湿浊瘀滞，伏于肾络，蕴结日久，胶着不解，酿化成毒。由浊酿毒，浊毒兼夹，入络深伏于内，直损脏腑，耗竭脏腑经络气血，而致病情缠绵，变证多端，转为坏病，终至肾衰。慢性肾衰竭患者因湿瘀浊毒壅塞三焦，阻滞气机升降，故以"通"立法，升清降浊，使上下通利。一诊治以益肾健脾、化瘀祛浊，方用肾毒宁方加减。方中黄芪性温，益气温阳，补虚消肿；白术健脾益气，燥湿利水；太子参补中益气，健脾益肺；淫羊藿、制黄精温肾助阳，填补精气；红花、川芎活血化瘀；丹参为血中气药，气行则血行；积雪草活血化瘀，温通经络，又兼祛风清热利湿、解毒消肿之功；薏苡仁根祛风胜湿；土茯苓解毒除湿。诸药合用，共奏扶正祛邪、化浊祛瘀之效。二诊述腹泻，解糊状便，1~2日一行，无腹痛等，纳眠可，小便调，舌暗，苔薄，脉细。复查血肌酐、蛋白较前减少。《医学入门》云："脾病则水流为湿，火炎为热。久则湿热郁滞经络，尽皆浊腐之气，津液与血亦化为水。"湿浊困脾，故腹泻，故黄芪加量，另在补气健脾益肾的同时注意祛风燥湿，药用炒僵蚕祛风解痉、化痰散结；金蝉花祛风清热；大黄活血泄浊。三诊患者腹泻瘥，血肌酐下降，但大便偏稀，1~2日一行，纳眠可，夜尿1次，傍晚血压上升，无头晕头胀，无视物模糊，舌暗淡红，苔薄，脉细。原方去熟大黄，加炒党参补中益气止泻；莪术破血逐瘀；丹参寒温平调，行气破血，益气补血，活血化瘀。嘱咐患者避风寒，慎起居，调情志，防止疾病反复。

水肿（肾病综合征）案

冯某，男，75岁，初诊时间：2015年4月27日。

主诉：尿中泡沫反复发作13年余。

诊查：患者13年前体检发现尿蛋白（＋），当时前往我院分院诊治，考虑为慢性肾炎，给予中药口服治疗，多次查尿蛋白在（＋～＋＋＋）波动。9年前开始出现血压升高。5年前出现双下肢浮肿，夜尿增多，至金华市某医院就诊，查24小时尿蛋白为3584.2mg/24h，诊断为肾病综合征、高血压病，采用激素治疗，但症状缓解不明显，故来我院就诊，之后一直在我院门诊随访，治疗后24小时尿蛋白控制在500mg/24h以内。现患者双下肢浮肿，全身见多处肌肤甲错，口鼻咽干，口渴欲饮，面色红，神疲乏力，胃纳欠佳，时感头晕，腰部酸痛，小便清长，夜尿频多，大便偏溏。舌暗，苔薄，边有齿痕，舌下脉络迂曲，脉细涩。

中医诊断：水肿（气虚血瘀）。

西医诊断：肾病综合征。

中医辨证分析：水肿是指体内水液潴留，泛溢肌肤，引起头面、眼睑、四肢、腹背甚至全身浮肿的一种疾病，与肺、脾、肾、三焦密切相关。本病患者先天禀赋薄弱，加之年老肾精亏耗，肾气亏虚，气不化水，故双下肢浮肿、神疲乏力、胃纳欠佳、小便清长、夜尿次数频、大便偏溏；清阳出上窍，清阳不升，故头晕；气为血之帅，气虚无力推动血液运行，血行不畅，瘀血内停，水瘀互结，故全身多处肌肤甲错、咽干、鼻干、口干欲饮；腰为肾之府，气虚血瘀，滞于腰府经络，故时而腰酸痛。舌暗、苔薄、边有齿痕、舌下脉络迂曲、脉细涩均为气虚血瘀之征。

治则治法：补脾益肾，化瘀利水。

处方：蛋白尿方合活血化瘀药化裁。猪苓15g，茯苓30g，炒白术30g，薏苡仁根30g，玉米须30g，车前草30g，炒车前子30g（包煎），淫羊藿20g，黄芪50g（先煎），制僵蚕12g，土茯苓15g，积雪草15g，薏苡仁30g，丹参30g，泽兰15g。5剂，日1剂，水煎，早晚分服。

5月4日二诊：药后浮肿减轻，神疲、乏力好转，口干欲饮减轻。舌暗，苔薄边齿，舌下脉络迂曲，脉细涩。

处方：蛋白尿方合活血化瘀药化裁。猪苓 15g，炒白术 30g，薏苡仁根 30g，玉米须 30g，车前草 30g，炒车前子 30g（包煎），淫羊藿 20g，黄芪 60g（先煎），蚕茧壳 15g，红花 9g，土茯苓 15g，积雪草 15g，薏苡仁 30g，丹参 30g，泽兰 15g。5 剂，日 1 剂，水煎，早晚分服。

药后水肿缓解，肌肤甲错情况好转，神疲、乏力明显缓解，口干症状明显好转。

【按语】《景岳全书·肿胀》云："盖水为至阴，故其本在肾；水化于气，故其标在肺；水惟畏土，故其制在脾。"水肿是全身气化功能障碍的一种表现，肺失宣降，水道不通，脾失健运，水湿不得下行；三焦壅滞，水道不通；肾精亏耗，肾气内伐，气不化水，气滞血瘀，水瘀互结；以及风寒、风热、水湿、湿热疮毒均可导致水肿。气生于水，即能化水，水化于气，亦能病气。本案患者正气亏虚，气虚推动血液运行不足，导致血液瘀滞难行，瘀血阻络，脉道不通，血行不利，血溢脉外而为水；水遏脉道，孙络水溢，则经有留血，水停致瘀。气虚导致脾主运化、肾主气化功能失调，使水肿更甚。《血证论》曰："瘀血化水，亦发水肿，是血病而兼水也。"治宜补脾益肾，化瘀利水。根据中医辨证分析，该患者属脾肾两虚，瘀水互结，治当补脾益肾，兼化瘀利水，故以蛋白尿协定方合活血化瘀药化裁。方中猪苓、茯苓为主药，取其淡渗利湿之功；臣以炒白术、黄芪、薏苡仁健脾，以运化水湿；佐以薏苡仁根、玉米须、车前草、炒车前子、土茯苓利水；淫羊藿温肾助阳；积雪草、丹参、泽兰、制僵蚕活血祛瘀。二诊水肿减轻，故去茯苓；仍感口干，故加蚕茧壳，以生津止渴；舌暗较前改善，故僵蚕改为红花。脾肾得养，中央健，四旁如，升清降浊，痰湿浊毒得化，从而使"源清流洁"；以泻浊化瘀之法推陈出新，使邪有出路，以防浊瘀蕴毒，力求荡涤污垢，瘀水得化，故诸症好转。

疫病（新型冠状病毒感染）案

陶某，男，38 岁，初诊时间：2022 年 12 月 7 日。

主诉：发热伴全身肌肉酸痛两天。

诊查：患者为新型冠状病毒（以下简称新冠）阳性感染者密切接触者，自行居家隔离。隔离期间出现畏寒发热，自测体温 38.5℃，曾自行口服解热镇痛药物退热治疗，而热势反复，全身肌肉酸痛明显，咳嗽咳痰，咽中痰滞，痰黄，口苦，咽干甚，头痛。自测抗原试剂提示阳性，遂于线上问诊。舌红，苔根黄腻。

中医诊断：疫病（外感疫毒，湿郁化热）。

西医诊断：新型冠状病毒感染。

中医辨证分析：感受疫疠之毒后，"夹秽湿而发"。湿邪致病，阻滞中气，郁而化热伤津，而见口苦咽干；疫毒从口鼻而入，直趋中道，肺脾同病，湿困表里，中可困脾，外可郁闭肌腠，外闭卫阳，内郁营阴，使营卫气血凝滞，经脉拘挛，则见发热、肌肉酸痛、头痛；湿热壅肺，宣降不利，气郁津凝，聚而成痰，故咳嗽咳痰、咳吐黄痰。舌红、苔根黄腻均为外感疫毒、湿郁化热之象。

治则治法：清肺解毒，解肌透热。

处方：柴葛解肌汤加减。桑叶12g，杏仁10g，羌活9g，生葛根30g，柴胡15g，炒黄芩15g，广藿香6g，金银花20g，炒牛蒡子15g，前胡10g，桔梗6g，姜半夏9g，芦根30g，生姜5g，陈皮12g，贯众10g。5剂，水煎，间隔2~3小时服用1次。

12月10日二诊：患者线上反馈，服用3剂药后汗出，复测体温37.2℃，肌痛已解，诸症皆减，后继续服用7剂，复测抗原试剂提示阴性。新冠转阴后，仍咽痒咳嗽，痰黄质黏难咳，伴口干咽干，舌红，苔薄。

处方：桑杏汤加减。桑叶10g，杏仁10g，浙贝母15g，北沙参15g，焦栀子6g，桔梗6g，芦根30g，淡豆豉10g，五味子9g，细辛3g，前胡10g，白前10g，川芎15g，紫苏叶9g。7剂，日1剂，水煎，早晚分服。

患者药后咳嗽次数减少，口干咽痒改善，痰色转清稀，易咳出。继原方基础上化裁，两周后诸症皆平。嘱患者保证营养充足，适当运动，提高免疫力，做好个人防护。

【按语】 新型冠状病毒感染属中医学"疫病""疫毒"范畴，其发于水湿氤氲之地，时处冬令寒湿时节。"湿为无住着之邪，必依附于物而后行"。湿裹邪毒而生疫病，所以本次是"疫疬之气"与寒湿之邪合而为病，部分有"湿从火化"之象。瘟疫乃天地之邪气，若人身正气内固，则邪不可干，自不相染。若正气不足，邪气入侵，正不胜邪，则发而为患。

初诊时本案患者以表证为著，里热不解。《温热经纬·仲景疫病》曰："疫邪达表，当从汗解。"故以柴葛解肌汤解肌退热。方中以柴胡解少阳之表，葛根解阳明之表，羌活解太阳之表，如此则表邪无容足之地；黄芩、金银花清热解毒；桔梗、杏仁一升一降，恢复肺气宣降之功；前胡、牛蒡子宣肺降气化痰；贯众、藿香清瘟避秽，解时行疫毒，使内外不留余邪。六淫、疬气袭表，肺之合皮也，其荣毛也，首先犯肺。恢复期患者处于正气未复，余邪未清。肺气不清，肺阴不足，失于宣肃，上逆作声而引起咽痒咳嗽、咳吐黏痰。桑叶轻解上焦脉络之余邪伏毒；杏仁外解风寒，内降肺气；焦栀子、淡豆豉散肌表之邪，宣胸中之陈腐，透上焦郁热；芦根、北沙参养阴润肺，生津润燥，邪去而津液不伤；白前、前胡泻肺降气，气降则痰自降，则咳止痰消。诸药合用，透邪外出，余邪得去，邪去正安，阴液渐复。阳康后回归正常生活，也要继续做好个人防护。日常在家中可通过点燃艾绒或艾条熏房间这种中医防疫方式，起到芳香辟秽的作用，预防感染。

不寐（阳康后遗症）案

张某，女，52 岁，初诊时间：2023 年 1 月 30 日。

主诉：新冠转阴后夜寐不安 1 月余，加重 5 天。

诊查：1 个月前患者复测新冠病毒核酸抗原试剂，结果由阳转阴。新冠阳康 1 个月后仍夜寐多梦，眠浅易醒，醒后不易入睡。近 5 日入睡困难症状加重，甚则彻夜难眠，倦怠神疲，心慌心悸，口淡乏味，脘腹作胀，食欲不振，平素思虑较多。舌淡红胖，苔薄腻，脉滑细。

中医诊断：不寐（心脾两虚，痰浊内扰）。

西医诊断：阳康后遗症。

中医辨证分析：患者感染疫毒疠气，浊毒扰心，神不守舍，心神不能正常调节寤寐，导致夜难入寐；长期情绪紧张焦虑，忧思伤脾，气血生化不足，无以养心，心脾两虚，气血失和，阴阳失调，阳不入阴而出现入睡困难；心包失养，则心慌心悸；脾虚失运，中焦气机壅滞，继生水湿痰浊，故腹胀、食欲不振、口淡乏味。

治则治法：健脾养心，化痰安神。

处方：归脾汤合温胆汤加减。黄芪 20g，炒白术 15g，炒党参 15g，当归 10g，甘草 6g，茯神 30g，制远志 9g，木香 9g，酸枣仁 10g，茯苓 30g，姜半夏 9g。7 剂，日 1 剂，水煎，早晚分服。

药后入睡困难改善，胃纳转馨，精神振作。继守原方，随症加减化裁，续服 14 剂而愈。

【按语】新冠病毒感染后仍有部分患者出现乏力、气短、心悸、失眠等"长新冠"症状，世界卫生组织对"长新冠"的定义是新冠感染后 3 个月仍存在症状，至少持续两个月，且无法用其他诊断来解释。

《灵枢·大惑论》曰："病而不得卧者，何气使然……卫气不得入于阴，常留于阳。"阳入于阴则寐，阳出于阴则寤。新冠感染康复期余邪留恋或恐惧焦虑，内扰心神；或气血耗伤，心脾两虚。神依托于心，《景岳全书·不寐》曰："血虚则无以养心，心虚则神不守舍，以致终夜不寐，及忽寐忽醒，而为神魂不安等证。"气血不足，阴虚不纳阳，阳不入阴，神魂浮荡无所，则不寐多梦。心劳伤者可补脾气以益之，补其子，益其脾，解发其劳，庶几得愈。方从法出，以归脾汤益气补血，健脾养心，使气血相和，则阴平阳秘。气血充足，心有所养，神有所主，神安则寐。方中黄芪、党参、白术补脾益气，益气生血，脾旺则气血生化有源；佐以当归补血活血，使气血充足，化源充沛，神宁意定，其症自除；酸枣仁、茯神、远志宁心安神定志；木香醒脾行气，斡旋中焦枢机，升清降浊，防其滋腻碍气，使全方补而不滞，滋而不腻。脾失健运，水湿留滞，积聚成痰、扰乱心神、魂不归舍而致不寐。加之情志不畅，胆怯惊恐，故处以温胆汤理气化痰，宁心安神，解郁除烦。脾健痰消，则夜寐能安。诊疗时须注意倾听患者所言，进行心理疏导，叮嘱患者调摄情志，少思虑以养心气，可进行正念练习，即"精神内守，病安从来"。

痹证（特发性关节炎）案

陈某，女，12岁，初诊时间：2020年12月3日。

主诉：右小指指间关节疼痛两年余。

诊查：患者两年多前出现右小指指间关节疼痛，伴晨僵，关节轻度肿胀，无发热寒战，无皮疹，后来我院门诊就诊。查血常规：白细胞 6.68×10^9/L，血红蛋白 133g/L，血小板 253×10^9/L，中性粒细胞比率59.7%，血沉 16mm/h，抗环瓜氨酸多肽抗体 18.30U/mL，类风湿因子 226U/mL，C 反应蛋白 26.1mg/L。舌淡，苔白，脉浮紧。

中医诊断：痹证（风寒阻络）。

西医诊断：特发性关节炎。

中医辨证分析：患者时值少年，先天不足或后天失养，正气不足，气血亏虚，正虚邪扰，感受风寒湿邪，邪气阻络，气血运行不畅，故出现指间关节疼痛；病程日久，瘀血内生，又感外邪，外邪引动内邪，故关节肿胀。舌淡、苔白、脉浮紧均为外感风寒湿邪之象。

治则治法：祛风胜湿，通络止痛。

处方：通痹汤加减。当归10g，桂枝9g，忍冬藤12g，炒党参10g，黄芪20g，炒白术10g，防风6g，防己6g，薏苡仁15g，海风藤15g，青风藤15g，首乌藤 15g，钩藤 15g（后下），白鲜皮 10g，牡丹皮 9g，甘草 5g。3 剂，日 1 剂，水煎，早晚分服。

12 月 6 日二诊：右小指指间关节仍感疼痛，关节肿胀稍减轻，胃纳欠佳，夜寐安。舌淡，苔白，脉细。

处方：当归 9g，赤芍 6g，桂枝 9g，忍冬藤 12g，甘草 5g，薏苡仁 15g，海风藤 12g，威灵仙 10g，细辛 1.5g，白鲜皮 9g，海桐皮 10g，干姜 5g，钩藤 15g（后下），络石藤 15g，牡丹皮 9g，炒稻芽 10g。3 剂，日 1 剂，水煎，早晚分服。

上法继续治疗 1 年，病情稳定。

【按语】邪气蕴结不解，血气为邪所闭，不得通行，故发为痹病。痹病的发生与外感风寒湿邪及人体正气不足有关。汗出当风、久居湿地等均可使风寒湿邪侵袭人体经络关节，导致经络气血痹阻不通，引起关节疼痛。《素问·痹论》言："风寒湿三气杂至，合而为痹。"根据所受邪气的偏盛，痹证可分为行痹、痛痹、着痹。该患者年幼，正气本不足，又外感风寒湿邪气，正虚不足以驱邪外出，风寒湿邪留滞体内，致经络气血运行受阻，而关节肿胀疼痛。一诊治以祛风胜湿，通络止痛，方用通痹汤加减。方中重用炒党参、黄芪、炒白术益气健脾，扶助正气，使"正气存内，邪不可干"；防风、防己合用，祛风除湿，通络止痛；薏苡仁既能健脾，又善除湿痹；桂枝温通经脉，散寒止痛；忍冬藤、青风藤、海风藤、首乌藤辛苦温燥，有较强的祛风湿、通经络作用；钩藤性微寒，在舒筋活络之时可避免忍冬藤、青风藤、海风藤、首乌藤过于温燥；当归、牡丹皮活血凉血，取"治风先治血，血行风自灭"之意；白鲜皮祛风燥湿，清热解毒，可治风湿痹证；甘草调和诸药。诸药合用，共奏祛风散寒、除湿止痛之功。二诊关节疼痛未见明显好转，考虑邪气偏盛，故以驱邪为主，去扶正气之炒党参、黄芪、炒白术、防风，加威灵仙、细辛。细辛既可散少阴肾经在里之寒以通阳散结，又可搜筋骨间之风湿而蠲痹止痛。同时加入干姜，以助散风寒。患者夜寐安，去首乌藤；关节肿胀减轻，青风藤易络石藤，且配伍赤芍以活血通络；胃纳欠佳，加炒稻芽健脾开胃；同时重视扶正驱邪。气血充盈，脉道流畅，方能邪去痹开，骨痛自消；固正气，避风寒，慎起居，因人制宜，预防疾病反复。

头痛（高血压）案

羊某，女，56 岁，初诊时间：2020 年 1 月 8 日。

主诉：头部胀痛 1 月余。

诊查：患者 1 个月前出现头部胀痛，伴头晕目胀，心悸，恶心欲呕，胃纳欠佳，夜寐不安，眠浅易醒，尿中多沫，大便无殊，畏寒，双下肢按之轻度凹陷。舌暗红，苔薄，脉细。既往有高血压病史，最高血压 170/90mmHg，口服苯磺酸氨氯地平片 10mg，每日 1 次降压。

中医诊断：头痛（痰浊上蒙）。

西医诊断：高血压。

中医辨证分析：患者素体脾肾亏虚，水湿不运，痰浊内生，外风引动，上蒙清窍，则眩晕；风痰阻滞脑络，气血不通，则头部胀痛、眩晕目胀；痰湿中阻，影响胃之和降，遂感恶心、纳差；风痰扰心，心失所主，扰乱心神，故夜寐不安、眠浅易醒；脾肾亏虚，肾失封藏，精微下泄，则尿中多沫；阳气虚弱，水湿不化，则畏寒、双下肢浮肿。

治则治法：燥湿健脾，祛风止痛。

处方：自拟清振汤加减。川芎 15g，炒黄芩 15g，炒蒺藜 15g，石菖蒲 10g，杭白菊 10g，炒苍术 10g，蔓荆子 10g，决明子 30g，煅龙骨 30g（先煎），茯神 30g，茯苓 30g，薏苡根 30g，玉米须 30g，柴胡 9g，鲜生姜 3g，桂枝 6g。7 剂，日 1 剂，水煎，早晚分服。

1 月 15 日二诊：药后头胀痛好转，胃纳及夜寐改善，时畏寒，时畏热，双下肢浮肿消退。舌红胖裂，苔薄，脉细滑。

处方：六味地黄丸合清振汤加减。炒生地黄 15g，炒山药 15g，泽泻 15g，山茱萸 15g，川芎 15g，牡丹皮 6g，蜜桂枝 6g，茯苓 30g，薏苡根 30g，桑寄生 30g，决明子 30g，煅龙骨 30g（先煎），煅牡蛎 30g（先煎），石菖蒲 10g，炒僵蚕 10g。7 剂，日 1 剂，水煎，早晚分服。

药后诸症好转，继服上方巩固。

【按语】头痛又称"首风""脑风"，病因可分为外感与内伤两大类。外因多为六淫邪气上扰清空；内因为情志不畅、饮食不节、体虚劳倦等导致肝阳上扰，痰瘀痹阻脑络或气血亏虚，髓海不充。临床症状变化多端，或偏头痛，或全头痛，或钻痛，或胀痛，或隐痛，或剧痛，或痛无休止，或阵发性加剧，或时作时止，或痛如针刺。发作时常伴恶心呕吐，面红目赤，躁扰不宁，或昏昏欲睡。张景岳提出头痛的辨证："凡诊头痛者，当先审久暂，次辨表里。盖暂痛者，必因邪气，久病者，必兼元气……"在此基础上，要根据头痛部位选用引经药物。《丹溪心法·头痛》曰："如不愈，各加引经药，太阳川芎，阳明白芷，少阳柴胡，太阴细辛，厥阴吴茱萸。"如后头痛可用羌活、蔓荆子；

前额或眉棱骨疼痛可用白芷；头之两侧痛可用柴胡、川芎，如此可使药物直达病所。本案患者因脾虚不运，痰湿滋生，又伴内风扰动，夹痰上扰，阻滞清窍，清阳不升，而见头晕头痛诸症。痰之动湿也，主于脾。治以清宣升散，燥湿健脾。脾健复运，清阳上升，湿浊下降，水饮化，痰浊除，则头痛安。《素问·至真要大论》云："诸风掉眩，皆属于肝。"可见眩晕头痛与肝关系密切，故临床可配伍平抑肝阳药。本案一诊投自拟方之清振汤化痰祛风，清上止痛，加煅龙骨、茯神重镇安神；茯苓、薏仁根、玉米须健脾化湿，利水消肿；柴胡合黄芩退热除烦；桂枝温阳化气；炒蒺藜、蔓荆子助决明子、菊花平抑肝阳，明目祛风；少量生姜降逆止呕，温化寒饮。二诊头晕头痛缓解，本着治病求本原则，标候初减，痰之本水也，源于肾，故投补肝肾之阴的六味地黄丸加减，肝肾同治，滋水涵木，以治其本；合用桂枝甘草龙骨牡蛎汤温补心阳，安神定悸，收敛浮越之气，引气下行。分清主次，辨清兼症，标本兼顾，一并治疗，随症加减，方能药到病除。

郭兰中

郭兰中（1965—），男，主任中医师，浙江省名中医，浙江中医药大学兼职教授。从事临床工作 30 多年，擅长中西医结合治疗内科疾病，尤其是肾脏病的治疗，为全国重点专科（专病）肾脏病专业学科带头人、省级重点专科小儿推拿学专业学科带头人。倡导和创建了"无中医不保健"中医药＋妇幼健康的"东阳模式"，曾获浙江省优秀医师提名奖、金华市"最美科普人"、金华市劳动模范、东阳市优秀拔尖人才等称号。现任中国妇幼保健协会中医与中西医结合分会专家委员会副主任委员、县级工作委员会副主任委员，世界中医药学会联合会小儿推拿专业委员会常委兼副秘书长，浙江省中西医结合肾病专业委员会副主任委员，浙江省中医养生保健与康复专业委员会副主任委员等。

尿浊（IgA 肾病）案

张某，男，33 岁，初诊时间：2020 年 5 月 4 日。
主诉：尿泡沫增多 8 个月。

诊查：患者8个月前无明显诱因下出现尿泡沫增多，伴腰酸，无肉眼血尿，无其他不适。就诊于当地医院，查尿常规示：尿蛋白（++），24小时尿蛋白定量2.5g/24h，予厄贝沙坦片0.15g，1天1次；至灵胶囊0.75g，1天3次治疗，多次复查尿蛋白（+~+++）。2020年4月10日肾穿病理：局灶增生硬化型IgA肾病，相当于Lee分级：Ⅳ级。予醋酸泼尼松龙60mg，1天1次、碳酸钙、奥美拉唑、厄贝沙坦片等对症治疗。刻见泡沫尿，口燥咽干，大便干，2~3日一行，胃纳可，自述烦躁感，舌红，苔薄黄，脉弦细。查尿常规：蛋白（++），镜检红细胞（+）/高倍视野，肾功能：肌酐129μmol/L，尿酸410μmol/L，尿素氮5.1mmol/L。

中医诊断：尿浊（肝肾阴虚，风邪入络）。

西医诊断：IgA肾病。

中医辨证分析：本患者以尿泡沫增多为主要临床表现，反复尿检示尿蛋白阳性，属中医学"尿浊"范畴，目前处于大剂量激素治疗初始阶段。由于激素的"阳刚燥烈"之性灼伤阴液，虚火内盛，兼久病入络，肾络损伤而见以上诸症。

治则治法：滋补肝肾，祛风通络兼止血。

处方：知柏地黄丸加减。生地黄15g，女贞子15g，鹿衔草30g，淡竹叶10g，黄柏12g，知母10g，山茱萸10g，侧柏炭15g，僵蚕15g，蝉蜕10g，防风6g，牛膝15g。5剂，日1剂，水煎，早晚分服。

5月10日二诊：药后口干缓解，大便仍干，伴腹胀不适，舌红，苔薄黄，脉弦细。改醋酸泼尼松55mg（每周减5mg），余西药治疗同前。治拟守法，继续滋补肝肾，祛风通络兼止血。

处方：生地黄20g，女贞子15g，鹿衔草30g，淡竹叶10g，黄柏12g，侧柏炭15g，僵蚕15g，蝉蜕10g，防风6g，川牛膝15g，制大黄10g，玄参15g，枳壳20g，仙鹤草30g。7剂，日1剂，水煎，早晚分服。

5月16日三诊：药后大便较前好转，夜寐、胃纳一般，舌红，苔薄白，脉弦细。改醋酸泼尼松50mg。上方继服7剂，服法同前。

6月1日四诊：患者述目赤肿痛，伴头晕，舌红，苔薄白，脉细。复查尿常规蛋白（－），镜检红细胞3~5/高倍视野。改醋酸泼尼松40mg，治拟滋补肝肾，清肝明目。

处方：杞菊地黄丸加减。生地黄20g，女贞子15g，菊花10g，山茱萸10g，牡丹皮10g，僵蚕15g，蝉蜕10g，枸杞子10g，川牛膝15g，玄参15g，陈皮5g，仙鹤草30g。7剂，日1剂，水煎，早晚分服。

6月15日五诊：药后目痛头晕缓解，述腰酸乏力，舌红，苔薄白，脉细无力。复查尿常规：蛋白（－），镜检红细胞2～4/高倍视野。改醋酸泼尼松30mg。激素减量过程中出现腰酸乏力、舌红、苔薄白、脉细无力等气阴两虚证，故治拟益气养阴，补益脾肾。

处方：参芪地黄汤加减。生地黄20g，炒党参15g，僵蚕15g，蝉蜕10g，白术15g，川牛膝15g，山药15g，陈皮5g，仙鹤草30g，黄芪30g，续断15g，狗脊15g，徐长卿15g，槲寄生15g。14剂，日1剂，水煎，早晚分服。

7月1日六诊：复查血肌酐95μmol/L，尿酸389μmol/L，尿素氮5.5mmol/L，白蛋白41.7g/L，血常规、血沉无殊。尿常规：蛋白（－），镜检红细胞1～3/高倍视野。改醋酸泼尼松20mg。治拟守法，继续益气养阴，补益脾肾，兼祛风活血。

后继续治疗10个月，病情稳定。

【按语】IgA肾病属慢性肾小球肾炎的一种，目前西医以对症治疗为主。中医学尚无IgA肾病名称，本病属中医学"腰痛""尿血""尿浊""水肿"等范畴。患者在开始大剂量使用激素阶段，由于激素的阳刚燥烈之性灼伤阴液，故出现"肝肾阴虚，阴虚火旺"诸症，治以知柏地黄丸加减，以滋补肝肾。病久风邪入络，故药用僵蚕、蝉蜕等搜风通络之品祛风通络。在激素减量阶段，患者病情常反复，加之内源性糖皮质激素分泌功能尚未恢复，故阴虚症状逐渐减轻，而气阴两虚多见。本患者因治疗阶段不同而采取不同治法，临床需随机应变，辨证论治。

溺毒（慢性肾功能衰竭）案

金某，男，63岁，初诊时间：2017年6月3日。

主诉：体检发现血肌酐升高1年余，乏力1个月。

诊查：患者1年前单位体检肾功能示：肌酐137μmol/L，尿素氮5.7mmol/L，尿酸296μmol/L，血钾4.7mmol/L。尿常规示尿蛋白（－）。患者未予重视及治疗。1个月前患者感腰酸乏力，伴下肢皮肤瘙痒，无明显皮疹，双下肢无水肿，夜尿2～3次/晚，无其他不适症状，舌淡胖，舌下络脉瘀紫，苔厚腻，脉细涩。复查肾功能示血肌酐（148μmol/L），尿素氮7.9mmol/L，尿酸334μmol/L，血钾4.34mmol/L。尿常规示尿蛋白（－）。

中医诊断：溺毒（虚实夹杂，湿浊瘀阻）。

西医诊断：慢性肾功能衰竭。

中医辨证分析：患者发现血肌酐偏高1年，未治疗，现复查血肌酐较前升高。久病必虚，肾失固摄则见夜尿增多；脾气不足，四肢百骸失于滋养，则见四肢乏力、面色少华；肾之泄浊、脾之运化功能障碍，水湿内郁化浊，且久病多瘀，瘀浊内阻可见舌淡胖、舌下络脉瘀紫、苔厚腻、脉细涩之表现。

治则治法：消瘀泄浊，扶正祛邪。

处方：土茯苓30g，积雪草30g，制大黄10g，黄芪15g，炒白术15g，防风6g，车前子20g（包煎），桃仁10g，红花10g，泽兰20g，泽泻20g，陈皮10g，金樱子30g，槲寄生15g。14剂，日1剂，水煎，早晚分服。

6月19日二诊：患者仍感下肢皮肤瘙痒，乏力较前好转，仍感腰酸，胃纳、睡眠尚可，舌淡胖，舌下络脉瘀紫，苔厚腻，脉细涩。治拟守法，继以消瘀泄浊，扶正祛邪。

处方：金樱子30g，牛膝15g，陈皮10g，红花10g，槲寄生15g，益智仁15g，黄柏12g，土茯苓30g，积雪草30g，泽兰20g，姜半夏12g，制大黄6g，地肤子30g。14剂，日1剂，水煎，早晚分服。

7月8日三诊：患者述脘腹胀满，大便偏稀，1日1~2次，复查肾功能示血肌酐126μmol/L，尿素氮6.4mmol/L，尿酸301μmol/L，血钾4.24mmol/L。尿蛋白（-）。

处方：牛膝15g，陈皮10g，红花10g，槲寄生15g，益智仁15g，黄柏12g，土茯苓30g，积雪草30g，泽兰20g，姜半夏12g，炒白术15g，制大黄6g，地肤子30g，藿香10g，山药20g。14剂，日1剂，水煎，早晚分服。

7月22日四诊：药后腰酸明显减轻，双下肢皮肤基本无瘙痒，舌淡胖，舌下络脉瘀紫，苔白微腻，脉细涩。

处方：牛膝15g，红花10g，赤芍10g，绵萆薢15g，益智仁15g，黄柏12g，土茯苓30g，积雪草30g，泽兰20g，炒白术15g，制大黄6g，藿香10g，山药20g。14剂，日1剂，水煎，早晚分服。

8月7日五诊：药后脘腹胀满好转，但胃纳欠佳，复查肾功能示血肌酐111μmol/L，尿素氮7.7mmol/L，尿酸282μmol/L，血钾4.23mmol/L。尿蛋白（-）。

处方：益智仁15g，积雪草30g，泽兰20g，太子参15g，土茯苓30g，丹参20g，制大黄10g，牛膝15g，柏子仁15g，菟丝子15g，覆盆子15g，决明子15g，六神曲15g。14剂，日1剂，水煎，早晚分服。

1个月后复查肾功能，血肌酐99μmol/L，尿素氮5.9mmol/L，尿酸300μmol/L，血钾4.17mmol/L。尿蛋白（-）。

【按语】慢性肾衰是由多种病因引起慢性肾脏病发展的最终结局，古代中医文献中并无本病的病名，本病在不同发展阶段常表现为小便不利、面浮肢肿、纳差、呕吐等症，属中医学"关格""溺毒""水肿""癃闭"等范畴。慢性肾功能衰竭多病程日久，肾之泄浊、脾之运化功能障碍，水湿内留，瘀而化浊，且久病多瘀，瘀浊内阻而致病。故治宜消瘀泄浊，扶正祛邪。方中土茯苓、积雪草清热利湿解毒；大黄通利逐瘀，清除邪浊，三者共为君药，使浊毒随二便而出。桃仁、红花一升一降，一散一收，活血祛瘀生新；泽兰、泽泻活血化瘀，行水消肿；防风搜风祛邪，使邪去正安，精微得藏，尿中蛋白得消；金樱子、槲寄生益肾固精；炒白术、陈皮除湿益燥，和中益气，强脾胃，进饮食，共为臣药，既加大化瘀通络之功，又固护正气。黄芪补气行血，既可加强活血化瘀之功，亦可防苦寒清利太过，伤及正气而为佐药。车前子利水通淋，导浊下行，为使药。诸药合用，共奏祛瘀泄浊、扶正祛邪之功。

痞满（慢性胃炎）案

蒋某，女，58 岁，初诊时间：2022 年 1 月 24 日。

主诉：胃脘部胀满 1 周。

诊查：患者述 1 周前情绪波动后出现胃脘部胀满不适，嗳气反酸，时而恶心，既往慢性胃炎病史。胃纳欠佳，睡眠可，二便无殊。舌淡红，苔白腻，脉弦。

中医诊断：痞满（肝郁脾虚，痰阻气逆）。

西医诊断：慢性胃炎。

中医辨证分析：痞满是脾胃功能失调，升降失司，胃气壅塞而成的以胃脘痞塞满闷不舒，按之柔软，压之不痛，视之无胀大之形为主要临床特征的一种脾胃病证。患者既往有慢性胃炎病史，脾胃功能虚弱，水湿不化，酿生痰浊。加之 1 周前情志不遂，肝失调达，横犯脾胃，致升降失司，胃气壅塞则出现胃脘部胀满；痰气交阻，气逆于上，则嗳气反酸、时而恶心。舌淡红、苔白腻、脉弦均为肝郁脾虚、痰阻气逆之象。

治则治法：降逆化痰，理气和中。

处方：旋覆花 10g（包煎），煅赭石 30g（先煎），姜半夏 20g，茯苓 15g，陈皮 10g，紫苏梗 15g，六神曲 15g，炒麦芽 15g，香附 10g，浙贝母 12g，海螵蛸 15g。7 剂，日 1 剂，水煎，早晚分服。

药后诸症皆平，嘱节饮食，调情志。

【按语】本案痞满中的"胃痞"在《内经》中称"痞""满""痞满""痞塞"等。脾胃同居中焦，脾主升清，胃主降浊，共司水谷的纳运和吸收。清升浊降，纳运如常，则胃气调畅。本案为肝郁脾虚、痰阻气逆之痞满，故治以旋覆代赭汤加减。方中旋覆花性温而能下气消痰，代赭石质重而沉降，二者消痰除胀，降逆止噫；姜半夏、浙贝母加强旋覆花消痰之效；六神曲、炒麦芽、茯苓消食健脾，和胃除胀；陈皮、紫苏梗、香附疏肝理气，健脾宽中除胀；海螵蛸制酸止痛。诸药合用，共奏降逆化痰、理气和中之效。

水肿（突发性水肿）案

任某，女，57 岁，初诊时间：2022 年 4 月 1 日。

主诉：反复全身浮肿 20 余年，再发 3 天。

诊查：20 多年前患者无明显诱因出现全身浮肿，面部明显，以劳累后为主，间断服用速尿及螺内酯片，3 天前浮肿明显加重，伴胸闷、寐差，无腰痛，无血尿，无泡沫尿，无头晕乏力，二便可。舌淡，苔白，脉沉细。

中医诊断：水肿（脾肾阳虚）。

西医诊断：突发性水肿。

中医辨证分析：水肿是体内水液滞留，泛溢肌肤，以头面、眼睑、四肢、腹背甚至全身浮肿为特征表现的一类病证，严重的可伴胸水、腹水等。由于致病因素及体质的差异，水肿有阴水与阳水之分，并可相互转化或兼夹。阳水属实，多由外感风邪、疮毒、水湿而成，病位在肺、脾。阴水属虚或虚实夹杂，多由饮食劳倦、禀赋不足、久病体虚所致，病位在脾、肾，阳水可转为阴水。反之，阴水复感外邪，或饮食不节，使肿势加剧，呈现阳水的证候，而成本虚标实之证。患者患病日久，脾肾亏虚，津液转输及气化失常，发为水肿。

治则治法：补益脾肾，温阳利水。

处方：附子 10g，肉桂 10g，生地黄 20g，山药 20g，山茱萸 10g，车前子 20g（包煎），厚朴 10g，煅龙骨 30g（先煎），煅牡蛎 30g（先煎），白豆蔻 10g（冲服），炒薏苡仁 30g，淫羊藿 30g。7 剂，日 1 剂，水煎，早晚分服。

4 月 14 日二诊：药后水肿明显好转，舌淡，苔白，脉细。

处方：附子 10g，肉桂 10g，生地黄 20g，山药 20g，山茱萸 10g，车前子 20g（包煎），厚朴 10g，煅龙骨 30g（先煎），煅牡蛎 30g（先煎），白豆蔻 10g（冲服），炒薏苡仁 30g，淫羊藿 30g，炒白术 30g。7 剂，日 1 剂，水煎，早晚分服。

服用半个月后，病情好转。

【按语】《黄帝内经》对"水"的病因病机、症状、发病脏腑和主要类证鉴别都有阐述。宋代严用和将水肿分为阴水和阳水两大类。此案治以健脾温肾，助阳化气利水。方中附子温肾助阳化气；淫羊藿、肉桂、山茱萸补肾助阳，引火归原；山药、白术、炒薏苡仁健脾利湿；厚朴、白豆蔻行气利水，气化则湿化，气顺则胀消；车前子渗湿利尿；煅龙骨、煅牡蛎安神。诸药合用，切中病机，诸症自愈。

头痛（血管性头痛）案

卢某，女，46岁，初诊时间：2018年9月1日。

主诉：反复头痛半年余。

诊查：患者半年前无明显诱因出现头痛，为后枕部持续性胀痛，痛处固定不移，每次发作持续1～2天，痛剧时恶心呕吐，伴耳鸣，无听力下降。曾到医院就诊，门诊行颅脑CT，未见明显异常，予止痛药对症治疗后无明显好转。7月28日再次发作，头痛剧烈，伴头晕、视物旋转、恶心呕吐，呕吐呈非喷射性，遂住院治疗。查血常规示血小板升高，余无殊，诊断为血管性头痛、血小板增多症。住院期间予敏使朗、纳洛酮、654-2针及羟基脲对症治疗，好转后出院。出院后头痛仍反复发作，性质同前，程度无缓解，今来院就诊。诊见有神，面色少华，面部色素沉着，形体消瘦，胃纳差，睡眠欠佳，小便常，大便结。月经初潮14岁，经期3～5天，周期30～60天不等，末次月经2018-07-07，痛经明显，色暗，有血块，白带正常。舌紫暗，苔薄白，脉涩。

中医诊断：头痛（痰瘀互结）。

西医诊断：血管性头痛。

中医辨证分析：患者头痛日久，考虑为内伤头痛。患者久居江南湿地，素体脾虚，脾失健运，故湿聚成痰，闭阻经络，血行不畅，痰瘀互结，清窍失养，故头痛；脾失健运，阻滞气机，故纳差；瘀血阻络，不能濡养皮肤，故色素沉着；瘀阻胞宫，故经行不畅、痛经。舌紫暗、苔白、脉涩为痰瘀互结之征。

治则治法：化痰逐瘀，通络止痛。

处方：通窍活血汤加减。桃仁10g，红花10g，川芎10g，泽兰20g，天麻9g，赤芍10g，姜半夏15g，川牛膝15g，白蒺藜15g，防风10g，僵蚕15g，女贞子 15g，石决明 20g，益母草 20g，细辛 3g。7 剂，日 1 剂，水煎，早晚分服。

9 月 8 日二诊：仍头痛，但较前改善，无明显头晕，睡眠仍欠佳，月经未潮。舌紫暗，苔薄，脉涩。

处方：桃仁 10g，红花 10g，川芎 10g，泽兰 20g，三棱 10g，赤芍 10g，姜半夏 15g，川牛膝 15g，白蒺藜 15g，防风 10g，僵蚕 15g，女贞子 15g，白芷 10g，益母草 20g，细辛 3g。14 剂，日 1 剂，水煎，早晚分服。

药后头痛、乏力好转，面色较前红润。后原方加减服约两个月，病情稳定。

【按语】中医学对头痛的认识已有数千年之久，首载于《黄帝内经》。《素问·奇病论》云："帝曰：人有病头痛以数岁不已，此安得之？岐伯曰：当有所犯大寒，内至骨髓，髓者以脑为主，脑逆故令头痛。"金元医家李东垣在《东垣十书》中首次明确将头痛分为内伤头痛和外感头痛，并对头痛进行了系统论述。元代医家朱丹溪对痰厥头痛有详细记载，并首次提出头痛引经药的应用。《丹溪心法·头痛》载："如不愈各加引经药，太阳川芎，阳明白芷，少阳柴胡，太阴细辛，厥阴吴茱萸。"清代医家王清任对瘀血头痛论述最详，其所创的活血化瘀方至今应用于临床。

本患者头痛起病较缓，反复发作，病史较久，痛处固定不移，不通则痛，久痛入络，久病多瘀，因而头痛多主乎瘀。加之痛经明显，经色暗有瘀块，舌紫暗，当为内伤瘀血头痛。治以通窍活血汤加减，化痰逐瘀，通络止痛。方中桃仁、红花、赤芍、川芎活血祛瘀，通络止痛，共为君药，且四药为活血基础方，其中川芎为"血中气药"，以其"上行头目，下行血海"，行气活血，有升有降，为治疗头痛要药。泽兰活血祛瘀，利水调经；川牛膝活血祛瘀兼通经，并能引血下行；益母草利水调经，为调经要药，三药共为臣药。天麻味甘，性平，祛风通络止痛，历来为治疗头昏、头痛的常用药，因其性味平和，无论虚实皆可用之；姜半夏健脾化痰，为燥湿化痰之要药，痰化则痛减；防风、僵蚕合用，祛风化痰；白蒺藜祛风止痛；石决明平肝潜阳；女贞子滋补肝肾，活血调经，共为佐药。通窍全凭好麝香，但麝香药源紧缺，遂用细辛代替麝香，辛温通窍止痛，为使药。全方气血同治，上下同调，共奏化痰逐瘀、通络止痛之功。

王宏献

王宏献（1967—），男，主任中医师，医学博士，第七批全国老中医药专家学术经验继承工作指导老师，第三批全国优秀中医临床人才，金华市名中医，浙江省中医药重点专科（内分泌代谢病）学术带头人，中华中医药学会慢病管理分会常务理事，中国中医药研究促进会内分泌分会副主任委员，世界中医药学会联合会肿瘤经方治疗研究专业委员会常务理事，中国医师协会中西医结合分会内分泌代谢病专业委员会委员，浙江省中医药学会糖尿病分会副主任委员、丹溪研究分会常务委员，浙江省中西医结合学会保健与康复委员会常务委员。中医经典理论扎实，临床经验丰富，善用经方治疗内科常见病、疑难病。

脉痹（雷诺病）案

李某，女，54 岁，初诊时间：2016 年 12 月 10 日。

主诉：阵发性手指末端苍白 3 年。

诊查：患者 3 年前因受寒而诱发手指末端发白发紫，手足厥冷，每年冬季天天发作，有时觉手指冷得发痛。先后在沪杭多家医院求治，抗核抗体检查1∶80，予特拉唑嗪等扩张血管治疗，能取得短暂效果。后求治于某中医，予黄芪建中汤合四君子汤治疗，症状不减。舌质淡，苔薄白，脉沉紧。

中医诊断：脉痹（寒凝血瘀）。

西医诊断：雷诺综合征。

中医辨证分析：雷诺综合征属中医学"脉痹"范畴。患者素体阳虚，阳虚则生内寒，更易受寒邪所中。血液之运行全赖阳气之推动，寒凝则血液艰涩不畅，发为脉痹。四肢为诸阳之会，内外相合，则血液凝泣，故四肢末端发白发紫；不通则痛，故发作时指冷发痛。舌淡、苔薄白、脉沉均为阳虚之象，脉紧主寒主痛。

治则治法：温经散寒，活血通络。

处方：当归 12g，桂枝 15g，炒白芍 15g，炙甘草 6g，生姜 10g，红枣 10g，细辛 6g，通草 3g，附子 10g，川芎 10g。7 剂，日 1 剂，水煎，早晚分服。嘱避风寒，饮食吃羊肉等温性食物。

12月17日二诊：服药后手指末端发白发紫未见，舌质仍淡，脉沉。效不更方，继守原法。

处方：当归12g，桂枝15g，炒白芍15g，炙甘草6g，生姜10g，红枣10g，细辛6g，通草3g，附子10g，川芎10g，路路通12g，鹿角片15g。7剂，日1剂，水煎，早晚分服。

12月24日三诊：手指末端发白现象未现，但手足仍觉畏寒，舌淡，脉沉。继守原方。

处方：当归12g，桂枝15g，炒白芍15g，炙甘草6g，炮姜10g，红枣10g，细辛6g，通草3g，附子10g，川芎10g，路路通12g，鹿角片15g。7剂，日1剂，水煎，早晚分服。

12月31日四诊：患者手指出现发白自服中药后未再发作，手足已温，舌质仍偏淡，脉沉。守原方21剂，服法同前。

后随访，诸症未再发作。

【按语】雷诺综合征为临床难治之症，目前西医治疗方法不多。究其病因，可由肝气郁结、阳气内郁所致，也可由阳气亏虚、血液失其温养所致。血液运行全赖阳气的温煦和推动，营行脉中，卫行脉外，如环无端。患者素体阳虚，又受寒邪之袭，胸中中寒。正如《素问·调经论》所言："厥气上逆，寒气积于胸中而不泻。不泻则温气去，寒独留，则血凝泣，凝则脉不通。"四肢失养则不温，四肢虽为脾所主，然阳气之化生主要靠肾之温煦气化，所以前医虽以建中为主，然效却不显。《伤寒论》言："伤寒，手足厥寒，脉细欲绝者，当归四逆汤主之。"法宗仲景之温经散寒，活血通络，以当归四逆汤治之。方中当归活血养血；桂枝辛温通阳；甘草辛甘化阳；白芍养血和阴；生姜辛温以散寒；细辛辛温走窜通络；川芎为血中之气药，加强活血祛瘀之功；附子辛温而气厚，温阳之力强。全方温而不燥，温中有通。二诊时加入路路通、鹿角片以增加通络之功；以炮姜替生姜，取其走而不守之性，更配附子、甘草以温肾阳。

眩晕（良性位置性眩晕）案

陈某，女，65岁，初诊时间：2018年10月12日。

主诉：头昏头晕反复1个月。

诊查：患者1个月前因劳累而诱发头昏头晕，视物旋转，变动头部位置则头晕加剧，首重如裹，伴恶心呕吐。曾在某医院求治，颈椎 CT 示颈椎 3~4 椎间盘突出，血糖、血脂等正常，予前列地尔针、丹红注射液等静滴，症状未见改善，头昏头晕依然。又求治于某中医治疗，予天麻钩藤饮平肝潜阳息风，仍不见效。1 个月来头昏头晕反复发作，舌质淡，苔白润，脉弦滑。

中医诊断：眩晕（饮邪上逆）。

西医诊断：良性位置性眩晕。

中医辨证分析：人体本应"清阳出上窍、浊阴出下窍"，然患者素体有胃疾，近日复因劳累耗伤正气，脾失健运，痰饮内生，浊阴上犯清窍，"阴阳之反作"，故觉头昏头晕；饮邪上逆，胃失和降，故恶心呕吐。舌质淡、苔白润、脉弦滑均为痰饮内停之象。

治则治法：温化痰饮，利水渗湿。

处方：泽泻 30g，炒白术 15g，茯苓 30g，桂枝 15g，炙甘草 6g，当归 12g，葛根 15g，旋覆花 10g（包煎）。5 剂，日 1 剂，水煎，早晚分服。嘱避风寒，饮食清淡，忌肥甘之品。

10 月 17 日二诊：药后头昏头晕已除，可下床活动，无恶心呕吐，精神好转，已思纳食，略感口干，舌质淡，舌苔白腻，脉弦。继守原法，原方基础上加炒白芍。

处方：泽泻 30g，炒白术 15g，茯苓 30g，桂枝 15g，炙甘草 6g，当归 12g，葛根 15g，旋覆花 10g（包煎），炒白芍 15g。7 剂，日 1 剂，水煎，早晚分服。

10 月 24 日三诊：药后无头昏头晕，无恶心呕吐，精神慧爽，舌质淡，苔白微腻，脉弦。改参苓白术丸加减治之。

处方：党参 15g，茯苓 15g，炒白术 12g，炒扁豆 15g，淮山药 15g，薏苡仁 30g，桔梗 6g，砂仁 5g（后下），炒麦芽 30g。7 剂，日 1 剂，水煎，早晚分服。

10 月 31 日四诊：药后诸症除，精神、体力俱佳，舌质偏淡，苔薄白，脉弦。继守原方 7 剂，以善其后。

此后头痛未再发。

【按语】眩晕为临床常见之症，多由气血亏虚、肝阳上亢化风所致，然由痰饮上逆所致也颇为常见。该案起病前有劳倦史，劳则耗气，日久影响脾胃之运化。脾失健运，则水饮内生，饮邪上逆，上干清窍，清阳为饮邪所阻，故头昏头晕。正如朱丹溪所言："百病多由痰作祟。"正是阴阳之反作，清阳不能出上窍、浊阴不能出下窍之故也。舌淡为脾气亏虚之象，苔白润、脉弦滑为内有痰饮之象。前医不辨寒热虚实，但见眩晕，便辨为肝阳上亢，而用天麻钩藤饮以平肝潜阳，或认为脑动脉供血不足而用扩血管、活血化瘀之剂，药不对证，焉能取效？《金匮要略》言："心下有支饮，其人苦冒眩，泽泻汤主之。""心下有痰饮，胸胁支满，目眩，苓桂术甘汤主之。"痰为阴邪，非温不解，故法宗仲景之温化痰饮，以苓桂术甘汤合泽泻散加味治之。方中重用泽泻以泻水逐饮，配白术健脾化湿，茯苓淡渗利湿，桂枝温阳化气，以利水气之排出，葛根升举清阳之气，旋覆花和胃降逆止呕，甘草调和诸药，当归养血和阴，以免利水渗湿而伤阴液。二诊患者口略渴，念前方伤阴之忧，故加芍药以酸甘化阴。标解后，则除其成痰之源，故改用参苓白术丸加减健脾燥湿。纵观全程，遵循"急则治标、缓则治本"之原则。

眩晕（原发性高血压）案

赵某，女，69岁，初诊时间：2021年8月10日。

主诉：因阵发性血压升高20余天。

诊查：患者原有高血压病史10余年，平素一直服用硝苯地平缓释片治疗，血压控制较为理想。20多天前不明诱因情况下出现午后3时左右血压突然升高，血压210/120mmHg，头昏头晕，面部潮热，面赤心烦，心悸胸闷，小便频数。尿常规（－），心电图：左室高电压，肾上腺CT未见异常，肾动脉CTA未见异常。曾予倍他乐克、硝苯地平控释片、贝那普利片三联降压治疗，血压每天依然在午后3时阵发性升高，心悸，面部潮热，头昏头晕。后求治于中医，予天麻钩藤饮治疗，症状未见减轻。舌淡胖有齿痕，苔薄白，脉沉弱。

中医诊断：眩晕（虚阳上浮）。

西医诊断：原发性高血压。

中医辨证分析：患者年过花甲，天癸早竭，肾阳亏虚。肾脏本内寄相火，水火既济，今虚阳不能内守则浮越于上，故头昏头晕、面部潮热；阳气亏虚，心失所养，故心悸胸闷；阳不入阴，故夜寐不宁。舌淡胖有齿痕、苔薄白、脉沉弱为肾阳亏虚之征。

治则治法：填补肾精，引火归原。

处方：封髓丹加味。龟甲15g（先煎），熟地黄15g，附子10g，桂枝10g，怀牛膝15g，龙骨30g（先煎），生牡蛎30g（先煎），黄柏10g，知母12g。5剂，日1剂，水煎，早晚分服。

8月15日二诊：服药后头昏头晕明显减轻，潮热较前明显减轻，血压虽有升高，但发作时最高160/80mmHg，夜寐好转。舌淡胖，苔薄白，脉沉弱。

继守原法，原方加珍珠母。

处方：龟甲 15g（先煎），熟地黄 15g，附子 10g，桂枝 10g，怀牛膝 15g，龙骨 30g（先煎），生牡蛎 30g（先煎），黄柏 10g，知母 12g，珍珠母 30g（先煎）。7 剂，日 1 剂，水煎，早晚分服。

8月22日三诊：服药后头昏头晕除，略觉面部发热，无心悸胸闷，血压已趋正常，就诊时测血压 130/70mmHg，夜能安卧，舌淡，苔薄白，脉沉弱。上方加胡芦巴 15g，以填精生髓。7 剂，服法同前。

8月29日四诊：精神好转，诸症已除，无头昏头晕，无潮热，夜寐宁，血压一直正常，舌仍偏淡，苔薄白，脉沉。继守原方，嘱加服金匮肾气丸以善其后。

此后患者血压一直正常。

【按语】高血压病多属中医学"眩晕""头痛"范畴，多责于肝阳上亢。《素问·至真要大论》云："诸风掉眩，皆属于肝。"《素问·六元正纪大论》也云："木郁之发，甚者耳鸣、眩转，目不识人，善暴僵仆。"午后 3 时乃日晡之时，为阳气当旺之时。肾阳虚衰，不能与天之阳气相应，故虚阳浮越于上。经云："下虚则厥，下盛则热，上虚则眩，上盛则热痛。"张景岳言："眩晕一证，虚者居其八九，而兼痰火者，不过十中一二耳。""头眩虽属上虚，然不能无涉于下。盖上虚者，阳中之阳虚也，下虚者，阴中之阳虚也。阳中之阳虚者，宜治其气……阴中之阳虚者，宜补其精。"前医用天麻钩藤饮平肝潜阳，以治肝实，故不奏效。本证属肾精亏虚，虚阳上越，法当填补肾精，引火归原。方中龟甲、熟地黄填精；附子、桂枝温热，同气相求，引火归原；龙骨、牡蛎重镇潜阳；怀牛膝在补肾的同时更有引火下行之意；黄柏、知母以清虚热。全方补肾精，使虚火归原。高血压看似实证，其实虚证并不在少数，尤其年老患者多见。

咳嗽（肺部感染）案

叶某，女，54 岁，初诊时间：2018 年 7 月 14 日。

主诉：咳嗽 3 天。

诊查：咳嗽声音重浊，痰黄稠，咳剧时伴胸闷气促，无头痛胸痛，无畏寒发热，无腹痛腹泻，纳差。舌红，苔黄，脉弦数。查体：神志清，精神尚可，体温正常，两肺呼吸音粗，未闻及明显啰音，心腹无殊。查胸部 CT 示左肺舌段片状模糊影，少许感染可能，右肺中叶慢性灶；气管憩室。

中医诊断：咳嗽（痰热壅肺）。

西医诊断：肺部感染。

中医辨证分析：邪热内陷，灼津成痰，痰热互结，气郁不通，故见咳嗽咳痰，痰黄稠，胸闷气促。舌红、苔黄、脉数均为痰热之象。

治则治法：清热化痰，和解少阳。

处方：小柴胡汤合小陷胸汤加减。柴胡 10g，半夏 12g，党参 15g，甘草 6g，黄芩 12g，生姜 6g，红枣 15g，黄连 6g，瓜蒌 15g，虎杖 15g，桔梗 6g，蛤壳 30g。7 剂，日 1 剂，水煎，早晚分服。

7 月 21 日二诊：药后咳嗽少作，痰黄能咳出，无明显胸闷气促，无胸痛咯血，夜寐改善。舌红，苔薄黄，脉弦数。

处方：柴胡 10g，半夏 12g，党参 15g，甘草 6g，黄芩 12g，生姜 6g，红枣 15g，黄连 6g，瓜蒌 15g，虎杖 15g，桔梗 6g，蛤壳 30g，鱼腥草 30g。7 剂，日 1 剂，水煎，早晚分服。

后随诊两次，1 个月后复查胸部 CT，肺部感染吸收。

【按语】柴胡陷胸汤乃小柴胡汤与小陷胸汤两方加减化裁而成，有和解少阳、清热涤痰、宽胸散结之效，对于少阳结胸、少阳证俱、胸膈痞满、按之疼痛者较为适宜。小陷胸汤属祛痰剂里的清热化痰剂，主治痰热互结。《伤寒论》云："小结胸病，正在心下，按之则痛，脉浮滑者，小陷胸汤主之。"柴陷汤属经验方，小柴小陷共入良，胃有痰湿胸中热，咳而胸满急煎尝。本方组成相当于小陷胸汤去半夏，加石膏、甘草，而改汤为丸剂，取其峻药缓图，药力持久作用于上、中焦之意，亦可看成为小结胸证之热象较重而痰湿不著者而设。针对痰热互结不甚而热象较重之特点，方用石膏甘寒之品为主以清热泻火，以黄连苦寒之性，既助石膏清热之力，又以其燥湿之力而制约石膏；并用瓜蒌根清肺化痰，利气开结，宽胸止痛；加甘草一味，取其甘平之性，既补脾益气，润肺止咳，缓急止痛，又可调和诸药。全方药仅四味，甘苦同施，燥润并举，消补兼顾，实乃配伍精当之典范。

本方原治伤寒表证误下，邪热内陷与痰浊结于心下的小结胸病。痰热互结心下或胸膈，气郁不通，故胃脘或心胸痞闷，按之则痛。治宜清热涤痰，宽胸散结。方中全瓜蒌甘寒，清热涤痰，宽胸散结，用时先煮，意在"以缓治上"，而通胸膈之痹。臣以黄连苦寒泄热除痞，半夏辛温化痰散结。

口糜（口腔溃疡）案

虞某，女，19 岁，初诊时间：2018 年 7 月 23 日。

主诉：反复口腔溃疡多年，再发1周。

诊查：多年来口腔溃疡反复发作，不堪其扰，十分痛苦。1周前口腔溃疡再作，疼痛，口干苦，食欲不振，便溏。查体：神清，面色红，两肺呼吸音清，未闻及明显啰音，心腹无殊。舌红，苔薄黄，脉弦细。

中医诊断：口糜（湿热酿毒）。

西医诊断：口腔溃疡。

中医辨证分析：外感湿热，蕴结膀胱，湿热积聚，循经熏蒸于口，发为口糜；食欲不振、便溏为脾虚湿盛；口干苦、面红、舌红、苔薄黄、脉弦细均提示热邪；湿热酿毒，肉腐失养，则口糜反复发作，疼痛不愈。

治则治法：清热解毒，化脓止痛。

处方：甘草泻心汤加减。姜半夏15g，黄芩12g，甘草30g，干姜6g，黄连6g，党参12g，红枣15g，薏苡仁30g。7剂，日1剂，水煎，早晚分服，每次150mL。

7月30日二诊：药后口腔溃疡明显好转，疼痛减轻，夜寐可，大便成形。舌红，苔薄黄，脉弦细。上方加淡竹叶10g，生地黄15g。7剂，服法同前。

【按语】复发性口腔溃疡属中医学"口疮""口糜""口疳"等范畴，《金匮要略·百合狐惑阴阳毒病脉证治》称之为狐惑病。云："狐惑之为病，状如伤寒，默默欲眠，目不得闭，卧起不安。蚀于喉为惑，蚀于阴为狐，不欲饮食，恶闻食臭，其面目乍赤乍黑乍白；蚀于上部则声喝（一作嗄），甘草泻心汤主之。"《素问·气厥论》云："膀胱移热于小肠，隔肠不便，上为口糜。"认为本病的发生主要是因肝热、心火、脾湿中阻、肾阴不足，使热毒内攻、脏腑受损、湿热久停、熏蒸气血而致肉腐失养而成，且反复发作，临床多表现为虚实夹杂证候。治以甘草泻心汤加减。方中以甘草、大枣之甘，补中之虚，缓中之急；以半夏之辛，降逆止呕；以芩、连之寒，泄阳陷之痞热；以干姜之热，散阴凝之痞寒。全方缓中降逆，泻痞除烦，寒热并用。本方临床常用于治疗寒热错杂之证，适用于胃中有热、肠中有寒的病证。

尪痹（类风湿关节炎）案

黄某，女，67岁，初诊时间：2018年8月7日。

主诉：四肢多关节疼痛10余年，腰背疼痛1周。

诊查：患者10多年前开始出现四肢多关节疼痛不适，伴关节僵硬，曾在外院就诊，诊为类风湿关节炎。现口服强的松龙片4mg治疗。平时关节疼痛偶尔发作，1周前出现腰背疼痛不适，伴乏力、纳差、双下肢水肿。舌淡，苔白，脉弦。

中医诊断：尪痹（寒湿痹阻）。

西医诊断：类风湿关节炎。

中医辨证分析：《诸病源候论》云："由血气虚，则受风湿，而成此病。"四肢多关节疼痛多年不愈，耗伤气血，累及脏腑。久病伤及脾脏，脾失健运，故乏力、纳差；肾阳亏虚，腰为肾之府，肾在体合骨，故腰背疼痛不适；脾肾二脏亏虚，水液输布异常，故双下肢水肿。

治则治法：散寒除湿，温阳补肾。

处方：桂枝芍药知母汤加减。黄芪45g，桂枝15g，炒白芍20g，知母15g，生白术15g，附子18g，防风12g，炙甘草20g，生姜9g，麻黄9g，薏苡仁45g，炒麦芽30g，补骨脂15g，制草乌5g，鸡内金10g，淫羊藿30g，骨碎补15g，续断15g，杜仲15g，鹿角霜12g，穿山龙15g，鬼箭羽15g，天仙藤10g。7剂，日1剂，水煎，早晚分服。

【按语】《金匮要略·中风历节病脉证并治》云："诸肢节疼痛，身体尪赢，脚肿如脱，头眩短气，温温欲吐，桂枝芍药知母汤主之。"桂枝芍药知母汤是治疗痹证的良方。方中桂枝、麻黄、附子、生姜、防风、白术温通经络，散寒止痛；佐知母苦寒清热且镇痛；白芍、甘草缓急止痛；制草乌温经散寒，祛风止痛；黄芪补气，助乌头、麻黄、附子等散寒之力；补骨脂、淫羊藿、骨碎补、续断、杜仲、鹿角霜补益肝肾；炒麦芽、鸡内金健胃消食；薏苡仁、天仙藤、穿山龙、鬼箭羽祛风除湿，活血通络止痛。诸药合用，共奏散寒除湿、温阳补肾之效。

朱巧霞

朱巧霞（1931—），女，副主任中医师，金华市名中医。1963年毕业于贵阳医学院中医系，后分配于北京市崇文区中医院工作，师承北京名医武荫南。1971年调永康市第一人民医院工作。1983年11月奉命创办永康中医院，其间任院长10年。1989年被评为永康市首批技术拔尖人才。1995年被金华市评为金华市名中医。曾任浙江省中医学会理事，永康市中医学会会长，被评为金华市卫生系统先进工作者。1991年被评为金华市白求恩式医师。业绩载入"全国医院简介"、浙江省"医林大"、金华市"名中医选集"、永康市"瑰宝"及"执着的追求"等书中。临床经验丰富，医技精湛，重视四诊合参，病证相合，突出整体辨证，强调扶正祛邪，气血为先；善用补法治疗瘀、热、壅滞和各种痼疾；处方严谨，用药精当，药味虽平，常起沉疴。

鼓胀（酒精性肝硬化失代偿期）案

吕某，男，61 岁，初诊时间：2015 年 8 月 15 日。

主诉：反复腹部胀满两月余，加重 10 天。

诊查：近两个月无明显诱因，自觉中上腹胀满不适，时觉乏力，夜寐欠安，纳差，大便干，小便少，双下肢肿胀。10 天前自感腹部胀满不适加重，故来就诊。否认病毒性肝炎病史。有饮酒史 40 余年，每日饮白酒约 3 两。舌紫暗，苔白腻，脉细涩。查体：面色黧黑，巩膜、皮肤无明显黄染，肝掌（＋），蜘蛛痣（＋），腹部膨隆，移动性浊音（＋），双下肢轻度水肿。查肝功能示白蛋白 25g/L，胆碱酯酶 2571U/L，总胆红素 28.5μmol/L，谷丙转氨酶 61U/L。腹部 B 超示肝硬化样改变，脾大，腹水；胆囊壁增厚。

中医诊断：鼓胀（肝脾亏虚，血瘀水停）。

西医诊断：酒精性肝硬化失代偿期；低蛋白血症。

中医辨证分析：患者长期大量饮酒，肝脏体阴而用阳，酒性湿热升散，既伤肝之体又伤肝之用，长期过量饮酒致肝气肝血不足，肝气不足，脾土疏泄无力，影响食物的正常消化吸收，故腹胀纳差；脾气不足，运化失司，故大便干、小便少；肝血不足，气血生化乏源，故乏力、夜寐欠安；面色黧黑、腹部膨隆、双下肢肿胀、舌紫暗、苔白腻、脉细涩均为血瘀水停之征。

治则治法：调和肝脾，化瘀行水。

处方：丹参 20g，当归 20g，川芎 12g，赤芍 20g，柴胡 10g，郁金 15g，绞股蓝 20g，党参 20g，黄芪 30g，鳖甲 20g（先煎），龟甲 12g（先煎），大腹皮 30g，生姜衣 15g，茯苓 20g，炒白术 15g，甘草 6g。7 剂，日 1 剂，水煎，早晚分服。嘱服药期间禁辛辣刺激之品，禁烟酒，注意休息，不可劳作。

8 月 24 日二诊：药后上腹胀满减轻，乏力稍好转，胃脘仍不适，喜呕，大便溏薄，夜寐尚安。舌质暗，苔白腻，脉细小滑。

处方：丹参 20g，当归 20g，川芎 12g，赤芍 20g，柴胡 10g，郁金 15g，党参 20g，黄芪 30g，鳖甲 20g（先煎），龟甲 12g（先煎），大腹皮 30g，生姜皮 15g，茯苓 20g，炒白术 15g，姜半夏 10g，山药 30g，甘草 6g。14 剂，日 1 剂，

水煎，早晚分服。

9 月 18 日三诊：药后上腹胀满除，纳可，乏力减，夜寐安，二便调，舌脉从前。复查肝功能示白蛋白 31g/L，胆碱酯酶 2987U/L，总胆红素 20.4μmol/L，谷丙转氨酶 52U/L。B 超示腹水（－）。

处方：丹参 20g，当归 20g，川芎 12g，赤芍 20g，柴胡 10g，郁金 15g，党参 20g，黄芪 30g，鳖甲 20g（先煎），龟甲 12g（先煎），大腹皮 30g，生姜衣 15g，茯苓 20g，炒白术 15g，山药 30g，甘草 6g。14 剂，日 1 剂，水煎，早晚分服。

后继续服药 30 剂，巩固疗效。

【按语】水臌亦称"单腹胀""鼓胀"。《景岳全书·气分诸胀诊治》云："单腹胀者名为鼓胀，以外虽坚满而中空无物，其象如鼓，故名鼓胀，又或以血气结聚，不可解散，其毒如盅，亦名盅胀，且肢体无恙，胀唯在腹，故又名为单腹胀。"《景岳全书·论证》中指出，本病与纵酒无度相关。肝为风木之脏，以气为用。肝主藏血，以血为体，故气血之于肝脏就显得尤为重要。慢性肝病发展到后期，常表现为肝气郁滞、气虚血瘀、血瘀阻络等，肝失疏泄、气机郁滞往往贯穿于肝病始终。从中医病因学角度看，慢性肝病肝纤维化为瘀阻血脉的病理表现，即使早期没有"瘀"的外在表现，但机体内已发生了瘀的变化，且瘀证随着病情的深入而逐渐表现出来，即《医门法律·胀病论》中所言的"胀病亦不外水裹、气结、血凝"，故治疗时应注重活血化瘀。本病在连续服药中注重辨证论治，虽方药有所加减，但贯穿始终的治则是调和肝脾，活血化瘀软坚，扶正祛邪。

何懋生

何懋生（1937—2017），男，1956 年起跟师学中医，学徒 5 年。1961 年浙江中医学院函授 1 年毕业。1965 年于宁波市第一医院中医科进修 1 年。1978 年全国中医选拔考试晋升为中医师。1987 年晋升副主任中医师。曾任义乌市中医医院业务副院长，金华中医药学会理事，义乌中医药学会副会长。善于治疗肝病、顽痹、再障疾病等。对民间草药使用有一定心得。1995 年评为金华市名中医。从医 40 余年，发表论文 8 篇，2003 年编著临证心得《爱溪医案》一书。

泄泻（慢性结肠炎）案

楼某，女，49 岁，初诊时间：1971 年 6 月 11 日。

主诉：大便溏泄 8 年余，加重 1 周。

诊查：大便时溏时泄，甚至水谷不化 8 年多，曾于天津、北京等著名医院诊治多次，诊断为慢性结肠炎，久治不愈。近几周大便溏泄日三四次，常伴少许白色黏液。形体虚胖，腹胀，纳差。舌淡，苔薄白，脉缓。

中医诊断：泄泻（脾虚湿蕴）。

西医诊断：慢性结肠炎。

中医辨证分析：脾胃虚弱，运化无权，清浊不分，则大便溏泄、腹胀、纳差；久泄不止，气血生成不足，故形体虚胖。舌淡、苔薄白、脉缓为脾胃虚弱之象。

治则治法：健脾理气渗湿。

处方：红曲米 200g，枫树叶 50g，斑地锦 100g。以上三味干品炒至微焦，共碾细末，每日早晚吞服，每次 5g。

7 月 15 日二诊：药后诸症明显好转，大便日两次，初已成形。原方继服，配两个月药量。

年底患者回义乌拜年，上门道谢，知病愈。

【按语】泄泻是指排便次数增多、粪便稀薄甚至如水样的疾病。《素问·阴阳应象大论》云："湿盛则濡泄。"《素问·脏气法时论》云："脾病者……虚则腹满肠鸣，飧泄食不化。"本病的病机为脾虚湿盛、脾胃功能障碍引起。脾虚湿盛是导致本证的重要因素。泄泻日久，反复发作，耗伤正气，多属虚证，治以扶正为主。《景岳全书·泄泻》指出："凡泄泻之病，多由水谷不分，故以利水为上策。"据此，以红曲为君，《本草衍义补遗》言其可"活血消食，健脾暖胃，赤白痢下水谷"；斑地锦《本草汇言》云"凉血散血，解毒止痢之药也，善通流血脉"，以收涩止泻，为臣；枫叶渗湿行气。三味药干品炒焦碾末吞服，共奏补中固涩脾胃之功。

吴子静

吴子静（1937—），男，副主任中医师，金华市名中医。1956 年 9 月跟师学习中医，1963 年出师。1958 年入金华市中医院，1985 年聘为主治中医师，1995 年晋升为副主任中医师，任内科病区主任。2002 年返聘于金华市名中医馆坐诊至今。擅长脾胃病、肝病、不寐等疾病的诊治。

胃脘痛（萎缩性胃炎伴糜烂）案

陈某，男，76 岁，初诊时间：2018 年 8 月 15 日。

主诉：胃痛 5 年。

诊查：5 年前检查发现胃病，症见消瘦，胃脘痛，纳少，乏力，便溏日两次。舌红嫩，苔薄白，脉濡。胃镜检查示慢性萎缩性胃炎伴糜烂；病理检查示萎缩性胃炎、异物增生。

中医诊断：胃脘痛（脾胃虚寒）。

西医诊断：萎缩性胃炎伴糜烂；异物增生。

中医辨证分析：脾胃为仓廪之官，主受纳及运化水谷。胃病日久，致脾胃虚弱，中焦虚寒，胃失温养而致胃脘痛；脾失健运，气血生化不足，失于濡养，故见消瘦、纳少、乏力；脾虚则湿浊内生，致脾胃升降失常，清浊不分，故便溏。舌红嫩、苔薄白、脉濡乃脾胃虚寒之象。

治则治法：健脾补肾。

处方：炒党参 30g，炒白术 20g，白及 20g，炙黄芪 30g，炒鸡内金 30g，炒白芍 25g，砂仁 8g（后下），炮姜 10g，肉桂 5g，炙甘草 6g，制川断 20g，制黄精 30g，茯苓 10g，巴戟天 10g。14 剂，日 1 剂，水煎，早晚分服。嘱忌烟、酒、腌制品，注意补充营养，如牛奶、鸡蛋、豆制品、鱼肉、牛肉等。

8 月 30 日二诊：药后胃纳增加，精神好转。上方继服。

随症加减服药 6 个月，大便正常，无明显胃部不适。2019 年 8 月 31 日胃镜复查示非萎缩性胃炎；病理检查示慢性胃炎，无肠化。

【按语】《顾氏医镜·胃脘痛》曰："须知拒按者为实，可按者为虚；痛而胀闭者多实，不胀不闭者多虚；喜寒者多实，喜热者多虚；饱则甚者多实，饥则甚者多虚；脉实气粗者多实，脉虚气少者多虚；新病年壮者多实，久病年老者多虚；补而不效者多实，攻而愈剧者多虚。必以望、闻、问、切四者详辨，则虚实自明。"胃痛成因多样，治疗时应注意病证结合，把握正确的辨证方向。患者胃部不适 5 年，纳少而消瘦，精神不畅，辨为脾胃虚寒，予健脾养胃汤加饮食调适而起效。方中党参、黄芪、白术相须为用，益气健脾，共为君药。山药、黄精脾肺肾三脏并补，补脾阴，益脾气；桂枝、川续断、淫羊藿温肾通阳，以助阳气；鸡内金、焦神曲健脾消食，增强胃动力，共为臣药。白及消肿止血；砂仁温中化湿，行气醒脾；白芍平肝止痛，调和肝脾，共为佐药。甘草调和诸药，调和脾胃为使药。诸药合用，使脾胃得健，升降得调。

方樟培

　　方樟培（1942—），男，主任中医师，金华市名中医。1961 年毕业于金华医学院医学专业，1961 年 8 月起在金华市中医医院工作。跟随金华名老中医吴心禅临证两年，先后参加中医学习班、全国中医急症学习班、浙江中医学院研究生班、浙江省中医师经典著作学习班学习。进修西医 1 年，历任大内科主任，内科、外科、伤科、眼科综合病房负责人，门诊部主任等职。擅长诊治中医内科、妇科、儿科常见病、多发病，对肾及前列腺疾病、肿瘤、咳喘、肝胆胃肠病、胆肾结石、心脑血管、风湿等疾病的诊治经验丰富；在各级杂志发表论文 10 余篇。

心悸怔忡（心动过缓）案

余某，女，40 岁，初诊时间：2019 年 4 月 5 日。

主诉：心动过缓 3 年，加重伴头昏胸闷两个月。

诊查：3 年前体检发现心动过缓，心率 42 次/分钟，血压正常，后于当地医院就诊，建议安装起搏器，患者未同意。刻下自觉头昏胸闷，一般活动则胸闷气促，动则尤甚，畏寒，手足不温，四肢酸楚乏力，月事延期，量少，经期腹痛，胃纳一般，夜眠欠安，二便正常。舌红，苔薄白，脉沉迟。

中医诊断：心悸怔忡（心肾阳虚，血脉瘀阻）。

西医诊断：心动过缓。

中医辨证分析：心气不足，鼓动无力，则心动过缓；气虚为阳虚之渐，阳虚为气虚之极，气虚累及心阳，心阳渐虚，温运无权，故畏寒、手足不温；胸阳不振，血脉瘀阻，心络不通，而见胸闷气促，动则尤甚；心气不足，日久及肾，心肾阳虚，血络瘀阻，胞宫温煦不足，瘀血瘀阻胞宫，而月事延期、经水不利、少腹隐痛；心肾阳虚，心神失养，则夜眠欠安。

治则治法：补益心肾，理气通络。

处方：麻黄附子细辛汤加味。炙麻黄5g，制附子5g（先煎），细辛3g，肉桂5g（后下），柴胡5g，川芎10g，桔梗10g，炒枳壳10g，赤芍10g，桃仁5g，红花5g，当归10g，生地黄15g。7剂，日1剂，水煎，早晚分服。

4月12日二诊：服药后诸症缓解，原方继进7剂，服法同前。

患者先后继进21剂，后随访，心率增至60次/分钟，诸症明显改善。

【按语】心主血脉，心阳的温煦和推动作用维持心脏的正常搏动。心阳根于肾阳，命门为元气之根，五脏之阳气由此升发。麻黄辛温，宣发肺气，肺朝百脉，寒凝气滞得宣发温通，加快血脉运行；附子强心，心阳强盛，血脉方能正常运行；细辛温经散寒；肉桂补益肾阳，引火归原，上通血脉；柴胡、川芎、桔梗、炒枳壳、赤芍、桃仁、红花、当归、生地黄为血府逐瘀汤，逐瘀心胸血脉。诸药合用，贯通上下一身之阳，温通经脉，鼓舞心气，振奋心阳，推动气血运行，故心率加快。此方治疗心动过缓，收效颇佳。

盗汗（顽固性盗汗）案

邵某，男，20岁，初诊时间：2017年9月15日。

主诉：反复入夜汗出3个月。

诊查：3个月前因高考课业压力增加，出现入夜汗出，后间断服用中药症状缓解，汗出症状反复发作，未瘥，遂来门诊治疗。刻下形体消瘦，入夜汗出，心烦燥热、口唇偏红，余尚可。舌红，苔少，脉细数。

中医诊断：盗汗（阴虚火旺）。

西医诊断：顽固性盗汗。

中医辨证分析：患者适值高考，精神紧张，思虑过度，劳伤心脾，脾气郁结，运化无力，生化不足，肌肉不荣，形体消瘦，而致阴血不足。阴虚则阳必凑之，阴虚不能配阳，阳蒸阴分，而见心烦燥热、口唇偏红；脾虚卫外不固，肌肤腠理疏松开泄，津液越出，则见盗汗。

治则治法：滋阴养血，除蒸敛汗。

处方：秦艽鳖甲汤加味。秦艽10g，醋鳖甲24g（先煎），地骨皮10g，银柴胡10g，当归10g，知母10g，青蒿10g，乌梅10g，麦冬10g，女贞子15g，陈皮6g。7剂，日1剂，水煎，早晚分服。

9月22日二诊：服药当晚汗出减少，心烦燥热明显缓解，舌淡红，苔薄，脉细。原方继进7剂。

【按语】《明医指掌·自汗盗汗心汗证》云："盗汗者，睡而出，觉而收，如寇盗然，故以名之。"昼为阳，夜为阴，动为阳，静为阴，寐时卫气入于阴分，卫阳入里而卫表更虚，腠理失固而汗泄不止；阴血不足，虚火伏藏于阴分，寐则卫气行阴，助长阴分伏火，两阳相加，迫使阴液失守而盗汗。阴虚盗汗，治当补阴以营内。方中鳖甲、知母、当归、麦冬、女贞子滋阴养血；地骨皮、银柴胡、青蒿清退虚热；乌梅敛汗生津；陈皮和胃理气，以防寒凉过多损伤脾胃。前后服药 21 剂，盗汗症状明显改善。后随症加减，固其根本，盗汗症瘥，时年考入浙江师范大学。

石淋（肾结石）案

谢某，女，76 岁，初诊时间：2016 年 5 月 6 日。

主诉：右侧腰部剧痛 3 小时。

诊查：5 月 5 日晚突发腰痛，转侧俯仰活动不利，少腹作胀，大便不畅。他院急诊诊为双肾结石、肾绞痛，即予以碎石治疗，疼痛稍缓解，仍阵发性疼痛，拒绝手术治疗。今晨由家属扶入诊室，不断呻吟，喊叫腰痛，腹胀，二便不畅。血压 150/80mmHg，心率 89 次/分钟。舌红，苔黄腻，脉弦滑数。

中医诊断：石淋（湿热下注，气滞石结）。

西医诊断：肾结石；肾绞痛。

中医辨证分析：肾为水脏，水流于下，肾虚气化不利，水流迟缓，尿中杂质聚而为砂。砂石易成难消，郁而化热，化瘀生毒，气血周流不利，水行不畅，煎熬尿液，加重结石；阻于肾络，气血不通，绞榨作痛。气机不畅，中焦不运，而见腹胀、便难。

治则治法：渗利湿热，理气通络排石。

处方：八正散加味。瞿麦 10g，萹蓄 10g，通草 3g，车前草 12g，滑石 12g（包煎），广金钱草 30g，海金沙 25g（包煎），琥珀粉 3g（吞服），川牛膝 10g，生鸡内金 10g，白茅根 30g，威灵仙 15g，路路通 10g，制乳香 5g，制没药 5g，炒枳壳 10g，川楝子 10g，麦冬 10g，当归 10g。7 剂，日 1 剂，水煎，早晚分服。

5 月 13 日二诊：药后腰痛大减，腹胀、大小便均正常，胃纳好转。原方继进 14 剂。

后随诊，复查 B 超示结石全部排除。嘱患者日常多饮水，勤排尿，常锻炼。

【按语】"石淋者，肾主水，水结则化为石，故肾客砂石，肾虚为热所乘"。肾虚则水气妄行，郁久化热，热化则煎熬成石。结石阻滞肾络，急则治其标，缓则治其本。结石阻塞，嵌滞肾脏，疼痛急性发作，治当清热利湿，排石通淋，缓急止痛。方中瞿麦、萹蓄、通草、车前草、滑石、广金钱草、海金沙、琥珀粉、白茅根渗利湿热排石，湿热得解，水道得通，结石自出；鸡内金磨石软化；川牛膝引药下行；威灵仙、路路通通经活络；乳香、没药活血止痛；枳壳、川楝子宽中疏肝行气；患者年事较高，用麦冬、当归以固其本。诸药合用，收效迅速。

不寐（顽固性失眠）案

李某，女，35岁，初诊时间：2015年8月9日。

主诉：反复夜眠不安1年余。

诊查：1年多前因家中变故，出现夜眠不安，后于医院就诊，予以口服艾司唑仑片，每晚1片，依靠药物入睡，停药则症状反复。1年多来曾服酸枣仁汤、安神补心丸、天王补心丹、归脾汤等加减，但疗效欠佳。刻见夜寐眠浅，似睡非睡，睡眠时间2~3小时，时感头目昏沉，日间神倦乏力，胃纳一般，二便尚可，月经量少，经前胸、乳房胀闷不适。血压120/70mmHg，心率65次/分钟。舌暗红，苔少，舌下脉络迂曲，脉弦涩。

中医诊断：不寐（气滞血瘀）。

西医诊断：顽固性失眠。

中医辨证分析：患者因家中变故，情志郁结，肝郁气滞，滞于心胸，而见前胸、乳房胀闷；经气不利，气血周流不利，内阻经脉窍络，清阳不升，则头目昏沉、神倦乏力；气滞血瘀，心神失养，则夜寐欠佳。

治则治法：活血祛瘀，解郁安神。

处方：血府逐瘀汤合柴胡疏肝散加味。柴胡5g，川芎10g，桔梗10g，炒枳壳10g，赤芍10g，桃仁5g，红花5g，生地黄15g，当归10g，炒枣仁25g，首乌藤30g，牛膝10g。7剂，日1剂，水煎，早晚分服。

8月16日二诊：服药后睡眠好转，时间增加至4~5小时。

处方：柴胡5g，川芎10g，桔梗10g，炒枳壳10g，赤芍10g，桃仁5g，红花5g，生地黄15g，当归10g，炒枣仁25g，首乌藤30g，牛膝10g，丹参15g，麦冬15g。7剂，日1剂，水煎，早晚分服。

【按语】方中柴胡疏肝主升，牛膝逐瘀通经，引血下行，主降，一升一降，调畅气机；桔梗、枳壳宽中理气，气畅则神安；川芎、赤芍、桃仁、红花活血；当归、生地黄、枣仁、首乌藤、麦冬滋阴养血安神；一味丹参，功同四物，养血活血。肝藏血，心主血，肝气气机疏泄，心血得生，心神得养，则神舒而安。"疏通气血，令其调达"，方能使心有所养，神有所舍。思考顽固性失眠多虚实夹杂，结合病史、舌脉，符合气滞血瘀之证，故试用活血祛瘀、解郁安神治之，果然起效。

王建华

　　王建华（1942—），男，金华市名中医。1960年3月～1965年3月在金华市中医院跟师名中医蒋洪钧；1965年4～12月，在县人民医院中内科跟师许永茂；1980年1月在浙江省中医师进修班学习1年；1982年5月～1983年5月在浙江省中医院跟师主任中医师魏长春、中医妇科名医主任中医师裘笑梅学习，1985年9月在浙江省中医药研究所和《浙江中医杂志》社联合举办的中医论文写作学习班学习；从医57年，擅长中医治疗内科杂症。

中暑（中暑）案

马某，女，42岁，初诊时间：1998年6月10日。

主诉：头昏脑胀伴胸闷腹痛两小时。

诊查：天气闷热，调摄不慎，患者突感头昏脑胀，神志呆滞，胸闷腹痛，欲吐不得，面色苍白，手足发凉。舌淡红，苔白腻，脉弱。

中医诊断：中暑（痰浊蒙闭）。

西医诊断：中暑。

中医辨证分析：清阳失旷，故头昏脑胀、神志呆滞；心胸气机不畅，故胸闷；湿浊阻滞脾胃，故腹痛欲呕。舌淡红、苔白腻、脉弱均为痰浊蒙闭之象。

治则治法：豁痰通关，开窍醒神。

处方：王氏通关散。组成麝香、牛黄、三梅片、猪牙皂、细辛、灯草炭、鹅不食草等。

急用王氏通关散喷入双鼻孔，轻揉双鼻翼。10多秒后，接连打多个喷嚏，流涕，双眼流泪，诸恙得解。

【按语】通关散为中医传统急救名药，功效开窍醒神，化痰通气。夏季暑热极盛，多雨潮湿，天暑下迫，地湿上蒸，热蒸湿动，暑湿相搏，弥漫上下，故暑邪常夹湿邪侵犯人体。湿邪内陷心营，痰浊蒙闭心神，扰乱神明，则神昏窍闭动风。《丹溪心法附余》言暑暍"突然昏厥，人事不省，牙关紧闭，面色苍白，痰涎壅塞，角弓反张"。通关散中麝香、三梅片辛香气浓烈，开窍醒神，活血通窍，为群药之冠；牛黄擅长清心凉肝，豁痰解毒；伍以猪牙皂、细辛、鹅不食草、灯草炭疏风邪，祛痰开窍。用辛香之品走窜通窍，得嚏之后，肺气得宣，阴阳之气顺接，则清窍得通，正气通畅，邪逆自除矣。

乳蛾（急性扁桃体炎）案

李某，女，15岁，初诊时间：2015年9月21日。

主诉：发热伴咽喉肿痛3天。

诊查：患者发热3天，且热势渐高，咽喉肿痛，吞咽不利，双扁桃体Ⅲ°肿大，溃疡疼痛，上附黄白色分泌物甚多。体温39.5℃。舌红，苔黄，脉滑数。

中医诊断：乳蛾（热毒炽盛）。

西医诊断：急性扁桃体炎。

中医辨证分析：热毒壅盛，耗伤津液，伤及脉络而致津液匮乏，脉络瘀阻为瘀，久瘀气血不畅。加之热毒壅盛，灼腐肌膜，化而为脓，故表现为高热、咽痛、吞咽不利、脓性分泌物增多；热毒缠于咽喉乳蛾，导致高热、红肿、溃疡、疼痛，来势凶险。舌红、苔黄、脉滑数均为热毒炽盛之象。

治则治法：清热解毒，排脓消肿。

处方：金果榄10g，桔梗10g，射干10g，金银花10g，黄芩10g，玄参10g，赤芍10g，蒲公英20g，牛蒡子10g，浙贝母10g，生甘草3g。3剂，24小时内服药2剂，每6小时服药1煎，频服；另用凉开水吞服六神丸15粒/次，1日3次。扁桃体上敷锡类散，1日3次，上药后两小时内忌饮食。

6月13日二诊：服药后第2天体温开始下降，3天后体温降至正常，扁桃体红肿溃疡疼痛及上附黄白色分泌物均明显好转。二诊守原法出入以善后。

【按语】邪气客犯喉核，致使喉核内气滞血瘀，热壅肉腐而发病。本病因喉核红肿，形似蚕蛾而命名。盖咽喉之症，皆由肺胃积热甚多，中医言疮疡痈疽等"痈疽原是火毒生，气血凝滞经络塞"。火毒炽盛，裹挟中焦秽浊循经上炎，搏结喉核，热壅肉腐，化而成脓，发为乳蛾。急性乳蛾为临床常见病，治疗当以清热解毒、消肿排脓为要，重症需汤丸并进，内外合治，方能取得较好疗效。方中金果榄、金银花、蒲公英清热解毒，利咽止痛；桔梗、射干、牛蒡子消痰利咽，引药直达病所；赤芍、玄参、浙贝母清热凉血，化痰消肿散结，热得以清，瘀得以化，咽中肿痛方能速消；桔梗、甘草为治疗咽喉病之要药，宣肺祛痰，利咽开音。如大便秘结，燥屎与热相结，中焦壅滞加重，可加生大黄 8 ~ 10g，导滞泄热，釜底抽薪。

汪定华

汪定华（1944—），男，副主任中医师，金华市名中医，从医 55 年。2006 年被评为金华市名中医。熟练掌握中医四大经典，临床中理论联系实际，能够诊治各种常见病、多发病及疑难杂症，擅长治疗肝、胆、脾、胃等消化系统疾病。发表论文 20 多篇。

黄疸（酒精性肝病）案

吴某，男，51 岁，初诊时间：2021 年 2 月 4 日。

主诉：乏力、纳呆半年余。

诊查：患者平时嗜好饮酒，近半年出现乏力、纳呆，伴形体消瘦，面色萎黄、无光泽，心烦，胸闷，食后恶心欲吐，尿黄，便溏。舌淡红偏紫，苔白厚腻，脉弦细滑。化验肝功能：谷丙转氨酶（ALT）177U/L，谷草转氨酶（AST）89U/L，谷草转氨酶/谷丙转氨酶（AST/ALT）0.5，谷氨酰转肽酶（GGT）167U/L，乳酸脱氢酶（LDH）428U/L，前白蛋白（PA）153mg/L；乙肝三系：小三阳。

中医诊断：黄疸（湿热蕴积，脾虚肝郁）。

西医诊断：酒精性肝病。

中医辨证分析：患者嗜好饮酒，平时劳累回家，以酒代饭，日积月累致脾胃受损。脾胃运化失司，湿浊内生，郁而化热，熏蒸于肝胆，胆汁不循常道，浸淫于肌肤而发黄；湿热内蕴，肝胆疏泄功能受阻，加之脾之升清功能失职，气血生化不足，故见乏力、形体消瘦；湿热蕴于中焦，脾气不升，胃气不降，故恶心、纳呆；舌淡红偏紫、苔白厚腻、脉弦细滑为正气亏虚、湿郁热伏、肝胆疏泄失常所致。

治则治法：益气健脾，疏肝活血，清化湿热邪毒。

处方：生黄芪 30g，太子参 30g，炒白术 10g，佛手 5g，郁金 10g，丹参 15g，土茯苓 10g，升麻 10g，黄芩 10g，茯苓 15g，柴胡 10g，焦栀子 10g，赤芍 15g，垂盆草 30g，白花蛇舌草 15g，金钱草 15g，黄柏 10g，厚朴 10g，枳壳 10g，生麦芽 15g，生谷芽 15g。7 剂，日 1 剂，水煎，早晚分服。嘱忌烟、酒及油腻食物。

2 月 13 日二诊：药后诸症略好转，小便微黄，舌淡红，苔白稍腻，脉弦细。上方加陈皮 10g。7 剂，日 1 剂，水煎，早晚分服。

2 月 20 日三诊：药后病情好转，症状明显改善。唯纳谷尚差，小便微黄。

处方：生黄芪 30g，太子参 30g，炒白术 10g，佛手 5g，郁金 10g，丹参 15g，土茯苓 10g，升麻 10g，黄芩 10g，茯苓 15g，柴胡 10g，焦栀子 10g，赤芍 15g，垂盆草 30g，白花蛇舌草 15g，金钱草 15g，黄柏 10g，厚朴 10g，枳壳 10g，生麦芽 15g，生谷芽 15g，陈皮 10g，鸡内金 10g，豆蔻 6g（后下）。7 剂，日 1 剂，水煎，早晚分服。

2 月 29 日四诊：复查肝功能，各项指标均正常。效不更方，继服 14 剂，服法同前。

药后症状缓解。

【按语】 酒精性肝病属中医学"黄疸"范畴。《素问·平人气象论》云："溺黄赤，安卧者，黄疸……目黄者，曰黄疸。"《金匮要略》将黄疸分为五疸：黄疸、谷疸、酒疸、女劳疸、黑疸。本案患者饮酒过度而致湿热蕴积，肝脾失调，当属五疸中的酒疸。《金匮要略》曰："师曰：夫治未病者，见肝之病，知肝传脾，当先实脾。"治疗当遵循此原则，以益气健脾、升清化浊、疏肝活血、清化湿热为主。方中黄芪、太子参、炒白术益气健脾；佛手、郁金、丹参、柴胡、金钱草、赤芍疏肝活血；土茯苓、猪苓、茯苓、黄柏、垂盆草、白花蛇舌草清化湿热邪毒；厚朴、枳壳、生麦芽、生谷芽理气醒脾。诸药配合，切中病机，诸症则愈。

胃脘痛（胃癌晚期伴出血）案

叶某，女，53 岁，初诊时间：2021 年 10 月 16 日。

主诉：胃脘胀滞、隐痛 1 年余。

诊查：患者形体消瘦，精神倦怠，面色萎黄，口干不欲饮，纳呆，食后恶心欲吐，腹胀，胃脘隐痛，便溏。舌淡红偏紫，苔白干无津，脉细滑。

中医诊断：胃脘痛（正虚邪实）。

西医诊断：胃癌晚期伴出血；胃切除术后。

中医辨证分析：患者胃癌晚期大出血，虽经手术加化疗，但正气已伤，胃津受损。日久胃气大伤，气血津液亏虚，不能上承，则面色萎黄、精神倦怠、口干不欲饮；胃阴不足，胃失濡养，故胃脘隐痛；脾胃虚弱，运化失司，痰浊痰食凝聚，气机阻滞，胃失和降，故恶心欲吐、纳呆；脾失健运，肝血不足，疏泄功能受阻，则腹胀；脾虚湿盛，升降失调，清浊不分，故便溏。舌淡红偏紫、苔白干无津、脉细滑为气阴大伤、气血失于上承之征。

治则治法：益气养阴，疏肝和胃，清理湿热邪毒。

处方：生黄芪30g，太子参30g，炒白术10g，川楝子10g，佛手5g，砂仁5g（后下），豆蔻6g（后下），炒延胡索10g，蒲公英15g，吴茱萸2g，炒黄连5g，石斛15g，炒鸡内金10g，当归10g，酒白芍15g，炒枳壳10g，姜半夏10g，猫人参15g，白花蛇舌草15g，仙鹤草15g，生麦芽15g，生谷芽15g。7剂，日1剂，水煎，早晚分服。

10月24日二诊：服药后症状好转，舌转淡红，苔稍润白，脉弦细滑。上方再进7剂，服法同前。

10月31日三诊：药后症状明显改善，纳谷知味，大便软，但易乏力。舌红，薄白转润，脉细滑。拟原方再进。

先后服药98剂，目前生活能够自理，能承担一般家务劳动。

【按语】本病的发生在于脾胃气阴受损，水谷精微吸收、输布失职，痰浊痰食凝聚，气机阻滞，血行不畅，脉络壅塞。正如《灵枢·五变》所云："人之善病肠中积聚者……如此则肠胃恶，恶则邪气留止，积聚乃伤。脾胃之间，寒温不次，邪气稍至，蓄积留止，大聚乃起。"本案患者胃癌晚期伴大出血，经手术加化疗，病灶虽除，但元气大伤，脾胃受损严重，水谷精微吸收、运化功能失职。治疗使用大剂量益气养阴生津之品，配合疏肝理脾之剂，缓缓图之，使气阴恢复，肝脾功能正常运行。方中以大剂量太子参、黄芪培补元气；佐以川楝子、佛手、豆蔻、砂仁、吴茱萸、黄连、姜半夏疏肝和胃，升清降浊；辅以当归、白芍补血；石斛补阴；猫人参、白花蛇舌草、仙鹤草清除余邪；生麦芽、生谷芽醒脾和胃。现代研究证实，白花蛇舌草、半夏、石斛还有一定的抗癌作用。诸药合用，切中病机，而达标本兼治之目的。

俞大毛

俞大毛（1945—），男，主任中医师。曾任金华市第四届政协委员，兰溪市第十届、第十一届政协委员，兰溪市第三批、第四批专业技术拔尖人才，金华市首批名中医。现任兰溪市张山雷研究会理事、兰溪市老年科技协会会员。从医50余年，临床经验丰富，擅长治疗内科、男科疾病，对中风、肺心病、高血压、糖尿病、前列腺疾病、不孕不育、恶性肿瘤等的治疗有独到之处。在各级杂志发表论文近60篇，23篇被市级以上科协评为优秀论文1～3等奖。研制的"天一止咳糖浆"荣获兰溪市政府科技成果二等奖，先后参编《前列腺疾病荟萃》《医古文辅导资料讲义》等。

癃闭（前列腺增生）案

施某，男，69岁，初诊时间：2021年3月28日。

主诉：小便不畅3年余，加重1周。

诊查：患者3年前出现小便不畅，伴尿频、尿急、尿短，夜尿4～5次，时而点滴难出，曾就诊于某医院泌尿外科，肛门指检示前列腺Ⅱ°增生，质稍硬，无压痛。B超示前列腺53mm×38mm×28mm，包膜完整，经抗雄激素等治疗，效果不佳。症见面色㿠白，头昏耳鸣，腰酸乏力，小腹胀坠，大便溏泄，夜尿5～6次，点滴难出。舌质淡，苔白，脉沉细，重按无力。

中医诊断：癃闭（肾气不足，水瘀互结）。

西医诊断：前列腺增生。

中医辨证分析：本病属中医学"癃闭""劳淋"范畴。病因乃年老体弱，脏腑功能减退，或受外界刺激，或劳倦内伤，或饮食不节等导致水瘀互阻下焦，气化功能失调，水道受阻，故尿频、尿急、尿不尽、夜尿增多；肾府失养，故腰酸乏力；肾精亏虚，清窍不升，故头昏耳鸣；脾气亏虚，升清不能，故小腹胀坠、大便溏泄。舌淡苔白、脉沉细、重按无力为肾气亏损之征。

治则治法：益气补肾，健脾化瘀利水。

处方：生黄芪30g，党参20g，菟丝子15g，巴戟天6g，泽兰15g，益母草15g，川牛膝15g，白茅根30g，瞿麦12g，杏仁10g，生大黄6g（后下），乌药

12g。7 剂，日 1 剂，水煎，早晚分服。

4 月 4 日二诊：服药后诸症明显好转，尿频、尿急、尿不尽情况好转，小腹胀坠好转，大便成形，夜尿 3 次左右，纳可，精神转佳。舌淡，苔白，脉沉细。

处方：生黄芪 30g，党参 15g，菟丝子 15g，狗脊 15g，泽兰 15g，川牛膝 15g，白茅根 30g，瞿麦 10g，杏仁 10g，生大黄 6g（后下），乌药 12g。7 剂，日 1 剂，水煎，早晚分服。

二诊方加减连服 30 余剂，小便通畅，尿线变粗，夜尿控制在两次左右。肛门指检示前列腺缩小在 I°左右，随访半年，未见复发。

【按语】前列腺增生多见于 55 岁以上男性，本病属中医学"癃闭""劳淋"范畴。《素问·阴阳应象大论》云："年四十而阴气自半也，起居衰矣。"人到老年，脏腑功能衰退，多种因素可致水瘀互阻下焦，气化功能失调，水道受阻而致排尿困难，产生癃闭。正如《景岳全书·癃闭》所言："或以败精，或以槁血，阻塞水道而不通也。"方中重用黄芪、党参补益中气，兼能利水；菟丝子、巴戟天温阳益肾，四药合用，温而不燥，补而不滞，补益脾肾，以治其本；泽兰、益母草、瞿麦活血化瘀利尿；川牛膝引药下行，直达病所，以治其标；杏仁配参芪，升提肺气，使上窍开则下窍通利；生大黄通后窍，以利前阴；乌药疏达膀胱之气，所谓气行则水亦行。现代研究证实，本方能明显改善血液循环，增加前列腺组织的血液运行，使增生的前列腺体缩小，尿道梗阻改善，排尿困难减轻。

治疗或康复期间要嘱患者多吃薏苡仁、红小豆、莲子、绿豆、冬瓜、鲜藕、白菜、卷心菜、海带、芦笋、新鲜水果、西红柿等清淡之品，忌食猪肉、狗肉、羊肉、牛肉、鹅肉、公鸡肉、虾、桂圆、荔枝、橘子、咖啡、辣椒等辛辣刺激之品，忌食油炸之品，禁烟、酒，忌饮浓茶。同时嘱患者：①平时多饮水，不能长时间憋尿，保持大便通畅。②局部热敷、坐浴，以促进炎症吸收。③注意饮食、休息，早睡早起，预防感冒。④有规律地性生活，避免纵欲或手淫，性功能障碍严重者适当减少房事。⑤不宜疲劳，避免长时间骑自行车、骑马或久坐，注意避寒冷。如能积极配合治疗，能明显增强效果。

阳痿（性功能障碍）案

胡某，男，29 岁，初诊时间：2020 年 4 月 26 日。

主诉：阴茎勃起功能障碍 1 年余。

诊查：婚前手淫史 4 年，常梦遗滑精。结婚 1 年来阳事虽兴，但举而不坚，不能正常完成房事。医院曾诊断为 2 级阳痿（阴茎轻微勃起，勃起时间不能持久，性欲明显减退，不能正常完成房事）。诊见心悸不安，食欲不振，腰膝酸软，头目昏晕，四肢无力。舌淡，苔薄白，脉沉弦。

中医诊断：阳痿（肾气不固，肾阳不振）。

西医诊断：性功能障碍。

中医辨证分析：手淫纵欲过度，肾精亏虚，阴损及阳，命门虚衰，发为阳痿；劳伤心神，神不守舍，故心悸不安；脾胃虚弱，不能濡养，故食欲不振、四肢无力；肾精不足，濡养不能，清窍不升，故腰膝酸软、头目昏晕。舌淡、苔白、脉沉弦为肾精不足、肾气失固之象。

治则治法：温肾填精，培补下元，兴阳振痿。

处方：淫羊藿 15g，仙茅 15g，仙鹤草 15g，五味子 12g，韭菜籽 12g，菟丝子 12g，沙苑子 12g，枸杞子 12g，白芷 10g，当归 10g，川芎 10g，蜈蚣 1 条。7 剂，日 1 剂，水煎，早晚分服。第 3 次药渣加温水重煎，泡脚 20~30 分钟。

5 月 3 日二诊：服药后诸症明显好转，食欲增加，精神转佳，头目昏晕改善，未见遗精，阴茎偶尔能勃起，但仍举而不坚。舌淡，苔白，脉沉。

处方：淫羊藿 15g，仙茅 15g，仙鹤草 15g，五味子 12g，菟丝子 12g，沙苑子 12g，补骨脂 12g，白芷 10g，当归 10g，川芎 10g，蜈蚣 1 条。7 剂，日 1 剂，水煎，早晚分服。第 3 次药渣加温水重煎，泡脚 20~30 分钟。嘱心情舒畅，精神勿紧张，节制房事，饮食忌生冷。

上方加减继服 30 余剂，房事正常，半年后妻子怀孕。

【按语】 阳痿古称"阴痿""筋痿"，以青壮年居多，临床表现为不到精衰之年，性交时阴茎不能勃起或勃而不坚，或一交即痿，不能完成正常房事。本病病机复杂，寒热虚实错杂，各医家治疗时侧重不同，有从肝、肾、痰湿、湿热、瘀血、脾胃及心理等不同方面论治，但主要认为本病病位在肾，由元阴、元阳平衡失调而致。张景岳云："男子阳痿不起，多由命门火衰，精气虚冷。"《诸病源候论》曰："肾开窍于二阴，若劳伤于肾，肾虚不能荣于阴器，故萎弱也。"张璐玉指出："阴痿责之于精衰。"故治疗以温肾填精、培补下元为主。方中淫羊藿、仙茅、仙鹤草入肾，能够温肾健阳，兴奋性功能；菟丝子、韭菜籽、五味子、枸杞子、沙苑子补肾益精，虽本病火衰者居多，但阳气既虚，其阴必损，配以"五子"克服"三仙"辛温燥热之弊；当归、川芎、白芷、蜈蚣养血活血，兴阳振痿，充筋助坚。诸药合用，标本兼治，滋肾填精，水火相济，气化精生，使元阴、元阳充盛而平衡，宗筋滋润而阳痿自愈。但服药期间，应节制房事，忌食生冷等刺激性发物，禁烟、酒。

楼献奎

楼献奎（1949—），男，主任中医师，浙江省中西医结合学会首届神经内科专业委员会委员，金华市名中医，义乌市专业技术拔尖人才，义乌市中医医院原院长。擅长中风、痛风、风湿病的诊治。

饮证（肺心病心衰）案

黄某，女，56岁，初诊时间：1991年4月29日。

主诉：反复咳痰喘20余年，加重伴左半身不遂9天。

诊查：患者8岁时患麻疹，此后咳嗽、气急时轻时重，未经治疗，症状亦从未消失。1969年诊断为慢性支气管炎、肺气肿。1991年4月12日，因肺气肿、肺心病合并心衰Ⅲ°在某医院住院，予以西药治疗。4月20日出现左侧半身不遂，予以强心、利尿及抗生素等治疗未能缓解。现患者半卧位，张口抬肩，呼吸困难，咳逆倚息，胸闷心悸，面色黧黑，口唇发绀，喉间痰鸣，形体消瘦，腹胀如鼓，下肢浮肿，按之如泥，左侧肢体活动不利。舌紫暗，舌下瘀点多且呈紫黑，苔白腻，脉沉细促。

中医诊断：饮证（肺肾气虚，水气凌心）。

西医诊断：肺心病心衰；慢性支气管炎；心衰Ⅲ°；脑梗死。

中医辨证分析：患者久病咳喘，肺气虚衰，肺失通调，合之久病及肾，母病及子，肺肾功能失司，水湿不能气化，聚而成饮，饮邪留伏，支撑胸膈，上逆迫肺，肺失肃降，故呼吸困难、咳逆倚息、喉间痰鸣；水凌心肺，肺失治节，不能助心行血，心血瘀阻，痰瘀互结，故见心悸、面色黧黑、口唇发绀；痰瘀互结，气血逆乱，瘀阻脑络，故左侧肢体活动不利；水饮内停，病久则留伏腹中及肢体，故见腹胀如鼓、下肢浮肿、按之如泥。舌紫暗、舌下瘀点多且呈紫黑、苔白腻、脉沉细促亦为肺肾气虚、水气凌心之征。

治则治法：温通心阳，大补元气，活血通络，泻肺平喘。

处方：木防己12g，丹参30g，桂枝30g，生石膏30g，红花10g，陈皮

10g，水蛭 10g，平地木 20g，茯苓 20g，新开河参 6g，车前子 15g，甜葶苈子 15g。2 剂，日 1 剂，水煎，早晚分服。

5 月 1 日二诊：服药 1 剂后，当晚尿量约 5000mL。2 剂服完，腹水及下肢浮肿基本消退。

处方：木防己 12g，丹参 30g，桂枝 30g，生石膏 30g，红花 10g，陈皮 10g，水蛭 10g，平地木 20g，茯苓 20g，党参 30g，车前子 15g，甜葶苈子 15g，浙贝母 10g，姜半夏 10g。5 剂，日 1 剂，水煎，早晚分服。

5 月 6 日三诊：咳逆诸症进一步减轻，唯偏瘫恢复缓慢。

之后木防己汤加减与补阳还五汤加味交替使用。两个月后，临床症状全部消失。

【按语】肺源性心脏病合并心衰属中医学"饮证""痰证""心悸""喘证""水肿"范畴，临床表现为本虚标实之证，以心阳虚、肺气虚、肾气虚为本，血瘀、痰阻、水泛为标。治疗总则为扶正祛邪。《金匮要略·痰饮咳嗽病脉证并治》云："病痰饮者，当以温药和之。"本案治疗以攻补兼施为原则，以温通心阳、温肺化饮、行水化瘀为法，以温化水饮为中心，活血化瘀法贯穿始终，扶正固本法灵活变通，通里攻下法权衡应用。《圣济总录·痰饮统论》云"盖三焦者水谷之道路，气之所终始也。三焦调适，气脉平匀，则能宣通水液，行入于经，化而为血，灌溉周身"，故用木防己通泄疏导三焦之水；并重用桂枝温通心阳，通阳化气，强心利尿；防己、桂枝一苦一辛，行水饮而散结气；石膏辛凉，以清郁热，其性沉降，以镇饮邪之上通，并可制桂枝之热；人参补气强心，病情危重当用别直参或野山参大补元气；红花、丹参活血化瘀；平地木止血利尿消肿，又可止咳；车前子健脾利水消肿；陈皮行滞；水蛭活血化瘀。本方对治疗肺心病合并心衰疗效显著，但必须分清标本缓急、表里阴阳。若见气阴两虚、舌红绛、少苔或无苔者，不可投此方。应先用其他方药改善症状，待阴津恢复，方可适时投以本方。

叶云生

叶云生（1954—），男，武义县中医院主任中医师（正高三级），金华市名中医，浙江省中医药学会情志病专业委员会委员，金华市中医药学会第五届理事会理事，武义县中医药学会常务理事、副会长。

历节（类风湿关节炎）案

李某，女，42岁，初诊时间：2007年12月5日。

主诉：全身关节疼痛伴指、腕、踝关节肿两月余。

诊查：患者两个月前在当地医院确诊为类风湿关节炎，因拒绝住院和激素治疗，前来就诊。手指第二、三指关节有不同程度的肿胀，按压疼痛明显，腕、踝关节肿大，有灼热感，夜间疼痛为甚，神疲乏力，寐可，纳少，二便调。体温37.6℃。舌紫暗，苔薄腻而黄，脉濡数。

中医诊断：历节。

西医诊断：类风湿关节炎。

中医辨证分析：患者素体气血不足，劳逸不当，复感外邪，风寒湿之邪阻滞经络，气血运行不畅，痹阻关节，发为历节，故见多处关节肿胀疼痛；关节痹阻，加剧气血瘀滞，郁而化热，故见低热、关节灼热感。舌紫暗、苔薄腻而黄、脉濡数为气血瘀滞、内有郁热之象。

治则治法：通阳化湿，佐以清热养血，活血通络。

处方：桂枝芍药知母汤加味。生麻黄5g（先煎，去上沫），桂枝6g，当归12g，白芍12g，川芎10g，熟地黄24g，制附子5g（先煎30分钟），知母10g，炙甘草5g，忍冬藤18g，生石膏15g，防风10g，麸炒白术10g，炙黄芪30g，天麻10g，蜈蚣两条，赤芍10g，老鹳草12g，生姜3片（自备）。21剂，日1剂，水煎，早晚分服。

12月26日二诊：服药后体温37.0℃，关节肿胀及灼热感减退，但关节僵硬感明显，疼痛时有发作，仍以夜间为甚。服药两周后出现大便溏，排出不爽，睡眠欠佳，时而易醒。

处方：生麻黄5g（先煎，去上沫），当归10g，桂枝6g，生白芍30g，川芎10g，制附子8g（先煎30分钟），知母10g，炙甘草5g，焦六神曲12g，天麻10g，麸炒白术10g，红枣10g，生薏苡仁18g，酸枣仁10g，白豆蔻10g（后下），土鳖虫10g，忍冬藤18g，石膏15g，生黄芪36g，防风10g，生姜3片（自备）。14剂，服法同前。

2008年1月16日三诊：因工作所需到外省经商，在外期间也时常服本方治疗，目前虽然关节疼痛时有发作，但已限于气候突变时明显。

处方：生麻黄5g（先煎，去上沫），当归12g，生白芍30g，川芎10g，桂枝6g，制附子8g（先煎30分钟），知母10g，炙甘草5g，忍冬藤18g，生石膏

15g，生黄芪 30g，防风 10g，焦六神 12g，天麻 10g，麸炒白术 10g，生姜 3 片（自备），大枣 10g，生薏苡仁 18g，炒酸枣仁 10g，白豆蔻 3g（后下），土鳖虫 10g，炒麦芽 15g。7 剂，服法同前。嘱服后病情稳定，可守方续服。

2009 年 1 月 15 日四诊：患者春节回家过年，在原诊断医院复查，类风湿因子等指标均已正常，关节肿痛基本消除，仅踝关节轻度肿胀。舌淡红，苔薄腻，脉缓。原方去忍冬藤、石膏、白豆蔻、土鳖虫，加防己 9g，茯苓 15g，猪苓 9g，蚕沙 12g（布包）。30 剂，服法同前，以巩固疗效。

2013 年 4 月 25 日因胸脘痞闷，纳呆食少，四肢困倦，便溏，易发痧胀前来就诊，告知服中药 180 余剂后，类风湿关节炎已治愈，至今关节疼痛、僵硬、肿胀消失，未再复发。后介绍数位患者来诊，均取得较好疗效。

【按语】历节属中医学"痹证"范畴。《金匮要略》首先提出历节病名，并有历节病篇。后世又提出白虎历节之名，如《丹溪心法》载"遍身骨节疼痛，昼静夜剧，如虎啮之状，名曰白虎历节风"，故历节又名历节风、白虎历节风，此为同一病证，只是疼痛程度不同而已。

历节的病因古代强调风动侵入关节经络，引起风邪和热邪，病久则气血虚弱，正虚邪实。《诸病源候论》载："由饮酒腠理开，汗出当风所致也。亦有血气虚，受风邪而得之者。风历关节，与血气相搏交攻，故疼痛。血气虚，则汗也。风冷搏于筋，则不可屈伸，为历节风也。"根据古代对本病的症状描述，其较符合西医的类风湿关节炎。患者素体气血不足，不慎染疾，被诊为类风湿关节炎。治疗辨用桂枝芍药知母汤，以其辛温活血之品，温阳通络，祛风胜湿。方中赤芍、川芎、熟地黄、当归养血活血通络；患者病程尚短，为病初之活动期，且有低热，为内有郁热之象，石膏、知母相须为用，内清郁热；配以忍冬藤，清热之中兼以疏风通络；又加黄芪益气固卫扶正；天麻祛风通络，兼疗筋骨疼痛；老鹳草是临床常用之药，可祛风湿，通经络，止痹痛，还可清湿热，止泻痢。多次更方时又加用蚕沙、土鳖虫、防己、生薏苡仁等以增强祛风利湿、通络止痛之力。患者发病反复 3 年之久，但未曾服过任何西药，仅凭 180 余剂中药，历节风一疾便告痊愈，追访数年，至今未见复发。

宣建大

宣建大（1955—），男，主任中医师，浙江省基层名中医，金华市名中医，金华市第一、二批名老中医药专家学术经验继承工作指导老师，1980 年毕业于浙江中医学院，从事中医工作 40 余年，熟读中医四大经典，娴熟运用四诊八纲辨证施治，临床经验丰富，擅长内科常见病、多发病、疑难杂症、心脑血管疾病，尤其是肾、呼吸系统疾病的诊治。在学术传承方面，建有宣建大全国基层名老中医药专家传承工作室，培养学员 5 名。在各级杂志发表论文多篇，参编《戴源礼医论》，承担国家级课题两项。

咯血（支气管扩张咯血）案

吴某，女，43 岁，初诊时间：2018 年 9 月 25 日。

主诉：咳嗽、咯血 3 天。

诊查：咳嗽、咯血，血色鲜红，心烦易燥，便干，口干，舌红，苔黄，脉滑数。曾去医院诊治，予输液抗炎、止血等治疗，效果欠佳。

中医诊断：咯血（痰热蕴肺）。

西医诊断：支气管扩张咯血。

中医辨证分析：本病属中医学血证中的咯血。肺为娇脏，喜润而恶燥，喜清而恶浊。咯血之症为痰热蕴肺，木火刑金，灼伤血络。舌红、苔黄、脉滑数均为痰热蕴肺之征。

治则治法：泻肝清肺，宁络止血。

处方：桑白皮 15g，炒苏子 10g，黄芩 10g，炙百部 15g，仙鹤草 30g，苦杏仁 12g，白及片 15g，炙紫菀 10g，南沙参 12g，黛蛤散 15g，三七粉 3g（冲服），浙贝母 15g。7 剂，日 1 剂，水煎，早晚分服。

10 月 2 日二诊：服药后痰血已止，咳嗽明显好转，舌红，苔薄黄，脉滑。上方去三七粉，加麦冬 12g，北沙参 12g，百合 15g。7 剂，服法同前。

药后病愈。

【按语】临证治咯血，应以缪仲淳治血证三法，即宜降气不宜降火，宜柔肝不宜伐肝，宜行血不宜止血。气降则火降，火降则血静。方中苏子降气；青黛、黄芩清肝，避免大苦大寒之品；避免伐肝之弊，故不用阿胶，以免留瘀，而用三七粉祛瘀以止血。治法方药切中病机，故效如桴鼓。

眩晕（椎体动脉供血不足）案

周某，女，64 岁，初诊时间：2022 年 2 月 28 日。

主诉：反复眩晕1年，再发1周。

诊查：近1周每日午后头晕，视物昏花，无视物旋转，无恶心、呕吐，劳累后加重，卧床休息后好转，伴肩背僵紧、腰酸腿软。胃纳欠佳，睡眠多梦，二便正常。他院CT示未见明显异常，颈椎退行性改变。舌暗红，苔薄少，脉弦细。

中医诊断：眩晕（肝肾亏虚）。

西医诊断：椎体动脉供血不足。

中医辨证分析：患者年已六十有余，年高体弱，肾精不足。腰为肾之府，肾虚则腰酸腿软；肾精不足，髓海空虚，脑海失充，故头晕；肝肾同源，肾阴亏虚，水不涵木，肝阴亦不足，肝失所养，肝开窍于目，故见视物昏花；肾阴亏损，阴精不能上承，心火偏亢，故夜寐多梦。舌暗红、苔薄少、脉弦细为肝肾亏虚之象。

治则治法：滋肾平肝。

处方：枸杞子15g，天麻9g，葛根15g，陈皮6g，黄精15g，片姜黄10g，砂仁6g，炙甘草6g，麦冬12g，焦山楂15g，煅龙齿15g（先煎），北沙参12g，太子参15g。7剂，日1剂，水煎，早晚分服。

3月7日二诊：服药后无明显眩晕发作，腰酸、肩背僵紧明显好转，上腹部偶有饱胀感，胃纳欠佳，无恶心、嗳气、反酸，二便正常，睡眠仍梦多。

处方：枸杞子15g，天麻9g，葛根15g，陈皮6g，黄精15g，片姜黄10g，砂仁6g，炙甘草6g，麦冬12g，焦山楂15g，煅龙齿15g（先煎），北沙参12g，太子参15g，沉香曲9g，木香6g，紫苏梗15g。7剂，日1剂，水煎，早晚分服。

药后诸症皆除，后以此方为基础调治善后。

【按语】眩晕是以头晕眼花为主的一类病证。眩指眼花或眼前发黑，晕指头晕甚或外界景物旋转，两者常同时并见，故统称眩晕。《素问·至真要大论》云"诸风掉眩，皆属于肝"，指出眩晕与肝关系密切。《灵枢·卫气》云："上虚则眩。"《灵枢·口问》云："上气不足，脑为之不满，耳为之苦鸣，头为之苦倾，目为之眩。"《灵枢·海论》云："髓海不足，则脑转耳鸣，胫酸眩冒，目无所视。"由上可知，虚是致眩的重要原因，眩晕的发生与虚、痰、瘀、风密切相关，当以补虚、化痰、祛瘀、祛风为治。方中枸杞子、黄精补肾填精，以滋水涵木；陈皮、砂仁化痰健脾和胃，恢复中焦脾运，杜绝生痰之源；沙参、麦冬养肺胃之阴；太子参归脾、肺二经，补而不滞；炙甘草补脾益气，四药合用，健脾补肺，使五脏相生，实现"五脏元贞通畅，人即安和"；

天麻味甘，性平，入肝经，能补肝，定虚风；片姜黄散寒通络；葛根解肌生津，专治项背僵紧。诸药合用，切中病机，疗效显著。

咳嗽（上呼吸道感染）案

刘某，男，6岁2个月，初诊时间：2022年1月17日。

主诉：感冒发热后咳嗽1周。

诊查：患儿1周前外出受凉后感冒，发热，体温38.7℃，咳嗽，咳吐少量黄痰，无鼻塞、流涕。于当地医院诊治，口服抗生素、小儿清肺化痰颗粒、蒲地蓝口服液后热退，体温正常。刻下咳嗽时重时轻，未见好转，咽痛，大便质干，小便色黄，胃纳欠佳，不欲饮食。查体：面红，咽部充血，扁桃体Ⅰ°肿大，双肺听诊呼吸音粗，未闻及干湿啰音。舌红，苔薄黄，脉细滑。

中医诊断：咳嗽（风热犯肺）。

西医诊断：上呼吸道感染。

中医辨证分析：小儿脏腑娇嫩，肌肤柔弱，形气未充，肺常不足，风邪易侵。风热侵袭，致肺气失宣，肺气上逆，而见咽痒、咳嗽；风热邪气自外而来，入里从化，损伤肺脏，炼津为痰，故咳吐黄痰；邪毒从阳化热，结于咽喉，而见咽痛；小儿脾常不足，寒温不适，易损脾脏，脾运不足，则胃纳欠佳、不欲饮食；肺失肃降，腑气不通，大肠传导不利，则大便质干。舌红、苔薄黄、脉细滑均为内热之象。

治则治法：疏风清热，宣肺止咳。

处方：桔梗3g，蜜紫菀5g，陈皮3g，生甘草3g，南沙参5g，麦冬5g，蜜百部5g，射干3g，浙贝母5g，蝉蜕3g，茯苓5g，焦山楂5g。5剂，日1剂，水煎，早晚分服。

1月22日二诊：服药后咳嗽明显好转，仅晨起咳嗽，偶有少量黏痰，痰色黄白相间，食欲渐开，二便正常，睡眠尚安。舌红，苔薄白，脉细滑。

处方：桔梗3g，蜜紫菀5g，陈皮3g，生甘草3g，南沙参5g，麦冬5g，蜜百部5g，射干3g，浙贝母5g，蝉蜕3g，茯苓5g，焦山楂5g，炒鸡内金5g，炒麦芽5g。5剂，日1剂，水煎，早晚分服。

药后诸症消退。

【按语】《景岳全书》言："咳嗽之要，止惟二症。何为二症，一曰外感，一曰内伤而尽之矣。"咳嗽的病因不外乎外感六淫、内伤七情导致肺失宣降。《素问·至真要大论》云："诸气膹郁，皆属于肺。"肺为娇脏，外主一身之皮毛，内为五脏之华盖，司呼吸，性肃降。"风邪上受，首先犯肺"。小儿形气未充，不耐风寒，脏腑气弱，肺常不足，卫外不固；外感六淫邪气从口鼻、皮毛而入，肺卫受邪，肺气壅遏，清肃失序，肺气上逆则发咳嗽。治疗不仅要驱邪化痰，更重要的是调畅气机。《素问·六微旨大论》言："出入废则神机化灭，升降息则气立孤危……是以升降出入，无器不有。"治上焦如羽，非轻不举，轻可去实，以清轻灵动之品，发表透邪；以肃降下气化痰，泻浊通利腹气，宣降并用，通降相合，以畅达气机。方中桔梗甘草汤宣肺祛痰，清热利咽；辅以蜜紫菀、蜜百部、浙贝母加强清热化痰止咳之力；加用射干、蝉蜕以疏风利咽，化痰消肿；"脾为生痰之源，肺为贮痰之器"，故加茯苓、陈皮以健脾化湿；小儿脏腑娇嫩，热邪入里，易伤阴，故佐以南沙参、麦冬之品以养阴；再配焦山楂、炒鸡内金、炒麦芽健脾消食开胃。

中风（脑出血恢复期）案

陈某，男，55岁，初诊时间：2020年3月9日。

主诉：肢体活动障碍两年余。

诊查：左侧肢体拘急瘫痪，口角时有流涎，神疲乏力，偶有头晕，昏沉不适，无口干，纳眠可，二便调。舌红，苔薄白，脉弦细。

中医诊断：中风（肝肾亏虚，痰瘀阻络）。

西医诊断：脑出血恢复期。

中医辨证分析：本病总属本虚标实之证。患者肝肾亏虚，肾精不足，髓海空虚，脑海失充，故头晕昏沉；肝肾同源，肾阴亏虚，水不涵木，肝阳上亢，气血逆乱，横窜经脉，直冲犯脑，脑窍功能失司，故左侧肢体拘急瘫痪、口角时有流涎；久卧伤气，气虚则神疲乏力。舌红、苔薄白、脉弦细乃肝肾亏虚之象。

治则治法：补益肝肾，益气活血，化痰通络。

处方：黄芪45g，太子参20g，山茱萸15g，女贞子15g，益母草15g，赤芍15g，牡丹皮15g，法半夏10g，胆南星10g，土鳖虫10g，宽筋藤20g，甘草5g。7剂，日1剂，水煎，早晚分服。

3月16日二诊：服药后肢体拘急不适感较前减轻，舌淡红，苔薄白，脉弦。上方加重黄芪用量，增强补气之效；加丹参，加强活血化瘀之力；加伸筋草以舒筋活络，通行血脉。14剂，日1剂，水煎，早晚分服。

4月1日三诊：服药后肢体拘急不适感进一步好转，晨起偶有口干，无口苦，纳眠可，小便调，大便干。舌红，苔白，脉弦。上方加北沙参以滋阴清热；加火麻仁润肠通便，并求上病下取，利于醒脑通脉。继服14剂。

【按语】中风之发病多见于老年人，病理基础多为肝肾亏虚。肝肾亏虚，导致肝阳易于上亢，加之饮食起居不当，情志刺激或感受外邪，气血上冲于脑，而神窍闭阻。本患者中风后遗留左侧肢体拘急不适，为风痰横窜经络，血脉瘀阻，气血不能濡养机体之征。病机关键为肝肾亏虚，气血失调，痰瘀为患。痰、瘀是脏腑功能失调的病理产物，其产生之后可阻滞脉络，壅闭脑窍，诱发和加重病情。故而补益肝肾、痰瘀同治应贯穿疾病治疗的始终。方中黄芪、太子参补元气之亏虚；山茱萸、女贞子补益肝肾；益母草、丹参、赤芍、牡丹皮活血化瘀；法半夏、胆南星祛风化痰；伸筋草、宽筋藤疏通肢体经络；另用土鳖虫祛瘀通络，虫类药为血肉之质，具有动跃攻冲之性，体阴而用阳，能深入髓络，攻剔痼结之瘀痰。诸药合用，共奏补益肝肾、益气活血、化痰通络之效。本案肝肾亏虚为病之本，痰瘀互结为病之标。久病气虚血瘀，痰瘀阻滞脑窍、肢体经络，故治以益气化痰、活血通络收效甚佳。

便秘（功能性便秘）案

黄某，女，59岁，初诊时间：2020年6月12日。

主诉：大便秘结10余年。

诊查：患者10余年前肠梗阻术后出现腹痛，大便不畅，甚则因便干需使用开塞露以助排便，纳尚可，量少，眠差，因腹胀影响睡眠，小便调，胃怕凉，易上火。3年前因胆囊息肉行胆囊切除术后大便不畅更加严重，自觉肠道不蠕动，无便意，大便时常数日不行，脘腹憋胀疼痛，大便燥结成块，水食不下，因而时常住院输液、灌肠等，但便秘终未改善。症见腹痛憋胀，大便不下，腹中结块不行，饮食难进。两年前肠镜检查示结肠正常。舌微红，苔淡白，脉弦稍细。

中医诊断：便秘（气血双虚，肠腑瘀滞）。

西医诊断：功能性便秘。

中医辨证分析：患者10年前肠梗阻术后即出现便秘，3年前行胆囊切除术后便秘加重。术后肠腑气血瘀滞，日久气虚血亏津少，肠道失于濡润，气机不畅，故燥结不下。虚、滞、瘀并聚于肠腑，而致脘腹憋胀疼痛，大便秘结。久病体虚，故通腑不可用峻泻之品，当以滋阴润肠为主，同时顾护脾胃。

治则治法：补益气血，通腹泻浊。

处方：生白术 60g，枳实 15g，玄参 15g，生地黄 15g，麦冬 15g，木香 15g，炒决明子 30g，炒莱菔子 30g，厚朴 15g，乌药 15g，当归 25g，杏仁 10g。21 剂，日 1 剂，水煎，早晚分服。

6 月 18 日二诊：服药 2～3 剂后大便即可顺畅排出，现大便日 1 次、稍干，纳眠可，小便调。胃怕凉，不上火。上方加延胡索 15g。28 剂，服法同前。

采用药物逐步减量法，或两日 1 剂，渐至 3 日 1 剂，并嘱患者养成定时排便习惯，渐至药物停服。

现大便日行 1 次，偶不畅时口服少量的润肠通便丸即可正常排便。

【按语】《伤寒论》第 174 条云："伤寒八九日，风湿相搏，身体疼烦……桂枝附子汤主之。若其人大便硬，小便自利者，去桂加白术汤主之。"提出白术可治疗便秘。白术益气补脾，生津润肠，重用有助运之力，以达通便之效；枳实调畅气机，通降胃肠，二者一补一行，补而不滞，行不伤正，体现了补中寓行；玄参、生地黄、麦冬为增液汤，三药合用，补阴津，增水以行舟，意在以泻为补，以补药之体作泻药之用；木香、厚朴、乌药行气除胀，以畅肠腑；炒决明子、杏仁、炒莱菔子、当归理气润肠，养血通便，杏仁有提壶揭盖、开上窍以通下窍之意，若取养血润肠，当归需量大。本案患者便秘日久，治疗当逐步减药，以恢复其功能。丸剂尤适合慢性病，缓药图之，故以润肠通便丸巩固疗效，并逐步减量至停药。

姜黎平

姜黎平（1956—），男，主任中医师，全国基层名老中医药专家传承工作室指导老师，金华市名中医，兰溪市中医院名誉院长，中华中医药学会肾病专业委员会委员，浙江省中医药学会肾病专业委员会委员。擅长中医内科疾病及肾脏病、风湿免疫性疾病的中西医结合诊治。发表学术论文 10 余篇，主持及参与完成多项课题，编撰有《实用中医内科疾病诊疗实践》《张山雷研究集成》《张山雷与兰溪》《老年病现代康复》《中老年膝痛的现代康复》等书。

水肿（慢性肾小球肾炎）案

郑某，男，74 岁，初诊时间：2019 年 1 月 3 日。

主诉：反复双下肢浮肿半年，再发加重 1 周。

诊查：患者半年前开始出现双下肢浮肿，伴腰酸，尿多泡沫，赴多地诊治，疗效不佳，下肢浮肿反复发作。1 周前双下肢浮肿加重，伴腰酸，夜尿增多，大便畅，乏力，气短，下肢皮疹瘙痒，胃纳尚可。舌暗红，苔腻，脉沉细。既往冠心病病史 5 年。

中医诊断：水肿（心肾不足）。

西医诊断：慢性肾小球肾炎；冠心病。

中医辨证分析：患者年过古稀，脏腑功能虚衰，脾失运化，肾失开阖，三焦气化不利，水液泛溢肌肤，发为水肿；肾精亏虚，肾府失于濡养，故腰酸；脾肾气虚，统摄不固，故见夜尿增多；精液随尿而下，故见尿多泡沫；水气不能下行，上凌心肺，心阳虚衰，鼓动不利，故乏力、气短。舌暗红、苔腻、脉沉细为心脾肾不足之象。

治则治法：温阳健脾，祛风活血。

处方：真武汤合防己黄芪汤、五皮饮加减。川芎 20g，葛根 30g，丹参 20g，附子 10g（先煎），芡实 20g，炒白术 20g，大腹皮 20g，车前子 30g，荆芥 10g，炒白芍 10g，桑白皮 20g，地肤子 10g，桂枝 10g。10 剂，日 1 剂，水煎，早晚分服。

1 月 16 日二诊：服药后下肢浮肿、腰酸、夜尿增多症状改善，下肢皮疹瘙痒好转。

处方：黄芪 50g，防己 20g，淮山药 20g，茯苓 30g，川芎 20g，葛根 30g，丹参 20g，附子 10g（先煎），芡实 20g，炒白术 20g，大腹皮 20g，车前子 30g，炒白芍 10g，桑白皮 20g，荆芥 10g，蜜甘草 3g。7 剂，日 1 剂，水煎，早晚分服。

1 月 23 日三诊：服药后浮肿症状好转，腰酸不明显，余无不适。

处方：黄芪 50g，防己 20g，淮山药 20g，茯苓 30g，川芎 20g，葛根 30g，丹参 20g，附子 10g（先煎），芡实 20g，炒白术 20g，大腹皮 20g，车前子 30g，薏苡仁 20g，炒白芍 10g，桑白皮 20g，蜜甘草 3g。7 剂，日 1 剂，水煎，早晚分服。

药后下肢浮肿基本消退，复查尿蛋白减少。

【按语】辨病与辨证相结合十分重要，辨病主要辨西医之病，对于肾脏病而言，不仅要辨其病理，还要辨中医之证，以达到疾病和特定患者个体化精准治疗的目的。《景岳全书·肿胀》指出："凡水肿等证，乃肺、脾、肾三脏相干之病，盖水为至阴，故其本在肾；水化于气，故其标在肺；水唯畏土，故其制在脾。今肺虚则气不化精而化水，脾虚则土不制水而反克，肾虚则水无所主而妄行。"本案患者年过古稀，诸脏腑功能减退，尤以心、脾、肾虚突出，中医辨证以此为核心，取防己黄芪汤、真武汤、五皮饮加减，酌加疏风宣肺、活血通络之品，疗效甚佳。因此，掌握疾病的内在规律，可使组方用药更具有可重复性，极大地提高临床疗效。

痹证（类风湿关节炎）案

何某，男，59岁，初诊时间：2020年4月12日。

主诉：反复多关节肿痛4月余。

诊查：患者从事环卫工作，4个多月前开始出现关节反复肿痛，伴晨僵，经当地医院治疗，病情反复，日渐加重，平时服用止痛药。症见双腕、掌指关节、近端指间关节轻度肿胀，压痛（+），恶寒，下肢无浮肿。舌淡红，苔白腻，脉弦紧。

中医诊断：痹证（寒痹）。

西医诊断：类风湿关节炎。

中医辨证分析：《素问·痹论》曰："风寒湿三气杂至，合而为痹也。"患者从事环卫工作，起早贪黑，冒雾露，外感风寒湿邪，流注经络关节，经络壅塞，气血不畅，筋脉失养，故关节反复肿痛；外邪侵袭，邪正交争，郁遏阳分，卫阳之气不能外达，肌肤失于温煦而见恶寒。舌淡红、苔白腻、脉弦紧为寒邪之重之象。

治则治法：祛风散寒，通络止痛。

处方：桂枝芍药知母汤加减。桂枝12g，白芍9g，麻黄6g，炒白术10g，知母12g，制附片10g（先煎），防风10g，地龙10g，干姜5g，威灵仙20g，没药8g，甘草6g。7剂，日1剂，水煎，早晚分服。

4月19日二诊：患者自述关节肿痛有较大改善，双手能从事日常劳动，恶寒好转，饮食及二便正常。效不更方，继服前方7剂。

处方：桂枝12g，白芍9g，麻黄6g，炒白术10g，知母12g，制附片10g（先煎），防风10g，地龙10g，干姜5g，威灵仙20g，没药8g，甘草6g。

两个月后电话随访，自述关节肿痛明显改善，自行去药店原方配药，又服两周后疼痛轻微，已不影响日常生活。停药1月余，未见复发。

【按语】经方的应用，如果方药与证候相合，则疗效甚佳。患者从事环卫工作，易感受风寒湿邪，致经络关节气血不畅，筋脉拘急失养而见关节肿痛。

治以桂枝芍药知母汤加减。本方出自张仲景《金匮要略》。云:"诸肢节疼痛,身体魁羸,脚肿如脱,头眩短气,温温欲吐,桂枝芍药知母汤主之。"其主要功效为祛风除湿,通阳散寒。方中桂枝、麻黄祛风通阳;附子温经散寒止痛;白术、防风除湿宣痹;知母、芍药清热缓急止痛;生姜、甘草和胃降逆止呕。附子虽具毒性,但为主药,不用或用量不足,疗效会大大减弱。现代研究证实,附子具有强心、镇痛抗炎、免疫调节、抗肿瘤、抗衰老、降低胆固醇等作用,把握好附子中量-效与量-毒之间的关系,对治疗具有积极意义。只要方药应用得法,疗效可见,而副作用并不明显。

沈土富

沈土富(1956—),男,副主任中医师。毕业于浙江中医学院中医内科专业。1972年从事中医工作,1978年由金华市卫生局指定,跟诊金华市名老中医李绍翰学习两年,1998年2月被评为首批金华市名中医。曾任金华市中西医结合风湿类疾病专业委员会委员。在治疗中医内科常见病、多发病及中医养生保健、亚健康中医调理等方面有较丰富的经验,尤其擅长治疗风湿类疾病,如颈椎病、肩周炎、腰腿痛、中风后遗症、面瘫、风湿性关节炎等。

腰腿痛(腰椎间盘膨出)案

罗某,男,46岁,初诊时间:2006年11月15日。

主诉:腰脊疼痛,伴左侧下肢酸胀疼痛,活动受限1月余。

诊查:1个月前因搬提重物不慎遂感腰脊疼痛,左下肢痛麻,活动受限,经当地医院治疗,诸痛不见好转,经介绍来诊。腰椎间盘CT平扫:$L_{3\sim4}$、$L_{4\sim5}$、$L_5\sim S_1$腰椎间盘膨出,$L_{3\sim5}$椎体骨质退变。

中医诊断:腰腿痛(骨痹)。

西医诊断:腰椎间盘膨出;腰椎退行性改变。

中医辨证分析:腰椎间盘膨出属中医学"腰腿痛""骨痹"范畴。本病多表现为邪实正虚。邪实是外力所伤,瘀血内滞,经脉痹阻;正虚是肾精亏虚,肝血不足,筋脉失养,气血不调,不通则痛。患者年近五十,肾气渐衰,腰为肾之外腑,加之用力不当,气血瘀滞,故出现腰脊疼痛、下肢痛麻等症。

治则治法：补肾活血，通络止痛。

处方：自拟补肾活血通络汤加减。熟地黄 15g，淫羊藿 15g，赤丹参 15g，狗脊 12g，杜仲 12g，桑寄生 15g，川芎 12g，川续断 12g，当归 12g，红花 10g，地鳖虫 10g，蜈蚣 2 条，骨碎补 15g，威灵仙 12g，络石藤 15g，独活 10g，甘草 5g，川牛膝 12g。7 剂，日 1 剂，水煎，早晚分服。嘱注意保暖，卧床休息。药渣加水煎开，趁热熏洗泡脚。

11 月 23 日二诊：药后腰腿疼痛好转，下肢活动受限改善，时有腹胀。上方加炒神曲 15g，炒枳壳 12g。继服 7 剂，日 1 剂，水煎，早晚分服。嘱注意保暖，下床适当活动，药渣仍泡脚。

12 月 1 日三诊：药后腰腿疼痛基本消失，下肢活动正常，腹胀除，纳、眠均可。上方继服 15 剂，日 1 剂，水煎，早晚分服。

1 个月后随访，患者一般情况可，腰腿疼痛消失，下肢活动如常人，纳谷正常。嘱注意保暖，避免重体力劳动，搬提重物注意姿势，以免复发。

【按语】腰椎间盘病变属中医学"腰腿痛""痹证"范畴。《素问·上古天真论》曰："五八，肾气衰……七八，肝气衰，筋不能动，天癸竭，精少，肾脏衰。""肾主骨生髓。"髓居骨中，骨赖髓养，肾虚则骨弱髓空，且肝肾同源，肾精不足，不能滋生肝阴肝血，致使肝气更加不足。"肝主筋，藏血"，肝气不足，筋脉失荣，气血不调则骨骼发育异常，更兼筋肉不坚。荣养之源，既无力保护骨骼，充养骨髓，又不能约束诸骨，导致脊柱过早过快地出现退变。复加外力所伤，瘀血内滞，经脉痹阻，不通则痛。根据病因病机，治疗首当培其本，祛其邪，通其瘀，活其络，采用自拟补肾活血通络汤加减治疗。方中熟地黄、淫羊藿为主药，熟地黄补肾中之阴，淫羊藿兴肾中之阳；合杜仲、狗脊、桑寄生、川续断、骨碎补入肾充髓，壮腰坚骨；赤丹参、当归、川芎、红花活血行气化瘀；地鳖虫、蜈蚣善能行瘀，功专走窜经络，且可直达病所，改善骨内血液循环，增进骨质营养，祛除疼痛；威灵仙、络石藤祛风散寒，通络止痛；甘草调和诸药。因伴肠胃不适、腹胀，故加炒神曲、炒枳壳和胃消食。诸药合用，共奏补肝肾、壮筋骨、行气血、通经络之效。

蔡萍

蔡萍（1957—），女，副主任中医师，金华市名中医。从事中医临床 40 余载，经多年探索，采用中药自拟方拮抗激素副作用，利用中药控制和稳定慢性支气管炎、支气管哮喘等呼吸道病证效果明显。强调疾病缓解期养生保健，尤其注重"固本"治疗和标本兼治，急性发作期痰瘀并治；采用"冬病夏治"法防治肺纤维化。发表论文数十篇。

哮病（支气管哮喘）案

谢某，男，51岁，初诊时间：2019年3月18日。

主诉：喉中哮鸣3月余。

诊查：患者有哮喘病史，近3个月呼吸喘促症状明显，兼咳嗽不爽，痰白难咳，伴胸闷，心烦，渴不多饮。舌红，苔白滑，脉滑数。

中医诊断：哮病（痰热阻肺）。

西医诊断：支气管哮喘。

中医辨证分析：宿痰伏肺，与气互结，阻塞气道，肺失清肃，气机升降失常而致喘促、胸闷；痰热阻肺，蒸津上布，见渴不多饮；痰热扰乱心神，而见心烦。

治则治法：散寒清热，化痰理肺。

处方：厚朴12g，麻黄5g，杏仁9g，生石膏25g（先煎），干姜5g，五味子5g，姜半夏9g，紫菀12g，鱼腥草25g，生甘草4g。7剂，日1剂，水煎，早晚分服。

3月25日二诊：服药后喘促渐平，痰易咳出，胸闷心烦减轻。舌红，苔白，脉滑数。

处方：厚朴12g，麻黄5g，杏仁9g，生石膏25g（先煎），干姜5g，五味子5g，姜半夏9g，紫菀12g，鱼腥草25g，生甘草4g，丹参12g。7剂，日1剂，水煎，早晚分服。

4月1日三诊：服药后诸症基本消失，喘促已平，偶感气短、胸闷，动则为著。舌淡红，苔薄白，脉滑。

处方：厚朴12g，麻黄5g，杏仁9g，生石膏25g（先煎），干姜5g，五味子5g，姜半夏9g，紫菀12g，太子参12g，炙甘草4g。7剂，日1剂，水煎，早晚分服。

后以原方出入，随症加减，诸症愈。

【按语】哮喘之症，"既发则攻邪，未发则扶正"，发作时以实证为多，宜以祛邪为主；间歇时以虚证为多，治宜扶正为主，以补益肺、脾、肾三脏。患者素有"伏痰"，风根内伏，瘀久化热，遇诱因而发，痰热阻肺，气因痰阻，气道挛急，肺气宣降失常，见喉中哮鸣，喘促气急，方选用厚朴麻黄汤。该方出自《金匮要略》，为温肺散寒兼清里热之剂。方中麻黄、杏仁利肺气，平喘促；干姜逐寒蠲饮；厚朴、半夏化痰降逆；五味子敛肺；石膏、鱼腥草清热除烦。诸药合用，共奏散寒清热、化痰理肺之功。

失嗅（嗅觉丧失）案

陈某，女，37 岁，初诊时间：2015 年 4 月 1 日。

主诉：嗅觉丧失半年。

诊查：病初曾有感冒病史，鼻塞流涕，好转后出现嗅觉丧失。刻下无明显全身症状，唯感神疲乏力，心悸气短，鼻腔通气畅，无涕。鼻镜检查：鼻黏膜光滑，嗅裂清晰。舌淡红，苔薄白，脉细。

中医诊断：失嗅（心肺气虚）。

西医诊断：嗅觉丧失。

中医辨证分析：肺虚气怯，卫外腠理不固，风寒邪气乘虚而入。气虚受风冷，风冷客于脑，即其气不和。冷气停滞，搏于津液，津涕结聚，则鼻塞流涕、嗅觉丧失；余毒滞留清窍，殃及经脉，循经而入，心之气血阻滞，不能上达心神，嗅觉功能失灵，香臭自不能辨；心体失养，而见心悸气短、神疲乏力。

治则治法：补益心肺，祛邪通窍。

处方：党参 12g，黄芪 15g，紫菀 12g，酸枣仁 12g，远志 10g，石菖蒲 12g，桑白皮 12g，路路通 10g。7 剂，日 1 剂，水煎，早晚分服。

4 月 8 日二诊：药后嗅觉有所恢复，神疲乏力、心悸气短改善。继进 14 剂，日 1 剂，水煎，早晚分服。

药后嗅觉基本恢复正常。

【按语】《灵枢·脉度》言："肺气通于鼻，肺和则鼻能知臭香矣。"《难经·四十难》言："心主臭，故令鼻知香臭。"因此，五气入鼻，藏于心肺，心肺有病，而鼻为不利也。肺虚气怯，腠理不固，虚人外感风寒，肺气不宣，气不宣和则经聚不通，鼻窍不通，故鼻不知香臭；患者感冒瘥后，肺气更是不足，而至虚之处便是容邪之所。鼻，司嗅觉，属肺系，为肺之外窍；鼻气不能宣调，清道壅塞，即为病也。临床中对失嗅的论治，以"有形者去其实，无形者充其能"为原则。患者发病多与肺气虚弱、邪闭清窍有关。方中党参、黄芪健脾益气，养血安神，气血双补；酸枣仁、五味子宁心安神；石菖蒲、远志交通心肾，化痰利窍；紫菀、桑白皮、路路通疏通肺经气血，以通鼻窍。诸药合用，共奏补益心肺、祛邪通窍之功。

王文学

王文学（1961—），男，主任中医师，金华市名中医，浦江县政协第六、七、八、九届政协委员，浙江省中西医结合学会肿瘤专业委员会第三、四、五、六届委员，浦江中医药学会秘书长，浦江中医院中医内科原主任，先后在浙江省第二医院内科，浙江省中医院血液科、肿瘤内科进修，跟师全国名老中医吴良村教授、浙江省名中医郭勇教授，从事中医内科临床30余年，对内科常见病、多发病有丰富的临床经验，开设中医肿瘤内科20余年，总结出肿瘤治疗消瘀毒、调脾胃、清火热、抑虚阳四法。参与整理校订《金医方论衍义》等书籍，发表论文10余篇。获金华市自然科学优秀论文二等奖、三等奖各1次，浦江县自然科学优秀论文一等奖1次。主持市科研项目1项、县科研项目3项。

咯血（支气管扩张伴出血）案

周某，男，78岁，初诊时间：2018年8月19日。

主诉：反复咯血10年余，再发两天。

诊查：近10年来反复出现咳嗽、咳痰、咯血，血色鲜红或痰中带红血丝，每年需住院治疗1~2次。诊为支气管扩张伴出血。两天前因受凉后再次出现咳嗽、咳痰、痰中带红血丝，在家服用消炎药后出血反增多，痰色黄黏稠，住院两天经抗感染止血（维生素K、垂体后叶素等）出血未止，予中医治疗。症见咳嗽、咳痰、咯血鲜红，痰黄稠，舌质红，苔薄黄，脉弦细数。

中医诊断：咯血（肝郁气滞）。

西医诊断：支气管扩张伴出血。

中医辨证分析：本案属肝郁气滞、肝火上逆犯肺、肺络受损所致。治当从气入手，泻火于肝。肝火犯肺，肺气不宣，故而咳嗽；痰火胶着，血溢脉外，而咳痰、痰黄、血色鲜红；木火淫金，虚火上炎，故脉弦细数。病延十余载，渐见肺金阴虚之象。

治则治法：滋阴降火，理气降气。

处方：苏子15g，降香15g，黄芩12g，桑白皮12g，百合12g，茜草15g，肺形草15g，血余炭30g（碾粉）。3剂，先煎前7味，再加血余炭碾粉煮几沸，日1剂，早晚分服。

8月23日二诊：服药3剂后，咯血颜色变淡，痰量减少，舌红，苔少，脉细弦。

处方：苏子15g，降香15g，黄芩12g，茜草15g，肺形草15g，麦冬9g，沙参12g，地骨皮9g，血余炭30g（碾粉，后下煮沸），生甘草6g。3剂，日1剂，水煎，早晚分服。

药后咯血止，咳痰稀、色白，因患者有高血压、心律失常等，控制血压治疗1周后出院。后随访两年，门诊中医辨证调护，病情控制良好。

【按语】 支气管扩张伴出血属中医学血证范畴。《医贯·血证论》云："血随乎气，治血必先理气。"实当清气降气。方中苏子降气祛痰；降香活血理气，化瘀止血，与苏子相配，具降气行血止血之功；茜草凉血止血，祛瘀通络，亦有化痰止咳之功，还可抑制金黄色葡萄球菌和肺炎球菌；血余炭收敛止血，行瘀利尿；降香与茜草、血余炭配伍，血行得畅而不瘀滞，共奏降气行瘀止血之动；黄芩、桑白皮、肺形草清肺化痰止咳；百合养阴清肺止血。诸药合用，共奏滋阴降火、理气降气之功。

血痹（药物性皮疹）案

黄某，女，56岁，初诊时间：2019年8月17日。

主诉：面部红疹疼痛伴口腔痛3个月。

诊查：患者因肺癌行手术治疗，术中发现淋巴转移，2019年5月起予盐酸埃克替尼靶向治疗。1周后逐渐出现面部斑丘疹，两颧潮红，潮热，皮肤有疼痛感，口腔内黏膜溃疡疼痛，手指甲沟常出现疱疹，走路飘浮感。经口服塞来昔布胶囊、维生素B_2等治疗症状改善不明显。症见两颧潮红，面颊部见高出皮肤痤疮样斑疹，皮肤有灼痛感。舌红，边见黏膜小溃疡，脉弦细数。

中医诊断：血痹（斑丘疹）。

西医诊断：药物性皮疹；手足综合征。

中医辨证分析：盐酸埃克替尼作为表皮生长因子受体酪氨酸激酶抑制剂广泛应用于非小细胞肺癌。在重塑肿瘤微环境过程中，正常组织细胞受到损伤。

药物对人体而言，为邪毒入侵。其与人体正气相搏，郁于肌肤，气血不畅，毒瘀互结，蕴久生疮；邪毒损伤日久，伤阴耗气，气阴不足，虚阳上越，久而成火，而见面色潮红、灼热、疼痛；邪热伤阴，虚火上浮，熏灼口舌，而见口内疼痛生疮。脉弦细数为肝郁阴虚火旺之象。

处方：柴胡9g，黄芩12g，当归12g，金银花9g，赤芍12g，野菊花9g，蒲公英12g，白花蛇舌草12g，醋鳖甲24g，沙参12g，麦冬9g，生地黄12g，土茯苓12g，天花粉12g，陈皮9g。7剂，日1剂，水煎，早晚分服。

8月24日二诊：服药后口腔溃疡减轻，面颊丘疹颜色变淡、疼痛消失，两颧潮红，舌质红，苔少。

处方：柴胡9g，黄芩12g，当归12g，金银花9g，赤芍12g，蒲公英12g，醋鳖甲24g，生地黄12g，沙参12g，麦冬9g，天花粉12g，芦根12g，石斛12g，陈皮9g。7剂，日1剂，水煎，早晚分服。

8月31日三诊：药后口腔溃疡消失，面颊丘疹颜色变淡，两颧潮红，舌红，苔润，脉细。

处方：沙参12g，麦冬9g，生地黄12g，党参12g，玉竹10g，天花粉12g，芦根12g，石斛12g，山药15g，陈皮9g，炙甘草6g。7剂，日1剂，水煎，早晚分服。

1周后复诊，两颧潮红消退，继续原方巩固治疗。

【按语】本案主要表现为邪热之毒而引发的一系列症状。热蕴日久，伤精耗血，毒瘀互结，虚火上炎，郁而成火。方中柴胡、黄芩清半表半里肌肤之邪，柴胡味苦、辛，性微寒，味薄气升，功擅开郁；黄芩性寒，功擅泄热，清肌退热，柴胡最佳，然无黄芩不能凉肌达表。《本草汇言》以柴胡能开气分之结，不能泄气分之热，二药相合，升清降浊，调和表里，和解枢机。正如刘河间《素问玄机原病式六气为病·热类》所言："郁，怫郁也。结滞壅塞而气不通畅，所谓热甚则腠理闭密而郁结也。"取五味消毒饮之金银花、野菊花、蒲公英清热解毒；赤芍与当归行血化瘀，血无瘀滞，经脉畅通则发热自除，共奏解毒化湿、排脓消肿、抗肿瘤、抗炎及调节免疫功能之效。取沙参麦门冬汤：沙参、麦冬、生地黄养阴清热；鳖甲为血肉有形之品，助阴降炎；陈皮运脾理气，使滋阴之品滋而不滞；土茯苓解毒淡渗止痒；天花粉助沙参、麦冬养阴之功。

71

徐斌

徐斌（1963—），男，主任中医师，浙江中医药大学兼职教授，金华市名中医，金华市拔尖人才。现任中华中医药学会综合医院中医药工作委员会常委、脾胃病分会委员、浙江省中医药学会理事、中医呼吸病专业委员会委员，浙江省抗癌协会中医药委员会委员，致力于疑难杂症及急危重症的中医药研究与应用，发表学术论文 40 余篇。

疫病（新型冠状病毒感染）案

郑某，女，67 岁，初诊时间：2020 年 2 月 1 日。

主诉：发热 1 周。

诊查：患者 1 周前因与湖北返回家中的儿子及孙子接触后开始出现发热，自感乏力，无畏寒寒战，无咳嗽咳痰，无咽痛，当地疾控中心查新型冠状病毒咽拭子核酸检测阳性，于 2020 年 1 月 30 日收住我院隔离病房。既往有慢性胆囊炎、焦虑症病史。入院查体：神志清，精神可，心律齐，未闻及明显杂音，双肺呼吸音粗，未闻及明显干湿啰音，腹软，无压痛及反跳痛，四肢活动可，双下肢未见明显水肿。辅助检查：血常规示白细胞 4.73×10^9/L，淋巴细胞 24.3%，淋巴细胞数 1.15×10^9/L。血气分析：氧饱和度 97.4%。胸部 CT 示两肺下叶炎症。症见低热，乏力，夜寐不安，心烦急躁，口苦咽干，无咳嗽咳痰，胃纳尚可，二便正常。舌尖红，苔薄黄。

中医诊断：疫病（湿毒袭肺，病入少阳）。

西医诊断：新型冠状病毒肺炎（轻型）；慢性胆囊炎；焦虑症。

中医辨证分析：患者素有焦虑，情志不遂，又因病隔离，惧由心生，致少阳枢机不利，胆腑郁热，热扰心神，则见失眠多梦、心烦易怒、口苦咽干；少阳枢机不利，胆失疏泄，胆汁排泄不畅，淤积于内，蕴积化热，湿热郁胆，不通则痛，故胆囊炎急性发作，出现腹痛。

治则治法：疏利透达，和解少阳。

处方：柴胡 6g，黄芩 10g，姜半夏 9g，赤芍 12g，藿香 9g，苍术 10g，芦根 30g，金线莲 5g，虎杖 15g，土茯苓 20g，三叶青 6g，桔梗 10g，厚朴 10g，生薏苡仁 30g，生甘草 6g。5 剂，日 1 剂，水煎，早晚分服，每次 200mL。同时配合心理疏导，情志疗法。

2 月 5 日二诊：服药后体温正常，乏力好转，夜寐不安，心烦易怒，口苦咽干，胃纳差，二便正常，舌尖红，苔薄黄。

上方加夜交藤 30g，预知子 9g，焦栀子 6g，黄连 3g，合欢皮 15g。5 剂，日 1 剂，水煎，早晚分服，每次 200mL。

2 月 10 日三诊：2 月 9 日新型冠状病毒咽拭子核酸检测阴性，复查胸部 CT 示两肺下叶炎症较前稍吸收。体温正常，乏力、胃纳好转，夜寐不安、心烦易怒、口苦咽干均有改善。原方继服 5 剂，服法同前。

2 月 16 日四诊：患者自 2 月 12 日开始出现发热，最高 38.5℃，伴畏寒，腹痛腹泻，恶心呕吐，查体：神志清，精神软，腹软，右上腹压痛明显，墨菲征阳性，反跳痛不明显。血常规示白细胞 6.83×10^9/L，嗜中性粒细胞 86.6%，淋巴细胞数 0.64×10^9/L，血红蛋白 114g/L，超敏 C 反应蛋白（CRP）90.4mg/L；腹部 CT 示胆囊增大，胆囊壁增厚，胆囊炎考虑。考虑胆囊炎急性发作，西医予头孢哌酮舒巴坦针 2g，每 8 小时 1 次静滴抗感染，熊去氧胆酸胶囊 250mg，口服，每日 3 次利胆治疗。症见低热，腹痛，夜寐不安，心烦急躁，口苦，大便稀，舌红，苔黄。加强疏利肝胆治疗。前方去三叶青、厚朴、黄连、藿香，加枳壳 9g，炙鸡内金 20g，金钱草 30g，连翘 10g。5 剂，服法同前。

2 月 20 日五诊：患者病情好转，达到新型冠状病毒肺炎诊治方案出院标准，解除隔离，出院居家隔离两周。继续服中药调理，巩固疗效。

【按语】本例是患者感受疫疠之气，疫毒入侵，引动伏气，客于半表半里，气机运行不畅，少阳枢机不利，升降出入失常，表现为发热、乏力等症。方选小柴胡方加减。方中柴胡味苦，性平，归肝胆经，入少阳，主升发，疏邪解郁，透达内外；黄芩禀天地清寒之气，味苦性寒，清少阳相火，降少阳逆气；柴胡得黄芩之助，郁热得清，阳气宣达；半夏辛开苦降，辛能助柴胡升发，苦能协黄芩肃降，有交通阴阳之功；赤芍活血化瘀，合柴胡一气一血，行气活血；考虑疫疠之气有湿毒之特点，予金线莲、虎杖、土茯苓、三叶青、生薏苡仁清热解毒；藿香、苍术、厚朴辟秽化浊，透邪外出；芦根清热生津；甘草调和诸药。二诊时加夜交藤、预知子、焦栀子、合欢皮、黄连等，以疏利气机，交通阴阳，除烦安神。四诊时加枳壳，其气主降，合柴胡一升一降，升清降浊，使阳气运行通畅；合赤芍一气一血，阴阳并行，使气机枢转顺利；金钱草、炙鸡内金、连翘利胆排石，清热解毒。诸药合用，共奏和解少阳、疏利气机、清热解毒、辟秽化浊之功，使气机升降复常，脏腑气血调和，促进疾病康复。

虚劳（疲劳综合征）案

宋某，女，47 岁，初诊时间：2019 年 5 月 16 日。

主诉：乏力 3 个月。

诊查：神疲乏力，喜静懒动，身体沉重，胁肋胀满，足底心热，心烦不寐，纳可，二便调。舌红，苔少，脉细偏数。

中医诊断：虚劳（肝郁气滞，气阴不足）。

西医诊断：疲劳综合征。

中医辨证分析：患者为年近知天命的女性，忧思过多导致肝失疏泄，肝气郁结，故而胁肋胀满；平素思虑过多，多思伤脾，导致脾化生气血失调，阴血不足致肝阳偏亢，进一步耗伤阴血，致阴血亏虚出现足底心热、舌红、苔少、脉细偏数；平素操劳过度，导致耗气过多，出现神疲乏力、喜静懒动、身体沉重；肝失疏泄，肝郁化火，热扰心神，导致心烦不寐。

治则治法：疏肝解郁，益气养阴。

处方：五花饮化裁。百合 12g，菊花 6g，玫瑰花 6g，绿梅花 6g，炒白芍 15g，川朴花 6g，生黄芪 15g，党参 12g，合欢花 15g，怀牛膝 15g。7 剂，日 1 剂，水煎，早晚分服。

5 月 23 日二诊：服药后心烦除，乏力明显改善，夜寐好转。效不更方，继服上方两周，巩固疗效。

电话随访，患者述药后精神饱满，睡眠很好。

【按语】该患者属虚劳，与八纲辨证中的虚证不同。虚证指病证属性，虚劳属虚证范畴，虚证未必是虚劳病。虚劳是以脏腑气血阴阳不足为主要病机的慢性虚衰性病证的总称，可由先天禀赋薄弱及后天饮食起居失调、劳倦过度、情志失调、大病久病、失治误治所致。其中由七情五志所致者，看似虚劳，实为郁证之变形，谓之郁证性虚劳。清代吴澄提出"抑郁成劳损"的精辟观点。本案以五花饮疏通气机。方中五花皆升，故用牛膝来降，有升有降，使全身气机调畅；重用白芍养肝血肝阴；用百合，取张仲景百合汤之意，调节抑郁情绪；加黄芪、党参健脾补气。治疗虚劳，应以通补为主，不可忽视通法的治疗作用。正如《金匮要略·脏腑经络先后病》所说："五脏元真通畅，人即安和。"

胃痛（胃结石）案

潘某，男，74 岁，初诊时间：2018 年 6 月 5 日。

主诉：腹部胀痛 1 月余，加重 10 天，呕吐两天。

诊查：1 个多月前无明显诱因出现腹部胀痛，持续 1 分钟左右，可自行好转，未予重视。10 天前自觉腹部胀痛加重，就诊当地医院，胃镜示胃结石（柿石）；慢性非萎缩性胃炎伴胃窦部糜烂。病理示（胃窦）黏膜慢性浅表性炎症，伴轻度活动，伴糜烂，幽门螺杆菌（－），予金奥康、碳酸饮料等对症治疗，未见好转。两天前进食后出现恶心呕吐，呕吐胃内容物，入住我院消化科，予胃管留置、耐信、碳酸饮料等对症治疗。复查胃镜未见胃石，6 月 4 日查腹部 CT 平扫，提示腹腔小肠不全性梗阻，右下腹 62/100 低密度灶，结合病史，胃石所致梗阻可能；升结肠憩室；盆腔少许积液。6 月 5 日会诊时见阵发性腹部胀痛，双下肢中度浮肿，胃纳欠佳，睡眠可，二便调。舌暗红，苔薄黄腻，脉弦。患者平素喜食柿子。

中医诊断：胃痛（胃石内阻，气机壅滞）。

西医诊断：胃结石。

中医辨证分析：患者平素喜食柿子，使脾胃受损，气机停滞，气血运行不畅，聚食凝结成块，则见结石；胃失和降，故恶心呕吐；脾虚湿盛，升清降浊失常，故发为水肿；脾胃运化失常，故纳差。舌暗红、苔薄黄腻、脉弦乃气机壅滞之象。

治则治法：疏肝理气，消石导滞。

处方：大柴胡汤加减。柴胡 9g，制大黄 10g，枳实 10g，黄芩 10g，姜半夏 6g，炒白芍 12g，干姜 6g，鸡内金 15g，海金砂 10g（包煎），降香 5g，香附 9g，生甘草 3g。2 剂，日 1 剂，水煎，早晚分服。

药后无明显腹胀腹痛，6 月 8 日全腹部 CT 平扫示升结肠憩室；盆腔少许积液。痊愈出院。

【按语】胃结石多以胃柿石多见。《随息居饮食谱》云："鲜柿，甘寒，养肺胃之阴，宜于火燥津枯之体……凡中气虚寒、痰湿内盛、外感风寒、胸腹痞闷、产后、病后、泻痢、疟、疝、痧、痘后皆忌之。"进食柿子，脾胃受损，寒热交结，易致气机停滞，胃失和降，或成积聚。"治病必求于本"，故以大柴胡汤和解攻里，辅之以温中行气消石之剂，以解胃结石寒凉之气，从而取效。

胃痞（慢性胃炎）案

徐某，女，45岁，初诊时间：2019年2月28日。

主诉：胃胀1个月。

诊查：1个月前因工作压力大而出现胃胀，嗳气频频，口干喜饮，大便秘结，夜寐欠安，于医院行胃肠镜检查未见明显异常，西药治疗半月无明显疗效。舌红胖，边有齿痕，苔薄白，脉细稍弦。

中医诊断：胃痞（肝胃不和）。

西医诊断：慢性胃炎。

中医辨证分析：工作压力大，情志不遂，肝气郁滞，疏泄失常，横逆犯脾，致脾胃升降失常，故胃胀；肝之疏泄失司，故嗳气频频；气机郁滞，通降失常，传导失司，故大便秘结；母病及子，心神失养，故夜寐欠安。舌红胖、边有齿痕、苔薄白、脉细稍弦乃肝胃不和之象。

治法治则：疏肝和胃。

处方：柴桂干姜汤合五花芍草汤加减。柴胡15g，桂枝10g，煅牡蛎20g（先煎），黄芩10g，天花粉15g，菊花6g，梅花6g，厚朴花6g，玫瑰花6g，生白术30g，炒白芍15g，茯苓12g，旋覆花9g（包煎），干姜4g，生甘草6g。7剂，日1剂，水煎，早晚两次，饭后1小时温服。

3月7日二诊：服药后胃胀明显减轻，嗳气减少，口干减轻，大便仍欠畅，舌红胖，边有齿痕，苔薄白，脉细稍弦。

处方：柴胡15g，桂枝10g，煅牡蛎20g（先煎），黄芩10g，天花粉15g，菊花6g，梅花6g，厚朴10g，玫瑰花6g，生白术30g，炒白芍15g，茯苓12g，旋覆花9g（包煎），干姜4g，生甘草6g，香茶菜30g。7剂，日1剂，水煎，早晚两次，饭后1小时温服。

服药后胃胀嗳气除。

【按语】《伤寒论》曰："满而不痛者，此为痞。"本病属中医学"胃痞"范畴，是以心下（胃脘）痞塞，胸膈胀满，触之无形，按之柔软，压之无痛为主要症状的病证，又称痞满，是临床常见的脾胃系病证。其发病较缓慢，症状时轻时重，易反复发作，且病程漫长，包括西医消化系统中的慢性胃炎、消化性溃疡、功能性消化不良等。

脾胃互为表里，五行属土，位居中焦，交通上下。清气上升，浊气下降，为正常的生理现象，若升降失司便可引起疾病的发生。无论是感受外邪、饮食不慎、七情不和，还是正气亏虚、脾胃疾病，都会有气机不畅的表现，故治疗脾胃病，调节气机升降很重要。该患者平素思虑过多，思伤脾，加之脾虚的基础上又有肝郁化热之象，故治以柴桂干姜汤合五花芍草汤加减。方中柴胡、黄芩清肝胆，和解枢机，疏解少阳郁滞；干姜温太阴脾寒；桂枝通阳化气；甘草、干姜辛甘合化，助脾阳以利运化；天花粉、牡蛎清热生津，散结消郁，镇静安神；茯苓利水渗湿，健脾和胃，养心安神；生白术健脾通便；梅花、玫瑰花疏肝解郁；合欢花安神除烦，活血解郁；厚朴花宽中利气，化湿开郁；旋覆花消痰降气，平逆散结；炒白芍养血柔肝；甘草益气祛痰，调和诸药。诸药合用，共奏调畅气机、平衡阴阳之效，疏肝解郁、利气散结、养血平肝之功。二诊患者大便欠畅，故易厚朴花为厚朴，加大行气消积之力；加香茶菜清热利湿，活血散瘀，解毒消肿，杀菌消炎。

胃癌常见证型有肝胃不和、湿热中阻、寒热错杂、脾气虚弱、胃阴亏虚、脾胃虚寒、瘀阻胃络，中医药治疗的精髓在于辨证加减。由于临床上往往多种证型叠加，故治疗上要选择合方，不管是经方还是时方，方证对应，用药有理可循，方能提高疗效。

咳嗽（左肺癌术后）案

任某，女，73 岁，初诊时间：2021 年 3 月 11 日。

主诉：左肺癌术后月余。

诊查：咳嗽，咳黄痰，乏力易疲，行走后稍许气急，左侧瘢痕处不适，无恶寒、发热，无多汗，胃纳如常，夜寐欠佳，二便自调。舌红，苔黄，脉细。

中医诊断：咳嗽（肺脾两虚）。

西医诊断：左肺癌术后。

中医辨证分析：患者年逾古稀，正气亏虚，手术创伤导致血液流失，从而加重气血亏损。各种西药损伤脾胃，使运化失司，水湿内停，停聚为痰，痰流于肺，肺气不足，痰瘀阻肺，肺失宣降，则咳嗽咳痰；气血不足，肢体失于濡养，故乏力易疲；脾胃亏虚，气血生化不足，心失所养，故夜寐欠佳。舌红、苔黄、脉细乃肺脾两虚之象。

治法治则：清肺解毒，祛瘀化痰，健脾补肺。

处方：柴胡 9g，薏苡仁 20g，赤芍 12g，桔梗 10g，三叶青 6g，炒白术 9g，茯神 12g，山药 30g，百合 15g，浙贝母 6g，羊乳 15g，金银花 15g，鱼腥草 15g（后下），党参 10g，麦冬 10g，五味子 6g，煅牡蛎 30g（先煎），陈皮 6g，虎杖 12g，葶苈子 15g，芦根 30g，白花蛇舌草 15g，生甘草 4g。14 剂，日 1 剂，水煎，早晚分服。

服药后咳嗽明显减轻，夜寐好转，乏力改善。

【按语】"培土生金"的思想源于五行学说，是对五行相生的具体应用。清代医家柯梦瑶曰："饮食入胃，脾为运行其精英之气，虽曰周布诸脏，实先上输于肺。肺先受其益，是为脾土生肺金。"脾为肺之母，肺为脾之子。肺中精气需要脾胃运化的水谷精微来充养，脾胃化生精气津液也有赖于肺气的宣降运动来输布。脾气虚损，脾失健运，则水液停聚为痰，痰流于肺，则肺气失宣，出现咳嗽、咳痰之症，故补后天脾土可充养肺金，使中气足，卫气固，肺脏受益。本案在清肺解毒、祛瘀化痰的同时健脾补肺。方中重用山药健脾补肺；合党参、白术、茯神、甘草健脾补气，以培土生金。然"补脾益肺"仅是"培土生金"的一部分，"培土"的目的是"调理"，不仅仅是"补益"。补脾的方法并不仅限于补益脾气，也包括温中健脾、调和脾胃、健脾益胃、滋养脾胃之阴等多种方法。

胸痹（冠心病）案

卢某，女，77 岁，初诊时间：2021 年 4 月 5 日。

主诉：胸闷不适两年。

诊查：患者述两年来胸闷不适，乏力，心慌，劳累后尤甚，胃脘隐痛，怕冷，夜寐欠佳，偶有头痛，纳可，二便自调。舌暗，苔薄，脉细。既往冠状动脉粥样硬化性心脏病。

中医诊断：胸痹（心脾肾阳虚）。

西医诊断：冠心病。

中医辨证分析：患者年老体弱，脏气亏损，心脾阳虚，阴寒内生，痰饮内停，血行涩滞，故胸闷、心慌；脾胃阳虚，寒从中生，胃失和降，故胃脘隐痛；心肾阳虚，心君空虚无所主，故夜寐欠佳；阳虚不能温煦，故怕冷；脾失健运，肢体失于濡养，故乏力。舌暗、苔薄、脉细乃心脾阳虚之征。

治法治则：温阳化痰，活血化瘀。

处方：百合 12g，丹参 15g，苦参 9g，瓜蒌皮 9g，枳壳 9g，生黄芪 30g，五味子 6g，桔梗 9g，党参 10g，穿山龙 9g，降香 5g，合欢皮 15g，薤白 6g，玉竹 20g，煅牡蛎 30g（先煎），狗脊 12g，玄参 15g，高良姜 4g，香附 10g，白芷 6g。14 剂，日 1 剂，水煎，早晚分服。

服药后诸症减轻，爬楼时偶有轻微心慌乏力，夜寐好转，予成药黄芪生脉饮巩固治疗。

【按语】心胃相关是中医五脏辨证的重要理论。脾胃居中州，五行同属土，而万物生于土又归于土，而心为五脏六腑之大主，主神志，主血脉。脾胃为后天之本，气血生化之源，血脉正常是心神志功能的物质基础，故脾胃与心在生理上更是息息相关。枳实薤白桂枝汤为治疗胸痹的代表方剂，是心胃同治遣方原则和用药特点的体现。心胃同治可从心病中见胃病的临床表现，也可从胃病中窥见心病的临床表现。方中党参、黄芪温补脾肺，益气升阳；配以高良姜、香附温中理气，治心胃虚寒之本证；瓜蒌皮、薤白、枳壳、白芷、桔梗、苦参温化痰湿，宽胸利气；降香、穿山龙、丹参行气活血，祛瘀止痛，治痰饮内停、心脉瘀阻之标证；再佐以百合、五味子、玉竹、玄参、煅牡蛎补益心肾，养阴生津；狗脊补肝肾，强腰膝；合欢皮解郁安神，心胃同治，标本兼顾。因此，治疗单纯心病或胃病时，如能做到同顾心胃，两者同补同治，往往会取得较好疗效。

陈慧

陈慧（1963—），女，主任中医师，全国基层名老中医药专家，第二批全国优秀中医临床人才，金华市名中医，义乌市首届名中医，义乌市优秀专业技术人才，义乌市首届最美天使，浙江省五一巾帼标兵，义乌市医德楷模，义乌市劳动模范。1984年毕业于浙江中医药大学，获医学学士学位，长期从事内科临床，经验丰富，擅长心脑血管疾病、糖尿病肾病、呼吸系统疾病、内科疑难杂症及亚健康人群的中西医结合诊治。负责完成科研项目两项。任中华临床医学会理事，世界中医药学会联合会糖尿病专业委员会理事，浙江省中医药学会经典与传承分会委员、名老中医经验与学术流派传承分会委员。先后发表论文40余篇，其中两篇获省级优秀论文一等奖、1篇获浙江省青春宝杯中青年优秀论文大奖赛三等奖，参与编撰论著3部。

肺胀（慢性阻塞性肺疾病急性发作）案

陈某，男，80岁，初诊时间：2015年4月23日。

主诉：反复咳痰喘 60 余年，加剧半月。

诊查：患者 60 余年前无明显诱因下出现咳嗽、咳痰、气喘，伴胸闷气急，每次发作都到本市医院住院治疗，诊断为慢性阻塞性肺疾病，予吸氧、抗生素抗感染、解痉止咳、扩张支气管等对症治疗后症状可缓解。近半个月上述症状再发，曾在本市医院住院治疗 10 余天，治疗后诸症好转出院。出院后 5 天后诸症再发，经中西医多方治疗，未见明显好转。经人介绍来诊。刻诊：咳嗽，胸闷，气喘阵作，动则加剧，咳痰量多，色白有泡沫，质黏，夜寐不安，纳呆，下肢浮肿，小便量少。舌苔白，脉弦紧。既往有慢性支气管炎病史 60 余年，每逢冬春寒冷季节加重。

中医诊断：肺胀（痰饮阻肺，脾肾两虚）。

西医诊断：慢性阻塞性肺疾病急性发作；肺心病。

中医辨证分析：久咳，肺、脾、肾俱虚。肺气不能布津，脾失健运，肾不纳气，阳虚不运，饮邪留伏，加之年老体虚卫外不固，易受外邪侵袭，外寒引动内饮，而发为本病。久咳伤肺，肺之通调涩滞，脾之转输无权，肾之蒸化失职，导致水液停积为痰饮；饮邪上逆，肺气不降，故咳嗽、胸闷、气喘阵作；动则耗气，故动则加剧；外感寒邪，内有停饮，故咳痰量多、色白有泡沫；饮邪恋肺，故久病不愈；饮为阴邪，故受寒每易诱发；水饮泛溢下肢，则下肢浮肿。舌苔白、脉弦紧为痰饮内盛阻肺之征。

治则治法：温肺化痰，泻肺平喘。

处方：小青龙汤加减。炙麻黄 8g，桂枝 8g，干姜 6g，细辛 3g（后下），法半夏 10g，五味子 12g，炙甘草 8g，白芍 15g，浙贝母 15g，白芥子 15g，陈皮 8g，车前子 20g（包煎），葶苈子 18g。7 剂，日 1 剂，水煎，早晚分服。嘱忌烟、酒及辛辣刺激性食物，忌海鲜及咸制品，生活起居适寒温，避免劳累。

4 月 30 日二诊：服药后咳嗽、胸闷、气喘有减，痰量减少，尿量增加，下肢浮肿减轻，唯时有口干，乏力，夜寐不安。舌质红，苔白，脉弦数。表寒得散，痰湿渐减，气阴两虚。

处方：炙麻黄 8g，桂枝 8g，干姜 6g，法半夏 10g，五味子 10g，炙甘草 8g，白芍 15g，浙贝母 15g，白芥子 15g，陈皮 8g，车前子 20g（包煎），葶苈子 18g，太子参 15g，麦冬 10g。7 剂，日 1 剂，水煎，早晚分服。

5 月 7 日三诊：药后咳嗽、气喘明显减轻，痰量明显减少，下肢浮肿已消，口干好转，夜寐转安，唯纳呆，活动后仍气喘，苔脉同前。气阴两虚渐复，脾失健运，肾不纳气。

上方加薏苡仁 30g，焦三仙各 15g，茯苓 15g，桂枝改 6g，继进 10 剂。另加服冬虫夏草、蛤蚧（研末），1次3g，1日1次，以补肾益肺，纳气平喘。

嘱症状缓解后继服冬虫夏草、蛤蚧（研末），1次3g，1日1次，以善其后。嘱注意保暖，避免受寒。

半年后随访，子女告知病情稳定，未复发。

【按语】《灵枢·胀论》云："肺胀者，虚满而喘咳。"《金匮要略·肺痿肺痈咳嗽上气病》云："咳而上气，此为肺胀，其人喘，目如脱状。"本案有明显的咳、喘、闷、痰、肿，系慢性肺系疾病日久积渐而成。在正常生理情况下，人体水液的输布排泄主要依靠三焦的作用。肺居上焦，有通调水道的作用；脾居中焦，有运输水谷精微的功能；肾处下焦，有蒸化水液、分清泌浊的职责。本病属本虚标实证。肺、脾、肾虚为本，外感寒邪、痰饮阻肺为标。宗急则治其标、缓则治其本之义。《金匮要略·痰饮咳嗽病脉证并治》第15条云："病痰饮者，当以温药和之。"第35条云："咳逆倚息不得卧，小青龙汤主之。"方选小青龙汤加减，以温肺化痰，泻肺平喘。方中炙麻黄、桂枝、干姜、细辛温肺散寒；五味子、白芍使散中有收，能敛肺定喘；法半夏、浙贝母、白芥子、陈皮化痰理气；葶苈子泻肺逐饮；车前子利水消肿；炙甘草调和诸药。表寒散后去细辛，加生脉散以益气养阴；再拟健脾和中之剂，终以冬虫夏草、蛤蚧补肾益肺，纳气平喘，以善其后。这也是中医经典理论指导临床用药的典型案例。

水肿（慢性肾小球肾炎）案

邓某，男，40岁，初诊时间：2015年10月11日。

主诉：面浮肢肿反复发作1年余。

诊查：患者1年前无明显诱因下出现面浮肢肿，伴腰膝酸软，小便浑浊，曾住院治疗，诊为慢性肾小球肾炎（系膜增生型），经治后好转出院。此后诸症反复发作，时轻时重，西医治疗效果不明显，尿检异常。近因工作加班劳累，症状加重而转中医门诊。刻诊：面浮肢肿，腰膝酸软，面色不华，神疲畏寒，多汗，纳呆，大便溏薄，夜寐不安。舌淡胖，苔白，脉沉细。

中医诊断：水肿（脾肾两虚）。

西医诊断：慢性肾小球肾炎（膜增生型）。

中医辨证分析：病延日久，脾肾两虚，脾虚不能制水，水湿壅盛，肾虚不能温养脾土，水湿内聚，泛于肌肤，则成水肿。腰为肾之府，肾虚则腰膝酸软；脾虚运化乏力则纳呆、大便溏薄；脾肾阳虚，阳气不能温煦上荣，故面色不华、神疲畏寒；气虚不能固表则多汗；脾肾阳虚，心神失养则夜寐不安。舌淡胖、苔白、脉沉细乃脾肾阳虚之征。

治则治法：健脾温肾，化气行水。

处方：制附子8g（先煎），肉桂6g，熟地黄15g，淮山药30g，山茱萸15g，牡丹皮12g，茯苓15g，泽泻15g，生姜10g，白芍15g，炒白术15g，丹参20g，五味子12g，补骨脂15g，益母草15g，炙甘草8g，陈皮8g。10剂，日1剂，水煎，早晚分服。

嘱低盐饮食，适寒温，慎起居，防感冒，忌疲劳。原服用泼尼松片25mg，1天1次，减至20mg，1天1次；加保肾康片1片，1天3次；缬沙坦片80mg，1天1次。

10月20日二诊：服药后神疲畏寒、多汗、大便溏薄明显减轻，纳增，精神好转。复查尿常规：尿蛋白（++），红细胞（+）。提示阳气有振奋之势，效不更方，原方继进10剂，泼尼松片减至15mg，1天1次。

11月1日三诊：服药后浮肿渐消，汗出轻微，神疲畏寒、腰膝酸软明显减轻，纳食明显增加，大便成形、日一行，夜寐转安，舌淡红，苔薄，脉细。血压130/80mmHg，复查尿常规：尿蛋白（+），红细胞（+）。提示脾肾阳虚渐复，运化之机正常，水湿之邪渐消，法当乘势而进。原方去生姜，加黄芪30g，薏苡仁30g，继进15剂，健脾益气，以固其本；泼尼松片减至10mg，1天1次。

11月16日四诊：服药后神疲畏寒、腰膝酸软、浮肿消失，偶尔汗出，饮食如常，夜寐可，大便调，舌淡红，苔薄，脉细。尿常规复查：尿蛋白（-），红细胞（+）；24小时尿蛋白定量132mg。提示水湿之邪已去，正气恢复。上方加白茅根30g，继进15剂，以巩固疗效；泼尼松片减至5mg，1天1次；10天后泼尼松片减至2.5mg，1天1次，与保肾康片、缬沙坦片续服1个月后停服。嘱饮食清淡有营养，起居有时，忌劳累过度。

药后病情稳定，复查尿常规3次均正常，肝肾功能正常。

【按语】水肿以身体浮肿为主症。水不自行，赖气以动，故水肿一症是全身气化功能障碍的表现，涉及诸多脏腑，但病本在肾。本病的病因不外内外两端，内与阳气虚衰，阳气郁滞，肺、脾、肾、三焦、膀胱等脏腑气化失司有关；外与感受邪气有关，二者相互影响，互为因果。《素问·至真要大论》云："诸湿肿满，皆属于脾。"人体的水液代谢主要与肺、脾、肾、三焦、膀胱有关。《素问·灵兰秘典论》云："三焦者，决渎之官，水道出焉。膀胱者，州都之官，津液藏焉，气化则能出矣。"方祖张仲景对水气病的证治论述颇多，其在继承《黄帝内经》"平治于权衡，去菀陈莝""开鬼门""洁净府"的基础上，进一步充实完善。如《伤寒论》第316条云："少阴病，二三日不已，至四五日，腹痛，小便不利，四肢沉重，疼痛，自下利者，此为有水气……真武汤主之。"《金匮要略·血痹虚劳病脉证并治》云："虚劳腰痛，少腹拘急，小便不利者，八味肾气丸主之。"根据中医经典理论，方选《金匮要略》之金匮肾气丸合《伤寒论》之真武汤加减。肾为水火之脏，缘阴阳互根之理，善补阳者必于阴中求阳，则阳得阴助而生化无穷。故方中用附子、肉桂温补肾阳以化水；熟地黄、山茱萸、淮山药调补肾阴以生气；茯苓、泽泻、白术、牡丹皮调和肝脾，于制水中有利水之用；生姜温散水寒之气，佐附子之助阳，于主水中有散水之意；白芍既可敛阴和营，又可制附子刚燥之性；补骨脂补肾助阳，温脾止泻；丹参、益母草利尿消肿，活血祛瘀止血，现代研究证实单味益母草治疗急慢性肾炎水肿效果显著；五味子养心敛阴安神；陈皮、甘草健脾理气和中。诸药合用，共奏健脾温肾、化气行水之功。脾肾阳虚渐复，水湿之邪渐消后乘势而进，原方去生姜，加黄芪、薏苡仁，健脾益气，以固其本；后加白茅根利尿止血。脾气健运，肾虚恢复，水道通利，则水肿之症悉除。

何绿苑

何绿苑（1963—），女，主任医师，金华市名医，从事中西医结合临床工作30余年，系统参加浙江中医药大学西学中学习及跟师学习。熟悉呼吸系统、血液系统疾病的中西医诊疗，在中西医诊疗慢性咳嗽、血小板减少方面有丰富经验。

咳嗽（咳嗽变异性哮喘）案

叶某，男，39岁，初诊时间：2021年4月11日。

主诉：反复咳嗽3年余。

诊查：患者3年前受凉后出现咳嗽、咳痰，经抗生素治疗好转。此后每年反复发作，咳嗽较剧，痰少，色白，夜间明显，活动后感胸闷气急，无发热。舌淡红，苔白，脉弦。完善相关化验检查，肺部CT提示未见异常。

中医诊断：咳嗽（风盛挛急）。

西医诊断：咳嗽变异性哮喘。

中医辨证分析：患者反复咳嗽3年，夙根内伏，久病则肺气不足，故常易感邪，易受触动诱发，外感风邪，从口鼻、皮毛而入，肺卫外不力，邪循经内入，首先犯肺。"外风"引动"内风"，肺失宣降，肺气上逆则见咳嗽；肺气壅遏不宣，清肃失常，则痰液滋生而咳痰；邪客肺络，肺络受损，则见胸闷气急。

治则治法：疏风宣肺，解痉止咳。

处方：苏黄止咳汤加减。炙麻黄6g，蝉蜕6g，紫苏子12g，紫苏叶9g，前胡9g，牛蒡子9g，五味子9g，枇杷叶9g，地龙9g，北沙参15g，麦冬9g。7剂，日1剂，水煎，早晚分服。

4月18日二诊：服药后咳嗽明显减轻，次数减少，无明显胸闷气急。原方继进7剂，服法同前。

三诊、四诊：服药后咳嗽基本消失，跟踪3个月未见反复。

【按语】《医学心悟·咳嗽》指出："咳嗽之因，属风寒者，十居其九。"风性轻扬，无孔不入，最易从口鼻皮毛而入肺为贼。久病风邪不散，终致风邪侵及，内伏脏腑。肺气不足，易受引触，同气相求，内外相合，致肺气上逆作咳。风盛挛急证以咳嗽少痰、夜卧晨起加剧为辨证要点，治以苏黄止咳汤加减。方中紫苏叶、炙麻黄为君药；佐以地龙、蝉蜕解痉止咳；佐牛蒡子疏风宣肺；紫苏子、前胡、枇杷叶降气化痰；为防辛温发散之品耗伤肺气，再配以北沙参、麦冬、五味子养阴生津，敛肺止咳。偏风热者可加薄荷、桑叶以疏风寒；偏痰热者可加黄芩、鱼腥草；偏阴虚者可加麦冬、乌梅；久病者可加川芎、红花。外感邪气虽以风邪为主，然风邪常兼夹他邪合而为患，乘虚而入，故临证要灵活机动。风为致病之始，而肺虚痰伏为病机关键，久病不愈，肺气肃降不足，风邪常于痰浊交错裹结为患，治当疏风宣肺，使气归于权衡，截痰防复，则诸症悉除。

喉痹（慢性咽炎）案

张某，女，56岁，初诊时间：2022年2月19日。

主诉：反复咽痒、咳嗽6月余。

诊查：患者6个月前受凉后出现发热，体温38.7℃，咽痛，咳嗽咳痰，痰黄质稠，于当地医院就诊，予抗感染输液对症治疗后热退。后仍感咽痒，反复干咳，痰滞咽喉，频频清嗓，气虚乏力，后经西医治疗未见明显缓解。查肺部 CT 正常，喉镜检查：咽部轻度充血。舌淡红，苔薄白，脉浮细。

中医诊断：喉痹（风热犯肺）。

西医诊断：慢性咽炎。

中医辨证分析：初感风热犯肺，客于肺脏，肺气失宣，煎熬阴津，故咳嗽、咳吐黄痰；西医对症治疗后，风热渐退，余邪未尽，而肺为娇脏，风热外邪、余邪伤阴化燥袭之，耗伤肺津，肺怯金亏，上灼咽喉，咽喉失于滋养，则见咽痒、干咳。

治则治法：疏风润肺，利咽止咳。

处方：自拟咽痒咳嗽方。防风 10g，薄荷 10g，桔梗 10g，杏仁 10g，甘草 6g，连翘 15g，天花粉 15g，蝉蜕 10g，僵蚕 10g，钩藤 15g，麻黄 6g，毛冬青 30g，百部 10g。7 剂，日 1 剂，水煎，早晚分服。嘱患者忌辛辣刺激性食物，戒烟酒，远离粉尘、雾霾环境，注意日常护理。

2 月 26 日二诊：服药后咽痒缓解，干咳次数减少。原方继进 7 剂，服法同前。

【按语】《仁斋直指方论》曰："自其风邪客于喉间，气郁而热，则壅遏而为咽疼。自其热气生于肺胃，风毒蕴积则肿结而为喉痹。"肺主气，上接于喉，咽喉为气机升降出入之处，肺失宣降，循经上扰，而见咽喉不利。法随证立，方从法出。方中蝉蜕为清虚之品，祛风胜湿，涤热解毒；僵蚕得天地清化之气，轻浮而升阳中之阳，胜风除湿，清热解郁；钩藤祛风甚速，有风证者必宜用之，三药合用，共为君药，宣降肺气。佐以桔梗舟楫之药，开宣肺气，清利咽喉；杏仁开而能降，止咳平喘，一升一降；合以麻黄、百部、天花粉利咽脱敏，解痉止咳。诸药合用，共奏疏风润肺、利咽止咳之功。

方秀兰

方秀兰（1963—），女，中医肿瘤专科主任中医师，金华市名中医，兰溪市专业技术拔尖人才。从事中医内科、中医肿瘤临床 35 年，擅长各类恶性肿瘤的中医治疗，发表论文多篇，曾获金华市自然科学优秀论文二等奖。曾参加浙江省中医药管理局"近代著名医家张山雷遗著的发掘、整理、研究"课题，为《张山雷医集》主要完成者，荣获浙江省中医药科技进步一等奖、浙江省科技进步三等奖。

乳岩（乳腺癌）案

邵某，女，57岁，初诊时间：2015年8月21日。

主诉：乳腺癌术后半年，多发转移1周。

诊查：患者半年前因左乳肿块于医院就诊，查胸部增强CT（2015年1月19日）：左乳腺占位，约3.8cm×2.4cm大小，考虑左乳癌伴腋窝淋巴结转移可能，右上肺及左肺叶间裂处小结节，建议复查。2015年2月1日全麻下行左乳腺癌改良根治术。术后病理：（左乳）浸润性腺癌伴大片坏死，肿瘤大小3.5cm×3cm×3cm，乳头及基底切缘阴性；（淋巴结）腋窝0/13，纵隔0/2。上海肿瘤医院病理会诊：（左乳）浸润性导管癌，雌激素受体（ER）（−），孕激素受体（PR）（−），人表皮生长因子受体（Her−2）（−），免疫组化提示细胞增殖标志（Ki−67）80%＋，三阴性乳腺癌。术后化疗8个疗程。8月13日复查CT：右肺多发结节，考虑转移瘤；左下肺叶裂间处小结节。肿瘤标志物：糖类抗原153（CA153）40.3U/mL，余肿瘤标志物检查结果在正常范围。血常规：白细胞$3.1×10^9$/L，红细胞$2.9×10^9$/L，血红蛋白87g/L，血小板$88×10^9$/L。8月16日骨扫描：左第10肋骨放射线摄取异常浓聚。考虑骨转移。症见乏力易倦，咳嗽少许，手足麻木，胃纳可，大便溏软，夜寐安。舌偏红，苔薄，脉细。

中医诊断：乳岩（肺脾两虚，邪毒积聚）。

西医诊断：乳腺癌（Ⅳ期，肺、骨转移）。

中医辨证分析：情志不畅、肝气郁结、郁结伤脾是乳腺癌发病的起因。《格致余论·乳硬论》云："若夫不得于夫，不得于舅姑，忧怒郁闷，昕夕积累，脾气消阻，肝气横逆，遂成隐核，如大棋子，不痛不痒，数十年后方为疮陷，名曰奶岩，以其疮形嵌凹似岩穴也。"七情伤及肝脾，导致气血失调，气郁为瘀，脾虚则痰浊内生，最终痰瘀互结于乳房而发病；饮食不节，嗜食膏粱厚味，脾胃渐伤，痰湿内生，凝滞阻于乳络，日久痰凝毒聚，成核成岩；冲任失调，而致气血失和，气滞血瘀，痰凝毒聚，阻于乳络，日久乳房肿块内生。患者术后体虚，脾胃生化乏源，故乏力；四肢失养，痰浊阻滞，故手足麻木；正气亏虚，肺气上逆，故咳嗽。

治则治法：益气健脾，扶正抗癌。

处方：太子参15g，炒白术15g，茯苓15g，黄芪10g，灵芝15g，预知子

10g，无花果 10g，白扁豆 20g，淮山药 20g，木香 6g，黄连 3g，浙贝母 10g，仙鹤草 15g，猫人参 10g，山慈菇 6g，生麦芽 15g，生稻芽 15g，六神曲 10g。7剂，日 1 剂，水煎，早晚分服。

医嘱：忌辛辣，戒烟酒。中药宜饭后 1 ~ 2 小时半空腹服用；每天适量补充蛋白质、维生素，饮食清淡而有营养。

8 月 28 日二诊：服药后手足麻木好转，便溏好转，偶感左胁隐痛，胃纳可，夜寐安，舌偏红，苔薄白，脉细。

处方：太子参 15g，炒白术 15g，茯苓 15g，黄芪 10g，灵芝 15g，预知子10g，无花果 10g，白扁豆 20g，淮山药 20g，浙贝母 10g，仙鹤草 15g，猫人参10g，山慈菇 6g，生麦芽 15g，生稻芽 15g，六神曲 10g，寻骨风 10g，透骨草10g。10 剂，日 1 剂，水煎，早晚分服。

9 月 7 日三诊：服药后肩、腰、左胁偶感隐痛，胃纳可，便调，寐安。舌偏红，苔薄白，脉小滑。

处方：太子参 15g，炒白术 15g，茯苓 15g，黄芪 10g，灵芝 15g，预知子10g，无花果 10g，白扁豆 20g，淮山药 20g，浙贝母 10g，仙鹤草 20g，猫人参10g，山慈菇 10g，生麦芽 15g，生稻芽 15g，六神曲 10g，寻骨风 10g，透骨草10g。10 剂，日 1 剂，水煎，早晚分服。

9 月 17 日四诊：服药后肩、腰、肢节疼痛消失，精神佳，胃纳可，便调，寐安。舌偏红，苔薄白，脉小滑。

处方：太子参 15g，炒白术 15g，茯苓 15g，黄芪 15g，灵芝 15g，预知子10g，无花果 10g，白扁豆 20g，淮山药 20g，浙贝母 10g，仙鹤草 20g，猫人参10g，山慈菇 10g，生麦芽 15g，生稻芽 15g，六神曲 10g，寻骨风 10g，透骨草10g，白花蛇舌草 20g，半枝莲 15g。14 剂，日 1 剂，水煎，早晚分服。

加减治疗两个月，CT 示两肺病灶缩小。坚持服中药 5 年，肺部病灶消失，骨转移病灶稳定。随访至 2021 年 7 月 1 日，患者仍健在。

【按语】三阴性乳腺癌，恶性程度高，内分泌治疗无效，转移发生率高，预后差。本病属中医学"乳岩"范畴。乳岩最早见于《肘后备急方·治痈疽妒乳诸毒肿方》，临床常见倦怠乏力，面色不华，或食少脘痞，大便溏薄，或口干咽燥，潮热汗出，寐少多梦等，辨证多属气虚或气阴两虚、邪毒积聚，治法初宜调养正气、健脾益肺或益气养阴为主，辅以清热解毒，化痰散结。此案患者因手术和化疗而耗损气血，损伤脾胃运化功能，影响气血生化之源，以致脾胃失调，气虚血衰，脏腑亏损。治疗以益气健脾、扶正抗癌为主。随着患者正气渐强，脾胃功能渐复，逐渐增加清热解毒、化痰散结药量，以抑制肿瘤细胞的生长，达到扶正祛邪之效。患者经过较长时间的治疗，肿瘤病灶逐渐缩小甚至消失。

吴允华

吴允华（1964—），女，东阳市中医院呼吸科主任中医师，金华市名老中医学术经验传承指导老师，东阳市名中医，浙江省中西医结合学会、浙江省医学会呼吸分会委员，浙江省基层呼吸疾病防治联盟委员，浙江省医学会变态反应学会委员，金华市抗癌协会肺癌学组理事，东阳市首批重点学科呼吸内科学科带头人，"十三五"浙江省中医药（中西医结合）重点学科带头人，主持或参加市级、省级科研课题两项，其中1项获得东阳市科技进步二等奖，在各级杂志发表论文10余篇。

咳嗽（社区获得性肺炎）案

王某，男，31岁，初诊时间：2020年4月23日。

主诉：咳嗽咳痰伴咯血10天。

诊查：10天前无明显诱因情况下出现咳嗽咳痰，痰黄，量多易咳，伴咯血，色暗红，伴右侧胸痛，无胸闷、气急，无发热畏寒。查体：右下肺可闻及少许湿啰音。舌红，苔白，脉弦滑。肺部CT示右下肺感染性病变。

中医诊断：咳嗽（痰热蕴肺）。

西医诊断：社区获得性肺炎。

中医辨证分析：患者系感触外邪，转从热化，痰热蕴肺，热伤肺络而出现诸症。

治则治法：清热宣肺，止咳化痰。

处方：金荞麦30g，炒黄芩15g，桑白皮12g，浙贝母20g，煅蛤壳12g，浮海石12g，忍冬藤15g，金银花15g，连翘12g，紫苏梗12g，苏木12g，前胡12g，葛花12g，陈皮12g，淫羊藿20g，生地黄20g。7剂，日1剂，水煎，早晚分服。

4月28日二诊：服药后咳嗽咳痰好转，无痰中带血，无胸痛。查体：右肺可闻及少许湿啰音，舌脉同前。上方去淫羊藿、陈皮、生地黄，加肉桂9g，大腹皮 12g，仙鹤草 20g。7 剂，日 1 剂，水煎，早晚分服。

5 月 7 日三诊：服药后诸症明显缓解，略咳嗽，痰少。复查肺部 CT 示右下肺少许感染较 2020 年 4 月 23 日吸收好转。未闻及干、湿啰音。原方去肉桂、大腹皮、仙鹤草，加鹿角 5g，香附 12g。7 剂，日 1 剂，水煎，早晚分服。

【按语】社区获得性肺炎属中医学"肺热"范畴，证属痰热蕴肺，治以清热宣肺，止咳化痰。《证治汇补》云："肺居至高，主持诸气，体之至清至轻者也。外因六淫，内因七情，肺金受伤，咳嗽之病从兹作矣。"本案患者感触外邪，痰热蕴肺，热伤肺络，肺主气功能失常，肃降无权，而致气逆为咳。方中金荞麦、炒黄芩、桑白皮清肺化痰，一方面助抗生素抗感染，更重要的是对抗细胞内毒素，为主药。浙贝母、海蛤壳、浮海石、忍冬藤清热祛痰；与金银花、连翘祛风清热合用，共奏清泄肺热、豁痰止咳之效，现代研究证实，这些药具有抗细菌、抗病毒双重作用，能增强白细胞吞噬能力，提高机体免疫力，共为臣药。葛花健脾化湿化痰；前胡降气化痰；苏梗、苏木理气通络；陈皮理气，共为佐使药。因寒凉之品居多，《素问·五常政大论》云"治热以寒，温而行之；治寒以热，凉而行之"，故加温阳药反佐，以减轻或防止格拒反应，提高疗效。

贾素庆

贾素庆（1965—），女，九三学社社员，主任中医师，金华市名中医，第三批全国老中医药专家学术经验继承人。任中华中医药学会风湿病分会委员，浙江省中西医结合学会风湿病专业委员会委员，金华市中医药学会委员，金华市中西医结合学会委员、风湿病专业委员会委员、糖尿病专业委员会副主任委员。擅长中西医结合治疗糖尿病及其并发症、内分泌疾病、风湿病，以及中医药治疗脾胃病、胃肠功能紊乱、失眠、汗证、咳嗽、口腔溃疡等内科杂病及疑难杂症，善于亚健康膏方调理。

奔豚（咳嗽变异性哮喘）案

余某，女，68 岁，初诊时间：2019 年 3 月 22 日。

主诉：咳嗽 3 个月。

诊查：患者 3 个月前受凉后感冒咳嗽，干咳，胸闷气闭，心烦，曾在多家医院住院治疗，诊为冠心病、支气管肺炎、咳嗽变异性哮喘，予输液及口服药物（具体用药不详）治疗，症状改善不明显。出院后予切诺、头孢呋辛酯片、复方甘草合剂等治疗，效果不明显，咳嗽未愈。症见咳嗽阵作，少痰，讲话时明显，发作时如有气从脐部上冲胸咽，心烦少寐，胸闷心悸，喘促气短。舌淡红，苔白，脉细弦。

中医诊断：奔豚（肺气上逆）。

西医诊断：咳嗽变异性哮喘。

中医辨证分析：外感风寒，风邪犯肺，治疗不当，而迁延不愈。寒为阴邪，侵袭下焦，肾中阳气受袭，失于温煦，寒邪循经上行，表气不出，气机上逆，肺气失宣，中阳不振，下焦饮逆，气冲上逆，发为奔豚。

治则治法：温阳解表，平冲降逆。

处方：桂枝加桂汤合小柴胡汤加减。桂枝 9g，白芍 6g，炙甘草 8g，龙骨 20g（先煎），牡蛎 20g（先煎），干姜 3g，大枣 10g，天花粉 15g，柴胡 6g，炒黄芩 10g，姜半夏 9g。5 剂，日 1 剂，水煎，早晚分服。

3 月 27 日二诊：服药 1 剂后咳嗽减半，安睡一夜；服完 5 剂，诸症消失。嘱再服 3 剂巩固疗效。

后随访，至今气冲上逆未发。

【按语】年老虚损，肾阳不足，肾中寒水上冲，冲气夹肺气上逆，咳喘而至。治冲气上逆之喘咳，当先攻击冲气令止，乃治咳；咳止，其喘自瘥。《伤寒论》第 117 条云："烧针令其汗，针处被寒，核起而赤者，必发奔豚。气从少腹上冲心者，灸其核上各一壮，与桂枝加桂汤，更加桂二两也。"桂枝加桂汤证为阳气虚弱，不能坐镇于上，致下焦阴寒之气得以上冲，或寒邪直中而发，多有喜温畏寒，四肢不温，神疲无力，舌质淡，脉沉细迟缓，或兼桂枝汤证发热汗出，恶风寒之表证者。方用桂枝汤调和营卫，温阳养阴。桂枝汤中桂枝加量，以平冲降逆，用于寒性奔豚。方中桂枝散寒通阳，平冲降逆；白芍养阴；龙骨、牡蛎敛气；干姜温中化饮；天花粉润肺生津；柴胡疏肝解表；佐以黄芩清上焦热，防桂、姜之辛热；姜半夏和胃降逆；大枣、甘草补中和胃。

消渴（糖尿病）案

童某，男，52 岁，初诊时间：2020 年 8 月 3 日。

主诉：反复口干两年。

诊查：患者两年前出现夜间口干，至当地医院检查发现血糖升高，经饮食控制和运动，未服药，体重下降约5kg。1周前单位体检示血糖仍高，遂求中药治疗。食欲旺盛，口干多饮，睡眠可，大便日1次、成形。舌红，苔黄白，脉弦。

中医诊断：消渴（胃热炽盛）。

西医诊断：糖尿病（2型）。

中医辨证分析：患者饮食不节，偏嗜脍炙，喜食夜宵，酿生痰湿，久积于胃，酿成内热，致胃热炽盛，热盛伤阴，耗气伤津，津液不足，发为消渴，口干，多饮多食。

治则治法：清泄胃热，滋阴生津。

处方：白虎加人参汤合消渴方加减。桑叶15g，石膏30g（先煎），知母10g，麦冬15g，天花粉15g，山药15g，丹参15g，葛根20g，炒黄芩6g，黄连6g，地黄15g，山楂10g，党参10g。嘱患者自加粳米一撮。7剂，日1剂，水煎，早晚分服。

8月10日二诊：服药后口干改善，但腰膝酸软，关节疼痛，舌红，苔黄白，脉弦。查糖化血红蛋白HbA1c 10.2%。

上方加栀子9g，牛膝10g，肉桂2g，以补益肝肾，引火下行。14剂，日1剂，水煎，早晚分服。

8月24日三诊：服药后关节痛除，精神状态改善。B超示甲状腺结节。

前方减黄芩，加玉米须10g，炒枳壳10g，桔梗8g，猫爪草6g，加强行气化痰散结之功。7剂，日1剂，水煎，早晚分服。

8月31日四诊：口干多饮减少，情绪改善。自测血糖控制可。

拟前方减猫爪草、栀子，加女贞子15g，补气养阴，补益肝肾。7剂，日1剂，水煎，早晚分服。

9月7日五诊：10月10日复查糖化血红蛋白HbA1c 8.1%，空腹血糖6.6mmol/L，体重下降1kg。

予栀子豉汤宣散郁热，前方减玉米须、桔梗，加竹茹10g，栀子10g，淡豆豉10g。7剂，日1剂，水煎，早晚分服。

用药3个月，空腹血糖6.25mmol/L，糖化血红蛋白HbA1c 6.4%。血糖稳步下降，结合饮食控制、运动，血糖控制良好。继以膏方巩固治疗，随访至今，血糖控制良好。

【按语】"消渴者……过违其度……而燥热郁甚之所成也"。《杂病源流犀烛·三消源流》曰："三消之由，上消肺也，由肺家实火，或上焦热，或心火刑炼肺金。中消脾也，由脾家实火，或伏阳蒸胃。下消肾也，由肾阴虚，或火伏下焦。"阳明热盛，邪火杀谷，胃热化燥伤津。《医学心悟·三消》言："治上消者，宜润其肺，兼清其胃，二冬汤主之；治中消者，宜清其胃，兼滋其肾，生地黄八物汤主之；治下消者，宜滋其肾，兼补其肺，地黄汤、生脉散并主之。"《伤寒论》第222条言："若渴欲饮水，口干舌燥者，白虎加人参汤主之。"三消之说当从火断，胃火清而消化自如，泄胃热，上可防灼伤肺津，下可防耗损肾阴。方中桑叶、石膏、知母清热凉血；黄芩、黄连清上中焦热；麦冬、天花粉养阴生津；党参、粳米健脾益气；丹参活血；葛根生津止渴；生地黄滋阴清热；山楂健脾助运。脾胃健，气机运，津液生，阴自升。

不寐（睡眠障碍）案

徐某，女，44岁，初诊时间：2022年3月23日。

主诉：反复少寐3月余，加重5天。

诊查：患者年底开始因工作紧张劳累，出现少寐，入睡困难，心慌烦闷，情绪紧张，手指麻木，后头疼痛，颈项不舒，近5天加重，彻夜不寐，一身尽重，大便两天1次、质软，末次月经3月10日，颜面生斑。舌淡胖，边有齿痕，苔白，脉细弦。

中医诊断：不寐（肝郁脾虚）。

西医诊断：睡眠障碍。

中医辨证分析：患者平素工作压力大，加之年底事务繁忙，情绪焦虑，肝气不疏，肝失疏泄，扰动心神，肝郁乘脾，脾失健运，心神失养，因而不寐。患者长期伏案工作，颈项强直，经气不利，津失敷布，筋脉失养，故疼痛拘紧。

治则治法：疏肝解郁，养心安神，通络解肌。

处方：柴胡加龙骨牡蛎汤合甘麦大枣汤加减。柴胡12g，炒黄芩9g，姜半夏9g，桂枝9g，白芍9g，生姜9g，大枣12g，浮小麦30g，甘草10g，煅牡蛎15g（先煎），煅龙骨15g（先煎），党参15g，葛根30g，僵蚕12g，茯苓20g，白芷15g。7剂，日1剂，水煎，早晚分服。

3月30日二诊：患者述服药3剂后，诸症好转七成，服完7剂，诸症已消，一身轻松，入睡可，唯面部轻微色素沉着。舌淡胖，边有齿痕，苔薄白，脉细弦。

前方加百合15g，佛手9g。7剂，服法同前。

服药后患者述睡眠可，情绪良好，面部色斑较前减淡，继续中药巩固治疗。

【按语】劳倦思虑太过者，营血日亏，血液耗亡，神无以养，神魂无主，所以不眠。心静则神藏，若为七情所伤，则心不得静，神躁扰不宁也。情志不遂，肝失调节，肝气郁结，日久化热，热邪内蕴，扰动心神，故寤寐难安；肝气郁结，最易犯脾，脾气不足，精微不布，则心血不足，心神失养。《伤寒论》第107条云："伤寒八九日，下之，胸满烦惊，小便不利，谵语，一身尽重，不可转侧者，柴胡加龙骨牡蛎汤主之。"《金匮要略方论》言："妇人脏躁，喜悲伤欲哭，象如神灵所作，数欠伸，甘麦大枣汤主之。"本案治以柴胡加龙骨牡蛎汤合甘麦大枣汤加减。方中小柴胡汤调畅气机，疏肝解郁；辅以茯苓、桂枝平冲安神，龙骨、牡蛎重镇安神；甘麦大枣汤养心安神，和中缓急，亦补脾气。诸药相配，共奏疏肝解郁、养心安神之功。另患者自觉手指麻木，后头疼痛，故予葛根解肌通络，僵蚕通经活络，白芷祛风止痛。面部色素沉着当调肝脾，佛手理气和胃，方中茯苓、白芍、白芷、百合皆色白，具有调肝理脾养血之功，取类比象，美白养颜。诸药合用，共奏疏肝解郁、养心安神之功。肝气调达，脏腑调和，气血得养，心神得定，夜寐得安。

中风（脑梗死后遗症）案

程某，男，62岁，初诊时间：2020年3月16日。

主诉：四肢活动不利10年余，意识不清伴咳嗽10余天。

诊查：10年多前家人发现患者昏迷在床上，即送至医院，查头颅MRI示"双侧大脑半球脑梗死"，经治疗，病情稳定后回家护理。1年前，家人喂食不慎，患者出现"窒息，心跳、呼吸骤停，缺氧缺血性脑病"，医院重症监护予"心肺复苏、气管插管、呼吸机辅助通气"等抢救治疗，好转后，亦多次住院进行治疗。10多天前发热，咳嗽咳痰明显，二便失禁。入院后经抗感染、抗血小板聚集、化痰及营养支持治疗，仍咳嗽咳痰，痰黄质黏不易咳出，意识不清。经沟通，同意请中医会诊。症见形体消瘦，有自主睁眼，无言语对答，鼻饲管留置进食，四肢屈曲，夜寐可，小便外接，大便偏干。舌暗红，苔薄黄，脉滑数。

中医诊断：中风（气虚血瘀，痰热内结）。

西医诊断：脑梗死后遗症；高血压病3级，极高危组；肺部感染；心肺复苏后缺氧缺血性脑病。

中医辨证分析：患者因久病久卧伤气，气虚不能运血，血行不畅，气血瘀滞，脉络闭阻，闭阻于脑，故意识欠清；闭阻经络，故肢体活动不利；饮食不当，熏灼肺胃，脾失健运，痰浊内生，久病气虚推动无力，痰热内郁，壅阻肺气，肺失清肃，故见咳嗽、痰黄质黏、咳吐不爽。舌暗红、苔薄黄、脉滑数为痰热瘀血内阻之象。本病病位在脑、肺、脾，病属本虚标实，久病体衰，病机乃气虚血瘀，痰热内结。

治则治法：清肺化痰，逐瘀散结。

处方：苇茎汤合清金化痰汤加减。浙贝母15g，桑白皮15g，酒黄芩15g，桔梗10g，金荞麦30g，浮海石15g，芦根30g，天竺黄10g，薏苡仁30g，炒冬瓜子30g，桃仁6g，藤梨根30g，紫苏梗10g，苏木10g，皂角刺9g。3剂，日1剂，浓煎，胃管鼻饲，早晚分服。

3月19日二诊：服药后咳嗽咳痰较前改善，痰色淡黄，较前易咳出，痰多，胃排空情况良好，夜寐可，二便无殊，有自主睁眼，呼之无应答。舌暗红，苔薄黄，脉滑数。治拟豁痰清热，利气散结。

处方：涤痰汤加减。桔梗10g，金荞麦30g，浮海石20g，薏苡仁30g，炒枳壳15g，瓜蒌30g，半夏12g，胆南星9g，芥子12g，石菖蒲12g，橘红15g，茯苓12g，党参12g，炙甘草3g，姜竹茹6g，鲜生姜9g。3剂，日1剂，浓煎，胃管鼻饲，早晚分服。

3月23日三诊：服药后痰色转白，质偏稀，泡沫状，较前易于咳出，偶有气喘，颜面苍白，无发热及汗出，消化可，夜寐一般，大便1日一行、质软，小便量不多，舌淡红，苔薄，脉滑数。治拟温肺化饮，泻水平喘。

处方：苓桂术甘汤合葶苈大枣泻肺汤加减。桂枝6g，生白术15g，茯苓12g，葶苈子12g，姜半夏12g，甘草6g，醋五味子6g，白芍6g，干姜6g，大枣10g，细辛1g，姜厚朴15g，炒枳壳15g，桔梗10g。3剂，日1剂，浓煎，胃管鼻饲，早晚分服。

3月31日四诊：服药后气喘缓解，咳嗽咳痰较前减少，痰色白，较前易咳出，无发热汗出，胃排空情况良好，大便1日一行、质软，小便可，有自主睁眼，呼之无应答。舌淡红，苔薄，脉弦细。拟豁痰利气，健脾补虚。

处方：涤痰汤加减。姜半夏12g，橘红12g，茯苓15g，炙甘草3g，干姜3g，石菖蒲10g，胆南星9g，姜竹茹6g，桔梗10g，炒枳实10g，桂枝6g，生白术15g，党参10g。3剂，日1剂，浓煎，胃管鼻饲，早晚分服。

服药后偶有咳嗽咳痰，痰白质稀，较易咳出，有自主睁眼，呼之无应答。胃排空情况良好，大便1日一行、质软，小便可，夜寐安。舌淡红，苔薄，脉弦细。四肢屈曲状态改善，嘱逐渐增加康复等训练。此后虽咳嗽反复，上方间断服用，病情稳定后出院。

【按语】离经之血便是瘀，中风患者脑脉闭阻，加之久卧久病，血行不畅，久而不通，痰瘀浊毒相互裹结为患，胶着难解，在恢复期和后遗症期患者往往因痰瘀阻络等并发症出现而生命垂危，乃至死亡，故痰瘀的治疗需贯穿中风患者病程始终，使气血畅流无阻。

一诊以苇茎汤合清金化痰汤加减。苇茎汤中芦根清肺泄热；辅以冬瓜仁祛脓排痰；薏苡仁清热利湿，使湿热从小便出；桃仁活血祛瘀，润肠通便，引瘀热从大便出。清金化痰汤中桑白皮、黄芩加强清泄肺热之功；浙贝母清肺化痰散结；桔梗开宣肺气，引药上行；伍金荞麦、藤梨根以清肺解毒，消生痰之因；皂角刺祛痰豁痰，以除气管肺络之痰；紫苏梗、苏木相伍，调畅气机，宣肺理气；海浮石咸寒，清肺化痰，软坚散结。二诊痰热渐退，除继续用海浮石清肺化痰、软坚散结外，选用主治中风痰迷心窍、舌强不能言之涤痰汤为主方。方中党参、茯苓、甘草补心益脾而泻火；橘红、南星、半夏利热燥而祛痰；姜竹茹清燥开郁；枳壳破痰下气；菖蒲开窍通心，使痰消火降，经通而舌柔矣；金荞麦清肺解毒；薏苡仁健脾利湿；桔梗宣肺活血；白芥子除经络之痰，利气散结。三诊予苓桂术甘汤合葶苈大枣泻肺汤，加干姜、细辛、五味子等温肺化饮，泻水平喘。四诊气喘缓解，咳嗽咳痰减少，小便量多，继续涤痰汤豁痰利气，健脾补虚。在痰饮的治疗中，苓桂术甘汤可作为基础方使用。《金匮要略》言："病痰饮者，当以温药和之。"故用干姜、细辛等性温之药温化痰饮，同时配五味子，其性酸，是收敛之品，能够把动的肾阳之气从上面纳到肾脏之处，使纳气归原，平喘宁心效果很好。

百合病（焦虑状态）案

傅某，女，69岁，初诊时间：2019年4月12日。

主诉：情绪抑郁，失眠健忘1年。

诊查：患者既往有帕金森病，逐渐出现情绪抑郁，头晕乏力，健忘，入睡困难，多梦，醒后难眠，平素两耳轰鸣作响，纳差，小便正常，大便干难解。舌质红，苔薄，脉细数。

中医诊断：百合病（阴虚内热）。

西医诊断：焦虑状态。

中医辨证分析：患者年近古稀，肝气衰，筋不能动，天癸竭，精少，肾气衰。肝肾亏虚，阴虚动风，则肢体震颤，发为帕金森病；髓海不足，头目五窍失充，故脑转耳鸣、入睡困难、多梦；情志不遂，五志化火，致郁火伤阴，百脉失和，见便干难解、纳差。舌质红、苔薄、脉细数为阴虚内热之象。

治则治法：养阴清热，养心润肺。

处方：百合地黄汤加减。百合 30g，生地黄 30g，知母 15g，丹参 15g，酸枣仁 15g，川芎 10g，炙甘草 5g，淮小麦 30g，南沙参 15g，红枣 10g，麦冬 15g，北沙参 15g，五味子 8g，姜竹茹 10g，枳壳 5g，鲜生姜 9g，紫苏梗 10g。7 剂，日 1 剂，水煎，早晚分服。

4 月 19 日二诊：药后症状好转，睡眠多梦减，舌红，苔薄，脉细。

处方：百合 30g，生地黄 30g，知母 15g，丹参 15g，酸枣仁 15g，川芎 10g，炙甘草 5g，淮小麦 30g，南沙参 15g，红枣 10g，麦冬 15g，五味子 8g，姜竹茹 10g，枳壳 5g，鲜生姜 9g，紫苏梗 10g，吴茱萸 2g，玉竹 15g，郁金 10g，木瓜 10g。7 剂，日 1 剂，水煎，早晚分服。

药后症状缓解。

【按语】百合病出自《金匮要略》，是因热病之后余热未清，情志不遂，郁而化火所致。其证候可分为两组：一是由心阴不足而出现精神障碍方面的症状，如"意欲食复不能食，常默默，欲卧不能卧，欲行不能行，饮食或有美时，或有不用闻食臭时，如寒无寒，如热无热"，"诸药不能治，得药则剧吐利，如有神灵者，身形如和"；二是由阴虚内热而出现的口苦、小便赤、脉微数。这是百合病常出现的不变症，是反映百合病阴虚内热性质的一组证候。

百合病病位主要在肝，但可涉及心、脾、肾。从病因看，百合病除有"热病之后，余热未清"的致病原因外，《医宗金鉴·订正仲景全书金匮要略注》中言"或平素多思不断，情志不遂；或偶触怀疑，卒临景遇"，即忧愁过度，再加上精神刺激而诱发是百合病发病的主要原因之一。本病与抑郁症的病因相似，情绪不稳定、不开朗、好思虑等，加上负性情感体验是抑郁症发病的主要原因。在治疗上，百合地黄汤有补正不助邪、攻邪不伤正的特点，并能安心、定胆、益气、养五脏。方中百合补益肺气，清热润燥，为主药；配合知母清热生津，除烦润燥；加用生地黄益心营而清血热；百合、地黄乃百合地黄汤，亦有补虚清热、养阴润燥功效；再加丹参、南北沙参等养阴之品；酸枣仁、淮小麦等养心安神。全方养阴清热，宁心安神，使阴复热退，百脉调和，病得痊愈。

经行口糜（口腔溃疡）案

胡某，女，32岁，初诊时间：2018年5月22日。

主诉：经前1周口腔溃疡，反复发作半年余。

诊查：患者每于经前1周出现口腔溃疡，疼痛难忍，进食则加重，经后缓解，反复发作。胃纳一般，夜寐尚可，大便偏干，小便色黄。经前伴头痛不适，月经周期28～30天，每次行经5天，经色红，无血块。舌边、下唇内见多处溃疡，疮面鲜红。舌红，苔薄黄，脉弦数。

中医诊断：经行口糜（胃热炽盛，肝郁气滞）。

西医诊断：口腔溃疡。

中医辨证分析：女性经前肝失疏泄，肝气郁滞，郁而化火，横乘脾胃，肝火犯胃，胃有积热，火热循阳明经脉上冲，熏蒸口舌，故而口舌生疮；胃内积热，下移肠道、膀胱，则便干、尿黄；肝郁则升降失司，清气遏而不升，浊气不降，则头痛不适。舌红、苔薄黄、脉弦数乃肝郁气滞、胃热炽盛之象。

治则治法：清胃泻火，疏肝解郁。

处方：清胃散加减。升麻30g，炒黄连3g，当归10g，牡丹皮10g，生地黄12g，柴胡6g，川芎15g，制香附15g，吴茱萸3g，炒枳壳12g，土茯苓20g，露蜂房6g，白芷12g，焦山栀8g，川牛膝15g，肉桂2g。7剂，日1剂，水煎，早晚分服。

药后溃疡好转，能正常饮食。

【按语】《灵枢·脉度》云："心气通于舌……脾气通于口。"口舌溃疡乃心脾火盛之疾，正如《素问·至真要大论》所云："诸痛痒疮，皆属于心。"长期治疗不愈，屡有反复，火虽除而源不竭。而火乃木之子，木气盛则火源旺，死灰尚可复燃，治之当泻肝之实。本案以清胃散加疏肝暖肝、清热解毒凉血等药治之。方中用苦寒之黄连直泻胃火，兼清心火，以衰病势；大剂量升麻清热解毒，宣达郁遏之火，有"火郁发之"之意，与黄连相配，泻火而无凉遏之意，升麻得黄连，则散火而无升焰之虞；生地黄凉血滋阴以通便；牡丹皮凉血清热；当归养血和血，助清胃凉血之效；加香附疏肝理气；柴胡、川芎疏风止痛；山栀清泄三焦；白芷消肿散结；土茯苓、露蜂房清热解毒散结，露蜂房取类比象，可用于疏松结缔组织；枳壳调畅气机；吴茱萸暖肝；肉桂少量引火归原；川牛膝引药下行。诸药合用，共奏清胃泻火、疏肝解郁之功。

洪华

洪华（1965—），男，主任中医师，金华市名中医，中西医结合硕士研究生，毕业于浙江中医药大学，浙江省"十三五"治未病重点专科建设项目负责人，从医30余年。擅长呼吸系统疾病（慢性支气管炎、哮喘等）、消化系统疾病（慢性胃炎、胃肠功能紊乱）、风湿代谢性疾病（风湿性关节炎、类风湿关节炎、痛风）的治疗，涉及内、妇、儿、肿瘤等多个学科。兼任浙江省中医药学会体质分会常务委员，全国卫生产业企业管理协会治未病分会常务理事，中国整形美容协会中医美容分会常务理事、养生延衰专业委员会委员，中华中医药学会治未病分会委员、中医体质分会委员。主持和参与省级和市级课题各4项。

盗汗（自主神经功能紊乱）案

包某，男，57岁，初诊时间：2017年3月1日。

主诉：反复夜间汗出1年余，再发半月。

诊查：患者1年前出现夜寐汗出，常于12时左右发作，汗湿衣被，遍身黏腻，伴口干。平素大便质黏。曾间断服用中药，然症状反复未愈。半个月前汗出又作，伴口苦，纳呆，素有饮酒史，现已戒酒。既往有胆囊结石病史5年，偶有右上腹胀痛。舌红，苔黄厚腻，脉濡滑稍数。

中医诊断：盗汗（肝脾湿热）。

西医诊断：自主神经功能紊乱。

中医辨证分析：汗证以全身或局部非正常出汗为主症。本案患者有饮酒史，又有胆囊结石病史，外感湿热之邪或嗜食肥甘、酒浆均可酿湿生热；湿热内蕴，肝胆疏泄失司，胆热上扰，故口苦；湿热蒸腾，热蒸津液，津液外泄，故汗出；汗出津伤，故口干；外阻于肌表，则汗出而黏；湿热阻滞，中焦气机不畅，脾失健运，脾为湿困，故纳呆、大便黏。舌红、苔黄厚腻、脉濡滑稍数皆湿热之象。

治则治法：清利湿热，理气利胆。

处方：温胆汤合四逆散、龙胆泻肝汤加减。陈皮10g，姜竹茹15g，茯苓

15g，甘草6g，姜半夏9g，郁金15g，柴胡10g，枳壳10g，酒白芍15g，金钱草30g，糯稻根30g，炒黄芩10，芦根30g，香附10g，煅牡蛎30g（先煎），海金沙10g（包煎），炒稻芽30g。7剂，日1剂，水煎，早晚分服。

间隔多日未诊，3月23日因感冒致汗出而诊。述药后夜汗好转，故未诊。此次复诊伴咽痛，少许咳嗽，苔黄腻，脉浮滑。

处方：陈皮10g，姜竹茹15g，茯苓15g，甘草6g，姜半夏9g，郁金15g，柴胡10g，枳壳10g，酒白芍15g，金钱草30g，糯稻根30g，炒黄芩10，芦根30g，香附10g，煅牡蛎30g（先煎），海金沙10g（包煎），金银花10g，木蝴蝶6g，杏仁10g，薄荷10g。7剂，日1剂，水煎，早晚分服。

后未再诊，电话随访，情况稳定，汗出未再发。

【按语】 夜间出汗中医学称"盗汗"，以虚热为多。《张氏医通》云："酒客睡中多汗，此湿热外蒸也。"现代人饮食偏嗜，环境、食物污染，江南又多湿，湿热体质普遍较多。朱丹溪云："六气之中，湿热为病十居八九。"故临床需仔细分析，不可拘泥于书本，需观其脉证，知犯何逆，随证治之。接诊时患者已辗转多处就诊而未愈，且常于半夜发作。此时为胆经当令之时，且既往有胆囊结石病史，故治疗从肝系辨证入手。湿热交蒸于内，郁积中焦，夜寐时分，阳气入里，助湿热为虐，腠理不固，迫津外泄，故睡时汗出，醒时即止。处方中温胆汤理气化痰，和胃利胆；四逆散透邪解郁，疏肝理脾；龙胆泻肝汤泻肝胆实火，清下焦湿热。方中金钱草、海金沙清利湿热，通淋利水，为利湿排石之常用药；芦根清热生津，利尿除烦。诸药相合，切中病机，诸症自愈。由此案可见，从体质和子午流注入手，为临床辨证施治提供了新的治疗思路，不失为因难就易的方法。

咯血（支气管扩张伴咯血）案

李某，女，34岁，初诊时间：2018年3月9日。

主诉：反复咳嗽咳痰，痰中带血1个月。

诊查：1个月前因受寒感冒后一直咳嗽咳痰，痰中带血，血色多鲜红。曾于当地医院住院，诊为支气管扩张，予抗感染、止血治疗，效果不著，遂来我院就诊。入院时咳嗽咳痰明显，痰黄黏稠，痰中带血，血量多，色鲜红，稍感胸闷，伴口苦口干，胃纳呆滞，心烦，平素性情急躁。体温37℃，心率74次/分，脉搏13次/分，血压126/70mmHg。神清合作，精神可，双瞳0.25mm×0.25mm，对光反应灵敏，双肺呼吸音粗，可闻及痰鸣音。舌红，苔黄腻，脉弦滑数。

中医诊断：咯血（痰热蕴肺，肝火犯肺）。

西医诊断：支气管扩张伴咯血。

中医辨证分析：咯血是指血由肺系而来，以咯血、咳嗽或痰中带血等为主要表现的病证。本案病初有外感病史，邪热外袭，余火未清，蛰伏体内，循经入内，肺热壅盛，火盛则刑金，金病则肺燥，肺燥则络伤而咯血。加之平素性情急躁，肝郁气滞，实火上冲，横逆犯肺，损伤肺络，致肺失清肃，灼伤肺络，故咳嗽、咯血或痰血相兼；心烦、口苦、胸闷为肝火上炎之故；邪热伤津，故口干；肝木克土，脾气受伤，故脾虚纳呆。

治则治法：清热化痰，平肝泻火。

处方：桑白皮汤合《千金》苇茎汤、黛蛤散加减。桑白皮15g，炒黄芩10g，三叶青6g，杏仁10g，南沙参15g，芦根30g，黛蛤散10g（包煎），白茅根30g，冬瓜仁15g，金荞麦30g，生牡蛎30g（先煎），郁金12g，茯苓20g，薏苡仁20g，枳壳12g，生甘草6g。7剂，日1剂，水煎，早晚分服。

3月16日二诊：服药期间因受寒，咯血量及次数较前增多，血色鲜红，咽痛、口干、口苦、性情急躁，胸闷，双胁稍胀。舌红，苔黄腻，脉弦滑数。痰热未尽，又感外邪，症情仍显。

处方：桑白皮15g，炒黄芩10g，三叶青6g，杏仁10g，南沙参15g，芦根30g，黛蛤散10g（包煎），白茅根30g，冬瓜仁15g，金荞麦30g，侧柏炭10g，郁金15g，薏苡仁30g，枳壳12g，白及10g，忍冬藤15g，生甘草6g。7剂，日1剂，水煎，早晚分服。

3月23日三诊：药后咯血量减少，次数减为日1~2次、色红，咽痛、口干、口苦、胸闷、胁胀稍好转，情绪较前稍稳定，舌质红，苔黄腻，脉弦滑。

处方：桑白皮15g，炒黄芩10g，三叶青6g，杏仁10g，南沙参15g，芦根30g，黛蛤散10g（包煎），白茅根30g，冬瓜仁15g，金荞麦30g，侧柏炭10g，郁金12g，枳壳12g，薏苡仁30g，白及10g，生甘草6g。7剂，日1剂，水煎，早晚分服。

3月30日四诊：药后咯血量同前，痰仍多难咳，口苦稍转，胸闷、胁胀稍有，情绪稳定，舌红，苔黄腻，脉弦滑。

处方：桑白皮15g，炒黄芩10g，三叶青6g，杏仁10g，南沙参15g，芦根30g，白茅根30g，冬瓜仁15g，金荞麦30g，郁金12g，桑叶10g，薏苡仁30g，枳壳12g，白及10g，僵蚕10g，竹沥半夏9g，浙贝母10g，生甘草6g。7剂，日1剂，水煎，早晚分服。

4月7日五诊：药后咽痛、胸闷、胁胀瘥，仍口干口苦，偶尔痰中带血，颜色稍暗红，舌红，苔薄黄腻，脉弦滑。

处方：桑白皮 15g，炒黄芩 10g，三叶青 6g，杏仁 10g，南沙参 15g，芦根 30g，白茅根 30g，金荞麦 30g，薏苡仁 30g，枳壳 12g，白及 10g，僵蚕 10g，竹沥半夏 10g，浙贝母 10g，黛蛤散 10g（包煎），虎杖 10g，紫苏子 15g，当归 15，酒白芍 15g，生甘草 6g。7 剂，日 1 剂，水煎，早晚分服。

两周后电话随访，咳嗽等症消失。

【按语】 支气管扩张伴咯血可归为中医学"咯血"范畴。《明医指掌》云："咯血者，火乘金位，肺络受伤，故血从嗽而出也。"支气管扩张易发咯血，肺络离经之血随气直上，越出清窍，故见咯血之状。本病经西药抗感染、止血等治疗后会暂时缓解，但常迁延不愈。如遇外邪引触，则往往加重，部分患者甚至发为大咯血，危及生命。中医采用桑白皮汤合《千金》苇茎汤、黛蛤散加减效果明显。方中桑白皮泻肺平喘，《药性论》载其治肺气喘满，水气浮肿，利水道，消水气，虚劳客热，内补不足，现代研究证实其有修复受损细胞、淡化瘢痕作用；芦根清热生津；黄芩清热燥湿，泻火解毒止血；三叶青清热解毒，祛风化痰，活血止血，共奏清热解毒、直折炎火之功；紫苏子、杏仁肃降肺气，止咳平喘，气顺火消则血平；竹沥半夏清热燥湿化痰；金荞麦、炒冬瓜仁、浙贝母清热化痰散结；薏苡仁利水渗湿，健脾化痰，润而不燥，绝生痰之源；黛蛤散清肝宁肺，降逆化痰，使肝火得降，肺热得平，痰热得化；白茅根凉血止血；生甘草健脾益气，润肺止咳；尤以白及收敛止血、消肿生肌为要。

肺热明显者可加黄连、山栀；燥热明显者可加桑叶、沙参；出血明显者可加藕节、茜草、侧柏叶；反复咯血及咯血量多者可加阿胶、三七；瘀血阻肺者可加桃仁、虎杖；潮热、颧红、盗汗者可加糯稻根、浮小麦、五味子；兼外感风热者可加金银花、连翘、牛蒡子；咽痛明显者可加忍冬藤；阴虚明显者可加生地黄、沙参、麦冬、天花粉、百合、当归；肝火较盛、头晕目赤、心烦易怒、胸胁胀痛者可加郁金、牡丹皮、枳壳。本病因伤损肺，肺为五脏上盖，易为伤损。若为热气所加，则咯血，唯清热润肺，平复肝火，气顺、火消则血平，咯血始能止。

咳嗽（肺炎）案

叶某，男，14 岁，初诊时间：2022 年 3 月 31 日。

主诉：咳嗽咳痰伴反复发热 10 天。

诊查：患者 10 天前始咳嗽咳痰伴发热，体温最高达 39℃，于他院就诊诊为左下肺肺炎。因青霉素、头孢菌素过敏，故注射克林霉素 5 天。后一直口服阿奇霉素，但一直低热（37.6℃），咳嗽咳痰，痰液、流涕色黄质稠，稍感胸闷，口干，大便质干，纳可。神清，精神可，心率 82 次/分，双肺呼吸音稍粗，左下稍有湿啰音。舌红，苔黄腻稍干，脉滑数。

中医诊断：咳嗽（痰热壅肺）。

西医诊断：肺炎。

中医辨证分析：热邪炽盛，内壅肺脏，肺气上逆而咳嗽；炼液为痰，则流涕、痰稠色黄；清肃之令不行，气机不宣，故胸闷；内灼阴津，故口干、大便干。舌红、苔黄腻稍干、脉滑数乃痰热壅肺伴阴虚之征。

治则治法：清热化痰，养阴润肺。

处方：麻杏石甘汤、定喘汤合《千金》苇茎汤加减。炙麻黄 6g，杏仁 10g，生石膏 30g（先煎），炙甘草 6g，黄芩 10g，三叶青 6g，鱼腥草 30g，芦根 30g，冬瓜子 15g，薏苡仁 30g，桃仁 10g，炒枳壳 15g，紫苏子 15g，桑白皮 15g，南沙参 15g，辛夷 10g，紫菀 15g。5 剂，日 1 剂，水煎，早晚分服。

4 月 5 日二诊：上药服至第 4 天热退，未再反复。咳嗽咳痰好转，痰稍黄，涕少，仍口干，舌红，苔黄腻稍干，脉滑。

处方：炙麻黄 6g，杏仁 10g，生石膏 20g（先煎），炙甘草 6g，黄芩 10g，三叶青 6g，鱼腥草 30g，芦根 30g，冬瓜子 15g，薏苡仁 30g，桃仁 10g，炒枳壳 15g，紫苏子 10g，桑白皮 15g，南沙参 20g，麦冬 10g，紫菀 20g。7 剂，日 1 剂，水煎，早晚分服。

4 月 12 日三诊：药后咳嗽咳痰明显好转，稍口干，大便不干，舌苔变厚腻偏黄，舌红尖显，苔前部稍剥，脉滑。

处方：炙麻黄 6g，杏仁 10g，生石膏 15g（先煎），炙甘草 6g，黄芩 10g，三叶青 6g，芦根 30g，冬瓜子 15g，薏苡仁 30g，桃仁 10g，炒枳壳 15g，紫苏子 15g，桑白皮 15g，南沙参 20g，麦冬 15g，紫菀 20g，炒稻芽 30g，制半夏 12g。7 剂，日 1 剂，水煎，早晚分服。

1 周后电话随访，咳嗽等症已愈。

【按语】肺炎可归为中医学"咳嗽"范畴，"病人素伤于风，因复伤于热，风热相搏，则发风温"，而温邪上受，首先犯肺。肺失治节，肺气不宣，痰热交结，痰随气逆，则见咳嗽咳痰。麻杏石甘汤源于汉代名医张仲景的《伤寒论》，是治疗痰热蕴肺的有效方剂，具有辛凉宣泄、清肺平喘功效。麻黄为君药，开宣肺气以平喘，开腠解表以散邪；石膏为臣药，清泄肺热以生津，辛散解肌以透邪。二药一辛温，一辛寒；一以宣肺为主，一以清肺为主，且都能透邪于外，两者合用，相反之中寓有相辅之意。杏仁降肺气为佐药，炙甘草为佐使药，能益气和中，又与石膏合而生津止渴，更能调和于寒温宣降之间。四药合用，解表与清肺并用，以清为主；宣肺与降气结合，以宣为主。黄芩、桑白皮清泄肺热，紫苏子降气平喘，止咳化痰，三药合用，改善气管痉挛。苇茎清肺泄热生津为主，以冬瓜仁、薏苡仁清化痰热，桃仁活血祛瘀以消热结，共奏清化逐瘀之功，以使痰瘀两化。紫菀化痰止咳，鱼腥草清热解毒排脓，南沙参滋阴润肺、止咳祛痰，诸药共具宣肺清热化痰兼以养阴之功。

林军梅

林军梅（1965—），女，主任中医师，金华市名中医。现任中国中医药学会感染病专业委员会委员，中国民族医药学会血液病专业委员会理事，浙江省中医药学会感染病专业委员会副主任委员，金华市中医药学会副会长。从事中医临床工作30年，擅长呼吸系统、消化系统及血液、肿瘤等常见病、多发病及疑难杂症的诊治。尤其对支气管哮喘、慢性阻塞性肺疾病、肺纤维化及传染性疾病较丰富的经验。多项课题立项并获奖。

附骨疽（骨髓炎）案

李某，男，76岁，初诊时间：2021年6月14日。

主诉：右颌面部反复红肿10月余。

诊查：患者29年前行右侧腮腺恶性肿瘤切除及胸大肌皮瓣移植术，术后行放射治疗。结果右侧上颌骨坏死，并形成右颞颌关节骨缺损脱位，局部死骨暴露，张口及言语困难。20多年来腮腺肿瘤术后病情一直稳定，未见肿瘤复发及转移。10个多月前（2020年8月3日）患者出现右颌面部反复红肿、发热，予左氧氟沙星针抗感染治疗，症状可很快消退，但停用抗感染治疗，则感染很快复发，最后形成右颊部脓肿。查颌骨MR提示右侧上颌窦区异常信号影。经感染科专科及影像科专科医师会诊，考虑继发于放射性上颌骨坏死的感染性骨髓炎，考虑再次手术治疗风险高，患者家属要求保守治疗。予局部

"脓肿切开引流"，行多次脓液培养，分别显示咽峡炎链球菌、奇异变形杆菌、棉子糖肠球菌。考虑患者存在口腔瘘管、放射性上颌骨坏死、短程抗感染疗效不佳等复杂因素，故采取长程抗感染方案，予莫西沙星片0.4g，1天1次口服；复方磺胺甲噁唑2片，1天3次口服抗感染。症见右颊部红肿，疼痛，流脓，色黄质稠，味臭，神清，精神可，纳眠一般，小便短频，大便4天解1次。舌苔无法观察，脉细数。既往有腮腺恶性肿瘤手术及放疗史，放射性颌骨坏死、口腔瘘管病史。

中医诊断：附骨疽（热毒炽盛，湿浊瘀滞）。

西医诊断：骨髓炎；面部软组织感染；放射性颌骨坏死；口腔瘘管。

中医辨证分析：湿热邪毒蕴结于骨骼，以致经络阻塞，气血凝滞，阻塞不通，故颊部红肿；湿热毒邪郁阻筋骨，病位较深，故皮肤微红、微热。小便短频、大便秘结、脉数均为湿热郁滞之象。

治则治法：清热解毒，化瘀通络，祛腐生肌。

处方：自拟活命消毒饮加减。金银花9g，野菊花9g，蒲公英15g，紫花地丁10g，天葵子9g，赤芍12g，牡丹皮9g，芦根30g，桃仁6g，薏苡仁6g，天花粉12g，黄芪15g，甘草3g。7剂，日1剂，每次200mL，早晚分服。

连服12周。患者引流管内无分泌物流出，伤口愈合。其间动态评估疗效及安全性指标（血常规、C反应蛋白、降钙素、肝功能、肾功能及凝血功能）均未见明显异常。

【按语】慢性骨髓炎治疗难度大，保守治疗很难完全清除病灶，因此，极易反复感染。本病属中医学"附骨疽"范畴。该患者以右颊部红肿、疼痛、流脓、色黄质稠、味臭，小便短频，大便不畅为临床症状，"热、毒、瘀、浊"是其特点。因此，治疗以清热解毒、化瘀通络、祛腐生肌为原则，采用自拟活命消毒饮加减。方中金银花为君药，善治痈肿疮毒，为痈疮疔毒之要药；野菊花主清肝胆之火，两药相配，以清气分热；紫花地丁清热解毒，凉血消肿；牡丹皮、赤芍清热凉血，以防热入血分；花粉、芦根清热生津，以防伐邪伤正，《医学衷中参西录》云其"性凉能清肺热，中空能理肺气，而又味甘多液，更善滋养肺阴"；天葵子清热解毒，消肿散结，可溃坚决痈；薏苡仁清热排脓，渗湿化浊；桃仁活血逐瘀，可助消痈，祛腐生新；黄芪托毒排脓，扶正生肌。诸药合用，扶正与祛邪兼顾，标本兼治，中西医结合，故而取得较好疗效。

悬饮（结核性胸膜炎）案

汪某，男，53岁，初诊时间：2016年1月4日。

主诉：左胸疼痛6天，发热两天。

诊查：患者入院前6天出现左胸疼痛，呈持续性，活动后或咳嗽时加重，伴胸闷，少痰。两天前开始发热，体温最高38.8℃，曾在外院查胸片示左侧胸腔积液，为进一步诊治收住我院。有高血压、糖尿病病史。查体：体温37.4℃，心率70次/分，脉搏20次/分，血压116/69mmHg，神志清，精神软，消瘦，左肺呼吸音低，叩诊大部呈浊音，未闻及明显干湿啰音，余未见异常体征。入院后查胸部增强CT示左侧胸腔大量包裹性积液伴左肺不张，纵隔及心包包裹性积液，遂行胸腔镜检查＋闭式引流术，并予哌拉西林他唑巴坦针联合莫西沙星针抗感染12天，其间完善相关检查，胸水常规：色黄、无凝块、微浑，李凡他试验（＋＋），单个核细胞占80%，中性粒细胞占20%。TSPOT－TB 183.60μg/mL，胸水肿瘤标志物：CA125 398.6IU/mL，CYFRA21－1 19.6ng/mL，胸水结核菌涂片（－）。胸膜病理：慢性炎症伴纤维组织增生及纤维性坏死。液基细胞未找到癌细胞。复查胸部CT：左侧包裹性积液伴液气胸，左肺局部受压不张，抗感染治疗效果欠佳。据此首先考虑结核性胸膜炎，不排除脓胸及恶性胸水可能。请呼吸科会诊后建议诊断性抗结核治疗，HRZE方案（异烟肼＋利福平＋乙胺丁醇＋吡嗪酰胺），治疗过程中患者出现血压异常增高，伴头晕不适，且对降压药无效，要求中药治疗。舌绛红，苔黄腻，脉滑数。

中医诊断：悬饮（热盛阴伤，痰瘀互结）。

西医诊断：结核性胸膜炎；胸腔积液；高血压；2型糖尿病。

中医辨证分析：痰瘀互结于胸中，故胸胁闷痛；痰阻气机，以致肺气不宣，故咳吐少量黏痰；热盛伤阴，故口干咽燥、潮热、盗汗、形体消瘦。舌绛红、苔黄腻、脉滑数均为热盛阴伤之象。

治则治法：清热解毒，祛痰化浊，养阴祛瘀。

处方：鱼腥草30g，苇茎30g，薏苡仁30g，冬瓜仁30g，瓜蒌皮15g，茯苓15g，制半夏15g，竹茹15g，葶苈子15g，沙参15g，麦冬15g，桃仁10g，陈皮10g，白芥子10g，甘草3g。文火水煎，日1剂，配合等分散（三七粉、西洋参粉等比例混合）2g冲服。

连服1个月，胸胁闷痛、盗汗均好转，舌红，少苔。

继续吞服等分散，每日 2 次。服用两个月后，症状完全消失，复查胸部 CT 示胸腔积液较前明显吸收。

【按语】 难治性胸腔积液的难治性主要体现在诊断困难和治疗困难两方面，如果胸水的病因得不到及时准确的诊断就不会得到正确合理的治疗。因此，胸腔积液的病因诊断是与治疗相关的首要问题。但是目前胸水常规检查的各个指标含量分析（淋巴细胞百分比、ADA、葡萄糖、肿瘤标志物）、TSPOT‐TB、胸腔镜检查等无论对结核还是肿瘤敏感性均不够高，且存在创伤性和滞后性，导致临床诊断困难和治疗欠及时。另一方面，由于临床复杂因素的存在，如免疫功能低下、合并有重要脏器功能衰退、耐药等，胸腔积液的治疗效果更差，且部分患者无法耐受西医治疗所带来的副作用。因此，西医治疗难治性胸腔积液存在一定的局限性。

难治性胸腔积液属中医学"悬饮"范畴。《金匮要略·痰饮篇》记载："饮后水流在胁下，咳唾引痛，谓之悬饮。"《伤寒论·太阳篇》载："盖胸中属上焦，胁下则由中焦而达下焦，为下焦水道所从出，故胁下水道瘀塞即病悬饮内痛。"中医学认为，胸腔积液与三焦气化失司相关。《圣济总录·痰饮统论》云："盖三焦者水谷之道路，气之所终始也。三焦调适，气脉平匀，则能宣通水液，行入于经，化而为血，灌溉周身。三焦气涩，脉道闭塞，则水饮停滞，不得宣行，聚成痰饮。"等分散合千金苇茎汤化裁，能泄能通，清热解毒，祛痰化浊，兼能养阴祛瘀，使邪去而不伤正。方中鱼腥草清热解毒；薏苡仁、冬瓜仁、瓜蒌皮、竹茹、茯苓、制半夏、陈皮清热化痰，淡渗利水；葶苈子、白芥子泻肺逐饮；桃仁、三七粉活血祛瘀；甘草补肺益气；西洋参、沙参、麦冬养阴润肺，以助肺组织修复。辨证准确，用药合理，故疗效良好。

卢巧英

卢巧英（1965—），女，主任中医师，浙江省基层名中医，金华市名中医，金华市名老中医学术经验传承指导老师，金华市中西医结合学会糖尿病专业委员会副主任委员，浙江省中医药学会糖尿病分会、体质分会、营养与食疗分会委员。师承名中医陈勇毅、陈永灿，擅长中西医结合诊治糖尿病、甲状腺疾病、更年期综合征、高血压、高脂血症、高尿酸血症、冠心病、中风后遗症、黄褐斑、痤疮等病证，在体质调理及膏方调治方面有较为丰富的经验。发表论文近 20 篇，主持课题 3 项。

消渴（糖尿病）案

张某，男，47 岁，初诊时间：2020 年 6 月 10 日。

主诉：神疲乏力 1 个月。

诊查：患者近 1 个月来自觉神疲乏力，身重易倦，胸闷脘痞，口干不欲饮，口中甜腻，二便尚调。曾就诊于当地医院，查空腹血糖 10.3mmoL/L，餐后 2 小时血糖 15.4mmoL/L，糖化血红蛋白（HbAlC）8.6%，予门冬胰岛素 30 早 18U、晚 14U 皮下注射，自述血糖控制尚可。为求中医治疗来诊。形体肥胖，舌淡胖，苔白腻，脉滑。

中医诊断：消渴（痰湿内盛，脾虚失运）。

西医诊断：2 型糖尿病。

中医辨证分析：肥人多痰多气虚，患者形体肥胖，平素嗜食肥甘厚腻、乳酪之品，脾运不及，转输不利，酿生痰湿，阻滞中焦，脾虚湿困，故体胖身重、神疲乏力；食甘中满，其气上溢，见口中甜腻；痰湿阻遏胸阳、胃脘，故胸闷脘痞；痰湿阻滞，脾气郁遏，气机受阻，津液不能上承于口，故口干不欲饮。舌淡胖、苔白腻、脉滑为痰湿内盛、脾虚失运之象。

治则治法：燥湿化痰，醒脾助运。

处方：二陈汤加减。姜半夏 15g，陈皮 10g，茯苓 10g，莱菔子 10g，焦神曲 10g，焦山楂 10g，枳壳 15g，玉米须 15g。14 剂，日 1 剂，水煎，早晚分服。西医治疗不变，嘱饮食清淡适量，加强运动。

6 月 24 日二诊：药后体力稍增，身体沉重感减，无胸闷脘痞，口干不明显，血糖下降，门冬胰岛素减量至早 14 U、晚 10 U。方既对证，前方加减化裁。

服药 1 个多月，诸症全消，胰岛素停用，改口服二甲双胍 0.5g，餐后服，每日 2 次，血糖控制良好。

【按语】《素问·奇病论》云："此五气之溢也，名曰脾瘅。夫五味入口，藏于胃，脾为之行其精气，津液在脾，故令人口甘也，此肥美之所发也。此人必数食甘美而多肥也。肥者令人内热，甘者令人中满，故其气上溢，转为消渴。"痰浊膏脂之邪蓄积，聚少成多。痰湿内盛，脾运不济，水谷精微不能输布全身，郁而化热，故见胸闷脘痞、口干、神疲乏力。脾失健运，精不正化，久成消渴之病。《医方集解》称"治痰通用二陈"，本案选二陈汤化裁，祛已生之痰。方中法半夏辛温燥湿祛痰，用以为君；陈皮辛温利气，气顺痰降为臣，二药相辅相成，增强燥湿化痰之力，体现治痰先理气，气顺则痰消；茯苓甘淡渗湿，湿祛则痰无处所生；水饮日久不化，炼液为痰，饮食积滞，未能及时运化，形成食积，日久均可化生痰湿，故加用莱菔子、焦神曲、焦山楂消食积，消脾土壅滞，并嘱节制饮食，以杜生痰之源；玉米须清热利尿，可助水湿排泄，现代研究证实其有降血糖作用。全方简洁，用药精炼，健脾以杜生痰之源，气顺则痰自消，共奏燥湿化痰、醒脾助运之效。

瘿病（甲状腺结节）案

林某，女，45岁，初诊时间：2019年7月27日。

主诉：体检发现甲状腺结节半年。

诊查：患者诉半年前体检发现甲状腺结节，当时未予治疗。近半年来反复咽颈部不适，有发胀感，无疼痛，平素易情志抑郁，时有胸闷，经前乳胀明显，夜寐差，难入眠，纳少，大便软，小便调。查体：甲状腺可触及Ⅰ°肿大，无压痛。舌淡，苔白滑，脉弦。辅助检查（2019年7月1日）：甲状腺功能未见异常。甲状腺B超示甲状腺弥漫性病变，甲状腺双侧叶实性及囊实性结节（左侧较大者约9mm×6mm，右侧较大者约14mm×7mm），TI-RADS分级3级。

中医诊断：瘿病（气郁痰阻）。

西医诊断：甲状腺结节。

中医辨证分析：患者为中年女性，平素情志不畅，长期忿郁恼怒或忧思郁虑，肝气郁滞，疏泄不利，失于条达，故胸闷、乳胀、夜寐欠佳；气机郁滞，津液易于凝聚成痰，气滞痰凝，结聚颈前而发为本病。结合舌脉，辨为气郁痰阻。

治则治法：疏肝行气，化痰消瘿。

处方：半夏10g，陈皮10g，香附10g，白芍15g，柴胡10g，佛手9g，黄芪20g，炒白术15g，木蝴蝶6g，射干6g，夏枯草9g，浙贝母9g，川芎5g，当归9g，酸枣仁15g，生牡蛎30g，甘草6g。14剂，日1剂，水煎，早晚分服。

8月9日二诊：药后咽颈部不适感稍减轻，睡眠仍差，近日烦躁不安，纳少，舌边红，苔薄黄，脉弦滑数。

处方：半夏10g，陈皮10g，香附10g，白芍15g，柴胡10g，佛手9g，黄芪20g，炒白术15g，木蝴蝶6g，射干6g，夏枯草9g，浙贝母9g，川芎5g，当归9g，酸枣仁15g，生牡蛎30g，甘草6g，郁金10g，合欢花6g。28剂，日1

剂，水煎，早晚分服。

9月9日三诊：药后咽颈部不适明显改善，入睡困难减轻，未见烦躁，纳食增多，舌淡，苔薄白，脉弦滑。

处方：半夏10g，陈皮10g，香附10g，白芍15g，柴胡10g，佛手9g，黄芪20g，炒白术15g，夏枯草9g，浙贝母9g，川芎5g，当归9g，酸枣仁15g，生牡蛎30g，甘草6g，郁金10g。28剂，日1剂，水煎，早晚分服。

继续治疗两个月，中药随症加减。2019年12月21号复查甲状腺功能未见异常，甲状腺彩超示甲状腺弥漫性改变，甲状腺双侧叶结节（左边最大者6mm×4mm，右边最大者6mm×5mm），TI-RADS 3级。嘱患者定期复查，保持心情愉悦，少劳累，适当运动。

【按语】瘿病者，喜当颈下，当中央不偏两边也，乃气血凝滞、日久渐结而成。《证治准绳·杂病》谓："大抵治是病必分初、中、末三法，初治其邪入客后积块之未坚者，当如前所云，治其始感之邪与留结之，客者除之、散之、行之，虚者补之，约方适其主所为治。及乎积块已坚，气郁已久，变而为热，热则生湿，湿热相生，块日益大，便从中治，当祛湿热之邪，其块之坚者削之，咸以之，比时因邪久凑，正气尤虚，必以补泻迭相为用。若块消及半，便从末治，即住攻击之剂，因补益其气，兼导达经脉，使荣卫流通，则块自消矣。"方中半夏辛温而燥，燥湿化痰，降逆和胃，散结消瘿；痰湿既成，阻滞气机，陈皮辛苦温燥，理气行滞，燥湿化痰，不仅有化痰作用，更有理气之功；瘿者，由忧恚气结所生，故以香附、白芍、柴胡、佛手疏肝解郁理气；黄芪补脾胃之气；气为血之帅，气行则血行，合炒白术共奏健脾益气利湿之效；木蝴蝶疏肝利咽，射干化痰利咽，二者共同改善咽部不适；夏枯草散结消肿，浙贝母清热化痰，二者合用，加强散结消瘿之功；酸枣仁养心补肝生津，安神助眠；川芎、当归行气活血化瘀；生牡蛎软坚散结，平肝潜阳；甘草调和诸药。诸药合用，共奏疏肝理气解郁、健脾化痰散结之功。二诊睡眠仍差，情绪烦躁，舌脉可见热象，故加合欢花活血助眠；郁金开郁通滞气。三诊咽颈部不适明显改善，入睡困难减轻，故去射干、木蝴蝶、合欢花。治瘿用药多需数月之久，后期需调整用药，注意益气养阴，固护正气。

消渴合并胸痹（糖尿病合并冠心病）案

刘某，男，56岁，初诊时间：2016年9月13日。

主诉：发现血糖升高12年，胸部闷痛两个月。

诊查：患者 12 年前体检时发现血糖升高，诊为糖尿病。医嘱加强运动，服用诺和灵 30R 降糖，平时血糖控制欠理想。两个月前劳累或活动后感胸部闷痛，休息后可缓解，曾到市医院就诊，冠状动脉 CT 示右冠状动脉近段狭窄 50%，予单硝酸异山梨酯片、波立维、立普妥片等口服，闷痛稍减，但仍时作。刻诊：体形偏瘦，面色潮红，午后明显，腰酸，口干，进食较多，有饥饿感，夜寐尚安，大便偏干，夜尿两次，舌红，舌下静脉紫暗，苔薄，脉弦细。尿蛋白（－），空腹血糖 7.28mmol/L，餐后 2 小时血糖 9.88mmol/L，心肌酶谱无异常，心电图示窦性心律，非特异性 ST－T 改变。

中医诊断：消渴合并胸痹（气阴不足，兼夹血瘀）。

西医诊断：糖尿病合并冠心病。

治则治法：益气养阴，活血通络。

处方：太子参 30g，生地黄 15g，麦冬 15g，五味子 6g，柴胡 10g，白芍 12g，白术 12g，女贞子 12g，墨旱莲 12g，丹参 30g，川芎 12g，葛根 15g，陈皮 6g。7 剂，日 1 剂，水煎，早晚分服。嘱注意休息，保持心情舒畅。继服心内科口服药，调整胰岛素用量。

9 月 20 日二诊：药后胸痛已不明显，面色潮红好转，仍胸闷、口干，进食仍较多，大便正常，舌苔如前，脉细。查空腹血糖 6.88mmol/L，餐后 2 小时血糖 8.98mmol/L。上方去桑寄生，加黄连 8g。7 剂，服法、调护同前。

9 月 27 日三诊：药后偶有胸闷，饥饿感已不明显，进食有减，腰酸已除，舌红，舌下静脉紫暗，苔薄，脉细。自测血糖基本在正常范围，无低血糖反应，去女贞子、墨旱莲，加山药 15g。

继续调治 1 个月，诸症皆除。

【按语】本例为糖尿病合并冠心病，以胸闷、胸痛为主症，属中医学"消渴""胸痹"范畴，本次就诊以胸痹为主。胸痹是以胸部闷痛，甚则胸痛彻背、短气、喘息不得卧等为主要症状的病证。本病的发生多因寒邪内侵，饮食不当，情志失调，年老体虚所致。病机总属本虚标实，虚实夹杂。该患者气阴不足为本、血瘀为标，标本交互为患，故处方以太子参、白术、生地黄、麦冬、五味子、女贞子、墨旱莲益气养阴；柴胡、白芍、丹参、川芎、葛根理气活血。诸药合用，共奏益气养阴、活血通络之功。同时调整胰岛素剂量控制血糖，用波立维、立普妥等抗凝降脂稳定斑块。需要注意的是，中药活血药不可过多，需中西医结合用药。

消渴（糖尿病神经病变下肢麻木）案

许某，男，72岁，初诊时间：2020年9月9日。

主诉：反复口干、多饮5年，伴双下肢麻木两月余。

诊查：患者5年前开始反复口干、多饮，诊断为糖尿病，血糖控制欠佳。最近予甘舒霖50R：12~4U，血糖尚平稳。近两个月出现双下肢麻木不适，时有颠顶头痛，足底有灼热感，夜尿频数（4~5次），大便偏干，胃纳可，夜寐安，舌红，苔薄，脉细。有高血压病史3年，口服降压药，监测血压可。有双膝关节手术史。否认过敏史。

中医诊断：消渴（肝肾阴虚，痰瘀互结）。

西医诊断：糖尿病神经病变下肢麻木。

中医辨证分析：患者年老体虚，肝肾阴虚，阴津亏损，燥热偏盛，故口干、多饮；足厥阴肝经上至颠顶，肝阴不足，肝阳上亢，故颠顶头痛；肾阴不足，失于濡养，开阖固摄失司，故夜尿频数；肾阴亏虚，阴虚火旺，故足心有灼热感；肝肾阴虚，燥热内盛，炼津为痰，脉络瘀阻，痰瘀互结，故肢体麻木；燥热内结，故大便干。舌红、苔薄、脉细为肝肾阴虚之象。

治则治法：平补肝肾，滋阴通络。

处方：生地黄15g，麦冬20g，知母10g，山茱萸9g，牡丹皮6g，茯苓15g，山药30g，葛根30g，黄柏12g，海螵蛸15g，独活12g，鸡血藤15g，川牛膝15g，醋鳖甲15g先煎，伸筋草15g，酒白芍15g，甘草6g。7剂，日1剂，水煎，早晚分服。

9月24日二诊：患者自行原方配服7剂，药后仍时口干、多饮，双下肢麻木好转，无颠顶头痛，足底灼热感基本消失，夜尿次数减少，大便尚调，纳可寐安，舌淡红，苔薄，脉细。前方去苍术、葛根，加桑椹30g。14剂，日1剂，水煎，早晚分服。

后电话随访，口干、多饮基本消失，无肢体麻木。

【按语】糖尿病神经病变属中医学"消渴"范畴。病机乃阴津亏损，燥热偏盛。阴虚为本，燥热为标，涉及肺、胃、肾三脏。消渴日久，病及多个脏腑，影响气血的正常运行，且阴虚内热，耗伤津液，使血行不畅致血脉瘀滞，痰瘀互结。本证属肝肾阴虚，痰瘀互结。方拟六味地黄汤为基础方滋养肾阴。方中生地黄加强清热凉血之功；黄柏、知母滋阴泻火；麦冬、葛根养阴生津；独活、伸筋草祛风通痹舒筋；海螵蛸固肾摄精；鸡血藤、川牛膝加强养血活血之力；白芍、甘草酸甘化阴，养血柔肝；桑椹养血生津润燥；甘草调和诸药。诸药合用，共奏平补肝肾、滋阴通络之功。

楼建国

楼建国（1966—），男，主任医师，金华市中医医院脾胃病科主任，金华市名中医，全国优秀中医临床人才。从事脾胃病研究30余年，潜心于经典《黄帝内经》《伤寒杂病论》，私淑郑卢医学，崇尚扶阳理念，临证擅用扶阳医学解决急危重症。为金华市干部保健医疗专家组特聘专家，浙江省中医药学会脾胃病分会常务委员，中国中医药信息学会中医临床药学分会常务理事，世界中医药学会联合会脾胃病分会理事。擅长消化内镜治疗脾胃病、肝病、肿瘤等。

便血（上消化道出血）案

楼某，男，23岁，初诊日期：2020年1月5日。

主诉：反复解黑便1月余。

诊查：1个月前无明显诱因下解黑便1次，以柏油样便为主，量约50g。后1个月内反复解黑便，无呕血，伴上腹部胀满不适，胃脘部饥饿感疼痛，进食后好转，未予重视和治疗。近期头晕、乏力、心悸，无大汗淋漓，无黑蒙晕厥。2020年12月24日至当地医院就诊，查血常规：白细胞7.72×10^9/L，红细胞2.33×10^{12}/L，血红蛋白70g/L，血小板计数303×10^9/L，中性粒细胞计数比值51.8%；肝功能检查示：丙氨酸氨基转移酶（ALT）307U/L，天门冬氨酸氨基转移酶（AST）135U/L；大便隐血（+++）。门诊以上消化道出血收入院。入院后完善相关检查，腹部增强CT未见明显异常，胃肠镜示非萎缩性胃炎伴糜烂，治以氨甲环酸氯化钠、生长抑素等止血，奥美拉唑针抑酸护胃，输注红细胞。经治症状未见明显好转。1月4日复查血常规：红细胞3.01×10^9/L，血红蛋白67g/L，血小板计数385×10^9/L；大便隐血（+++），遂请中医诊治。患者面色淡白，乏力明显，头晕昏沉，舌淡，苔薄白，脉沉滞减。

中医诊断：便血（脾胃虚寒）。

西医诊断：上消化道出血。

中医辨证分析：脾胃虚寒，中气不足，统血无力，血溢肠内，随便而下，故解柏油样便；中虚有寒，寒凝气滞，健运失调，故上腹部胀满不适、胃脘部饥饿感疼痛；脾胃虚寒，生化不足，气血两虚，故面色淡白、舌淡、苔薄白、脉沉滞减。

治则治法：温中散寒，健脾摄血。

处方：黄土汤加减。制附片60g（先煎），灶心土60g（先煎代水），阿胶10g（烊化），炙甘草10g，红参10g，生地黄炭20g，黄芩炭20g，侧柏炭20g，艾叶炭20g，炒白术30g。2剂，连续频服，24小时服完。

药后解黑色稀便3~4次，至第2日晚6时许大便呈黄色，第3日查大便隐血阴性。原方再服1剂巩固。

【按语】便血有远血、近血之分。一般情况下，血色鲜红者，其来较近；血色紫暗者，其来较远。尤怡在《金匮要略心典》云："下血先便后血者，由脾虚气寒，失其统御之权，而血为之不守也。脾去肛门远，故曰远血。"本案患者反复解黑便，当属远血。脾胃阳气不足，肠胃虚寒，气失统摄，血无所归，荣血失道，乃致便血，因此，远血的治疗重在调理中焦。《金匮要略·惊悸吐衄下血胸满瘀血病脉证并治》曰："下血先便后血，此远血者，黄土汤主之。"虚寒者取黄土汤之温意。黄土温燥入脾；合白术、附子以复健行之气；阿胶、生地黄、甘草以益脱竭之血；因虑辛温之品转为血病之厉，故以黄芩之苦寒防其太过，所谓有制之师也。血热则行，血冷则凝，见黑则止，佐以炭药等收敛止血之品，以助药力。

痿证（慢性消耗性疾病）案

项某，男，73岁，初诊日期：2017年5月21日。

主诉：寅时发音障碍，戌时逐渐缓解1周。

诊查：患者1周前每天晚上7点后出现发音障碍，早晨5点后缓解。于当地医院住院治疗，当天傍晚输液时出现右侧肢体软瘫，经休息后缓解，头颅MRI未发现明显异常。舌淡红，苔薄白，脉左弦寸尺沉弱、右寸弱关尺浮大。

中医诊断：痿证（气虚下陷）。

西医诊断：慢性消耗性疾病。

中医辨证分析：经脉气血不足，循行不利，无以濡养筋脉、肌肉，故筋纵不能自收持；足阳明胃经其分支循喉咙，属胃络脾，脾胃气虚下陷，而见发音障碍、言语謇涩。

治则治法：补中益气，升阳举陷。

处方：补中益气汤加味。生黄芪60g，熟地黄20g，炒白术20g，桂枝10g，党参20g，当归6g，蚕沙15g，甘草6g，柴胡10g，升麻10g，防风10g，附子5g（先煎），巴戟天10g，陈皮6g。7剂，日1剂，水煎，早晚分服。

服药当天即无发音困难。7剂服完，体力恢复如常。

【按语】《素问·痿论》云："大经空虚，发为脉痹，传为脉痿。"本案患者平时独居，饮食失节，体力过劳。加之长期饮酒，耗伤脾胃，中气虚则下陷。脾土不固，五脏无本，以致血气亏乏，周流不利，肢体筋脉不充，软弱无力，萎废不用。足阳明胃经其支者，从大迎前下人迎，循喉咙，入缺盆，下膈，属胃，络脾。凌晨3~5时为寅时，5~7时为酉时，寅时阳气上升，酉时阳气渐衰，阴气渐长，故每晚5~7时开始发音困难，凌晨5点后逐渐缓解。审其阴阳，辨其柔刚，定其血气，各守其乡，血实宜决之，气虚宜掣引之。方中黄芪味甘微温，入脾肺经，补中益气，升阳固表，故为君药。配伍人参、炙甘草、白术补气健脾，为臣药。当归养血和营，协人参、黄芪补气养血；陈皮理气和胃，使诸药补而不滞，共为佐药。少量升麻、柴胡升阳举陷，协助君药以升提下陷之中气，共为佐使；炙甘草调和诸药为使药。

胃脘痛（慢性浅表性胃炎伴重度肠化）案

胡某，男，31岁，初诊时间：2021年5月20日。

主诉：反复腹痛腹泻1年余。

诊查：患者近1年来反复出现上腹痛，伴呃逆，大便溏，每日2~3次，有时感胸闷不适。2021年4月28~5月7日住院治疗，查无痛胃肠镜提示慢性非萎缩性胃炎；直肠炎。病理诊断：（胃窦）黏膜轻度慢性浅表性胃炎伴腺体重度肠化。刻下：舌淡，左脉、右脉寸关沉滞弱，右尺沉弦减。

中医诊断：胃脘痛（脾肾阳虚）。

西医诊断：慢性浅表性胃炎伴重度肠化。

中医辨证分析：脾胃共为后天之本。胃主受纳，脾主运化，共同完成饮食物的消化吸收及精微的输布，滋养全身。脾主升，胃主降，脾宜升则健，胃宜降则和。患者脾胃中焦虚寒，致使胃气失和，胃中气机阻滞，则见上腹痛；脾阳不升，胃气失降，脾胃运化失司，则出现呃逆、便溏；阳气虚衰，胸阳不振，气机痹阻，血行瘀滞，则胸闷。舌淡，左脉、右脉寸关沉滞弱，右尺沉弦减均属脾肾阳虚之征。

治则治法：温补脾肾。

处方：附子理中汤合吴茱萸汤加减。附子 5g（先煎），茯苓 15g，党参 15g，干姜 6g，炙甘草 10g，制吴茱萸 3g，炒苍术 10g，盐益智仁 10g，煨肉豆蔻 10g。7 剂，日 1 剂，水煎取汁 200mL，分早、中午餐后 1 小时温服。嘱忌水果、牛奶、海鲜、生冷、食笋、腌制品及糯米等。

5 月 27 日二诊：患者述腹胀，怕冷，大便形状较前好转，每日 1～2 次。舌淡红，苔薄白，脉沉滑劲。

处方：茯苓 15g，党参 15g，干姜 6g，炙甘草 10g，制吴茱萸 3g，炒苍术 10g，盐益智仁 10g，煨肉豆蔻 10g，制川乌 10g（先煎），当归 5g。7 剂，日 1 剂，水煎取汁 200mL，分早、中午餐后 1 小时温服。

6 月 3 日三诊：患者述下午 3～4 点有时感上腹痛，无腹泻，大便每日 2 次。舌淡红，苔薄白，寸脉弱、关尺沉弦稍劲。

处方：茯苓 15g，党参 15g，干姜 6g，炙甘草 10g，制吴茱萸 3g，炒苍术 10g，盐益智仁 10g，煨肉豆蔻 10g，制川乌 10g（先煎），黄芪 30g。7 剂，日 1 剂，水煎取汁 200mL，分早、中午餐后 1 小时温服。

6 月 10 日四诊：患者述大便已调，日 1 次，基本成形。舌淡红，苔薄白，右脉沉弦稍劲寸减，左脉沉弦劲紧寸减。

处方：茯苓 15g，党参 15g，干姜 6g，炙甘草 10g，制吴茱萸 3g，炒苍术 10g，盐益智仁 10g，煨肉豆蔻 10g，制川乌 10g（先煎），黄芪 30g，桂枝 10g，鲜生姜 30g，小茴香 10g。7 剂，日 1 剂，水煎取汁 200mL，分早、中午餐后 1 小时温服。

6 月 17 日五诊：药后无腹痛腹泻，大便基本成形，日 1 次。舌淡红，苔薄白，右脉沉弦滑寸减，左脉滞减。

处方：茯苓 15g，党参 15g，干姜 6g，炙甘草 10g，制吴茱萸 3g，炒苍术 10g，盐益智仁 10g，煨肉豆蔻 10g，黄芪 30g，桂枝 10g，鲜生姜 30g，小茴香 10g，白芷 15g，独活 15g。7 剂，日 1 剂，水煎取汁 200mL，分早、中午餐后 1 小时温服。

6 月 24 日六诊：药后无泛酸烧心，大便成形，每日 1 次。舌淡红，苔薄白，左脉缓滑，右脉寸弱。

处方：茯苓 15g，党参 15g，干姜 6g，炙甘草 10g，制吴茱萸 3g，炒苍术 10g，盐益智仁 10g，煨肉豆蔻 10g，黄芪 30g，鲜生姜 30g，小茴香 10g，白芷 15g，独活 15g，大血藤 20g，首乌藤 20g。7 剂，日 1 剂，水煎取汁 200mL，分早、中午餐后 1 小时温服。

7月1日七诊：无腹胀腹痛，无腹泻，大便成形，日 1 次。舌淡红，苔薄白，左缓滑，右寸弱关弦劲。

处方：茯苓 15g，党参 15g，干姜 6g，炙甘草 10g，制吴茱萸 3g，炒苍术 10g，盐益智仁 10g，煨肉豆蔻 10g，黄芪 30g，鲜生姜 30g，小茴香 10g，白芷 15g，独活 15g，大血藤 20g，首乌藤 20g，北沙参 12g，附子 5g（先煎）。7 剂，日 1 剂，水煎取汁 200mL，分早、中午餐后 1 小时温服。

连续服药 9 月余，患者无明显腹胀腹痛，无泛酸暖气，无呃逆，无口干口苦，无恶心呕吐，大便成形，每日 1 次，无胸闷不适。2022 年 3 月 10 日复查无痛胃镜示慢性浅表性胃炎。病理诊断：（窦小）黏膜轻度慢性浅表性胃炎。

【按语】《景岳全书·论脾胃》曰"脾胃属土，惟火能生"。脾胃运化有赖于肾阳，肾阳亏虚则运化不畅，日久伤及脾阳，则进一步加重肾阳不足。治当温肾助阳健脾为主。附子理中汤为先后天并补之剂。方中附子、干姜、炙甘草四逆汤以治太阴、少阴之寒；吴茱萸以治厥阴之寒；附子温补先天真阳；炒苍术健脾燥湿，补中宫之土；干姜温胃散寒；党参补气益阴；炙甘草补后天脾土，调和诸药；肉豆蔻温中涩肠；吴茱萸散寒温中。诸药合用，补脾肾，固大肠，以达止痛止泻之效。

泄泻（胃肠功能紊乱）案

熊某，男，63 岁，初诊时间：2020 年 3 月 6 日。

主诉：大便稀溏半年余。

诊查：患者近半年反复出现大便稀溏，每日 4～5 次，频转矢气，每于受凉或进食生冷食物后加重，伴腹胀，无恶心呕吐，无黑便及脓血便，形寒肢冷，夜寐欠佳。舌淡白，苔薄白，脉沉迟稍紧。

中医诊断：泄泻（脾肾阳虚）。

西医诊断：胃肠功能紊乱。

中医辨证分析：患者久泻，损及脾肾阳气。肾司二便，命门火衰，不能温煦，阴寒内生。脾主运化，脾气亏虚，气虚导致脾阳虚弱，日久累及肾阳，命门火衰，火不生土，又致脾胃亏虚，导致肠失温煦，固摄无权，故大便次数多、大便稀溏、形寒肢冷。舌淡白、苔薄白、脉沉均为脾肾阳虚之征。

治则治法：温肾暖脾，涩肠止泻。

处方：苍术干姜汤合四神丸加减。炒苍术 15g，茯苓 15g，肉桂 6g，甘草

6g，干姜 10g，补骨脂 15g，乌药 10g，五味子 5g，吴茱萸 3g，小茴香 10g，煨肉豆蔻 10g，附子 15g（先煎），鲜生姜 15g，大枣 10g，制川乌 15g（先煎）。7 剂，日 1 剂，水煎，早、中午餐后分服。医嘱：附子用时先煎 2 小时，忌寒冷饮食，忌水果、海鲜制品。

3 月 13 日二诊：药后大便较前好转，每日 1~2 次，但夜寐欠佳，每晚睡眠 3~4 小时。舌淡红，苔薄白，右脉沉滞弱，左脉沉迟稍紧。

处方：炒苍术 15g，茯苓 15g，肉桂 6g，甘草 6g，干姜 10g，补骨脂 15g，乌药 10g，五味子 5g，吴茱萸 3g，小茴香 10g，煨肉豆蔻 10g，附子 30g（先煎），鲜生姜 15g，大枣 10g，制川乌 15g（先煎），鹿角霜 20g，姜半夏 9g。7 剂，日 1 剂，水煎，早、中午餐后分服。

3 月 20 日三诊：药后诸症均较前好转，余无殊。舌淡红，苔薄白，脉沉滞。

处方：炒苍术 20g，茯苓 15g，肉桂 6g，甘草 6g，干姜 10g，补骨脂 15g，乌药 10g，五味子 5g，吴茱萸 3g，小茴香 10g，煨肉豆蔻 10g，附子 30g（先煎），鲜生姜 15g，大枣 10g，制川乌 15g（先煎），鹿角霜 20g，姜半夏 9g，鹿角 15g 先煎，砂仁 5g（后下）。7 剂，日 1 剂，水煎，早、中午餐后分服。

【按语】泄泻是临床常见病、多发病，是指以大便次数增多，粪质稀溏或完谷不化，甚至泻出如水样便为主要特征的病证。泄泻的致病原因多样，常与饮食、情志、外邪等因素相关。急性泄泻失治或误治、长期饮食生冷不节、过劳等，均可导致病情迁延日久，从实化虚，发展为久泻。脾胃素虚，久病气虚或外邪迁延日久，皆会损伤脾胃导致脾胃受纳，运化失职，清阳不升，浊阴不降，水湿内停，清浊不分而发为泄泻。脾虚湿盛是久泻的始动因素，病久伤及肾阳，导致肾阳亏虚，命门火衰，寒湿占据命门。苍术燥湿健脾；人参刚柔相济；甘草调和上下，最能缓中；干姜温中散寒；附子补先天真阳；炙甘草补后天脾土，调和诸药。诸药合用，共奏温肾暖脾、涩肠止泻之功。

呃逆（膈肌痉挛）案

钱某，女，46 岁，初诊时间：2019 年 11 月 3 日。

主诉：呃气频作 1 周余。

诊查：患者 1 年前于当地医院行胃镜检查，诊断为慢性浅表性胃炎。平素体虚乏力，消瘦，面色少华。近 1 周来无明显诱因出现呃气频作，声音低弱，无呕吐，无腹痛，气短，手足不温，神疲乏力，食少纳呆，易困倦，睡眠尚可，大便稀溏，小便调。舌淡红，苔薄白，脉沉弱。

中医诊断：呃逆（脾胃虚寒）。

西医诊断：膈肌痉挛。

中医辨证分析：脾胃职司受纳运化、升清降浊。中气不足，清气不升，胃气不和，浊气不降而致呃气频作、声音低弱、神疲乏力、食少困倦、面色少华、手足不温。舌淡红、苔薄白、脉细弱均为脾胃虚弱、生化之源不足之征。

治则治法：健脾益气，和胃降逆。

处方：补中益气汤加味。太子参 15g，炒刀豆 15g，炒白术 15g，炒谷芽 15g，炒麦芽 15g，黄芪 30g，陈皮 10g，当归 10g，升麻 6g，柴胡 6g，甘草 6g，干姜 3g，鸡血藤 20g。7 剂，日 1 剂，水煎，早晚分服。

1 月 10 日二诊：服药后精神好转，呃气减少，手足转暖，纳增，大便日行 1 次，舌淡红，苔薄白，脉细弱。效不更方，又进 10 剂，服法同前。并嘱服补中益气丸 1 个月，以巩固疗效。

随访半年，未见复发。

【按语】呃逆一症不外虚实两端，病机总由胃气上逆动膈而成。若降镇不效，本在气虚。素体脾胃气虚，或病后体虚中气不足，或误用镇坠之品，使中气虚，清不升，胃不和，浊不降，升降失调。正如"中气如轴，经气如轮"，中气不足，后天之四象均可出现问题，则证候错综复杂。治宜欲降必先升，补中益气，升清降浊，用补中益气汤。方中黄芪补中益气升阳；太子参、炒白术、甘草甘温益气健脾；当归补血和营；陈皮理气和胃；升麻、柴胡均可升阳举陷；炒刀豆温中止呃；干姜扶阳温中。诸药合用，使脾胃升降有序，气机顺畅，呃逆而愈。

宋大桥

宋大桥（1966—），男，主任中医师，义乌市中医医院脑病科主任，金华市名中医，国家级重点专科中医脑病科学术带头人。从事脑病临床 30 余年，善用经方治疗头痛、脑血管病、癫痫、重症肌无力等，疗效显著。

头痛（血管性头痛）案

李某，男，42 岁，初诊时间：2020 年 3 月 19 日。

主诉：反复头痛近1年，加重半月。

诊查：2019年4月开始无诱因出现双侧及头顶痛，呈胀痛及跳痛，程度时轻时重，反复发作，无呕吐，无头晕、发热。曾于院外就诊，服用天麻钩藤饮加减数周，疗效欠佳。5个月前头痛发作时在外院行头颅CT平扫，未见明显异常。不规则口服止痛药治疗。近半月头痛较前加重，持续数小时不等，程度较重，以搏动性头痛及胀痛为主，天气降温或遇风时头痛易发或加重，平素怕冷，气温较高时仍欲盖衣被，白天时感神疲乏力、欲寐，夜寐欠佳，胃纳一般，大便稍稀溏，小便清长，夜尿频，日2~5次。舌淡胖，苔薄腻，脉沉细滑。否认高血压病史。

中医诊断：头痛（少阴虚寒）。

西医诊断：血管性头痛。

中医辨证分析：血管性头痛为常见病、多发病，具有发病率高、易复发、治愈率低等特点。西医学对本病的发病机制尚未完全阐明，多认为与颅内血管痉挛、收缩或扩张等有关，治疗多为止痛对症处理。虽然症状可缓解，但多为暂时性，很难彻底治愈。中医学对头痛的论述最早见于《黄帝内经》。《素问·奇病论》曰："当有所犯大寒，内至骨髓，髓者以脑为主，脑逆故令头痛。"张仲景《伤寒论》中的六经辨证开治疗头痛的先河，如果辨证准确，疗效显著。本案患者头痛反复发作，还伴有神疲乏力、形寒肢冷、恶风怕寒，且头痛得冷则剧，得温则减，结合舌脉表现，为一派阳虚虚寒之象。结合神疲乏力、脉沉细，当属少阴阳虚头痛范围，病机符合少阴虚寒证。

治则治法：温肾散寒止痛。

处方：附子15g（先煎），生白术20g，桂枝15g，赤芍10g，生姜10g，炙甘草6g，红枣15g，细辛6g，防风12g，川芎20g，白芷10g，藁本10g，柴胡10g，太子参30g。7剂，日1剂，水煎，早晚分服。

3月26日二诊：药后头痛稍有改善，但仍怕冷，神疲乏力不适，舌淡胖，苔薄腻，脉沉细滑。

处方：附子20g（先煎），生白术20g，桂枝15g，赤芍10g，生姜10g，炙甘草6g，红枣15g，细辛6g，防风12g，川芎20g，白芷10g，藁本10g，柴胡10g，太子参30g。7剂，日1剂，水煎，早晚分服。

4月2日三诊：药后神疲乏力略改善，近期降温及下雨，头痛改善不明显，舌淡胖，苔薄腻，脉沉细滑。

处方：附子30g（先煎），生白术20g，桂枝15g，赤芍10g，生姜10g，炙甘草6g，红枣15g，细辛6g，防风12g，川芎20g，白芷10g，藁本10g，柴胡

10g，太子参30g。7剂，日1剂，水煎，早晚分服。

4月9日四诊：药后头痛较前明显改善，精神较前明显好转，怕冷、恶风也有改善，舌淡胖，苔薄腻，脉沉细滑。

处方：附子35g（先煎），生白术20g，桂枝15g，赤芍10g，生姜10g，炙甘草6g，红枣15g，细辛6g，防风12g，川芎20g，白芷10g，藁本10g，柴胡10g，太子参30g。7剂，日1剂，水煎，早晚分服。

4月16日五诊：药后头痛基本未发，精神尚可，无明显乏力，近期降温仍感怕冷明显，大便稍稀溏，舌淡红，边有齿痕，脉沉细。

处方：附子40g（先煎），生白术20g，桂枝15g，赤芍10g，生姜10g，炙甘草6g，红枣15g，细辛6g，防风12g，川芎20g，白芷10g，藁本10g，柴胡10g，太子参30g。7剂，日1剂，水煎，早晚分服。

药后症状消失，半年内头痛未发。

【按语】附子汤出自《伤寒论》第305条："少阴病，身体痛，手足寒，骨节痛，脉沉者，附子汤主之。"附子汤本用于治疗少阴阳虚身痛，并非治疗少阴阳虚头痛。从《伤寒论》六经辨证来说，少阴病篇确无头痛一症，六经头痛依据的是经络循行部位，但从脏腑辨证上，或内伤日久，或七情过度，或外感六淫邪气，三阴三阳皆可出现头痛。在临床，头痛十分普遍，属少阴头痛者，亦屡见不鲜。《黄帝内经》有"肾不生则髓不能满""诸髓者皆属于脑"之说，表明肾生髓，髓是脑的重要组成物质。又心主血脉，"血者，神气也"，脑是神明汇聚处，故心脑相通。脑之元神得血之养、气之温，方可成神机之用。少阴头痛多见于老人、素体虚弱或久病头痛者，且有"脉微细、但欲寐"的表现。其痛或空痛，或烦痛，或昏痛，或剧痛，且常伴畏寒、手足凉、头晕、腰膝酸痛、失眠或颧红脑鸣等。少阴为水火之脏，在脏为心、肾。若肾阳虚衰，阳衰阴盛，浊阴上逆，亦可致头痛。患者头痛反复发作，尚伴神疲乏力、形寒肢冷、恶风怕寒，且头痛得冷则剧，得温则减，结合舌脉，乃一派阳虚虚寒之象。其病机符合少阴阳虚，故治以附子汤加减。方中附子为君，温补心肾阳气；桂枝、细辛、白术、太子参为臣，益气补肾，同时温补脾肾阳气；佐以赤芍、防风、白芷、藁本、柴胡祛风止痛；大枣、生姜、甘草为佐使，补益正气。初服因阳虚太甚，温阳药物不足，故虚寒之症难以改善，但因头痛有改善，辨证无误，随着附子剂量的增加及干姜加入后，日久则阳虚逐渐恢复，肾阳得复，怕冷、头痛等阴霾之症得以痊愈。本案采用经方为主治本，同时酌加止痛祛风药物治标，故而疗效满意。

头痛（血管性头痛）案

林某，女，27 岁，初诊时间：2020 年 7 月 27 日。

主诉：反复头痛 10 余年，加重数周。

诊查：10 余年前开始头痛，以两侧太阳穴及后枕部为主，以胀痛为主，疼痛较剧时常流泪不适，曾院外中西医治疗，疗效欠佳，今来我院。头颅 CT 平扫未见明显异常。刻见形体适中，头痛少作，两侧太阳穴及后枕部为主，无头晕，纳可，二便调，夜寐欠安。舌淡红，苔薄白，脉沉细。

中医诊断：头痛（风邪阻络）。

西医诊断：血管性头痛。

中医辨证分析：本患者早年不慎感受风邪，邪气长期滞留脑窍，脑府气机不畅，不通则痛，且疼痛部位以膀胱太阳经为主。

治则治法：疏风散寒止痛。

处方：散偏汤化裁。川芎 20g，白芷 10g，柴胡 10g，炙甘草 6g，生白芍 15g，香附 10g，郁李仁 10g，白芥子 10g，巴戟天 10g，秦艽 10g，石菖蒲 10g，茯神 20g，茯苓 20g，党参 15g，龙齿 15g，远志 6g。7 剂，日 1 剂，水煎，早晚饭后半小时温服，每次约 200mL。

8 月 6 日二诊：药后头痛有所改善，纳可，二便调，夜寐安，舌淡红，苔薄，脉沉细。

处方：川芎 20g，白芷 10g，柴胡 10g，炙甘草 6g，生白芍 15g，香附 10g，郁李仁 10g，白芥子 10g，巴戟天 10g，秦艽 10g，石菖蒲 10g，茯神 20g，茯苓 20g，党参 15g，龙齿 15g，远志 6g，葛根 20g，桂枝 12g。7 剂，日 1 剂，水煎，早晚饭后半小时温服，每次约 200mL。

8 月 15 日三诊：药后头痛明显改善，无头昏，舌淡红，苔薄，脉沉细。

处方：川芎 20g，白芷 10g，柴胡 10g，炙甘草 6g，生白芍 15g，香附 10g，郁李仁 10g，白芥子 10g，巴戟天 10g，秦艽 10g，石菖蒲 10g，茯神 20g，茯苓 20g，党参 15g，龙齿 15g，远志 6g，姜半夏 10g，陈皮 10g，生姜 10g。7 剂，日 1 剂，水煎，早晚饭后半小时温服，每次约 200mL。

8 月 24 日四诊：药后诸症减，刻下夜间偶隐痛，纳可，二便调，夜寐安。舌淡红，苔薄，脉沉细。

处方：川芎 20g，白芷 10g，柴胡 10g，炙甘草 6g，生白芍 15g，香附 10g，郁李仁 10g，白芥子 10g，巴戟天 10g，秦艽 10g，石菖蒲 10g，茯神 20g，茯苓

20g，党参15g，龙齿15g，远志6g，姜半夏10g，陈皮10g，生姜10g，葛根20g。7剂，日1剂，水煎，早晚饭后半小时温服，每次约200mL。

后随访，药后3个月头痛未发。

【按语】头痛是临床常见病，也往往是多种疾病早期出现的症状之一，可单独出现，也可见各类疾病的过程中。中医学认为，头痛是外感风、寒、湿、热等邪气，或痰浊瘀血阻滞，使经气上逆，或肝阳上扰头窍，或气虚清阳不升，或血虚脑髓失养所引起的病证，临床表现以头痛为主症，呈跳痛、胀痛、灼痛、重痛、空痛、针刺样痛等，或伴恶心、呕吐、眩晕、失眠等症。风为百病之长，故外感头痛当以风邪为主，并常夹寒、夹湿、夹热。脾失健运，痰浊内生，阻遏清阳，使气机失调，而发为头痛。散偏汤为清代陈士铎治疗头痛的名方，由川芎、白芍、白芷、柴胡、香附、郁李仁、白芥子、甘草组成。方中重用川芎为主药，取其量大力宏、祛风活血定痛之功；川芎味辛性温，辛香行散，温通血脉，既能活血祛瘀，补血生新，又能升清阳，行气开郁，为血中气药，其升散之性能上行高颠，祛风止痛，是治疗头痛的圣药；白芷散寒止痛；柴胡疏肝行气止痛；白芍养血柔肝，缓急止痛，其味苦、酸，性寒，可制约川芎之辛烈，白芍、甘草为伍，酸甘化阴，加强缓急止痛之功；香附行气解郁；白芥子行气化痰。因主要针对风寒头痛，故去郁李仁、白芥子，加葛根、细辛加强散寒止痛之力。

风痱（多发性硬化）案

赵某，女，18岁，初诊时间：2020年10月2日。

主诉：双上肢麻木无力1月余。

诊查：1个多月前无明显诱因出现双上肢麻木无力，无头痛头晕，在省内多家医院治疗不效，后赴上海就诊，考虑多发性硬化症，经治无效。经人介绍来诊。刻下双上肢麻木无力，以麻木为著，手指稍呈爪型，屈伸乏力。精神稍软，面色少华，言语低微，纳中，二便可，无汗出，无发热，无怕冷。舌淡，苔薄，脉略浮细滑。

中医诊断：风痱（风邪阻络）。

西医诊断：多发性硬化。

中医辨证分析：患者不慎感受风邪，邪气痹阻经络，气血不荣，则双上肢麻木、乏力不适。结合舌脉，辨为风邪阻络证。

治则治法：疏风散寒通络。

处方：麻黄 10g，鸡血藤 30g，豨莶草 30g，全蝎 3g（碾末），天花粉 15g，生石膏 20g，附子 10g（先煎），太子参 15g，防风 12g，甘草 10g，川芎 15g，赤芍 15g，桂枝 15g，杏仁 10g。7 剂，日 1 剂，水煎，早晚饭后温服。嘱避免受风、受凉，避免劳累。

10 月 9 日二诊：自述药后麻木较前有所减轻，稍感口干不适，余症相仿，舌淡，苔薄，脉略浮细滑。

处方：麻黄 10g，鸡血藤 30g，豨莶草 30g，全蝎 3g（碾末），天花粉 15g，生石膏 30g，附子 10g（先煎），太子参 15g，防风 12g，甘草 10g，川芎 15g，赤芍 15g，桂枝 15g，杏仁 10g。7 剂，日 1 剂，水煎，早晚饭后温服。

10 月 19 日三诊：患者因上学未到医院，其母转述药后双上肢麻木、乏力几痊愈，无不适，患者欲停药，嘱继服上方 10 剂巩固疗效。

处方：麻黄 10g，鸡血藤 30g，豨莶草 30g，全蝎 3g（碾末），天花粉 15g，生石膏 30g，附子 10g（先煎），太子参 15g，防风 12g，甘草 10g，川芎 15g，赤芍 15g，桂枝 15g，杏仁 10g。10 剂，日 1 剂，水煎，早晚饭后温服。

后随诊，痊愈而安，症状未发。

【按语】多发性硬化属中医学"风痱"范畴。风痱病名首见于《诸病源候论》："风痱之状，身体无痛，四肢不收，神智不乱。"《说文解字》"痱者，废也"。"四肢不收"有肢体废用或肢体瘫痪之意。风痱的病因与感受风邪有关。小续命汤为古代通治六经中风之名方，最早见于汉魏两晋时期著名医家陈延之的《小品方》。曰小续命汤："治卒中风欲死，身体缓急，口目不正，舌强不能语，奄奄惚惚，精神闷乱，诸风服之皆验，不令人虚方。"该方治疗中风效果显著，被奉为"诸汤之最要"。本案根据患者情况酌情加减。方中麻黄、桂枝、防风、全蝎入太阳经，祛风逐湿，以开其表；邪壅于外，则里气不宣，里既不宣，则郁而为热，故以杏仁利之，天花粉、生石膏清之；而邪之所凑，其气必虚，气虚则麻，故以太子参、甘草益气而调中；血虚则木，故用赤芍、川芎、鸡血藤、豨莶草补血活血通络；用附子，既可助补药之力，又能济麻黄以行表；同时天花粉、生石膏养阴生津，以防附子、麻黄太过温燥伤津。全方补泻同施，寒温并用，因辨证施治得法，故患者症状改善明显；因麻、附、桂、防耗阴伤液，患者感口干不适，故酌情加大生石膏剂量清热生津，终使患者痊愈而安。

中风（脑梗死）案

胡某，男，71 岁，初诊时间：2018 年 6 月 11 日。

主诉：右侧半身不遂1月。

诊查：1个月前无明显诱因突发右侧半身不遂，行走缓慢，送至医院，诊为急性脑梗死，予相关治疗及康复训练，仍遗留右半身不遂，进食、饮水时而呛咳，言语謇涩，喉间时有痰鸣，无肢体麻木，无明显口眼㖞斜，纳寐一般，大便通畅，小便正常。查体：右上肢肌力3级，右下肢肌力4级，肌张力不高，左侧肢体肌力5级，右侧病理征（+），左侧病理征（-），舌淡，苔白腻，舌下脉络迂曲，脉细涩。既往高血压病5年，平素头晕时作。

中医诊断：中风（痰瘀阻络）。

西医诊断：脑梗死。

中医辨证分析：患者年过古稀，肝肾阴虚，日久生风。加之常年田间劳作，损伤脾肾，水液代谢失常，湿邪内生，聚而成痰。风痰胶着，上扰清窍，阻滞气机，血流瘀滞，瘀血内生，痰瘀互结，留滞脑络，脑脉不通，故半身不遂；阻滞心窍，则言语不利。四诊合参，辨为痰瘀滞络证。

治则治法：活血通络，燥湿化痰。

处方：活化汤加减。鸡血藤30g，桃仁10g，红花10g，当归15g，川芎12g，丹参30g，黄芪60g，桂枝12g，水蛭6g，土鳖虫6g，地龙10g，桑枝20g，络石藤15g，制白附6g，石菖蒲10g，远志10g。10剂，日1剂，水煎，早晚分服。

6月21日二诊：药后右半身不遂较前改善，行走稍缓慢，进食、饮水仍有时呛咳，言语尚流畅，纳寐可，二便调畅。查体：右上肢肌力3级，右下肢肌力5级，肌张力不高，左侧肢体肌力5级，右侧病理征（+），左侧病理征（-）。舌淡红，舌下脉络迂曲，苔白腻，脉沉细。

处方：活化汤加减。鸡血藤30g，桃仁10g，红花10g，当归15g，川芎12g，丹参30g，黄芪80g，桂枝12g，水蛭6g，土鳖虫6g，地龙10g，桑枝20g，络石藤15g，石菖蒲10g，远志10g，陈皮12g，怀牛膝30g，灯盏花30g。14剂，日1剂，水煎，早晚分服。

后原方酌情增减，继服1个月，药后遗留右上半身不遂，肌力Ⅳ级，余症皆除。后因经济原因，长期口服脑心通胶囊维持。

【按语】脑病之病机，重在肾虚髓亏络瘀。本病属本虚标实之证，急则治其标，缓则治其本，以通窍化痰为主，采用经验方活化汤加减治疗。方中大剂量黄芪、丹参为君药，益气活血，气行则血行，气行则痰化，瘀滞乃散；丹参活血化瘀，古有"一味丹参，功同四物"之说，生新血，去恶血，使补而不滞，且丹参性凉，还可制约大剂量黄芪之温燥之性。桃仁、红花、鸡血藤、当归、川芎为臣药，活血化瘀，祛瘀不伤正，养血不留瘀；辅以少量水蛭、土鳖虫、地龙等走窜之虫药，入血分，加强通络之力，祛络中瘀滞，开气血凝滞，瘀开则血行；桂枝、桑枝、络石藤佐助臣药，以助通络；制白附、石菖蒲、远志化痰开窍。全方气血同治，补邪结合，使痰瘀得化，气血周流，气血冲和，则百病不生。本方虽以补阳还五汤为基础而来，但活血通络之力较其更强，更兼有化痰开窍之功，经临床证实，疗效极佳。

朱近人

朱近人（1966—），男，主任中医师，金华市名中医，国家级非物质文化遗产保护项目——朱丹溪中医药文化金华市级代表性传承人。中华中医药学会脑病分会委员、健康服务分会委员，中国非遗保护协会中医药委员会委员，浙江省中医药学会丹溪学派研究分会副主任委员、脑病分会常务委员、体质分会委员，浙江省中西医结合学会神经内科专业委员会委员。从事中西医结合临床30余年，一直致力于心脑血管疾病的中西医结合防治、朱丹溪滋阴学说及养生寿老学说研究。擅长运用朱丹溪滋阴学说和养生寿老理论对亚健康人群进行中医药调理，指导中老年人养生保健，擅长高血压、中风等疾病的防治。参与多项课题研究，参加《朱丹溪医药文化研究》《近代浙西浙南名医学术经验集》《金华中医药文化志》等编写，撰写《略论朱丹溪"阳有余，阴不足"》等论文10余篇。

脏躁（癔病）案

金某，女，74岁，初诊时间：2018年4月20日。

主诉：噩梦多、哭笑不能自主半年余。

诊查：半年来，患者夜间噩梦多，多梦见死人，时而呼喊，时而嬉笑，时而哭泣，时而起床行走，状如梦游，醒后不知。每月至少发病25天，白天不发病，伴头昏，胃纳可，二便如常。舌暗红，苔薄白，脉沉弦。既往有头部外伤史。本院生化检查：甘油三酯3.77mmol/L，余无殊。颈动脉彩超示双侧颈动脉斑块形成。头颅CT未见明显异常。

中医诊断：脏躁（肝郁不疏，瘀血内停，心神失养）。

西医诊断：癔病。

中医辨证分析：心藏神，肝藏魂，患者情志不畅，肝郁不疏，加之有头部外伤史，瘀血内停，心神失养，神魂失守，故见噩梦，时而呼喊、嬉笑、哭泣，神情错忘，不能自主。舌暗红、苔薄白、脉沉弦为气郁血瘀、神魂失养之象。

治则治法：疏肝解郁，活血通络，开窍启闭，镇惊安神。

处方：柴胡10g，龙骨30g（先煎），牡蛎30g（先煎），桂枝10g，生白芍10g，代赭石30g（先煎），当归10g，川牛膝15g，丹参30g，石菖蒲10g，远志10g，茯神10g，香附10g。7剂，日1剂，水煎，早晚分服。

4月26日二诊：发作仍频繁，但程度减轻，伴腰酸，舌暗红，苔薄白，脉沉弦、双尺脉弱。上方加交泰丸及补肾之品。

处方：柴胡10g，龙骨30g（先煎），牡蛎30g（先煎），桂枝10g，生白芍15g，代赭石30g（先煎），当归10g，川牛膝15g，丹参30g，石菖蒲10g，远志10g，茯神10g，香附10g，黄连5g，肉桂6g，川芎15g，补骨脂15g，枸杞子15g，菟丝子15g。7剂，日1剂，水煎，早晚分服。

5月3日三诊：药后症状明显缓解，发作频率减少，1周1次，嬉笑、哭喊程度减轻，偶有下肢不自主抽搐，舌暗红，苔薄白，脉沉弦、双尺脉弱。

处方：柴胡10g，龙骨30g（先煎），煅牡蛎30g（先煎），灯心草5g，桂枝10g，生白芍15g，石菖蒲10g，远志10g，茯神10g，香附10g，黄连5g，肉桂6g，当归15g，川芎15g，生地黄9g，麦冬9g，玄参9g，枸杞子15g，酸枣仁10g。7剂，日1剂，水煎，早晚分服。

5月10日四诊：药后症状基本控制，本周未再发作。原方继进7剂。

5月17日五诊：症状消失，原方去交泰丸，加炒白术15g，炙甘草6g，健脾理中，以善其后。

药后诸症皆平。

【按语】癔病，又称歇斯底里症，是神经官能症的一种，常因精神因素而诱发。本病常突然起病，临床表现复杂多样，轻重不一，但无器质性病变。中医学称其为"脏躁"。脏躁始见于《金匮要略·妇人杂病篇》："妇人脏躁，喜悲伤欲哭，象如神灵所作，数欠伸，甘麦大枣汤主之。"脏躁与百合病类似，都有复杂的精神症状，莫可名状，但脏躁以哭笑无常、悲伤欲哭为主，而百合病以沉默寡言、抑郁少欢为主。治疗上，《金匮要略》以甘缓润燥、补益心脾、安神定志为法，方用甘麦大枣汤。临床上，有将甘麦大枣汤与酸枣仁汤、归脾汤合用者，也有与百合知母汤、生脉饮合用者，以作为焦虑、抑郁、不寐、情绪不宁等神志病的基本方。本案以肝郁不疏、瘀血内停、心神失养为主要病机，方剂由柴胡加龙骨牡蛎汤合交泰丸、菖蒲远志汤加灯心草等养阴安神药而成。方中柴胡、桂枝和里解外；龙骨、牡蛎重镇安神；灯心草清心火，利小便；交泰丸交通心肾，水火既济；远志宁心安神，通于肾，交于心；菖蒲辟浊化湿，开窍启闭宁神；白芍养血柔肝，与柴胡合用，一收一散，一血一气，补肝血而和肝用；茯苓健脾宁心；酸枣仁宁心安神。诸药合用，共奏疏肝解郁、交通心肾、开窍启闭、镇惊安神之功。阴血不足、魂失所养，可加生地黄、麦冬、玄参等；瘀血阻络、血行不畅，可加当归、川芎、丹参、川牛膝等；肝气郁结、满闷不舒，可加香附、佛手、郁金等；肝风内动、头昏肉瞤，可加天麻、钩藤、代赭石、珍珠母、石决明、僵蚕等。

吴文通

吴文通（1969—），男，主任中医师，金华市名中医，金华市中医院肿瘤科主任，金华市干部保健专家，浙江省中医药学会肿瘤分会委员，浙江省中西医结合肿瘤学会委员，金华市中医药学会委员，金华市肿瘤学会委员。擅长运用中西医结合方法治疗肿瘤，尤其擅长手术、化疗、靶向疗法、免疫疗法等对肿瘤进行综合治疗，对肺癌、乳腺癌、胃癌、肝癌、结直肠癌、食道癌、胰腺癌、肾癌、膀胱癌、恶性淋巴瘤、卵巢癌、子宫内膜癌、宫颈癌、白血病等恶性肿瘤的治疗有丰富的经验和较好的疗效。发表论文数十篇，参与科研课题多项。

虚劳（左乳癌术后）案

周某，女，64岁，初诊时间：2019年3月15日。

主诉：乏力、纳差伴消瘦半年。

诊查：2018年9月12日于金华市某医院行左乳腺癌根治术，但见腋下淋巴结转移，术后常规化疗及放疗。治疗后患者体力、精神大不如前，生活自理能力下降，抵抗力下降，人体渐瘦5kg。症见神疲乏力，纳差，人体消瘦，情绪低落，寐差，左上肢活动不利、略肿，面色晦暗。舌淡红，舌下瘀紫，苔薄白，脉细。

中医诊断：虚劳（气血亏虚，邪毒未清）。

西医诊断：左乳癌术后。

中医辨证分析：癌症术后、化疗、放疗，致脾胃运化功能受损，气血生化不足，气血亏虚，不能濡养机体，故神疲乏力、纳差、人体消瘦；气血不足，心失所养，故夜寐差；肝郁气滞，故情绪低落；手术损伤左上肢，使气血不畅，故见左上肢活动不利、略肿。面色晦暗、舌淡红、舌下瘀紫、苔薄白、脉细为气血亏虚、邪毒未清之象。

治则治法：益气补血，清热解毒。

处方：善后重建汤加减。党参20g，白术12g，茯苓10g，仙鹤草30g，甘草6g，黄芪20g，当归10g，佛手10g，半枝莲20g，白花蛇舌草20g，焦山楂20g，炒鸡内金20g，炒桑枝10g，鸡血藤20g，柴胡10g。14剂，日1剂，水煎，早晚分服。

3月29日二诊：药后胃纳好转，但仍神疲乏力，情绪低落，寐差，左上肢活动不利、略肿，舌淡红，舌下瘀紫，苔薄白，脉细。

处方：党参20g，白术12g，茯苓10g，仙鹤草30g，甘草6g，黄芪30g，当归10g，佛手10g，半枝莲20g，白花蛇舌草20g，焦山楂20g，炒鸡内金20g，炒桑枝10g，鸡血藤20g，柴胡10g，酸枣仁20g，预知子10g。14剂，日1剂，水煎，早晚分服。

4月12日三诊：药后胃纳明显好转，精神转佳，神疲乏力、睡眠好转，左上肢活动范围增大，舌淡红，舌下瘀紫，苔薄白，脉细。

处方：党参20g，白术12g，茯苓10g，仙鹤草30g，甘草6g，黄芪50g，当归10g，佛手10g，半枝莲20g，白花蛇舌草20g，焦山楂20g，炒鸡内金20g，炒桑枝10g，鸡血藤20g，柴胡10g，酸枣仁20g，预知子10g。14剂，日1剂，水煎，早晚分服。

患者目前已服中药治疗两年余，定期复查，无复发转移情况，体重较前增加6kg，面色红润，精神饱满自信，饮食、二便、睡眠正常，能轻松胜任家务劳动。

【按语】虚劳形成的原因有多种，正如《理虚元鉴·虚劳有六因》所云："有先天之因，有后天之因，有痘疹及病后之因，有外感之因，有境遇之因，有医药之因。"此例患者为左乳癌术后，经过手术、化疗、放疗等气血耗伤，由虚致损，逐渐发展为虚劳。治疗上予善后重建汤加减，全方共奏益气补血、清热解毒之功。

肺积（转移性肺癌）案

郑某，男，84 岁，初诊时间：2019 年 4 月 26 日。

主诉：直肠癌、肝转移术后，伴两肺多发转移灶 1 月余。

诊查：患者 2013 年行直肠癌手术，2016 年行直肠癌肝转移手术，2019 年 4 月胸部 CT 提示两肺多发转移灶，最大转移灶直径约 2cm，因靠近大血管而无法穿刺，患者不能耐受化疗，要求中药治疗。症见咳嗽气短，腹胀纳差，神疲乏力，忧郁多虑，舌淡紫，苔白腻，脉涩。

中医诊断：肺积（肺脾气虚，痰瘀毒互结）。

西医诊断：转移性肺癌。

中医辨证分析：患者为直肠癌及肝转移术后，加之年老体弱，脏腑虚损，肺失宣发肃降、通调水道之功，脾失运化之功，肝失疏泄之功，致气滞、血瘀、痰凝，痰瘀毒互结而成肺积。肺失宣发肃降，故咳嗽气短；脾失运化，气血生化不足，故腹胀纳差、神疲乏力；肝失疏泄，气机郁滞，故忧郁多虑。舌淡紫、苔白腻、脉涩为肺脾气虚、痰瘀毒互结之象。

治则治法：补肺健脾，理气祛瘀化痰，解毒散结，结合心理疏导和安慰。

处方：补肺散结汤加减。党参 20g，炒白术 12g，茯苓 10g，甘草 6g，柴胡 10g，佛手 10g，猫爪草 20g，虎杖 10g，浙贝母 10g，僵蚕 10g，鳖甲 20g，姜半夏 10g，白英 20g，金荞麦 20g，焦山楂 20g。14 剂，日 1 剂，水煎，早晚分服。

5 月 10 日二诊：药后胃纳、咳嗽好转，但仍腹胀，神疲乏力，忧郁多虑，大便质干费力，舌淡紫，苔白腻，脉涩。

处方：党参 20g，炒白术 12g，茯苓 10g，甘草 6g，柴胡 10g，佛手 10g，猫爪草 20g，虎杖 10g，浙贝母 10g，僵蚕 10g，鳖甲 20g，姜半夏 10g，白英 20g，金荞麦 20g，焦山楂 20g，火麻仁 20g，预知子 10g。14 剂，日 1 剂，水煎，早晚分服。

5 月 24 日三诊：药后胃纳、咳嗽明显好转，腹胀、乏力减轻，精神好转，大便通畅，舌淡紫，苔薄白腻，脉涩。

处方：党参 20g，炒白术 12g，茯苓 10g，甘草 6g，柴胡 10g，佛手 10g，猫爪草 20g，虎杖 10g，浙贝母 10g，僵蚕 10g，鳖甲 20g，姜半夏 10g，白英 20g，金荞麦 20g，焦山楂 20g，预知子 10g，鸡血藤 20g。14 剂，日 1 剂，水煎，早晚分服。

经过两年多的治疗，虽然肺内肿块有逐渐增大趋势，但在稳定范围，且咳嗽、腹胀明显好转，患者情绪开朗，生活能自理，来院门诊不用家属陪同。

【按语】 本病属中医学"肺积"范畴，正气亏虚、脏腑阴阳失调乃形成的主要基础。正如《医宗必读·积聚》所云："积之成者，正气不足，而后邪气踞之。"病后正气不足，加之痰浊瘀毒，致气机不畅，最终肺部血行瘀滞，结而成块。治疗以补肺散结汤加减。全方共奏补肺健脾、理气祛瘀化痰、解毒散结之功，正气恢复，邪毒去除，癌瘤得以控制。

杨平

杨平（1969—），男，主任中医师，东阳市第三批名中医，东阳市中医院肾病科（国家重点学科在建专科）学科带头人，中国中医药肾脏病防治联盟营养治疗专家委员会委员，浙江省医师协会肾内科医师分会第二届委员会委员，浙江省中西医结合医联体肾病专科联盟第一届委员会委员，金华市中西医结合学会第一届肾病专业委员会副主任委员。

水肿（肾病综合征）案

杜某，男，53岁，初诊时间：2020年7月1日。

主诉：浮肿1月余。

诊查：1个月前出现浮肿，在我院住院治疗，查尿蛋白定量在6.8~8.5g，白蛋白20~25g/L，否认肝炎病史，予激素联合CTX治疗，出院后来院复诊。目前自觉夜尿多，尿中泡沫多，偶尔抽搐，双下肢轻度浮肿，腰膝酸软，偶尔潮热盗汗，纳寐可，大便调。舌红，苔薄，脉细数。

中医诊断：水肿（阴虚内热）。

西医诊断：肾病综合征。

治法治则：养阴清热，兼以益气固摄。

处方：生地黄30g，山药20g，山茱萸10g，泽泻15g，茯苓12g，玄参10g，知母12g，黄柏6g，菊花15g，淡竹叶6g，麦冬12g，绞股蓝30g，红景天30g，升麻6g。7剂，日1剂，水煎，上下午分服。

7月8日二诊：药后尿中泡沫、夜尿有所减少，腰膝酸软有所缓解，双下肢仍浮肿，盗汗存在，大便调，纳寐可，舌红，苔薄，脉细。尿常规：尿蛋白（＋＋），红细胞微量，尿比重1.025。

处方：生地黄30g，山药20g，山茱萸10g，麦冬12g，泽泻30g，绞股蓝30g，党参12g，黄芪60g，醋鳖甲12g，地骨皮12g，蒲公英12g，玉米须6g，益母草30g，通草2g。7剂，日1剂，水煎，上下午分服。

7月15日三诊：药后诸症明显缓解，尿中仍有泡沫，稍感乏力，纳寐可，二便调，舌红，苔薄，脉细。

处方：黄芪45g，党参12g，生白术10g，山茱萸12g，生地黄12g，北沙参12g，绞股蓝30g，玉米须6g，益母草30g，乌药6g，升麻6g。7剂，日1剂，水煎，上下午分服。

【按语】本病属中医学"水肿"范畴，辨证为阴虚内热，治拟养阴清热，兼以益气固摄，以知柏地黄汤加减。将原方中熟地黄改为生地黄，既减少了滋腻之性、助湿之弊，又增加了清热之功；辅以山茱萸补养肝肾而益精，山药补益脾阴，三药相伍，滋养肝、肾、脾，是为"三补"；又以补肾为主，配合泽泻利湿泄浊，兼能泻肾与膀胱之火，并减生地黄之滋腻；茯苓淡渗脾湿，助山药之健运；玄参、麦冬联合生地黄，合为增液汤，加强养阴清热作用；菊花、淡竹叶加强清热泻火之功；绞股蓝、红景天健脾益气固摄；升麻升清固阳。二诊仍潮热盗汗，尿中泡沫多，双下肢浮肿，故予党参、黄芪益气健脾；醋鳖甲、地骨皮、蒲公英以清虚热；玉米须、益母草利水消肿。三诊时阴虚内热诸症明显缓解，但尿中泡沫仍多，证型转为气虚不固为主，故调整处方为健脾益气。方用甘平之党参、黄芪益气健脾，补肾固摄，共为君药。山药补脾益肾；生白术健脾化湿，同为臣药，以固本止遗。山茱萸、乌药养肝补肾；北沙参、绞股蓝益气养阴，既可助党参、山药益气之本，又可制山茱萸、乌药之温；辅以升麻升清固阳；玉米须、益母草利水消肿，同为佐药。本方以甘平为主，温凉同用，脾肾同治。

章连新

章连新（1970—），男，主任中医师，浙江中医药大学兼职教授，兰溪市中医院副院长，兰溪市中医院神经内科、康复科主任，中国康复医学会康复医学教育专业委员会继续教育学组委员，金华市名中医，金华市医学会神经内科分会委员。曾于浙江大学医学院附属第二医院神经内科、心内科进修 1 年，从事神经内科、康复科临床、教学 27 年，擅长中西医结合治疗脑血管疾病、帕金森病、痴呆、睡眠障碍等神经系统疾病，经验丰富。带领康复团队运用运动疗法、作业疗法、言语治疗、吞咽训练、关节运动及中频治疗、中药熏蒸、冲击波、气压等综合治疗疾病，在脑卒中、脑外伤、颈肩腰腿等康复治疗方面取得满意的疗效。

郁证（抑郁状态）案

陶某，男，53 岁，初诊时间：2022 年 3 月 11 日。

主诉：心情抑郁两个月。

诊查：患者两个月前出现情志抑郁，不喜交流，伴记忆力下降，时而头晕，无头痛，无心悸，无恶心呕吐等不适，未进行系统治疗。两个月来症状未见好转，无恶寒恶热，无异常汗出，无口渴，胃纳欠馨，大便干稀不调，小便自可，夜寐欠安。舌红，苔薄腻，脉弦。

中医诊断：郁证（肝气郁结）。

西医诊断：抑郁状态。

中医辨证分析：患者年逾五旬，平素多思多虑，肝气易结，肝失调达，气失疏泄，发为郁证。长期肝郁不解，故情志抑郁、不喜交流；肝气郁结，横逆乘土，肝脾失和，则胃纳欠馨、大便干稀不调；脾气不升，清窍失养，则头晕、记忆力下降；情志不遂，上扰心神，故夜寐欠安。舌红、苔薄腻、脉弦均为肝气郁结之象。

治则治法：疏肝解郁，理气畅中。

处方：柴胡 10g，枳壳 10g，白芍 15g，茯苓 15g，丹参 15g，龙骨 30g（先煎），牡蛎 30g（先煎），益智仁 10g，郁金 10g，黄连 5g，大枣 10g，甘草 6g。5 剂，日 1 剂，水煎，早晚分服。

3 月 16 日二诊：药后情志抑郁、记忆力减退、夜寐较前好转，仍不喜交流，偶有悲伤欲哭，舌红，苔薄腻，脉弦。

处方：柴胡 10g，枳壳 10g，白芍 15g，茯苓 15g，丹参 15g，龙骨 30g（先煎），牡蛎 30g（先煎），益智仁 10g，郁金 10g，黄连 5g，大枣 10g，甘草 6g，浮小麦 30g。7 剂，日 1 剂，水煎，早晚分服。

药后诸症减轻，不影响日常生活、工作。

【按语】春秋战国时期便有"郁证"的记载，虽无病名，但有其意。《金匮要略》记载了郁证的"脏躁"和"梅核气"两种疾病，并使用甘麦大枣汤和半夏厚朴汤治疗。金元时期，郁证被作为独立的病证加以论述，明代之后更是将情志之郁作为其主要内容。《古今医统大全·郁证门》说："郁为七情不舒，遂成郁结，既郁之久，变病多端。"因此，治疗郁证应以理气开郁、调畅气机为原则。《证治汇补·郁证》云："郁病虽多，皆因气不周流。法当顺气为先，开提为次。至于降火化痰消积，犹当分多少治之。"此案治以疏肝解郁、理气畅中之法，予柴胡疏肝散加减。方中柴胡疏肝解郁，枳壳理气行滞，芍药养血柔肝，丹参活血，助柴胡解肝经郁滞，郁金、黄连清心除烦，加龙骨、牡蛎潜阳安神，益智仁补脾益智，大枣补中养血，浮小麦补益心气，甘草甘润缓急。诸药合用，以疏肝解郁、理气畅中为先，同时稍佐降火、养心健脾之品，以援失养之心脾。

不寐（睡眠障碍）案

张某，女，41 岁，初诊时间：2022 年 5 月 20 日。

主诉：入睡困难 10 天。

诊查：患者近期情绪紧张，10 天前开始出现入睡困难，睡后易醒，睡眠时间较短，仅 2～3 小时，白日神疲，面色萎黄，胃纳减少，无头晕耳鸣，无胸闷气闭，无恶心呕吐，二便正常。舌质淡，苔薄白，脉细弱。

中医诊断：不寐（心脾两虚）。

西医诊断：睡眠障碍。

中医辨证分析：本案患者为中年女性，因思虑过度，劳伤心脾，气血亏虚所致不寐。心藏神而主血，脾主思而统血，思虑过度，必致心脾气血暗耗，脾气亏虚则体倦、食少；心血不足则神不守舍，脾虚生化乏源，营血亏虚，不能奉养心神，则见不寐、入睡困难。面色萎黄、舌质淡、苔薄白、脉细弱均为气血不足之象。诸症虽属心脾两虚，但以脾虚为核心，气血亏虚为基础。

治则治法：补益心脾，养心安神，益气补血。

处方：归脾汤加减。黄芪 15g，党参 10g，当归 12g，茯神 15g，酸枣仁 10g，远志 10g，木香 6g，甘草 6g，大枣 10g，五味子 10g，柏子仁 10g，薏苡仁 10g，丹参 10g，百合 30g，龙骨 30g（先煎），牡蛎 30g（先煎）。7 剂，日 1 剂，水煎，早晚分服。

服药后夜寐改善。

【按语】失眠以经常性不能获得正常睡眠为主要特征，轻者入寐困难，时寐时醒，醒后不能再寐，或寐而不酣，重者可彻夜不寐。中医称之"不寐"，是中医神志病中常见的一种病证，《黄帝内经》称为"目不瞑""不得眠""不得卧"，并认为其病因主要有两种：一是其他病证的影响，如咳嗽、呕吐、腹满等，使人不得安卧；二是气血阴阳失和，使人不能寐。如《素问·病能论》曰："人有卧而有所不安者……脏有所伤，及精有所倚，则卧不安，故人不能悬其病也。"人体正常睡眠乃阴阳之气自然而有规律的转化结果，这种规律如果被破坏，就可导致不寐。归脾汤首载于宋代严用和的《济生方》，但方中无当归、远志，至明代薛己才补此两味，使养血宁神之效尤彰。本方的适应范围亦随着后世医家的临床实践不断扩充，原治思虑过度、劳伤心脾之健忘、怔忡，元代危亦林在《世医得效方》中增加了治疗脾不统血的吐血、下血。明代薛己在《内科摘要》中记载："归脾汤治思虑伤脾，不能摄血，致血妄行；或健忘，怔忡，惊悸，盗汗；或心脾作痛，嗜卧少食，大便不调；或肢体重痛，月经不调，赤白带下；或思虑伤脾而患疟、痢。"归脾汤配伍的特点有三：一是心脾同治，重点在脾，使脾旺则气血生化有源，方名归脾意在于此；二是气血并补，但重在补气，意即气为血之帅，气旺则血生，血足则心有所养；三是补气养血药中佐以木香理气醒脾，补而不滞。

方中黄芪甘温，益气补脾，又养心血以安神，为君药。党参易人参，补脾益气，助黄芪益气生血；当归补血养心，助养血安神，为臣药。茯神、酸枣仁、远志宁心安神；木香辛香而散，理气醒脾，与大量益气健脾药配伍，补而不滞，滋而不腻，为佐药。炙甘草补气调中，搭配大枣调和脾胃，以资化源，为佐使药。再加五味子收敛固涩，宁心助眠；柏子仁养心安神；丹参、百合清心除烦；龙骨、牡蛎安神助眠。全方共奏补益心脾、养心安神、益气补血之功，是治疗思虑过度、劳伤心脾、气血两虚的良方。

便秘（便秘）案

王某，女，65 岁，初诊时间：2022 年 8 月 16 日。

主诉：大便干结难解两个月，加重 1 周。

诊查：患者近期劳累，大便不干，但排出困难，四肢怕冷，胃纳减少，无头晕耳鸣，无胸闷气闭，无恶心呕吐，小便清长。舌质淡，苔薄白，脉沉。

中医诊断：便秘（阳虚秘）。

西医诊断：便秘。

中医辨证分析：本案以大便干结难解为主症，故中医辨为"便秘"。《景岳全书·秘结》曰:"凡下焦阳虚,则阳气不行。阳气不行,则不能传送,而阴凝于下,此阳虚而阴结也。"本案患者为老年女性,因劳累过度,阴阳气血亏虚,温煦传送无力,则大肠传导失司,大便排出无力;脾虚则运化失常,故纳差;阳虚不能温煦,则见四肢怕冷、小便清长。舌质淡、苔薄白、脉沉均属阳气虚衰之象。

治则治法:补肾温阳,润肠通便。

处方:济川煎加减。当归 15g,牛膝 6g,肉苁蓉 9g,泽泻 6g,升麻 3g,枳壳 3g,黄芪 20g,党参 15g,白术 9g。7 剂,日 1 剂,水煎,早晚分服。

服药后便秘症状改善。

【按语】便秘是以大便排出困难,排便周期延长,或周期不长,但粪质干结,排出艰难,或粪质不硬,虽有便意,但排便不畅为主要表现的病证。临床不外虚实两类。实证有热结、气滞、寒积,虚证有气虚、血虚、阴虚和阳虚,总由大肠传导失职而成。病位在大肠,常与脾、胃、肺、肾等脏腑有关。在治法上,实证予以通泻,虚证予以滋补。热结者宜泄热通便,气滞者宜行气导滞,寒积者宜散寒通里,气虚者宜益气润肠,血虚者宜养血润燥,阴虚者宜滋阴润下,阳虚者宜温阳通便。年老体虚之人,阴阳气血亏虚,阳气虚则温煦传送无力,阴血虚则润泽荣养不足,皆可导致大便不畅。本案患者除大便难解外,兼见四肢怕冷、小便清长等阳虚之症,故辨为"阳虚秘"。肾主五液,开窍于二阴而司二便。肾阳虚弱,则下元不温,气化无力,五液失主,摄纳失司,开阖失常,故小便清长、大便秘结。治疗当以补肾温阳、润肠通便为主,方用济川煎加减。

方中肉苁蓉温肾益精,为君药。当归养血和血,润肠通便;牛膝补肾强腰,性善下行,共为臣药。枳壳下气宽肠而助通便;泽泻渗利小便而泻肾浊,共为佐药。少量升麻以升清阳,清阳升则浊阴自降,配合诸药,以增强通便之效,为使药。加黄芪、党参、白术温补脾胃。诸药合用,既可温肾益精治其本,又能润肠通便治其标。配伍特点为补中有泻,降中有升,具有"寓通于补之中、寄降于升之内"。正如《重订通俗伤寒论》所说:"夫济川煎,注重肝肾,以肾主二便,故君以苁蓉、牛膝滋肾阴以通便也。肝主疏泄,故臣以当归、枳壳,一则辛润肝阴,一则苦泄肝气。妙在升麻升清气以输脾,泽泻降浊气以输膀胱,佐蓉、膝以成润利之功。"

耳鸣(耳鸣)案

徐某,女,87 岁,初诊时间:2021 年 5 月 11 日。

主诉：耳鸣10年。

诊查：患者10年前开始出现耳鸣，反复发作，安静时明显，劳累时加重，无头晕头痛，无耳聋，无恶心呕吐，无肢体偏瘫，无意识障碍，曾就医（具体治疗不详），无明显好转，胃纳可，大便干结难解，夜寐尚安。舌红，苔白腻，脉细。

中医诊断：耳鸣（肝肾亏虚）。

西医诊断：耳鸣。

中医辨证分析：患者年近九旬，体质亏虚，加之平素劳累，日久导致肝肾不足，肾精匮乏，耳窍失养，故出现耳鸣；阴血亏虚，润泽荣养不足，故大便不畅。舌红、苔白腻、脉细乃肝肾亏虚之象。

治则治法：滋肾养阴，平肝潜阳。

处方：龙骨牡蛎汤加减。生龙骨30g（先煎），牡蛎30g（先煎），磁石30g（先煎），百合20g，姜半夏9g，茯神30g，焦山楂15g，炒麦芽15g，炒稻芽15g，酸枣仁10g，大枣10g，甘草5g。7剂，日1剂，水煎，早晚分服。

药后诸症减轻，不影响日常生活和工作。

【按语】早在《黄帝内经》中就有关于耳鸣的记载："阳气万物盛上而跃，故耳鸣也。"不少医家认为，耳鸣的发生与肝、肾二脏密切相关。《素问·至真要大论》云："厥阴司天，客胜则耳鸣掉眩。"明代《景岳全书》指出："肾气充足，则耳目聪明。若劳伤血气，精脱肾惫，必致聋聩。故人于中年之后，每多耳鸣，如风雨，如蝉鸣，如潮声者，是皆阴衰肾亏而然。"肝肾功能失常，肾精亏虚，肝血不足，虚火上炎，则见耳内鸣响。《素问·六元正纪大论》云："木郁之发……甚则耳鸣眩转。"因肝为刚脏，体阴而用阳，日久火灼阴伤，肝阴不足以制阳而致阳亢盛于上，故肝阳上亢必定存在肝阴不足。治以龙骨牡蛎汤加减。方中龙骨、牡蛎平肝潜阳，镇静安神，为君药。磁石潜阳安神，聪耳明目，助龙骨、牡蛎之力，为臣药。百合、茯神合用，清心宁神；姜半夏化湿健脾；酸枣仁健脾安神宁心；焦山楂、炒麦芽、炒稻芽健脾和胃；大枣补中益气，养血安神；甘草调和诸药，共为佐使药。诸药合用，共奏滋肾养阴、平肝潜阳之功。耳鸣以中老年多见，为防止本病发生，应注意劳逸结合，适当休息，可吃些维生素、安定片、谷维素等。

怔忡（心功能衰竭）案

沈某，女，91岁，初诊时间：2020年4月9日。

主诉：极度乏力气短 3 天。

诊查：患者 3 天前不慎外感，流涕咽痛，服用感冒药（药名不详）后表证解，但乏力异常，急送医院。然医院因病情过重，要求转院。患者自觉年事已高，不求治疗，其家人要求中药一试。刻见精神疲惫，乏力貌，呼吸浅促，胸闷心悸，有痰难出，小便频长，不欲纳食。

中医诊断：心衰（心肾阳虚）。

西医诊断：心功能衰竭；肺气肿。

中医辨证分析：《素问·生气通天论》曰："阳气者，若天与日，失其所，则折寿而不彰。"患者耄耋之年，阴阳气血虚衰。外感误汗失治，真阳受损不能濡养周身，故神疲乏力；阳气失于温煦，水饮不化而见小便频长、有痰难出；肾虚纳气失常，故呼吸浅促；心失所养，神不潜藏，故胸闷心悸。

治则治法：温阳固脱化饮。

处方：真武汤加减。附子 15g（先煎），茯苓 24g，白术 10g，白芍 10g，薤白 10g，桂枝 10g，生龙骨 15g（先煎），生牡蛎 15g（先煎），生姜 5 片。3 剂，日 1 剂，水煎，日服 3 次。

4 月 12 日二诊：精神稍好转，诸症同前。患者自认为不会好转，嘱子女准备后事。视其呼吸急促，几不得歇，有阴阳欲脱之象，治以固脱为先。

处方：地黄丸加减。熟地黄 24g，山药 24g，山茱萸 12g，枸杞子 20g，陈皮 15g，半夏 10g，生鸡内金 10g。3 剂，日 1 剂，水煎，频服。

4 月 15 日三诊：药后诸症大减，精神倍增，亦能开胃进食，呼吸平复。家人甚为高兴，医者也很吃惊，但虑其是否为回光返照，嘱继续服用前方加减。

处方：熟地黄 24g，山药 24g，山茱萸 12g，枸杞子 20g，陈皮 15g，半夏 10g，生鸡内金 10g，川贝母 3g，地龙 6g，丹参 15g。5 剂，日 1 剂，水煎，日服 3 次。

4 月 21 日四诊：患者已能独立穿衣吃饭，精神开朗，一如往常。维持前法，继续服用 5 剂巩固疗效。

【按语】《素问·六微旨大论》记载："相火之下，水气承之……君火之下，阴精承之。"心为五脏六腑之大主，为阳中之阳，属火，主血脉，心之阳气有助于温煦、推动血脉运行。肾为阴中之阴，属水，为阴阳之源，肾阳不断上升以温阳心火，心火则下行以制肾水，二者相互资生，即所谓心肾相交。故心阳虚可损及肾阳，肾阳虚亦可损及心阳。因此，治疗心衰除重视温补心阳外，还应注意滋补肾阳。《素问·阴阳应象大论》云："阴阳者，天地之道也，万物之纲纪，变化之父母，生杀之本始，神明之府也，治病必求于本。"又云："阴平阳秘，精神乃治，阴阳离决，精气乃绝。"本案患者耄耋之年，阴阳气血虚衰，治疗谨遵经旨，以扶阳固脱为先，固结阴阳为要，医患双方同心协力，终使患者转危为安！

汪绍富

汪绍富（1952—），男，1970 年开始学医，1973 年毕业于军医学校，1978年毕业于金华市卫生学校，从事临床工作 50 多年。擅长中医内科、中医妇科，尤其是脾胃病、肝胆病、中风后遗症、不孕不育、经带病、颈腰椎间盘突出、失眠、焦虑及疑难杂证的诊治。发表论文 10 余篇。

血证（过敏性紫癜）案

李某，男，16 岁，初诊时间：2022 年 4 月 4 日。

主诉：发热、全身皮肤呈紫暗色 3 天。

诊查：患者 1 周未解大便，有腹痛史，在外院治疗，曾口服驱蛔药、止痛药（具体不详）效果不显。症见发热，全身皮肤紫暗，口干不欲饮。舌质红，苔黄干燥，脉数。

中医诊断：血证（热毒壅滞，内陷营分）。

西医诊断：过敏性紫癜。

中医辨证分析：邪热侵入营血，迫血妄行，血溢脉外，渗于肌肤之间，故见皮肤紫暗；血热损伤肠络，血溢络外，阻滞气机，故腹痛；邪热郁于肌表，邪正相争，故发热；火热伤津，故口干、便秘。舌质红、苔黄干燥、脉数乃热毒壅滞、内陷营分之象。

治则治法：清热泻毒，凉血止血。

处方：增液承气汤加减。生大黄 15g（后下），芒硝 12g（冲服），生地黄 30g，牡丹皮 12g，麦冬 10g，玄参 15g，赤芍 12g，紫草 15g，白茅根 30g，炒枳壳 12g，槟榔 12g，甘草 5g。

服药 1 剂，泻下大量死蛔虫和死蛔虫团两个，体温降至正常，紫癜从头部退到颈胸部。又连服两剂，紫癜退净。

【按语】 紫癜并非是一个独立性的疾病，而是多种疾病在发展过程中所出现的共同症状，临床以血液溢于皮肤、黏膜之下，出现瘀点瘀斑、压之不退色为特征。中医学称之为"肌衄""发斑"，属血证范畴。《景岳全书·血证》云："血本阴精，不宜动也，而动则为病。血主营气，不宜损也，而损则为病。盖动者，多由于火，火盛则逼血妄行；损者，多由于气，气伤则血无以存。"根据患者的临床表现及舌脉，辨为热毒壅滞，内陷营分。热毒壅滞型紫癜多见于实证、热证、急证及虚中夹实证（不包括虚证、寒证）。《温热经纬·叶香岩外感温热病篇》曰"按方书谓斑色红者属胃热，紫者热极"，故使用增液承气汤为主方加减。方中大黄、芒硝泄下热毒，釜底抽薪，折其锐气。现代研究证实，大黄可缩短凝血时间，降低毛细血管的通透性，并能使纤维蛋白原增加，促进骨髓制造血小板，从而促进血液凝固，起到止血作用，其中大黄酚是止血的主要成分。临床上由于疾病的性质、发病的阶段及兼夹证的不同，加之个体差异，故在辨证施治中需随症加减。

春温（流行性出血热）案

陈某，男，67岁，初诊时间：2022年5月4日。

主诉：腹胀两个月，伴畏寒发热、少尿4天。

诊查：恶心呕吐，全身轻度浮肿，周身皮肤布满斑片状和点状紫斑，腰部胀痛，叩击痛，尿量少，精神烦躁，神志模糊，舌质红，苔黑干燥，脉数而弱。体温39.2℃，心率108次/分，腹部移动性浊音（+），肝下缘3cm，剑突下5cm。辅助检查：尿蛋白（+++），颗粒管型（+++），白细胞10.2×10^9/L，异型淋巴细胞7%，血小板61×10^9/L，血肌酐215.1μmol/L，尿素氮13.2mmol/L，谷丙转氨酶62U/L，总蛋白7g/L，白蛋白3g/L，球蛋白g/Lg。

中医诊断：春温（热毒壅滞，燔灼营血）。

西医诊断：流行性出血热；肝硬化腹水。

中医辨证分析：患者感染邪毒，邪伏于里，郁久化热，血热妄行，离经之血瘀于脉外，热郁气滞，血凝脉中，故见紫斑；热扰心神，则精神烦躁、神志模糊；湿热壅滞，三焦水道不利，故全身浮肿；湿热壅阻中焦，脾胃气机不畅，故恶心呕吐。舌红、苔黑干燥、脉数而弱乃热毒壅滞、燔灼营血之征。

治则治法：清热解毒，凉血止血。

处方：增液承气汤合清营汤加减。生大黄15g（后下），芒硝12g（冲服），生地黄30g，麦冬12g，玄参15g，赤芍15g，牡丹皮12g，金银花30g，连翘 15g，生石膏 30g（先煎），紫草 30g，白茅根 30g，石韦 30g，栀子 10g，姜半夏 12g，泽泻 12g，金钱草 20g，炒枳壳 12g，焦山楂 30g。

服药 1 剂，药入即吐，未能进药。服药第 2 剂，嘱少服多餐，不吐为宜，次日解少量稀便。继服 2 剂，水样便 1 日 6 ~ 7 次，随之尿量增加，浮肿消退，紫癜退至胸背部。再服 2 剂，尿量恢复正常，紫癜退至足背，腹胀消除，血肌酐、尿素氮恢复正常，尿蛋白（＋）。之后更方，给予益气生津、滋补肝肾、活血化瘀调理之剂。住院 1 个月后痊愈出院。

【按语】 流行性出血热是由汉坦病毒感染引起的自然疫源性疾病，其病理特点为全身小血管的损害和血液循环障碍，可出现全身性水肿、充血、出血，体腔内多数器官可见出血性坏死，属于温病中的"伏气温病""春温""伏暑""温疫"，常见病因可归于湿、热、寒、瘀、虚。本案患者辨为热毒壅滞，燔灼营血，治疗以清热解毒、凉血止血为主，方选增液承气汤合清营汤加减。增液承气汤为攻补兼顾之剂，方中生大黄、芒硝泻下热毒，荡涤胃肠，安和五脏，使邪有出路，血有所归；生地黄、麦冬、玄参滋阴生津，与硝黄共奏"增水行舟"之效，达到攻邪而不伤正；佐以金银花、连翘、栀子、牡丹皮、紫草、生石膏、白茅根清热解毒、凉血止血。

李强

李强（1963—），男，九三学社社员，义乌市第二届名中医，1985 年毕业于浙江中医学院中医系。毕业后一直在义乌中医医院从事中西医结合内科临床工作，曾赴浙江省肿瘤医院进修学习，1999 年晋升为副主任中医师，2002 ~ 2020 年任消化科主任，对内科疾病，尤其是消化系统疾病的中西医结合诊疗具有丰富经验，擅长亚健康人群的中医调理。

胃痞（慢性非萎缩性胃炎）案

缪某，男，46 岁，初诊时间：2019 年 10 月 11 日。

主诉：胃脘胀满伴嗳气泛酸 1 年余，加重 1 周。

诊查：患者 1 年多前无明显诱因情况下反复出现胃脘胀满，伴泛酸嗳气、胸骨后烧灼感，曾予抑酸剂、胃黏膜保护剂及胃动力药治疗，疗效欠佳，症状反复发作。10 月 2 日于浙江大学医学院附属第四医院行胃镜检查，诊为慢性非萎缩性胃炎。刻下胃脘部胀满，嗳气泛酸胃灼热，晨起口干口苦，咽喉部异物感，腰膝酸软，夜寐易醒。舌偏红，苔薄白，脉弦滑。

中医诊断：胃痞（肝郁气滞）。

西医诊断：慢性非萎缩性胃炎。

中医辨证分析：本病的发生主要为感受外邪、内伤饮食、情志失调、体虚久病等，引起气机不畅或食滞内停，痰湿中阻，或肝气郁滞，横犯脾胃，进而导致脾胃纳运失职，清阳不升，浊阴不降，升降失司。患者因长期工作压力大，肝失疏泄，肝气郁滞，加之久坐少动，食积痰滞阻于胃腑，阳明热盛，从阳化火，故见嗳腐吞酸、口干口苦；横犯脾胃，故见胃脘胀满。舌偏红、苔薄白、脉弦滑为肝气郁滞之征。

治则治法：疏肝解郁，理气消痞。

处方：柴胡 10g，枳壳 10g，酒白芍 15g，香附 10g，郁金 12g，川楝子 10g，延胡索 30g，浙贝母 10g，桔梗 10g，白豆蔻 6g（后下），佛手 10g，厚朴 10g，木香 6g，瓦楞子 30g（先煎），六神曲 15g，降香 10g。7 剂，日 1 剂，水煎，早晚分服。嘱低盐低脂饮食，适寒温，慎起居，适度活动。

10 月 19 日二诊：药后胃脘部胀满、嗳气减轻，口苦基本消失，仍口干，泛酸，夜寐易醒，进食油腻后胀痛，大便溏薄，黏腻，余无不适。舌淡红，苔薄白，脉弦细滑。

处方：柴胡 10g，枳壳 10g，酒白芍 12g，郁金 12g，川楝子 10g，桔梗 10g，香附 10g，砂仁 6g（后下），佛手 10g，厚朴 10g，木香 6g，延胡索 12g，浙贝母 10g，瓦楞子 30g（先煎），六神曲 15g，旋覆花 10g（包煎），代赭石 20g（先煎），白芷 10g。7 剂，日 1 剂，水煎，早晚分服。

10 月 28 日三诊：药后胃脘部胀满、口干口苦、咽喉异物感基本消失，大便正常，泛酸胃灼热、嗳气依旧明显，余无不适。舌淡红，苔薄白，脉弦缓。

处方：柴胡 10g，枳壳 10g，酒白芍 12g，郁金 12g，川楝子 10g，桔梗 10g，香附 10g，白豆蔻 6g（后下），佛手 10g，厚朴 10g，木香 6g，延胡索 12g，浙贝母 10g，瓦楞子 30g（先煎），六神曲 15g，降香 10g，海螵蛸 15g，生甘草 6g。7 剂，日 1 剂，水煎，早晚分服。

药后诸症未作。

【按语】胃痞又称痞满，是以心下自觉痞塞、触之无形、按之柔软、压之无痛为主要症状的病证。朱丹溪《丹溪心法·痞》云"痞者，与否同，不通泰也"，并与胀满进行了鉴别，"痞则内觉闷，而外无胀急之形者，是痞也"。

《景岳全书》通过辨证虚实提出不同的治法："凡有邪有滞而痞者，实痞也；无邪无滞而痞者，虚痞也。有胀有痛而满者，实满也；无胀无痛而满者，虚满也。实痞实满者，可消可散；虚痞虚满者，非大加温补不可。"此案治以疏肝解郁、理气消痞之法，方用柴胡疏肝散加减。方中柴胡疏肝解郁，为君药。香附、郁金、佛手理气疏肝止痛，为臣药。陈皮、枳壳理气行滞；芍药、甘草养血柔肝，缓急止痛，为佐药。配合金铃子散增强活血止痛、疏肝泄热之功。海螵蛸又名乌贼骨，与浙贝母合用成乌贝散，浙贝母性温，善于收敛制酸，海螵蛸性寒，长于清热化痰，一温一寒；瓦楞子等消痰化瘀，制酸止痛。诸药相合，正合李用粹《证治汇补·痞满》所言"初宜舒郁化痰降火，二陈、越鞠、芩连之类；久之固中气，参、术、苓、草之类；佐以他药，有痰治痰，有火清火，郁则兼化"之意。

湿阻（胃肠功能紊乱）案

楼某，女，77岁，初诊时间：2020年8月22日。

主诉：肢体困重，便溏次频反复3年余。

诊查：患者3年前反复出现肢体困重，便溏次频。于我院肠镜检查无殊，无消瘦，无腹痛，未予正规治疗。刻下肢体困重，疲劳易困，口中黏腻不爽，多思多虑，大便溏薄次频，排便不畅。舌胖、中有裂纹，苔黄厚腻，脉濡滑。

中医诊断：湿阻（湿困中焦）。

西医诊断：胃肠功能紊乱。

中医辨证分析：中医的"湿阻"，西医多为胃肠功能紊乱。湿邪之为病，缓而难治。湿有外湿与内湿之分，外湿侵袭肌表，身重疼痛，胸脘痞闷；内湿因脾胃功能失职，运化失常而生，可见脘痞纳呆、腹胀、大便不爽。湿阻病位在脾，阻滞中焦，升降失常，水津不能传输，且湿性黏腻，病势缠绵。患者患病日久，外湿与内湿同气相求。湿为阴邪，其性重浊，故见肢体困重、疲劳易困、口中黏腻不爽；脾在志为思，主运化、主升，患者因湿长期阻滞中焦，脾气损伤，水液无法输布，故多思多虑、大便溏薄。舌胖、中有裂纹，苔黄厚腻，脉濡滑乃湿盛偏热之象。

治法治则：祛痰化湿，芳香醒脾。

处方：苍术15g，藿香12g，佩兰12g，厚朴10g，茯苓15g，紫苏梗12g，陈皮10g，姜半夏10g，石菖蒲12g，薏苡仁30g，砂仁6g，六神曲15g，生山楂15g，滑石粉30g，生甘草6g，黄芩10g。7剂，日1剂，水煎，早晚分服。

嘱忌烟酒，忌辛辣刺激类食物，忌海鲜及咸制品，生活起居适寒温，避免劳累。

8月26日二诊：药后肢体困重、口中黏腻感消失，仍大便溏薄次频，乏力自汗，恶心纳差。舌淡有齿痕，苔薄白腻，脉细濡。

处方：党参15g，麸白术15g，炒白扁豆30g，陈皮9g，山药20g，砂仁5g（后下），薏苡仁30g，茯苓15g，桔梗9g，苍术9g，炒稻芽30g，炒麦芽30g，炒鸡内金10g，六神曲15g，芡实15g，肉豆蔻6g，升麻6g。7剂，日1剂，水煎，早晚分服。

药后症状未作。

【按语】湿阻的基本病机是湿邪阻滞中焦，导致升降失常，运化障碍。脾为湿土，其性喜燥恶湿。湿为阴邪，其性黏腻重浊。湿邪阻滞中焦脾胃，脾为湿困，则脾不能升清，胃不能降浊，脾胃运化失职。水谷不能运化，则脘痞纳呆、腹胀、大便不爽；水津不能转输，脾主肌肉，湿困肌肤，则头身困重；湿性黏腻，故病势缠绵，病程较长。该患者年老体弱，脾气亏虚，湿邪内盛，加之长夏之季，湿邪再至，内外相引，患而为病。吴鞠通在《温病条辨》中云："湿为阴邪，自长夏而来，其来有渐，且其性氤氲黏腻……见其中满不饥，以为停滞而下之，误下伤阴，而重抑脾阳之升，脾气转陷，湿邪乘势内溃，故洞泄。"《温热经纬·薛生白湿热病篇》云，祛湿之法，大抵上焦宜轻宣肺气。肺为水之上源，肺气宣通，则水道自利。中焦宜燥化温通，使脾气转输，则湿得运化。下焦宜渗利小便，其中固护脾土为首。本案以藿朴夏苓汤合半夏厚朴汤化裁，方中苍术为君，味苦，性温而燥，最善燥湿，兼以健脾，可使湿祛而脾运有权，如《本草正义》云"脾家郁湿……茅术一味，最为必需之品"；藿香、佩兰芳香化浊，解在表之湿；半夏、陈皮理气燥湿，和胃降逆；茯苓、砂仁运湿止泻，共为臣药；湿阻中焦，气机不畅，故佐以厚朴、紫苏梗行气化湿；气机阻滞易化热，故六一散配合黄芩清热利湿。二诊因湿热渐除，本虚渐显，故治以益气健脾，渗湿止泻。《素问·刺法论》曰"欲令脾实……宜甘宜淡"，故方选参苓白术散加减为宜。

黄敏华

黄敏华（1964—），女，1986年毕业于浙江中医学院五年制本科，工作于武义县中医院。2009 年晋升为主任中医师。先后赴浙江省中医院内科进修 1 年、上海中医药大学附属曙光医院肝病科进修半年。长期从事中医内科临床，经验丰富，尤以诊疗肝病见长。先后发表论文 10 余篇，主持完成科研项目——中药复方对拉米夫定治疗慢性乙型肝炎发生 YMDD 变异的影响。

积聚（肝硬化）案

贺某，男，27 岁，初诊时间：2020 年 3 月 11 日。

主诉：发现肝硬化、脾大、血小板减少半年。

诊查：患者既往有乙肝"大三阳"多年，肝功能反复异常，未予系统治疗。半年前发现血小板减少，四川某医院 B 超显示肝硬化、脾大，开始服拉米夫定片长期抗病毒治疗。2020 年 2 月 29 日于本院复查：乙肝三系提示"大三阳"；肝功能：总胆红素 34.59μmol/L，直接胆红素 5.70μmol/L，间接胆红素 28.89μmol/L，谷丙转氨酶 62U/L，乙肝病毒 DNA 滴度（HBV－DNA）检测低于检测线。查血常规：血小板 $74 \times 10^9/L \downarrow$，血清 IV 型胶原蛋白 127μg/mL，B 超显示肝硬化，脾大、脾静脉稍增宽（门静脉内径约 1.3cm，脾脏厚 4.4cm，脾静脉内径约 1.0cm）。自觉神疲乏力，纳可，偶有食后腹部痞满，大便有时偏溏。舌淡红暗，苔薄白，脉沉弦细。

中医诊断：积聚（脾虚血瘀）。

西医诊断：肝硬化；脾大；血小板减少；慢性乙型病毒性肝炎。

中医辨证分析：慢性乙型病毒性肝炎为感受疫毒所致，因发病后临床症状不显著，患者未及时检查及治疗，久病失治，迁延不愈，疫毒之邪损害人体正气，耗伤气血，导致人的脏腑功能下降，妨碍肝的疏泄功能和脾的运化功能。肝脏失于疏泄，则气机阻滞；脾气不升，胃气不降，则腹部痞满；脾虚失运化，水湿内盛，则便溏；脾胃功能失常，导致气血生化乏源，进一步引起气血亏虚，而神疲乏力；肝失疏泄则气滞；脾气亏虚、气虚无力推动血液运行则瘀血内阻；脾虚不能运化水湿，则痰湿凝滞；而气滞、血瘀、痰凝则形成积聚，出现肝硬化、脾大。舌淡红暗、苔薄白、脉沉弦细为肝血不足、脾气亏虚、瘀积内阻之征。

治则治法：养血柔肝，健脾消癥。

处方：当归 12g，川芎 9g，麸白芍 12g，赤芍 9g，仙鹤草 30g，丹参 15g，茜草炭 9g，煅牡蛎 30g，炒五灵脂 6g，矮地茶 15g，党参 12g，麸白术 12g，茯苓 12g，土鳖虫 9g，陈皮 12g，大枣 12g，生甘草 5g。7 剂，日 1 剂，水煎，早晚分服。

3月18日二诊：服药后神疲乏力稍改善，腹部仍痞满作胀，纳可，大便溏、日二行，舌淡红暗，苔薄白腻，脉沉弦细。

处方：当归12g，川芎9g，麸白芍12g，仙鹤草30g，丹参15g，煅瓦楞子30g，炒海螵蛸15g，煅牡蛎30g，炒五灵脂6g，矮地茶15g，党参12g，麸白术12g，茯苓15g，土鳖虫9g，陈皮12g，紫苏梗12g，炒鸡内金12g，大枣12g，生甘草5g。14剂，日1剂，水煎，早晚分服。

4月1日三诊：药后神疲乏力减轻，腹部痞满消失，纳可，大便调，舌淡红暗，苔薄白，脉沉弦细。

前方继进14剂，日1剂，水煎，早晚分服。

经中药治疗4个多月，于本院复查B超示：肝、胆、胰、脾未见明显异常（门静脉内径约1.1cm，脾脏厚3.9cm，脾静脉内径约0.8cm）。复查乙肝三系：乙肝表面抗原阳性、乙肝核心抗体阳性，肝功能正常，血常规：血小板149×10^9/L，血清Ⅳ型胶原蛋白38ng/mL。患者无明显自觉症状。

【按语】肝硬化属中医学"积聚"范畴，本病病因复杂，病程缠绵，并发症多，往往虚实夹杂，治疗十分棘手。黄元御在《四圣心源》中指出，积聚的病理基础为"气血凝瘀"。本案患者乙肝病久，浊毒内积，肝郁不疏，脾难健运，中焦不通，气机不畅；初则气结在经，久则血伤入络。血不自行，随气而行，肝郁气滞，血之滞也。血因停积，滞于肝脏，凝而不散，愈积愈滞，形成积聚。方中以党参、麸白术、茯苓益气健脾；当归、麸白芍、仙鹤草养血柔肝；川芎、丹参、炒五灵脂活血化瘀；煅瓦楞子、煅牡蛎、土鳖虫软坚散结，其中煅瓦楞子还有和胃制酸作用，长于治疗肝胃不和；陈皮、紫苏梗理气消痞；矮地茶利湿活血解毒；鸡内金消食健胃；大枣、甘草健脾和中，调和诸药。诸药合用，养血柔肝，健脾消癥，气血并治，疏其郁，建其中，消其癥，使中焦得转，气血通畅，上下无碍。此后，根据患者病情变化，中药随症加减。口苦加黄芩；口干、苔少不润加石斛、枸杞子、北沙参；牙龈出血加茜草炭、藕节炭；腹胀加预知子、厚朴。门诊治疗时与患者沟通，解其心结，调畅情志，嘱咐起居有常，不妄作劳，适当锻炼。生活干预及药物治疗双管齐下，而事半功倍。

齿衄（血友病）案

朱某，男，46岁，初诊时间：2020年2月10日。

主诉：拔牙后牙龈出血1月余。

诊查：拔牙后牙龈（牙缺损部位）出血1个多月，多家医院治疗，西药止血不效。2020年1月下旬去金华某医院住院，发现"凝血因子缺乏"，考虑"血友病"。适值春节，出院回家过年，牙龈仍出血不止，遂来诊。刻下神疲乏力，面色苍白，牙龈仍出血，纳可，夜寐不安，大便质黏、日一行。舌质淡，苔薄白腻，脉细无力。

中医诊断：齿衄（脾虚不摄，气血两虚）。

西医诊断：血友病。

中医辨证分析：患者先天不足，脾虚气弱，气虚不能摄血，故拔牙后出血不止；出血日久，致阴血更亏，血不养心，故夜寐不安；素体气虚，加之出血后气随血耗，脾气愈亏，运化失常，湿浊内生，故大便质黏，苔薄白腻；气血日损，头面失濡，故面色苍白。

治则治法：益气健脾，固摄止血。

处方：仙鹤草30g，藕节炭12g，侧柏叶炭12g，炒黄芩9g，荆芥炭12g，麸枳壳12g，生地黄炭6g，酸枣仁9g，合欢皮9g，制五味子5g，首乌藤15g，陈皮12g，麸白术9g，茯神15g，紫苏梗12g，炒党参12g，六神曲12g，大枣12g，炙甘草5g。7剂，日1剂，水煎，早晚分服。嘱出血加重立即到医院急诊就诊；避免一切热食和硬食物。

2月17日二诊：述服药3剂后出血止。舌淡红，苔白腻微黄，脉细无力。前方随症加减，再服7剂，服法同前。

2月24日三诊：药后牙龈不再出血。近期外出劳作时受外伤，右手背被钝器击打，见一肿块，日久未消，到当地医院就诊后诊为"皮下血肿"，建议手术切除血肿。患者因既往有凝血因子缺乏病史，故先试用中药治疗。症见患者神疲乏力，右手背可见直径约2cm、高约1cm的圆形皮下血肿，质地坚硬，表面光滑，无压痛。舌淡红，苔薄白微腻，脉细。

处方：仙鹤草30g，藕节炭12g，炒黄芩9g，荆芥炭12g，麸枳壳12g，陈皮12g，麸白术9g，茯神15g，紫苏梗12g，炒党参12g，当归炭12g，三七5g（吞服），茯苓12g，豆蔻6g，姜厚朴12g，六神曲12g，大枣12g，炙甘草5g。7剂，日1剂，水煎，早晚分服。

药后右手背皮下血肿渐消。

【按语】患者先天禀赋异常，素体脾虚气弱，气虚不能摄血，小创伤即出血不止。《血证论》言："可知治血者，必以脾为主……至于治气，亦宜以脾为主。"脾主统血，具有统摄血液在脉中正常运行而不致溢出脉外的作用。脾气健运，则气亦充盈，气旺则能固摄血液。脾虚气弱，统摄无权，则牙龈出血不止。外伤性血肿为离经之血，有自行吸收消散的能力，而本案患者右手背部皮下血肿两个月仍未消散，质地坚硬。究其因，其一因气虚，无力推动血液运行，故血肿难以消散；其二，气虚不能摄血，导致血肿内部长期有少量渗血，以致血肿难以消散。患者前后因牙龈出血不止和皮下血肿日久不消就诊，表现虽然不一，但病因病机相同。故以炒党参、麸白术益气健脾；仙鹤草、藕节炭、侧柏叶炭、炒黄芩、荆芥炭收敛固涩止血；当归炭、生地黄炭养血止血；酸枣仁、合欢皮、制五味子、茯神、首乌藤养心安神，且酸枣仁、制五味子兼有收敛固涩作用；加炒黄芩苦寒坚阴，清热止血；麸枳壳、陈皮、紫苏梗、豆蔻、姜厚朴理气行滞，燥湿和中，使全方补而不滞；三七粉化瘀止血，使止血而不留瘀，化瘀而不伤正；六神曲消食助运；大枣、炙甘草补脾益气，调和诸药。诸药合用，共奏益气健脾、固摄止血之功。治血必治气，气血不分离，健脾益气，以化生固摄，气足摄血，血循经行，衄必自止，积血自消。

夜啼（小儿夜啼）案

周某，男，3 个月，初诊时间：2019 年 11 月 23 日。

主诉：夜啼 1 个月。

诊查：患儿近 1 个月入夜则啼哭，时断时续，彻夜不寐。日间无异常，正常入睡，胃纳及二便正常。唇舌色淡，舌苔薄白，指纹淡红。

中医诊断：夜啼（心气亏虚）。

西医诊断：小儿夜啼。

中医辨证分析：患儿因先天不足或后天喂养不当，心气亏虚，心神失养，神不安宁，易受惊扰，故夜间不寐而啼哭。唇舌色淡、指纹淡红乃心气亏虚之征。

治则治法：养心，安神，定志。

处方：酸枣仁 3g，远志 1g，龙骨 3g，淮小麦 3g，甘草 1g。2 剂，日 2 次，颗粒剂开水冲服。

11 月 25 日二诊：家属述服两剂后患儿夜间能安睡、无夜啼。继进原方 3 剂，巩固疗效。

【按语】夜啼是指婴儿入夜啼哭不安，时哭时止，或每夜定时啼哭，甚则通宵达旦，但白天如常的一种病证，多见于新生儿及婴儿。《幼幼集成》中说："小儿夜啼有数证：有脏寒、有心热、有神不安、有拗哭。此中寒热不同，切宜详辨。"此患儿白天无所苦，夜间则哭闹不止，犹如成人之不寐。人之寐寤，由心神控制，因心主神明，神安则寐，神不安则不寐。患儿脏腑娇嫩，形气未充，先天不足或后天喂养不当致心气亏虚，心神不安；唇舌色暗、指纹淡红乃心气亏虚致神不安之象。酸枣仁味甘、酸，性平，入心、肝经，能养心阴，益肝血而有安神之效；远志味苦、辛，性温，性善宣泄通达，既能开心气而宁心安神定志，又能通肾气而交通心肾，酸枣仁、远志两药配合，补养先后天；龙骨镇惊安神；淮小麦养心除烦；甘草补益心气，调和诸药。诸药合用，共奏养心、安神、定志之功。二诊症状明显改善，故效不更方，原方再服3剂。

李秀楠

李秀楠（1967—），女，副主任中医师，毕业于浙江中医药大学。从事临床工作30余载，先后在广福医院呼吸内科和中医科工作，擅长内科常见病、多发病、疑难杂症的诊治。尤其对肿瘤患者放化疗期间中药配合减毒增效、术后放化疗调理、预防肿瘤复发转移、改善肿瘤患者症状、延长生存期等方面有丰富的经验。任金华市康复医学会肿瘤康复专业委员会委员，为2020年度"浙派中医膏方之星"。发表论文多篇。

肺积（小细胞肺癌）案

邵某，女，63岁，初诊时间：2014年10月30日。

主诉：小细胞肺癌伴脑转移5个月。

诊查：2014年5月25日确诊为小细胞肺癌伴脑转移，化疗完成5个周期，现为肺部、脑部放疗后。刻诊：神疲肢倦，咽干有痰，咳嗽咳痰，痰白黏稠，时有头晕恶心，无呕吐，抽搐间歇性发作，大便偏干。舌质红、有裂纹，苔黄腻厚，脉细数无力。

中医诊断：肺积（阴虚痰热）。

西医诊断：小细胞肺癌。

中医辨证分析：患者经放化疗耗气伤阴，痰热蕴结，津液消耗，肺脾受损，故神疲肢倦、咽干便结、舌有裂纹；痰热壅肺，故咳嗽咳痰；痰浊蒙窍，故头晕恶心；脑窍受损，变生痉症。舌质红、苔黄厚腻乃痰热之象，脉细数无力乃气阴亏虚之征。

治则治法：滋阴润肺，清热化痰。

处方：太子参20g，天冬10g，麦冬10g，茯苓10g，生薏苡仁30g，石菖蒲10g，天麻10g，姜半夏10g，姜竹茹10g，蝉蜕6g，炒僵蚕10g，黄芩10g，焦山栀6g，知母10g，柴胡10g，炒枳壳10g，莱菔子20g，生甘草4g。7剂，日1剂，水煎，早晚分服。

上方随症加味，大便干结，加玄参、天花粉、生大黄；双下肢无力，加龟甲、杜仲、续断、石斛；咳嗽痰多，加浙贝母、野荞麦根、肺形草、三叶青、七叶一枝花；头晕、头痛，加白蒺藜、蔓荆子、白菊花。患者坚持服药至今，现肢体活动自如，言语清楚，精神尚可，能从事轻度田间劳动和家务，偶尔咳嗽，无胸闷气急，无头痛头晕。2022年2月4~7日在金华市中心医院复查。胸部CT示右肺癌放化疗后表现，右下肺炎性纤维灶考虑，较前相仿，两肺多发肺大泡。颅脑MR示两侧额叶结节转移瘤治疗后表现。

【按语】小细胞肺癌是起源于支气管黏膜或腺体的一类恶性肿瘤，确诊时多已转移，治疗后易复发、预后差。本病属中医学"肺积"范畴。此案治疗大法以滋阴润肺、清热化痰为主。肿瘤患者所表现的证候虚实夹杂，本案既有气阴亏虚之本虚，又有痰热之标实。太子参、天冬、麦冬养阴润肺；黄芩、焦山栀、知母泻肺火；石菖蒲、天麻、姜半夏、姜竹茹开窍化痰；蝉蜕、炒僵蚕疏风解痉；柴胡、枳壳梳理气机；茯苓、白术健脾和胃；莱菔子消食通便，降气化痰；生甘草调和诸药。诸药合用，共奏滋阴润肺、清热化痰之功。

头痛（脑瘤术后）案

张某，女，37岁，初诊时间：2009年7月3日。

主诉：脑胶质瘤术后3月余。

诊查：患者2009年3月17日行脑胶质瘤手术，术后病理报告（左颞叶）星形胶质细胞瘤2级。术后完成放疗，蒂清化疗期。刻诊：头微胀，略恶心，大便干结，腰膝酸软，月经量多有血块，平素喜凉恶热。舌红，苔薄白、脉细数。

中医诊断：头痛（肝肾阴虚，热毒炽盛夹瘀）。

西医诊断：脑瘤术后。

中医辨证分析：患者素体阳盛，又加放疗，热毒炽盛、上藩于首，故头胀、略恶心、大便干结、舌红、脉细数；肝肾阴亏，故腰膝酸软；有瘀，故月经量多、有血块；肝肾阴亏于下，热毒炽盛亢于上，故夹瘀血。

治则治法：滋补肝肾，泻火解毒，化瘀消积。

处方：黄芩 10g，焦山栀 6g，知母 10g，夏枯草 10g，三叶青 6g，柴胡 10g，炒枳壳 10g，天冬 10g，麦冬 10g，龟甲 15g（先煎），虎杖 15g，郁金 10g，川牛膝 15g，茯苓 10g，生白术 10g，生薏苡仁 30g，生红山楂 15g，生甘草 3g。7 剂，日 1 剂，水煎，早晚分服。

以上药为基础方，随症加减。火毒旺盛，加白重楼、黄连；头痛心烦，加龙胆草、白蒺藜；恶心明显，加姜半夏、姜竹茹、苏梗；大便干结，加生大黄；失眠，加酸枣仁、柏子仁；口干，加生地黄、玄参、天花粉；腰酸膝软明显，加狗脊、巴戟天等。患者坚持服药至今。

2022 年 3 月 8 日头颅核磁共振复查：脑瘤术后表现，未见明显异常。放化疗后患者一直正常上班，侍候老人，照顾女儿，四肢活动自如，语言记忆正常，体力较好。

【按语】古代中医文献无"脑瘤"病名记载，但在头风、头痛、真头痛、厥逆、癫痫等疾病中有类似论述。此案辨证为肝肾阴亏、热毒炽盛夹瘀，治以滋补肝肾，泻火解毒，化瘀消积。方中黄芩、山栀、知母、夏枯草、三叶青泻火解毒；天冬、麦冬、龟甲滋补肝肾；虎杖、郁金、牛膝化瘀散积；柴胡、枳壳疏泄气机；茯苓、白术、生薏苡仁、红山楂健脾和胃；生甘草调和诸药。

阴疽（弥漫性大 B 细胞淋巴瘤）案

高某，女，69 岁，初诊时间：2019 年 4 月 11 日。

主诉：弥漫性大 B 细胞淋巴瘤半月。

诊查：2019 年 3 月 27 日医院颈部淋巴结活检病理诊断非霍奇金淋巴瘤，符合弥漫性大 B 细胞淋巴瘤。因体质虚弱，未行放化疗，有右肾萎缩、高血压、冠心病、房颤病史。刻诊：面色㿠白，少气懒言，胸闷心悸，动则气喘汗出，腰酸背痛，双下肢浮肿，形寒肢冷。舌质淡，舌体胖大有齿痕，苔白腻，脉细促。

中医诊断：阴疽（气虚阳亏，寒凝痰结）。

西医诊断：弥漫性大 B 细胞淋巴瘤。

中医辨证分析：患者年老体弱，五脏衰退，气虚阳亏，故见面色㿠白，少气懒言，胸闷心悸、动则气喘汗出，腰酸背痛，双下肢浮肿，形寒肢冷。舌质淡、舌体胖大有齿痕、苔白腻、脉细促乃虚寒之征。气虚阳亏引发多种病理产物，寒凝痰结变生阴疽。

治则治法：补气温阳，软坚散结。

处方：人参6g，鹿角片10g（先煎），生黄芪20，茯苓10g，炒白术15g，炒薏苡仁30g，淫羊藿10g，枸杞子15g，女贞子15g，菟丝子15g，五味子10g，制南星6g，姜半夏10g，浙贝母10g，猫爪草30g，姜厚朴10g，红楂肉15g，生甘草3g。7剂，日1剂，水煎，早晚分服。

以此为基础方随症加减。自汗多，加糯稻根、稽豆衣；心悸，加炒酸枣仁、益智仁；腰背酸痛，加杜仲、川续断、桑寄生；形寒肢冷，加桂枝；下肢浮肿明显，加泽兰、益母草等。患者坚持服药至今，上述症状基本消失。复查胸部CT、头颅核磁共振、B超示颈部、腋下、腹股沟、腹腔均未探及异常淋巴结，血常规、生化检查、肿瘤标志物正常。

【按语】恶性淋巴瘤属中医学"阴疽"范畴。西医学认为，恶性淋巴瘤的发生与EB病毒感染、免疫缺陷、电离辐射、遗传等因素有关。《黄帝内经》言"邪之所凑，其气必虚"。本案治疗以扶正祛邪为大法。方中人参、鹿角片大补元气，温阳消肿；生黄芪助人参补气托毒；淫羊藿温而不燥，补肾阳，强筋骨，祛风湿；"善补阳者必于阴中求阳，则阳得阴助而生化无穷"，枸杞子、女贞子、五味子、菟丝子滋补肾阴；扶正不忘祛邪，制南星、姜半夏、浙贝母、猫爪草燥湿化痰，软坚散结；茯苓、炒白术、薏苡仁、红楂肉、生甘草健脾和胃，顾护脾胃贯穿治疗始终；厚朴下气消痰。每张处方必投理气之品，使气行血畅，湿化痰消结散，且有行气之品。如此药后胃肠舒适，不会有胀满之感，从而提高了治疗依从性。

吴锦美

吴锦美（1969—），女，主任中医师，浙江省基层名中医，武义县名医。浙江中医药大学中医学专业毕业，一直在武义县中医院从事中西医结合内科临床工作，2000年2月~2001年1月在上海中医药大学附属曙光医院肾病科进修，2005年在杭州市中医院血液净化中心进修，在肾脏病、风湿病诊疗方面积累了丰富的经验。现任武义县中医院肾病科主任，浙江省中医药学会风湿病分会委员，浙江省医师协会中医师分会委员，金华市中西医结合学会肾病分会、风湿病分会委员，金华市医学会肾脏病分会委员等。

溺毒（慢性肾功能衰竭）案

徐某，男，65 岁，初诊时间：2016 年 3 月 6 日。

主诉：反复颜面、双下肢水肿 4 年余，加重 5 天。

诊查：患者有高血压病史 10 余年，糖尿病、白内障病史 3 年，目前予诺和灵 30R 治疗，血糖控制尚理想。既往曾在上级医院住院，诊为慢性肾炎肾病型；慢性肾脏病 3 期，经中西药物治疗后病情稳定。5 天前感冒后水肿加重，遂来诊。症见颜面、下肢浮肿，按之凹陷，腰以下为甚，尿量减少，每日 600～1000mL，纳差，神疲怯寒，四肢不温，面色㿠白。舌淡，苔白滑而润，脉沉细弱。实验室检查：肝功能示血白蛋白 30.1g/L，肾功能示血肌酐 236μmol/L，尿素氮 10.8mmol/L，总胆固醇 8.83mmol/L，甘油三酯 3.15mmol/L，血常规示血红蛋白（HB）103g/L，尿常规示尿蛋白（PRO）（＋＋＋），红细胞（RBC）8 个/高倍视野（HP），B 超示双肾体积偏小。

中医诊断：水肿（脾肾阳虚）。

西医诊断：慢性肾功能衰竭。

中医辨证分析：脾肾阳虚，脾阳不振，健运失常，故纳差；气血生化乏源，则神疲怯寒、面色㿠白；脾肾阳虚，水湿停瘀，泛溢肌肤，而发为水肿；阳虚不能温煦四肢，故而四肢不温。

治则治法：温阳健脾，化气利水。

处方：五皮饮合真武汤化裁。茯苓皮 15g，陈皮 12g，大腹皮 9g，桑白皮 15g，干姜 9g，麻黄 6g，制附子 9g，猪苓 9g，泽泻 15g，桂枝 10g，白术 20g，益母草 30g。7 剂，水煎，日 1 剂，早晚分服。

3 月 15 日二诊：药后周身浮肿减轻，小便增多，精神稍佳，食欲有所增进，仍腹胀，大便微溏。尿常规示尿蛋白（PRO）（＋＋），红细胞（RBC）6 个/高倍视野（HP）。上方加川芎 15g，柴胡 15g，以调和气血。7 剂，日 1 剂，水煎，早晚分服。

3 月 23 日三诊：周身浮肿进一步减轻，面色稍红转润，诸症均好转，唯觉腹胀不减。上方去麻黄、附子，改茯苓皮为茯苓 20g，加莱菔子 12g。7 剂，日 1 剂，水煎，早晚分服。

3 月 31 日四诊：下肢微肿，面色红润，腹稍胀。复查肝功能示血白蛋白 33.1g/L，肾功能示血肌酐 206μmol/L，尿素氮 9.8mmol/L，总胆固醇

6.83mmol/L，甘油三酯2.05mmol/L，血常规示血红蛋白（HB）109g/L，尿常规示尿蛋白（PRO）（＋），红细胞（RBC）3个/高倍视野（HP）。考虑患者脾功能尚未恢复，肾阳仍不足，故酌用调脾胃补肾之品。加生地黄12g，牡丹皮6g，以增进疗效；加砂仁9g，半夏12g，以理气消肿。7剂，日1剂，水煎，早晚分服。

【按语】本病属中医学"水肿"范畴，证属脾肾阳虚。肾为水脏，人体的水液代谢有赖肾阳的蒸腾气化。患者全身浮肿、小便减少、四肢不温，并有高血压史多年，罹患糖尿病、代谢紊乱、高脂血症，继发心肾及眼底动脉硬化，心肌供血不足，肾功能不全，视力损害，多病夹杂，虚实并见，寒热兼夹，治疗颇为棘手。究其根本，是因肾阳衰微，气化无力，开阖失度所致。治疗"必求其本"，故从补益脾肾入手，尤以治脾为重点，兼以和胃祛湿泻浊。以连苏饮、胃苓汤和胃祛湿泻浊，二妙丸清利下焦湿热，六君子汤健脾益气。以健脾益气、温补下元为本，和胃泻浊利湿为标，标本同治，补泻兼施。方中附子、桂枝、干姜温阳化气；茯苓皮、泽泻、猪苓渗湿利水；白术健脾燥湿，以助运化。同时结合辨病，因而效显。

淋证（急性肾盂肾炎）案

何某，女，38岁，初诊时间：2017年2月22日。

主诉：反复尿频、尿急、尿痛两月余，再发伴口腔溃疡7天。

诊查：患者两个月前无明显诱因出现尿频、尿急、尿痛、尿余沥不尽感，医院诊为泌尿系感染，予抗生素静脉滴注和口服（具体用药不祥）后症状消失。之后反复发作，每于私人诊所治疗，症状减轻后即停药。平素不喜饮水，因工作原因有憋尿习惯。7天前再次出现尿频、尿急、尿痛症状，同时伴发口腔溃疡，于医院就诊后，服消炎药（具体不祥）后症状有所改善，患者想寻求中西医结合治疗而来诊。症见小便频数短涩，淋沥刺痛，溺色黄赤，少腹胀痛，腰酸胀痛，大便艰，口苦，口腔有黄白溃疡。舌红，苔薄黄，脉滑数。外院尿常规：白细胞185个/低倍视野，红细胞138个/低倍视野，尿隐血（BLD）（＋＋），白细胞（WBC）（＋＋＋）。外院血常规：白细胞（WBC）9.8×10^9/L，中性粒细胞比率（N）89%，血红蛋白（HB）130g/L；泌尿系B超示双肾输尿管、膀胱未见异常。中段尿培养示大肠埃希菌生长。

中医诊断：淋证（湿热毒邪，蕴结膀胱）。

西医诊断：急性肾盂肾炎。

中医辨证分析：患者平素不喜饮水，因工作原因有憋尿习惯，同时伴口腔溃疡，导致秽浊之邪下侵机体，兼夹心经火热，上犯膀胱，发为淋证。湿热客于下焦，膀胱气化不利，故小便灼热刺痛。

治则治法：清热解毒，利湿通淋。

处方：八正散加减。萹蓄15g，瞿麦15g，白茅根20g，淡竹叶10g，金银花10g，连翘10g，炒黄芩12g，山豆根6g，蒲公英15g，桑椹10g，山茱萸10g，鹿衔草10g，灯心草6g，生甘草6g，炒黄柏9g，六神曲9g，生白芍10g，半枝莲10g，炒牛蒡子10g。7剂，日1剂，水煎，早晚分服。同时予热淋清颗粒1包，每日3次（冲服）；左氧氟沙星片0.2g，每天2次口服（自备）。嘱多饮水，勤排尿，忌食辛辣刺激之品。

3月1日二诊：药后尿痛好转，尿频、尿急明显减轻，少腹胀痛好转，口腔溃疡消失，大便调，舌红，苔薄黄，脉滑。复查尿常规：白细胞（WBC）（+），尿隐血（BLD）（+），白细胞34个/低倍视野，红细胞2个/低倍视野。治法不变。

处方：萹蓄15g，瞿麦15g，白茅根30g，鹿衔草10g，通草5g，苘麻子10g，白花蛇舌草15g，泽泻10g，车前草10g，焦栀子6g，知母9g，炒黄柏10g，生地黄10g，蒲公英30g，桑椹15g，山茱萸10g，香附9g，生甘草3g，滑石10g，枳壳10g。7剂，日1剂，水煎，早晚分服。继续服用左氧氟沙星0.2g，每天2次；热淋清颗粒1包，每日3次，冲服。

3月8日三诊：尿频、尿急、尿痛基本消失，尿色清，偶感腰酸，腹胀减轻，纳可，大便干结难解，舌淡红，苔薄黄，脉滑。复查尿常规示：白细胞0个/低倍视野，红细胞0个/低倍视野，上皮细胞24个/低倍视野。上方加减治疗1月余。

之后多次复查尿常规，均示正常，中段尿培养为阴性。嘱平时多饮水，勤排尿，保持外阴部清洁，忌食辛辣刺激之品。

【按语】本病属中医学"淋证"范畴，病机为湿热毒邪蕴结下焦，膀胱气化失司。病理因素为湿热，病位在肾与膀胱，病理性质初病为实证。张景岳在《景岳全书·淋浊》中提出了"凡热者宜清，涩者宜利"的治疗原则，故治以清热解毒，利湿通淋。方中车前草、通草、萹蓄、瞿麦、白茅根、滑石粉利湿通淋；白茅根清热凉血止血；蒲公英、白花蛇舌草、鹿衔草、大黄清热解毒，现代研究证实，其均有抗菌作用。

郑永吉

郑永吉（1970—），男，毕业于浙江中医药大学，副主任中医师。从事临床工作 20 多年，年均门诊患者近两万人次，受到多次奖励，2020 年被金东区评为"金东区名医"。擅长中西医结合治疗内科疾病，尤其对中风、高血压病等老年性疾病有独特见解及诊疗思路。对于脑中风及周围面神经麻痹的治疗，在中药煎剂口服的基础上，采用特色穴位中药熏蒸，探索出中药外治的新路子。

中风（脑梗死恢复期）案

徐某，女，53 岁，初诊时间：2015 年 8 月 14 日。

主诉：头晕伴恶心呕吐、言语不利 1 天。

诊查：患者舌强语謇，症状由家人代述。患者既往高血压病史 10 年余，血压控制不佳。1 天前长时间伏案工作后感颈项僵直，继而头昏头晕，之后恶心呕吐不止，言语欠利。由家人送往医院就诊。头颅 MR 示丘脑腔隙性脑梗死。急诊留观一晚后症状无明显改善。患者体形肥胖，刻下神志尚清，言语不利，流涎不止，行走不稳，二便失禁，纳差，夜寐不宁。舌淡红稍润，苔白厚腻，脉弦滑。

中医诊断：中风（痰湿上扰）。

西医诊断：脑梗死恢复期。

中医辨证分析：中风是以猝然昏仆、不省人事、半身不遂、口舌㖞斜、言语不利为主症的一类疾病，轻者可无昏仆而仅见口舌㖞斜或半身不遂或言语不利等症。患者为急性起病，突感颈项僵直、头昏、头晕不适，之后恶心呕吐不止，言语欠利，意识清晰，确诊为新发腔隙性脑梗死。中医辨为中风中经络范畴。四诊合参，患者平素嗜食腥辣油腻之品，加之长期伏案工作，缺乏运动，体形肥胖，平素血压偏高，波动较大，故劳累后突发头晕伴恶心呕吐、言语不利，继而流涎不止，行走不稳，二便失禁。

治则治法：平肝潜阳，祛湿化痰。

处方：冬桑叶 10g，白菊花 10g，蔓荆子 15g，藁本 15g，炙鳖甲 15g（先煎）、炙龟甲 15g（先煎）、柏子仁 10g、煅龙骨 30g（先煎）、煅牡蛎 30g（先煎）、煅石决明 30g（先煎）、白薇 10g、旋覆花 10g（包煎）、代赭石 20g（先煎）、砂仁 5g（后下）、豆蔻 5g（后下）、金钱草 15g、夏枯草 10g、决明子 15g、炒杜仲 10g、桑椹 15g、姜半夏 10g。7 剂，日 1 剂，水煎，饭后 1 小时温服。忌辛辣油腻，以卧床为主，避免剧烈运动及刺激。

8 月 20 日二诊：药后语言明显清晰，肢体活动较前改善，无明显头晕不适，肢体麻木仍存。脉数，舌淡红，苔白腻。

处方：冬桑叶 10g、白菊花 10g、蔓荆子 15g、藁本 15g、炙鳖甲 15g（先煎）、炙龟甲 15g（先煎）、柏子仁 10g、煅龙骨 30g（先煎）、煅牡蛎 30g（先煎）、煅石决明 30g（先煎）、威灵仙 10g、豨莶草 15g、夏枯草 10g、决明子 15g、炒杜仲 10g、桑椹 15g、鸡血藤 20g、姜半夏 10g。7 剂，日 1 剂，水煎，饭后 1 小时温服。忌辛辣油腻，以卧床为主，避免剧烈运动及刺激。

药后诸症好转，嘱守原方继服 1 个月，清淡饮食，适度劳作。后随访，未再发作。

【按语】 中医学对中风病的认识及治疗是不断完善的过程。《黄帝内经》虽未明确中风病名，但有关中风的论述较详，认为本病的发生与体质、饮食有密切关系。《素问·通评虚实论》云："凡治消瘅仆击，偏枯痿厥，气满发逆，甘肥贵人，则膏粱之疾也。"金元四大家的朱丹溪谓"痰生热，热生风也"。此案谨守病机，遵从古训，予平肝潜阳、祛湿化痰之法治之。方中冬桑叶、白菊花、夏枯草、决明子清泻肝火；白薇、炙鳖甲、炙龟甲降虚火；煅龙骨、煅牡蛎、煅石决明重镇安神；佐以柏子仁宁心定智；藁本引药上行；治标配伍姜半夏、旋覆花、代赭石降逆止呕，化痰通络；砂仁、豆蔻化湿和中。诸药相合，切中病机，诸症转安。

张清奇

张清奇（1972—），男，毕业于浙江中医药大学，曾在浙江大学医学院附属第一医院、浙江省中医院进修学习。浙江省基层名中医，浦江县中医院康复神经内科主任，师从国家级名中医裘昌林教授。中西医结合诊治内科疾病经验丰富，尤其擅长中风、头晕、头痛、失眠、过敏性咳嗽、高血压等疾病的诊治。

中风中经络（脑出血恢复期）案

胡某，男，59岁，初诊时间：2016年12月18日。

主诉：言语障碍、右肢体活动不利两周，头痛9天。

诊查：2016年12月4日突发不能言语，右侧肢体活动不利，伴恶心、呕吐胃内容物，住院治疗，头颅CT示左侧基底节区出血，予止血、营养脑细胞、脱水降颅压等治疗，12月9日出现左侧头痛，疼痛持续，剧烈难忍，复查头颅CT血肿未加重，经甘露醇125mL每8小时1次脱水、针灸及口服西药镇痛剂（不详）等治疗，头痛一直不能缓解，而转本院治疗。来院时左侧头痛如刺，言语欠清，右侧肢体活动不利，Brunnstrom分期：右上肢2期，右手1期，下肢3期。ADL评分40分。精神欠佳，胃纳一般，睡眠可，二便如常。舌淡红，苔薄白，脉弱。

中医诊断：中风中经络（气虚血瘀）。

西医诊断：脑出血恢复期；高血压病极高危组。

中医辨证分析：言语謇涩、偏身不遂，此瘀血之候；气虚不能推动血行，瘀血积而不化，不通则痛，故头痛如刺，多日不愈。舌淡红、苔薄白、脉弱乃气虚之征。

治则治法：益气活血通络。

处方：生黄芪30g，当归6g，川芎6g，桃仁3g，红花3g，赤芍9g，炒地龙9g，川牛膝12g，桂枝9g，红景天6g。5剂，日1剂，水煎，早晚分服。

12月25日二诊：药后头痛稍减，更衣不畅，舌淡红，苔薄白，脉弱。

处方：生黄芪30g，当归9g，川芎9g，桃仁9g，赤芍9g，地鳖虫6g，炒地龙9g，川牛膝12g，桂枝9g，细辛3g，羌活9g，蜈蚣2条，炒枳壳9g，火麻仁15g，郁李仁15g。5剂，日1剂，水煎，早晚分服。

12月30日三诊：药后头痛大减，仍更衣不畅，舌脉如前。上方去细辛、羌活。7剂，日1剂，水煎，早晚分服。

后前方出入为治，至2017年1月16日头痛完全缓解，言语转清，能独自穿衣、行走。2017年1月25日复查头颅CT示左侧基底节区血肿基本吸收。

【按语】西医学治疗脑出血是控制血压、预防再出血、脱水降颅压、营养神经及预防并发症，但对于导致语言障碍、偏瘫、头痛等症状的直接原因颅内血肿（相当于中医学的"瘀血"）并没有早期、直接而成熟的处理手段。颅内血肿的持续存在不仅给脑功能的早期康复带来了很大困难，还可导致病灶周边区域脑功能损害，使症状进一步加重。中医治疗脑出血主要采用活血化瘀之法。中医学认为，离经之血即为瘀血，故对于脑出血可从瘀血论治（活动性脑出血除外）。对于又有气虚表现者，可益气扶正，化瘀通络，标本兼治，代表方为补阳还五汤。为防止颅内再出血，使用中药活血化瘀须注意几点：初治宜选用桃仁、红花、当归、川芎、赤芍、牛膝等作用较温和的化瘀中药，且开始剂量宜小，然后酌情增加；可适当选用茜草、三七等具有双向调节作用的化瘀止血类药物，使止血而不留瘀，化瘀而不伤正。

咳嗽（机化性肺炎）案

魏某，女，39 岁，初诊时间：2016 年 8 月 7 日。

主诉：咳嗽 20 余天。

诊查：20 多天前在无明显诱因下出现咳嗽，较剧，咳而无痰，偶流清涕，无恶寒、发热、胸痛、气促等不适。在诊所输液多日未效而来诊。查血常规正常。胸部 CT 示左肺舌段机化性肺炎。现干咳较剧，纳便如常。舌淡红，苔薄白，脉弱。

中医诊断：咳嗽（风邪犯肺）。

西医诊断：机化性肺炎。

中医辨证分析：感受风邪，内犯于肺，肺气上逆，故干咳。舌淡红、苔薄白、脉弱为肺气不足之候。

治则治法：宣肺止咳，益气固表。

处方：自拟风咳汤。炙麻黄 9g，苦杏仁 12g，炙甘草 6g，桔梗 12g，炙冬花 12g，炒地龙 9g，僵蚕 12g，炙黄芪 15g，防风 9g，生白术 12g。5 剂，日 1 剂，水煎，早晚分服。

8 月 12 日二诊：药后咳嗽大减，但入睡困难。舌淡红，苔薄白，脉细弱。

处方：炙麻黄 9g，苦杏仁 12g，炙甘草 6g，桔梗 12g，炙冬花 12g，炒地龙 9g，僵蚕 12g，炙黄芪 15g，防风 9g，生白术 12g，穿山龙 20g，柴胡 9g，当归 9g，生白芍 12g，夜交藤 30g。5 剂，日 1 剂，水煎，早晚分服。

8 月 17 日三诊：药后咳嗽缓解，睡眠改善。舌淡红，苔薄白，脉细弱。

处方：炙黄芪 15g，防风 9g，生白术 12g，炙甘草 6g，柴胡 9g，当归 9g，生白芍 12g，夜交藤 30g，合欢皮 12g，桔梗 9g，苦杏仁 9g，桃仁 12g。5 剂，日 1 剂，水煎，早晚分服。

之后以益气固表法调治近 1 个月，咳嗽未再发。

【按语】临床上许多患者以咽痒干咳、久咳不愈为主症，部分患者每于吸入冷空气、烟雾、油漆或辛辣气味之后咳嗽复发或加重，西医学的咳嗽变异性哮喘、感冒后咳嗽常有类似表现。这类患者检查多无异常体征，血常规、胸片或CT等也无异常表现，但咳嗽常反复发作，迁延难愈。因本病风邪致病的特点较为明显，故可称其为风咳。由于症状比较单一（咽痒干咳、久咳），舌脉多属正常，中医辨证亦无明显寒热倾向，故常用自拟风咳汤治疗疗效颇佳。

治疗风咳，采用程钟龄的止嗽散合地龙、蝉衣、防风等治疗，效果往往不够满意，故采用加味过敏煎、止嗽散、三拗汤、玉屏风散等四方化裁的风咳汤为基本方随症加减，屡获效验。

风咳汤方：炙麻黄9g，苦杏仁12g，炙甘草6g，桔梗12g，枳壳9g，炙冬花12g，炒地龙9g，僵蚕12g，生黄芪15g，防风9g，生白术12g。兼风寒者，可加荆芥、苏叶、细辛等；兼肺热者，可加桑白皮、穿山龙、黄芩、知母等；兼痰湿者，可加陈皮、半夏、茯苓；偏阴虚者，可加生白芍、五味子、沙参、麦冬；鼻塞，可加苍耳子、辛夷；喷嚏连连、清涕多，可加黑附片、桂枝、细辛等；兼咽痛，可加牛蒡子、蝉衣、射干等。本案西医治疗效果不佳，因症状符合风咳特点，故采用自拟风咳汤为治而收效。需要注意的是，病初咳嗽明显时以疏风宣肺止咳为先，咳嗽缓解后则以玉屏风散等扶正为主。

张薇

张薇（1977—），女，主任中医师，医学硕士，金华市名中医，浙江省中青年临床名中医培养对象，金华市中医医院康复医学科副主任，浙江省中医药"十三五"重点专科及金华市优先发展重点学科后备带头人，范永升全国名老中医药专家传承工作室金华站成员，冯祯根省级名老中医药专家传承工作室成员。任浙江省中医药学会养生康复分会委员、络病分会委员，金华市康复医学会理事、神经康复专业委员会副主任委员、康复质控委员会委员。擅长脑卒中、脑外伤、脊髓损伤、尿失禁及老年常见病、多发病的诊治。

遗尿（尿失禁）案

程某，女，70岁，初诊时间：2021年11月22日。

主诉：反复漏尿 10 余年。

诊查：患者 10 多年前出现漏尿，尿急，夜尿增多，入睡困难，多梦易醒，手足发凉，口干欲饮，纳可，偶伴胃内泛酸，大便偏干，两天 1 次，情绪焦虑。舌偏红，苔薄，脉细弦。既往子宫肌瘤手术史，有肺结节、甲状腺结节、肝囊肿病史。

中医诊断：遗尿（心肾两虚）。

西医诊断：尿失禁。

中医辨证分析：患者年逾七旬，肾气渐亏，肾与膀胱相表里，肾气不摄则膀胱失约，以致夜尿增多，甚至漏尿；心藏神，肾之精气不足，不能上通于心，阳不入阴，阴阳水火不相交济，心神失养，故入睡困难、多梦易醒；气机郁滞，故情绪焦虑、全身多处结节；气郁日久化热，灼伤阴液，不能上承，故口干欲饮；气郁阳气不能外达肢末，以致手足发凉；肝失疏泄，横逆犯胃，胃失和降，以致胃内泛酸。舌偏红、苔薄、脉细弦为心肾两虚之象。

治则治法：补肾止遗，疏肝宁心。

处方：桑螵蛸散合四逆散加减。桑螵蛸9g，茯神9g，制远志9g，石菖蒲10g，醋龟甲6g（先煎），龙骨10g（先煎），牡蛎10g（先煎），熟地黄12g，生地黄12g，柴胡6g，炒枳壳12g，白芍15g，甘草6g，海螵蛸9g，浙贝母9g。5 剂，日 1 剂，参汤兑服，早晚分服。

11 月 29 日二诊：药后入睡较前改善，手足发凉好转，大便通畅，每日成形。舌偏红，苔薄，脉细。方药对症，效不更方，原方再服 5 剂。

药后漏尿、夜尿减轻，夜寐改善，略感腰膝酸软及口干，嘱口服六味地黄丸善后。

两个月后随访，诸症缓解。

【按语】尿不禁者，多源于心肾之气不足。《奇效良方·遗尿失禁》曰："盖心属火，与小肠为表里，二气所以受盛，是为传送。又肾属水，合膀胱为表里，膀胱为水之腑，水注于膀胱，而泄于小肠，实相交通也。若心肾气弱，阴道衰冷，传送失度，必遗尿失禁。"肾司二阴，主水，必赖心阳下煎水土，水火既济，产生气化，津液有藏有制。今心肾之气不足，州都之官制约失权，故津液藏而不制。《本草衍义·桑螵蛸》云："安神魂，定心志，治健忘、小便数，补心气。"本案以桑螵蛸散加减调补心肾，交通上下，补养气血，涩精止遗。因其本在肾，故以熟地黄替当归，加强填精滋阴养血之功。久病心情抑郁，肝气不疏，故除补养心肾外，尚注重调肝，以保持全身气机调畅，使通而不滞，散而不郁，故合四逆散疏肝解郁透邪。另取牡蛎之咸寒，加强软坚散结、收敛固涩之功。海螵蛸又名乌贼骨，与浙贝母合为乌贝散，有收敛制酸止痛之功，常用于肝胃不和之证。现代研究证实，海螵蛸的主要成分为碳酸钙，可中和胃酸，保护胃黏膜，另外海螵蛸多糖也有中和胃酸的作用。浙贝母有镇痛抗菌、抗溃疡、抗炎止泻等作用。气郁日久易生内火，灼伤阴液，不能濡润肠道，以致大便偏干，津液不能上承则口干欲饮，故阴虚者需用甘寒之品养阴泄热，以生地黄配白芍加强滋阴清热、润肠通便之效。

中风（脑梗死后遗症）案

徐某，男，84 岁，初诊时间：2020 年 3 月 2 日。

主诉：左侧肢体活动不利伴吞咽障碍 1 年余。

诊查：患者 1 年多前因脑梗死在当地医院住院，后反复来我院住院。此次入院后经口仅喂入少量糊食，常拒绝进食，拒绝静脉输液，拒绝胃管，经西酞普兰片 20mg，1 天 1 次抗抑郁治疗及反复沟通后，同意胃管置管及中药治疗。症见形体消瘦、卧床状态、表情淡漠、情绪低落、懒言乏力、口唇干燥、饮水呛咳，偶见干呕，左侧肢体活动欠利，夜寐欠佳，小便量少，大便偏干。舌暗红干，苔少，脉细涩。

中医诊断：中风（气阴两虚）。

西医诊断：脑梗死后遗症；运动障碍；吞咽障碍；认知障碍；抑郁状态。

中医辨证分析：患者年老，肾阴肾阳渐衰。加之久病失养，耗散真阴，令气阴不足，故见口唇干燥、懒言乏力、形体消瘦；气虚无力推动血行，气滞血瘀，故肢体活动不利；气阴不足，心神失养，故夜寐欠佳。舌暗红干、苔少、脉细涩为气阴两虚之征。

治则治法：滋阴生津，益气醒脾。

处方：麦门冬汤加味。麦冬 30g，制半夏 10g，党参 10g，炙甘草 10g，山药 30g，红枣 20g，荷叶 6g，梅花 10g，乌梅 10g，生白术 15g。3 剂，浓煎，胃管鼻饲，两日 1 剂，每日少量频服。

3 月 9 日二诊：药后经口进食量较前改善，大便变软，无干呕，偶对答，寐欠安，舌暗红干，苔少，脉细涩。

上方加茯神 9g，制远志 10g，酸枣仁 9g。3 剂，浓煎，胃管鼻饲，两日 1 剂，每日少量频服。

3 月 16 日三诊：药后进食量继续增加，大便 1 日一行，质软成形，可在搀扶下床旁站立和行走。舌淡红，苔少，脉细。方药对症，效不更方，守原义再服3剂，浓煎，胃管鼻饲，每日1剂，多次少量频服。

3月19日四诊：药后进食量及进食意愿增加，可在搀扶下行走，偶有对答，寐稍和。舌淡红，舌面水润，苔少，脉细。上方加山茱萸15g补益肝肾。3剂，浓煎，日1剂，分2~3次服。

药后经口食量逐步增加，经胃管补充水及中西药物，可在辅助下每日病房走廊步行，能简单对答，偶有表情变化，懒言乏力及少寐较前改善，大便1日一行。能执行更多指令，逐步增加康复训练。上方加减间断服用两个月，以巩固疗效。

【按语】 麦门冬汤始于《金匮要略》。曰："火逆上气，咽喉不利，止逆下气者，麦门冬汤主之。"患者久病，胃气胃阴亏虚，治以滋阴益气为先，麦门冬汤为主方。一诊重用麦冬，以其甘寒之性，滋养肺胃之阴；半夏配麦冬，则燥性减而降逆之性存，不仅降肺胃虚逆之气，还可使麦冬滋而不腻；党参补中益气，与麦冬配合，可补气生津；用山药代替粳米，配伍大枣、甘草补脾益气，使津液上输于肺，胃得其养，肺得其润，此有"培土生金"之意；另加乌梅生津止渴；荷叶升清；梅花疏肝理气；生白术健脾益气。二诊加茯神、制远志、酸枣仁养血安神除烦。三诊胃中津液渐复，效不更方。四诊注重补益肝肾，加山茱萸。患者久病拒食，情志失调，因气阴过虚，在选择疏肝理气之品时避免选用辛燥易伤阴之品，故首选绿梅花、荷叶、佛手等轻清芬香醒脾之品。患者多次拒绝进食，同意使用中药后改变平常服用方法，采用浓煎、胃管鼻饲，最初两日1剂、少量频服，之后逐渐增加至正常药量的原则，目的是减少心理排斥感，以及呕吐的发生，体现顾护胃气的思路。

痿证（高位脊髓损伤）案

刘某，女，67岁，初诊时间：2020年9月27日。

主诉：外伤致颈痛伴四肢活动障碍10余天。

诊查：患者10多天前不慎摔倒后出现颈痛，伴四肢活动不利，于当地医院查CT示颈3椎体骨折，予全麻下行"颈前路椎间盘切除减压植骨融合内固定术"，术后予抗感染、营养神经、止痛等治疗后症状略有改善，为进一步治疗入住我院。患者面色萎黄，卧床状态，语声低微，四肢无力，食少纳差，小便量少，大便干结，夜寐欠佳，偶见心慌。舌淡胖，边有齿痕，苔薄白，双脉细弱。

中医诊断：痿证（心脾两虚）。

西医诊断：高位脊髓损伤（C4 ASIA 分级 C 级）四肢瘫；神经源性直肠；神经源性膀胱。

中医辨证分析：患者因骤然外伤，加之术中耗损，久卧伤气，脾虚血少，气血生化乏源，以致面色萎黄、食少倦怠、肌缓肉痿；血不养心，心神不宁，故心慌、夜寐欠佳；气虚则大肠传导无力，阴虚血亏则肠道干涩，故大便干结。舌淡胖、边有齿痕、苔薄白、双脉细弱均为心脾气血亏虚之象。

治则治法：益气健脾，养血安神。

处方：归脾汤加减。黄芪20g，当归12g，党参10g，白术15g，茯神15g，制远志10g，酸枣仁15g，柏子仁30g，红枣15g，生姜6g，炙甘草5g，龙眼肉10g，木香5g，牛膝15g。5 剂，日 1 剂，颗粒剂，早晚两次冲服。

10 月 6 日二诊：药后胃纳转佳，夜寐稍和，心慌缓解，大便偏干，双眼视物略模糊，边有眼屎，舌较前红润，边有齿痕，苔薄白，双脉细弱。

处方：黄芪20g，当归12g，党参10g，白术15g，茯神15g，制远志10g，酸枣仁15g，柏子仁30g，红枣15g，生姜6g，炙甘草5g，龙眼肉10g，木香5g，牛膝15g，青葙子12g。7 剂，日 1 剂，颗粒剂，早晚两次冲服。

10 月 13 日三诊：药后四肢无力改善，疼痛减轻，胃纳及夜寐可，大便变软，视物模糊减缓，舌淡红，齿痕略少，苔薄白，双脉细弱。方药对症，效不更方。

药后睡眠、大便、胃纳改善明显，四肢力量增加，疼痛减轻，心态平和，积极配合治疗，并逐步增加康复训练时间和强度。

上方加减间断服用一个半月，以巩固疗效。后患者独自步行出院。

【按语】《黄帝内经》云"治痿者独取阳明"，故各医家治疗痿证十分重视脾胃，或补益脾胃，或清胃火、祛湿热，但无论哪种方法都看重脾胃的作用。《素问·经脉别论》曰："食气入胃，散精于肝，淫气于筋……脉气流经，经气归于肺，肺朝百脉，输精于皮毛……饮入于胃，游溢精气，上输于脾。脾气散精，上归于肺，通调水道，下输膀胱。水精四布，五经并行，合于四时五脏阴阳，揆度以为常也。"脾胃为后天之本，肺之津液来源于脾胃，肝肾的精血来源于脾胃的生化，只有脾胃健运，津液精血生化充足，才能充养肢体筋脉，有助于痿病的康复。所谓"独取"并非"唯独"之法，乃为重视之意。本案以归脾汤为主方，发挥其气血双补、心脾兼顾、补而不滞的作用。脾为心之子，补脾亦可养心，所谓子能令母实。补脾药与养心药同用，是本方与其他气血双补方的主要区别。加柏子仁养心安神，润肠通便；牛膝补益肝肾，逐瘀通经。

通过本案我们还需关注气血亏虚而致的"不营而痛"。面对疼痛，一般首先想到的是不通则痛，如寒性收引而致的挛急剧痛、热毒壅滞而致的炎性剧痛等，然气血不营于脏腑，有时也有疼痛表现。《医学真传·心腹痛》曰："所痛之部，有气血、阴阳之不同，若概以行气、消导为治，漫云通则不痛。夫通则不通，理也。但通之法，各有不同。调气以和血，调血以和气，通也；下逆者使之上行，中结者使之旁达，亦通也；虚者助之使通，寒者温之使通，无非通之之法也。"归脾汤的应用可以为处理这类疼痛拓宽思路。经治患者睡眠、饮食和大便得到改善，疼痛减轻，为重树信心和坚持康复训练、最终回归家庭和社会提供了保障。

吕旭阳

吕旭阳（1978—），男，副主任中医师。全国第五批老中医药专家学术经验继承人，金华市青年名中医，义乌市第十届拔尖人才，义乌市133创新人才，义乌市最美天使，义乌市卫生系统优秀中青年技术人才，国家级非物质文化遗产绍派伤寒传承人，浙江省基层名中医培养对象。中华中医药学会学术流派传承分会委员，浙江省丹溪学派委员，浙派中医膏方之星。从事中医临床工作20余年，曾师从沈元良、傅晓骏等6位国家级、省级名中医，博采众长，积累了较丰富的临床经验。参编著作6部，发表论文15篇。获金华市自然科学优秀论文二等奖1篇，金华市药学会、义乌市优秀论文三等奖各1篇。擅长治疗内科、儿科、皮肤科疾病，以及亚健康人群和各种慢性病的膏方调理。

呕吐（胃肠功能紊乱）案

杨某，男，5岁，初诊时间：2013年7月11日。

主诉：呕吐3个月。

诊查：患者母亲口述，3个月前因支气管肺炎在某市级医院住院治疗，静滴盐水多日，病情稳后出院。出院后一直呕吐，纳谷不佳，用中西成药治疗疗效不显。诊时呕吐、常食入即吐，每日3～6次，口干，时欲饮水，便干、常2～3日一行，恶心，纳少，面微红，形瘦。既往史无殊。过敏史无。腹部压痛（－），反跳痛（－）。辅助检查：血常规、生化、大小便常规检查无殊。

舌淡，苔薄黄略腻，食指指纹略紫偏暗。

中医诊断：呕吐（胃失和降）。

西医诊断：胃肠功能紊乱。

中医辨证分析：本病属中医学"呕吐"范畴。患者常食入即吐，每日 3 ~ 6 次，口干，时欲饮水，便干、2 ~ 3 日一行，纳少，结合舌苔指纹，中医辨为胃失和降。

治则治法：和胃降逆。

处方：大黄甘草汤合小柴胡汤加减。制大黄 5g，甘草 3g，柴胡 5g，黄芩 5g，姜半夏 5g，陈皮 3g，太子参 5g，生姜两片，生谷麦芽各 10g。3 剂，日 1 剂，水煎，早晚分服。

7 月 14 日二诊：药后排出宿便多枚，呕吐每日仅 1 ~ 2 次，口干亦减，恶心偶有，纳稍增，舌淡，苔薄黄。前方制大黄减至 3g，加姜竹茹 6g。3 剂，日 1 剂，水煎，早晚分服。

7 月 17 日三诊：药后呕吐未作，恶心偶有，纳谷仍欠佳，面微白，舌，淡苔白，食指指纹略淡。以健脾和胃止吐为法，方用六君子汤加减。

处方：太子参 5g，茯苓 5g，白术 5g，炙甘草 3g，陈皮 3g，姜半夏 5g，姜竹茹 5g，生谷麦芽各 10g，生姜 1 片，制大黄 1g，炙鸡内金 5g。5 剂，日 1 剂，水煎，早晚分服。

后电话随访，述药后呕吐一直未作，诸症已瘥。

【按语】呕吐是小儿常见的一种证候，很多疾病都可出现，乃胃失和降、气逆于上所致。临床上小儿以单纯呕吐为主症而就诊者并不多见。本患者食入即吐，便干、2 ~ 3 日一行，知其有宿食在里，同时又有恶心、纳少等症，故用大黄甘草汤合小柴胡汤主之。《金匮要略》云："食已即吐者，大黄甘草汤主之。"《伤寒论》云"……有柴胡证，但见一证便是，不必悉具。"初起宿食在里，大黄为君药，用量为 5g。二诊宿便基本排净，而呕吐、恶心等症仍在，恐用量过大伤及脾胃，故减为 3g。三诊恶心偶有，纳谷欠佳，面微白，舌淡指纹淡，乃脾胃不足，故以六君子为主药，大黄 1g，引药下行，并与生姜相配，实有健脾和胃之功，而无伤胃之虑。姜竹茹一味，甘而微寒，轻清和胃而止呕，对小儿稚阴稚阳之体用之甚效，且无伤阴败胃之忧。

咳嗽（支气管肺炎）案

朱某，女，71 岁，初诊时间：2013 年 8 月 5 日。

主诉：咳嗽1个月，伴发热两天。

诊查：7月2日无明显诱因下出现咳嗽、乏力，自行购药服后疗效不佳。7月5日到本地医院诊治，静滴盐水10日，病情仍未缓解，诊为支气管肺炎等住院治疗。做全身体检，先静滴头孢类消炎药，后静滴参脉针、氨基酸等药，一直静滴盐水，共10余日，多时每日达6瓶，咳嗽仍作，乏力亦有。住院期间，7月中旬因咳嗽、乏力明显，静滴盐水及西药治疗不佳，请予中药治疗。服后咳嗽未减，反致腹泻，且神疲乏力更甚，患者不敢再服中药。8月初，病情基本稳定，因静滴盐水时间较长，加之年龄和病情因素，医生劝其到上级医院进一步治疗，或在家休息几天。患者不愿意，故家人陪同下午4时许来诊。诊见咳嗽，干咳无痰，发热，头晕，口苦口干，恶心时作，神疲乏力，面黄憔悴，形瘦，少语，不思饮食，寐可。既往高血压病史20多年，常年服西药降压，以厄贝沙坦和硝苯地平片为主。颈椎病多年，否认乙肝、肺结核、风湿等病史。过敏史无。舌红，苔黄厚腻，脉弦滑而弱。体温38.6℃。双肺呼吸音粗，未闻及干湿啰音。血压125/80mmhg。胸部CT示支气管炎伴两肺下叶轻度感染，左上肺少许陈旧灶；心包少量积液，主动脉、冠脉硬化。颈部CT示$C_3 \sim C_4$椎间盘轻度膨出，$C_5 \sim C_6$、$C_6 \sim C_7$椎间盘突出。脑部MR示蝶窦炎考虑；两侧基底节区及额顶叶腔梗；脑白质疏松。血常规示白细胞3.42×10^9/L。

中医诊断：咳嗽（痰热郁肺兼有气虚）。

西医诊断：支气管肺炎。

中医辨证分析：本患者以咳嗽主要临床表现，伴发热等，病情反复，属中医学"咳嗽"范畴。虽经多方治疗，除咳嗽外仍有发热，头晕，口苦口干，恶心时作，神疲乏力，面黄憔悴，形瘦，少语，不思饮食，中医辨为痰热郁肺兼有气虚。

治则治法：清热肃肺，化痰止咳，佐以健脾。

处方：加味二陈汤。竹沥半夏12g，茯苓12g，橘红10g，甘草6g，乌梅6g，生姜1片，胆南星15g，竹茹12g，黄芩12g，炒白术9g，天麻10g，藿香9g，鸭跖草12g，三叶青12g，白茅根20g，羚羊角粉0.6g×1支（分两次冲服）。3剂，水煎，日1剂，早晚分服。

因患者病情复杂，精神状态甚差，开方后告知其家属本人电话，嘱家属：如患者服药后状态尚可则继续服用，若服后两天内疗效不佳，应立即到省城等大医院诊治。晚6：30患者家属来电，患者服药半小时，自觉症状明显减轻，体温仍不退，不知怎么办？答：服药不久应继续观察，并多喝开水。晚8时许，家属再次来电，出汗后体温已降至37.3℃。遂告知：今晚应该无恙，但仍应继续观察，如若后半夜体温较高，超过39℃，则需服西药以退热。第二日，家属来电：昨日服药后一夜无事，下午3时左右患者体温又高，达38.5℃，但精神状态比昨日明显好转，是否要改药方？答：既然昨日病情与今日相同且服药有效，嘱其再服药以观后效。

8月9日二诊：患者家属告知，昨日服第2次中药后汗出而热退，今日服药至5点体温没有升高。患者精神明显好转，说话语音洪亮，咳嗽，有痰，咳痰量多色黄，恶心时作，不思饮食，口干口苦仍有，头晕偶作，舌红，苔黄厚腻，脉弦滑。血压125/78mmHg。既效，前方加减治之。

处方：竹沥半夏12g，茯苓12g，橘红10g，甘草6g，胆南星15g，竹茹12g，黄芩12g，炒白术9g，天麻10g，乌梅6g，藿香9g，鸭跖草12g，三叶青12g，白茅根20g，生姜1片，炒莱菔子12g，山楂20g，神曲20g，蝉衣5g，川贝粉3g（冲服）。3剂，水煎，日1剂，早晚分服。

8月12日三诊：药后咳嗽好转，痰量减少，时有白色痰咳出，纳增，口苦不显，恶心、头晕已除，舌淡，苔白略腻，脉弦略滑。前方去天麻、藿香，加车前子12g（包）。5剂，水煎，日1剂，早晚分服。

8月17日四诊：药后咳嗽渐瘥，晨起偶有，神可，纳可，舌淡，苔白，脉弦略滑。前方继服3剂。

药后病愈。嘱若病情反复，建议到大医院就诊。

【按语】二陈汤源于宋代《太平惠民和剂局方》，由法半夏、陈皮、茯苓、甘草、生姜、乌梅组成。主治湿痰证，症见咳嗽痰多等。本例患者症见干咳无痰，发热，恶心时作，少语，不思饮食等，且有腹泻病史，加之舌红、苔黄厚腻、脉弦滑而弱，故仍用二陈汤化痰止咳为主加减治之；因患者神疲乏力，面黄憔悴，形瘦，并有高血压史多年，故又仿半夏白术天麻之义，加炒白术益气健脾，天麻平肝潜阳；口苦口干，恶心时作，故仿温胆汤之义，用胆南星、竹茹、黄芩、藿香清热化痰，芳香止呕；鸭跖草、三叶青两味为浙江民间常用草药，用于发热咳嗽疗效甚佳。鸭跖草味甘、淡，性寒，既清热解毒，利水消肿，又可治疗水肿、脚气、小便不利、鼻衄、尿血、白带、咽喉肿痛等。三叶青又名金丝吊葫芦，功能清热解毒，主治咽痛肿痛、发热、肿瘤等，其药有红白两种，以白色者为佳。羚羊角粉息风止痉，清热解毒，常用于高热等，以粉剂为佳；白茅根清热利尿，又可化痰止咳，且味甘，性寒，无伤脾胃之虑。

五迟五软（生长发育迟缓）案

ASMA，女，5 岁，初诊时间：2015 年 11 月 13 日。

主诉：双脚不能走路 4 年。

诊查：患儿自出生到现在一直不能走路，站立超过 1 小时则脚酸。曾在也门本国多家医院检查、治疗，未检查出器质性病变，多配以补钙剂和微量元素等治疗，或嘱在父母帮助下锻炼疗法，均效果不显。因父亲在义乌做生意，故在父母陪同下求治。症见双脚只能站立，不能行走，脚酸无力，精神一般，纳一般，少语，余无明显不适。既往史无殊，过敏史无。舌淡，苔白，脉细弱。生化检查无殊，X 线片检查示 O 型腿。

中医诊断：五迟五软（肾气不足，脾胃虚弱）。

西医诊断：生长发育迟缓。

中医辨证分析：本患者以双脚不能走路为主要临床表现，但未检查出器质性病变，属中医学"五迟五软"范畴。中医辨证为肾气不足，脾胃虚弱。

治则治法：补肾强骨，健脾养胃。

处方：左归丸加减。熟地黄 10g，山药 10g，山茱萸 6g，牛膝 9g，炙龟甲 10g（先煎），菟丝子 10g，烫狗脊 10g，五味子 3g，乌药 5g，生谷麦芽各 10g，炙甘草 3g。5 剂，日 1 剂，水煎，早晚分服。嘱补钙剂续服。

11 月 20 日二诊：药后双脚仍不能走路，脚酸、精神好转，纳一般，余无明显不适。舌淡，苔白，脉细弱。方既对证，前方化裁。

处方：熟地黄 10g，山药 10g，山茱萸 6g，牛膝 9g，炙龟甲 10g（先煎），菟丝子 10g，制首乌 10g，枸杞子 10g，炙黄芪 12g，桑螵蛸 5g，乌药 5g，生谷麦芽各 10g，炙甘草 3g。5 剂，服法同前。

11 月 27 日三诊：药后脚酸明显好转，夜卧有时多动，精神好转，纳一般，比前开朗，余无明显不适，舌脉如前。前方加生龙骨 15g（先煎），制附子 3g（先煎），鸡内金 9g。7 剂，服法同前。

12 月 4 日四诊：药后脚酸已不明显，可在父母协助下走路，夜卧多动不显，精神可，胃纳好转，余可，舌淡，苔白，脉细弱。守前方再服 7 剂。

12 月 11 日五诊：其母述药后诸症不显，唯走路久觉累，舌脉如前。前方加巴戟天 10g。7 剂，服法同前。

12 月 18 日六诊：药后基本能正常走路，但不太稳，时间过久则觉累，偶有乏力，纳寐可，比前明显活泼，舌淡，苔白，脉细。因母亲想让孩子回国，为巩固疗效，再来求诊。仍以补肾健脾为法，方用左归丸合异功散加减。

处方：熟地黄 10g，山药 10g，山茱萸 6g，牛膝 9g，炙龟甲 10g（先煎），菟丝子 10g，制首乌 10g，枸杞子 10g，槲寄生 10g，桑螵蛸 5g，党参 12g，白术 10g，茯苓 10g，炙甘草 3g，陈皮 5g，生谷麦芽各 10g。30 剂，自煎，服法同前。

两个月后因小孩在也门，父亲有事回国，再来配药，告知患儿已能正常走路，平稳，精神可，纳可，为巩固疗效，守前方配药 21 剂。

【按语】《万氏秘传·片玉心书·形声门》云："行迟者，何也？盖骨乃髓之所养，血气不充，则髓不满骨，故弱软不能行。此由肾与肝俱虚得之。盖肝主筋，筋弱而不能早行；肾主骨，骨弱而不坚，加味地黄丸主之。脚细者，禀受不足，气血不充，故肌肉瘦薄，骨节俱露，如鹤之膝，此亦由肾虚，名鹤膝节，加味地黄丸主之。"可见，行迟之症主要责之于肝肾亏虚。患者 5 岁，双脚不能走路，脚酸，胃口一般，余无所苦，辨为肝肾亏虚，以肾虚为主，方用左归丸加减。方中熟地黄、山药、山茱萸、炙龟甲、菟丝子、烫狗脊补肾强骨；牛膝补肾强腰，引药下行；五味子味酸，可补肝益肾；乌药除行气之外又可与牛膝相配，引诸药归于肾经；生谷麦芽健脾益胃；炙甘草调和诸药。二诊时用制首乌、枸杞子、桑螵蛸补肾强骨，并配炙黄芪以补气强体。三诊用生龙骨强筋壮骨，并少佐附子助阳生火。六诊时患儿走路已基本正常，唯时而乏力，故补肾之外又加异功散益气健脾，并守方久服而收功。

徐文卫

徐文卫（1978—），男，毕业于浙江中医药大学中西医结合临床医学专业，从事中西医结合内科临床工作 20 余年。金华市青年名中医，金华市第二批名老中医药专家学术经验继承人，金华市人民医院中医科副主任，浙江省中医药学会脾胃病分会委员、肝病分会委员。先后师从国家级和省市级名老中医，擅长脾胃病（如慢性胃炎伴肠化、慢性腹泻、便秘等）的治疗和膏方调理，对亚健康人群（如失眠、焦虑等）的中医调理也有独到之处。主持厅局级课题研究 3 项，发表论文 10 余篇。

胃痛（慢性萎缩性胃炎伴重度肠化）案

卢某，女，54 岁，初诊时间：2019 年 3 月 15 日。

主诉：反复上腹部不适隐痛伴大便不成形 5 年余。

诊查：患者近 5 年来反复出现上腹部不适隐痛，绵绵不休，喜温喜按，纳差泛酸，有时呕吐清水样物，受凉或进食生冷食物后加重，大便不成形，每日 3～4 次，神疲乏力，四肢不温。平时自行予奥美拉唑肠溶胶囊（金奥康）、地衣芽孢杆菌活菌胶囊（整肠生）等药口服对症治疗，效果欠佳。3 月 12 日医院无痛胃镜示慢性萎缩性胃炎伴糜烂（C2）；反流性食管炎；幽门螺杆菌（－）。3 月 15 日病理诊断（病理号 201903893）：（胃角）黏膜重度慢性萎缩性胃炎活动期伴腺体重度肠化及淋巴滤泡形成。舌淡，有齿痕，苔薄白微腻，脉沉弱。

中医诊断：胃痛（脾胃虚寒，脾肾阳虚）。

西医诊断：慢性萎缩性胃炎伴重度肠化。

中医辨证分析：胃痛是以上腹胃脘部近心窝处发生疼痛为主症的病证，亦称胃脘痛。胃痛的病变部位在胃，与肝脾密切相关。脾胃为仓廪之官，主受纳及运化水谷，脾与胃同居中焦，一脏一腑，互为表里，共主升降，故脾病多涉于胃，胃病亦可及于脾。患者平素体质虚弱，中焦虚寒，运化失职，胃失温养，导致胃脘部反复隐痛，得温则减；患者受凉或进食生冷食物后，易伤脾阳，脾虚健运无权，水谷不化精微，大肠无法传化，故而便溏；胃痛反复发作，日久不愈，损及脾肾，阳虚不振，故神疲乏力、四肢不温；脾肾阳虚，则水湿不运，水饮不归正化，生痰聚饮，故纳差泛酸、呕吐清水样物。舌淡、有齿痕、苔薄白微腻、脉沉弱为脾胃虚寒、脾肾阳虚之征。

治则治法：温肾健脾，和胃止痛。

处方：黄芪 30g，桂枝 9g，酒白芍 10g，炙甘草 10g，大枣 10g，附子 10g（先煎），干姜 6g，党参 15g，炒白术 15g，茯苓 15g，制吴茱萸 3g。7 剂，日 1 剂，水煎，分早、中午餐后服，忌水果、牛奶、海鲜及生冷食物等。

3 月 22 日二诊：服药后上腹部隐痛明显好转，大便偏软，每日 2～3 次，四肢转温。舌质淡，有齿痕，苔薄白，脉沉弱。

处方：黄芪 30g，桂枝 9g，酒白芍 10g，炙甘草 10g，大枣 10g，附子 15g（先煎），干姜 10g，党参 15g，炒白术 30g，茯苓 15g，制吴茱萸 3g，小茴香 10g。日 1 剂，水煎，分早、中午餐后服，忌水果、牛奶、海鲜及生冷食物等。

其后随症加减，连续服药 8 个月左右。已无上腹部不适隐痛，无泛酸呕吐，大便成形，每日 1 次，四肢已温。

11 月 4 日三诊：复查无痛胃镜示慢性萎缩性胃炎，幽门螺杆菌（－）。11 月 7 日病理诊断（病理号 201921483）（胃体）黏膜轻度慢性炎；（胃角 1）黏膜轻度慢性炎；（胃角 2）黏膜轻度慢性炎伴中度肠化。为巩固治疗，嘱继续服药 3 个月。

处方：黄芪 30g，桂枝 6g，酒白芍 10g，炙甘草 6g，附子 15g（先煎），干姜 6g，党参 15g，炒白术 15g，茯苓 15g。日 1 剂，水煎，分早、中午餐后服。

随访半年，诸症皆平。2021 年 7 月 22 日医院复查无痛胃镜示慢性非萎缩性胃炎，幽门螺杆菌（－）。2021 年 7 月 27 日病理诊断（病理号 202119115）（窦小）黏膜中度慢性浅表性胃炎，幽门螺杆菌（－）。

【按语】"形不足者温之以气，精不足者补之以味"是《素问·阴阳应象大论》针对虚损的治疗原则。"形不足"是指阳与气虚衰，"精不足"是指阴和血亏耗。"气"指补气与助阳、补阳药；"味"指养阴补血药。意思是说，对阳和气不足者，当以助阳或补阳、益气之药温之。本案按照李东垣脾胃学说的精髓，抓住慢性胃炎脾胃虚寒之根本，治以温肾健脾、和胃止痛之法，方用黄芪建中汤合附子理中丸。方中黄芪、党参补脾益气，和胃健中；附子佐干姜，温运脾阳，祛寒止泻；吴茱萸和胃降逆；白术健脾燥湿；炙甘草益气补中，缓急止痛。诸药合用，共奏温肾健脾、和胃止痛之功。

朱杭溢

朱杭溢（1980—），男，副主任中医师，浙江中医药大学中医内科学硕士研究生毕业，永康市中医院治未病科主任，金华市青年名中医，中华中医药学会中医药文化分会常务委员，浙江省中医药学会丹溪研究分会委员、文献研究分会青年副主任委员、外治法分会青年委员。祖传三代皆为中医，曾长期师从徐志瑛、李学铭、盛增秀、傅晓骏等国家级名老中医，从事中医临床及科研工作 20 年，精通中医内科、中西医结合消化专科。擅长诊治各种多发病和疑难病，尤对脾胃病、肝胆病、高脂血症、糖尿病、急慢性咳嗽、哮喘、肺支气管、肾病、风湿免疫病、心血管病、老年病、颈椎病、腰腿痛、中风及养生保健和膏方调理有深入的研究。精通消化内镜，擅长用中医、中西医结合方法诊治慢性胃炎、慢性萎缩性胃炎、肠化等胃癌前病变，以及胃反流性疾病、急慢性肝炎、胆囊炎、慢性肠炎等消化疾病。

胃痞（慢性萎缩性胃炎伴糜烂）案

章某，男，73岁，初诊时间：2020年11月10日。

主诉：反复腹痛腹胀1年余，加重两周。

诊查：患者1年多来反复出现腹痛腹胀，两周前加重。症见腹胀腹痛，偶有反酸嗳气，食后不适，大便易稀，小便可，睡眠一般。舌红，苔白腻中裂，脉弦小滑。2020年10月30日医院查胃镜示十二指肠炎；慢性浅表性胃炎伴糜烂；食管炎。病理示重度慢性萎缩性胃炎伴糜烂；重度肠上皮化生。

中医诊断：胃痞（脾胃虚弱，湿浊中阻）。

西医诊断：慢性萎缩性胃炎伴糜烂；十二指肠炎；食管炎。

中医辨证分析：患者年高体虚，自身修复能力不足，兼见胃肠功能异常，胃肠反流，故腹胀腹痛、食后不适、反酸嗳气。主要原因有二：一为本虚，脾胃虚弱，外界刺激后无法及时复原；二为标实，湿浊中阻，脾失健运，胃肠功能异常，而见反流。治疗急则治其标，以健脾化湿为法。

治则治法：健脾化湿，清利和胃。

处方：二陈汤加减。苍术6g，厚朴10g，陈皮6g，姜半夏6g，茯苓20g，甘草6g，鸡内金15g，神曲15g，半枝莲15g，白花蛇舌草15g，香茶菜15g，海螵蛸20g，瓦楞子15g，浙贝母15g。7剂，日1剂，水煎，早晚分服。嘱忌食生、冷、硬、辣等刺激性食物，禁饮酒。

11月20日二诊：服药后症状较前好转，腹胀稍有，大便偏稀。舌红，苔白稍腻，中裂，脉弦小滑。因要外出要求多带些药。原方加大血藤20g，败酱草20g，薏苡仁20g，炒麦芽15g，焦山楂15g，豆蔻6g。14剂，日1剂，水煎，早晚分服。嘱忌食生、冷、硬、辣等刺激性食物，禁饮酒。

3月1日三诊：患者自行在外配中药服用，药后症状较前好转，腹胀腹痛基本缓解，大便偏稀，舌红，苔白稍腻，脉细关滑。原方去豆蔻，加乌梅6g，炮姜15g，藤梨根20g。7剂，日1剂，水煎，早晚分服。嘱忌食生、冷、硬、辣等刺激性食物，禁饮酒。

3月8日四诊：服药后大便仍偏稀，腹胀等未见，因要外出，要求配一长期处方。原方去乌梅、炮姜，加杏仁10g，通草3g，豆蔻5g，滑石30g，太子参15g。7剂，日1剂，水煎，早晚分服。嘱忌食生、冷、硬、辣等刺激性食物，禁饮酒。

此后患者以此方加减服药 3 月余，并加用香砂六君子丸治疗，于 2021 年 8 月 20 日在永康方大瑞金医院复查胃镜示慢性非萎缩性胃炎，病理示小块慢性黏膜炎伴轻度肠化。

此后患者间断来门诊调理，身体状况良好，未见明显不适。

【按语】患者胃镜所见慢性萎缩性胃炎、肠上皮化生为消化科特别是老年患者的常见疾病，对中重度萎缩或肠化的患者还是应引起重视。一方面应注意生活作息及饮食的调理，一方面可以尝试中医药疗法，两者配合，往往能取得良好效果。本案患者致病因素主要有两个方面，一是年老体质衰弱，加之外界理化刺激，导致脾胃无法及时复原各种炎症、糜烂及腺体萎缩；二是胃肠道受到各种打击后，脾胃功能异常，导致胃内环境改变引起胃内黏膜的肠上皮化生。在中医而言，本病主要分为本虚和标实两个方面。治疗前期以健脾化湿、清利和胃为治。药用苍术、厚朴健脾燥湿，厚肠胃；陈皮、半夏、茯苓健脾化痰，助脾胃运化；鸡内金、神曲助运消积；半枝莲、白花蛇舌草、香茶菜清热化瘀；海螵蛸、瓦楞子、浙贝母抑酸助修复。中期因湿浊长期不化，加用三仁汤之意增强化湿之功；后期加香砂六君子丸健脾助运，脾得健运而正气渐复，脾胃自能康健。

胆胀（胆囊腺肌症）案

施某，女，45 岁，初诊时间：2021 年 10 月 18 日。

主诉：反复腹胀两月余。

诊查：患者两个多月前出现反复腹胀，经当地医院 B 超诊为胆囊腺肌症，治疗后未见明显改善。症见腹胀，口腻，反酸，嗳气不多，纳尚可，大便不畅，小便常，睡眠可。舌红，苔白，脉细关稍滑。

中医诊断：胆胀（湿浊中阻）。

西医诊断：胆囊腺肌症。

中医辨证分析：患者反复腹胀，兼见口腻，反酸，大便不畅，为湿阻中焦之证。湿浊中阻，气机不畅，故见腹胀、大便不畅；湿阻中焦影响脾胃运化，故见口腻、反酸；痰湿停于中焦，故脉细关稍滑。

治则治法：疏肝利胆，行气化湿。

处方：小金瓜散合柴胡疏肝散。瓜蒌 20g，生鸡内金 15g，炒青皮 6g，柴胡 10g，赤芍 10g，炒枳壳 15g，炙甘草 6g，郁金 12g，陈皮 6g，香附 10g，桃仁6g，牡丹皮6g，广金钱30g，炒黄芩15g，藿香10g，厚朴10g，党参10g，炒白术10g，茯苓20g。7剂，日1剂，水煎，早晚分服。

10月25日二诊：服药后腹胀稍缓，反酸仍有，伴胃部不适，大便偏稀，口腻仍有。上方去党参、炒白术、茯苓，加海螵蛸15g，浙贝母20g。7剂，日1剂，水煎，早晚分服。

11月3日三诊：服药后反酸较前缓解，腹胀仍有，大便不畅较前好转。原方去藿香、厚朴、陈皮，加大血藤20g，败酱草20g，炮姜6g，薏苡仁20g。7剂，日1剂，水煎，早晚分服。

11月10日四诊：服药后诸症较前好转，但出现小便不畅，回义乌复查B超示胆囊腺肌症，肝内钙化灶，但B超描述胆囊底部强光团范围较前明显减少。原方去柴胡、郁金、青皮、香附、桃仁、牡丹皮、赤芍、广金钱、炙甘草，加猪苓10g，桂枝15g，炒白术10g，茯苓20g，泽泻15g，干姜6g，甘草6g，醋乳香6g，麻黄5g，杏仁10g。7剂，日1剂，水煎，早晚分服。

11月24日五诊：服药后小便好转，原方去猪苓、炒白术、茯苓、泽泻、干姜、甘草，加柴胡6g，赤芍10g，大黄3g，桃仁10g，牡丹皮6g。7剂，日1剂，水煎，早晚分服。

12月3日六诊：服药后诸症均好转，未见明显不适。原方加青皮6g，木瓜15g。7剂，日1剂，水煎，早晚分服。

12月22日七诊：服药后诸症均好转，未见明显不适，回义乌后于12月11日复查B超示肝内钙化灶，胆囊底部多发胆固醇结晶。患者要求巩固治疗。予原方治疗。14剂，日1剂，水煎，早晚分服。

1个月后患者回门诊，述诸症缓解，予体质调理。数月后微信联系，未见明显不适。

【按语】本案患者为胆囊腺肌症，属中医学"胆胀"范畴。胆囊B超示胆囊肿胀、胆汁淤积不畅、炎性增生。从中医角度讲，本病属局部湿热为患，故治疗以清利肝胆、消毒散痛为主。前期治疗以小金瓜散合柴胡疏肝散加减，以疏肝理气，清利肝胆。小金瓜散为父亲跟随魏长春名老中医时所学的肝胆疾病常用方，由瓜蒌、小青皮、鸡内金组成，具有疏肝利胆、行气止痛功效，合用柴胡疏肝散等药加强疏肝消炎之功。其中柴胡、枳壳、炒白芍、炙甘草疏肝解郁；郁金、青皮、香附加强疏肝破气之力；桃仁、牡丹皮、赤芍活血凉血；广金钱、炒黄芩助清肝之力；藿香、厚朴、党参、炒白术、茯苓健脾化湿，取《金匮》"见肝之病，当先实脾"之意。虽有效果，但消痛之力仍显不足，故后期又加红藤、败酱草、炮姜、薏苡仁，加大柴胡汤及大黄牡丹汤消痛散结诸药，服后竟收全功。

肺胀（重症肺炎）案

叶某，男，76岁，初诊时间：2023年1月11日。

主诉：反复咳嗽咳痰20余天。

诊查：患者20多天前因感染疫病后出现发热咳嗽，伴胃纳差，胸闷气急，大小便失禁，经我院急诊治疗并收住入院。查CT示两肺支气管病变；肺气肿；两肺下叶多发感染；主动脉、冠脉钙化。予抗炎、抗感染、抗病毒等治疗后，症状未见明显改善，经介绍来诊。症见胸闷气急，咳嗽痰少而黏，以平卧为主，活动后气急明显，纳差，恶心，乏力，眠差，易醒，大便偏稀。舌暗紫，苔白腻，脉细。既往有脑梗病史、慢性支气管炎病史。

中医诊断：肺胀（脾肾阳虚，痰热内蕴）。

西医诊断：重症肺炎；肺气肿。

中医辨证分析：患者年高体弱，既往有慢性疾病，肺部有慢性支气管病变、肺气肿，加之新感外邪，肺卫受损，故见胸闷气急、动则加剧；受邪后未能及时抗邪外出，外邪入里，波及脾胃，故见纳差、恶心、大便易稀；正气无力抗邪，难以维持脏腑功能，故见乏力、寐差、脉细诸症。

治则治法：温补脾肾，清肺化痰。

处方：附子理中丸合二陈汤加减。黑顺片10g，炒白术15g，炒白芍10g，赤芍10g，党参15g，陈皮20g，干姜10g，制吴茱萸5g，胆南星10g，茯苓30g，桃仁10g，芦根20g，薏苡仁30g，炒鸡内金15g，紫苏叶12g，防风12g，肺形草15g，炒枳实15g，竹茹15g。5剂，日1剂，水煎，早晚分服。嘱注意休息，有条件的话给予吸氧，如病情加重及时送医。

1月18日二诊：服药后陆续排出不少黏痰，胸闷较前好转，胃纳稍好，恶心缓解，咳嗽仍有。原方去枳实、竹茹，加川芎10g，酒地龙10g。7剂，日1剂，水煎，早晚分服。嘱注意休息，有条件可吸氧。

2月8日三诊：服药后痰渐少，胸闷较前大为缓解，咳嗽不多，已能下床稍活动，胃纳明显好转，眠一般，仍易醒，舌苔较前减少，脉细。原方去川芎，加三叶青6g。7剂，日1剂，水煎，早晚分服。

2月17日四诊：服药后胸闷基本缓解，咳嗽不多，纳可，寐一般，舌质较前转红，脉细稍滑。原方加红景天10g。7剂，日1剂，水煎，早晚分服。

1个月后随访，患者情况良好，活动基本如前，胃纳可，胸闷不多。嘱注意生活作息规律，避免外感。

【按语】本案患者原有支气管炎、肺气肿病史，属中医学"肺胀"范畴，但由于体质虚弱，年老精气不足，加之猝然受邪，无力抗邪外出，病邪日趋入里。正如张景岳《伤寒无补法辨》所言："夫伤寒之邪，本皆自外而入，而病有浅深轻重之不同者，亦总由主气之有强弱耳。"正虚外感，完全可以扶正祛邪，补以治虚，非以治实，必不会有关门留寇之虞。仿其意，予附子理中加赤白芍扶中补虚。其中以附子之温通激发正气；加党参、炒白术、茯苓健脾补中；炒白芍、赤芍柔肝凉血；陈皮、胆南星、桃仁、肺形草、芦根、薏苡仁清肺化痰；佐以干姜、吴茱萸、枳壳、竹茹温化痰饮，降逆止呕；鸡内金、苏叶、防风健脾疏风，促邪外出。用药后正气渐复，能祛邪外出，以排出黏痰为表现，邪祛而正安。此后加减以促血运、助氧供为主，患者日渐康复。

陈笔峰

陈笔峰（1982—），男，副主任中医师，金华市青年名中医，金华市第二批名老中医学术经验传承人，浦江县中医院医务科副科长。毕业于浙江中医药大学，师从浙江省名中医马红珍，浙江省中医院叶氏内科流派第四代传承人，马红珍名医工作室浦江站负责人。从事中医临床工作15年，擅长内科杂病的中西医结合诊治，尤其擅长慢性肾炎、高血压性肾病、糖尿病性肾病、高尿酸血症、痛风性关节炎及高代谢综合征的中西医结合治疗。参编著作1部，主持并参与课题多项，发表论文多篇。

溺毒（慢性肾功能不全）案

楼某，女，46岁，初诊时间：2018年7月20日。

主诉：痛风病史7年，血肌酐升高两年，乏力两个月。

诊查：患者有痛风病史7年，近两年肾功能指标升高，查尿常规蛋白阴性，自身抗体全套阴性，血管炎标志物阴性，肾脏B超示双肾萎缩。2017年6月查血肌酐398μmol/L，尿素氮21.99mmol/L，尿酸520μmol/L，甲状旁腺激素2204pg/mL，血钙3.25mmol/L，血磷2.8mmol/L，甲状旁腺B超示左侧甲状旁腺肿大，拟诊为慢性肾功能不全CKD4期；高尿酸血症；继发性甲状旁腺功能亢进。行甲状旁腺切除术并长期予酮酸片、百令胶囊、多糖铁等药物护肾、改善贫血等治疗。近两个月乏力体倦，遂求诊。诊见神疲乏力，面色晦暗，夜寐欠安，食后腹胀，腰酸肢软，月事愆期，夹杂血块，大便干结，不努难下，小便色微黄、量如常。舌暗，边有紫斑，苔黄厚，脉沉。

中医诊断：溺毒（脾肾亏虚，瘀阻肾络）。

西医诊断：慢性肾功能不全（CKD4 期）；肾性贫血。

中医辨证分析：本病属中医学"肾衰""溺毒""水肿""关格"等范畴。肾衰由肾病日久所致，久病脾肾亏虚，湿浊内生，阻于中焦，气机不利，血行不畅则瘀。脾肾两虚，中气不足，故神疲乏力、夜寐欠安、食后腹胀、腰酸肢软；久病则面色晦暗、月事愆期、夹杂血块；舌暗、边有紫斑、苔黄厚、大便干结、小便黄为湿浊瘀血内蕴、瘀久化热伤津之征。

治则治法：健脾益气，消瘀泻浊。

处方：黄芪 30g，党参 15g，茯苓 15g，丹参 10g，地龙 10g，川牛膝 12g，桃仁 10g，制大黄 6g，黄连 5g，六月雪 30g，生薏苡仁 30g，车前草 20g。7 剂，水煎，日 1 剂，早晚分服。嘱继服酮酸片、百令胶囊、多糖铁等药物。

8 月 3 日二诊：服上方 14 剂后，自觉大便通畅，胃纳好转，余症变化不大。舌淡，边有瘀点，苔薄黄，脉沉细无力。

处方：黄芪 30g，党参 15g，茯苓 15g，鸡血藤 15g，当归 12g，丹参 10g，地龙 10g，川牛膝 12g，桃仁 10g，制大黄 6g，六月雪 30g，车前草 20g，芦根 30g。7 剂，水煎，日 1 剂，早晚分服。

8 月 28 日三诊：前方服用近 1 个月，胃纳转好，大便通畅，月事如常，面色暗淡，体乏肢软，动后尤甚，夜尿频数，夜寐欠安，易受风寒，时有咽干不适。舌色偏淡，苔薄白，脉细。实验室检查：血肌酐 280.08μmol/L，尿素氮 18.12mmol/L，尿酸 267μmol/L，血红蛋白 110g/L。

处方：黄芪 30g，党参 15g，茯苓 15g，生白术 15g，鸡血藤 15g，当归 12g，丹参 10g，地龙 10g，川牛膝 12g，桃仁 10g，制大黄 6g，六月雪 30g，车前草 20g，芦根 30g。14 剂，日 1 剂，水煎，日 1 剂，早晚分服。

后随访，患者近年血肌酐在 150～200μmol/L 之间，能正常参加工作。面色清，体力尚可，进食、排便皆如常，睡眠尚可，夜尿仍频。

【按语】慢性肾功能不全属中医学"溺毒"范畴。其病机特点是本虚标实。本虚是指气、血、阴、阳亏虚及肺、脾、肾三脏虚损；标实是指湿、热、瘀互结，致机体出现气机升降出入失司、耗伤阴血、久病及瘀等病理变化。初诊治以健脾祛湿，清内蕴之湿浊；再诊时增益气补血、活血通络之法，以解夹瘀之症；三诊健脾益气，补益后天，以资气血生化之源，以达气行血畅，营卫调和。方中黄芪、党参补气；当归、鸡血藤补血以治本虚；丹参、地龙、川牛膝、桃仁、大黄活血化瘀，专攻标实之瘀；茯苓、焦白术、炒薏苡仁健脾燥湿，以去标实之湿；郁久化热，湿热互结，取黄连、六月雪、车前草等清热解毒，利水渗湿，以治标实之湿热郁阻，使本复邪去，方获奇效。

溺毒（慢性肾功能衰竭）案

吴某，男，30岁，初诊时间：2016年12月23日。

主诉：维持性腹膜透析半年余。

诊查：患者于2016年5月16日因"咳嗽、咳痰伴泡沫尿"去医院就诊，查血肌酐1024μmol/L，血红蛋白59.0g/L，尿隐血（+++），尿蛋白（++++），尿糖（+），拟诊"慢性肾脏病5期、继发性贫血、肺部感染"收住入院。2016年5月17日起开始血透治疗，6月12日起改腹透治疗。神疲怠倦、面色无华，晨起恶心，心悸易惊，夜寐欠安，纳少脘痞，便出不爽，艰涩难尽，小便量少、色浑，夜尿频多。舌淡、有齿痕，苔薄白，脉沉弱。

中医诊断：溺毒（阴阳两虚）。

西医诊断：慢性肾功能衰竭（尿毒症）。

中医辨证分析：本病属中医学"关格""水肿""虚劳""溺毒"等范畴。清·何廉臣《重订广温热论》可见"溺毒……头痛而晕，视力矇眬，耳鸣耳聋，恶心呕吐，呼吸带有溺臭，间或猝发癫痫状，舌苔起腐，间有黑点"的描述。"溺毒"为肾病日久导致脏腑失调，脾肾衰败，气血阴阳两虚；亦可为饮食所伤、劳倦过度、外邪侵袭及失治误治等诱发，基本病机为本虚标实。本案患者神疲怠倦、面色无华、心悸易惊、夜寐欠安、纳少脘痞为本虚之象，标实则是以本虚为基础的水湿、痰浊、瘀血等毒邪蕴蓄之征。

治则治法：健脾养血，培元固本。

处方：四君子汤加减。党参15g，茯苓15g，白术12g，当归12g，黄芪30g，淮山药30g，薏苡仁30g，鸡血藤15g，丹参15g，川芎10g，桃仁10g，制大黄6g，车前草15g。28剂，水煎，日1剂，早晚分服。

1月19日二诊：前方服用近1个月，时至寒冬，现裹衣戴帽，自觉肢冷，动后心悸，乏力仍存，胃纳好转，下肢发胀，便出如常，尿量增多、色浑、夜尿4~5次。舌淡，苔薄白，脉沉细。

处方：党参20g，茯苓15g，白术15g，当归12g，生黄芪40g，淮山药

30g，鸡血藤15g，丹参15g，川芎10g，桃仁10g，制大黄9g，车前草15g，桂枝9g。28剂，水煎，日1剂，早晚分服。

2月20日三诊：药后查血肌酐298μmol/L，尿素氮12.14mmol/L，血红蛋白111g/L，尿蛋白（+++）。尿量增多明显，夜尿4次，腰酸隐隐，头晕耳鸣，大便干结，疲倦乏力，动后汗出。舌淡，苔黄厚，脉弦细。

处方：太子参15g，茯苓15g，白术12g，当归12g，生黄芪40g，鸡血藤15g，丹参15g，川芎10g，制大黄6g，地龙10g，酒白芍12g，六月雪30g。水煎，日1剂，早晚分服。

后随访，停止腹透至今4年，中药随症治疗，病情稳定，自述无明显不适，能正常参加工作。近年每月常规检查，提示肌酐在230μmol/L上下波动，24小时尿量1500~2000mL。

【按语】"溺毒"属本虚标实之证，由肾病日久、脾肾亏虚、气血生化无权、湿浊内阻中焦、气机不利所致。治疗应从调理脏腑功能、调摄气血、化浊祛瘀、利水排毒等方面入手，注重攻邪，兼顾扶正。患者初诊时神疲怠倦，一派气血不足、下元不固、膀胱失煦之象，治以健脾养血，培元固本，化湿泻浊。方拟四君子汤加减。药中党参、黄芪补中益气；淮山药、薏苡仁、茯苓、白术化湿健脾，以资气血生化之源；鸡血藤养血；久病入络予丹参、川芎、桃仁活血祛瘀；制大黄、车前草调二便泻浊。二诊时病情发展，中焦气机升降失常出现乏力、纳差；气虚及阳，则畏寒肢冷；阳虚气化不利，水湿内停则出现下肢发胀；肾阳亏虚，膀胱失煦，气化不利则夜尿频数。继续用四君子汤加减，加桂枝取其温经通阳、温助阳气之功。三诊时上方服用两月余，患者尿量增多，贫血纠正，仍腰酸隐隐，头晕耳鸣，大便干结，出现肝肾阴虚之象。前方去辛温之桂枝，改太子参补气生津，加酒白芍养血平肝，增六月雪、地龙助活血化瘀、清热利尿之效。本着"不断扶正、适时攻邪、以平为期"思想，继予中草药健脾养血、祛风活络以资巩固，以达"正气存内、邪不可干"之效。

杨德志

杨德志（1985—），男，金华艾克医院院长，主治中医师，执业中药师。天津中医药大学本科毕业，浙江中医药大学研究生毕业。曾受教于国医大师、中国工程院院士张伯礼教授，为国医大师、中国工程院院士、世界著名中医针灸学专家石学敏教授的学生。2008 年被金华市名中医孙尚见收为大弟子，专攻肿瘤及肝病的中医治疗，出师后又游学参访民间中医数十人，吸取各家所长，收集各类偏方、验方。擅于把汤药、针灸、推拿、外敷等内治、外治法熔于一炉，对呼吸系统、消化系统、妇科等恶性肿瘤及慢性肝病治疗确有疗效。任中华中医药学会会员，世界中医药学会联合会外治法专业委员会委员，中国民族医药协会民间医药发展工作委员会理事，北京中西医结合肿瘤防治创新联盟浙江分会副会长，金华中西医结合学会理事。主持完成浙江省中医药管理局重点研究项目"软肝消结方对中晚期原发性肝癌的临床研究"，参与孙氏中医治疗肿瘤经验专著《肿瘤临证指要》编写，发表论文多篇。

肺积（小细胞肺癌）案

王某，男，64 岁，2021 年 10 月 22 日初诊。

主诉：确诊小细胞肺癌 10 天。

诊查：患者 2021 年 10 月初健康体检发现"左肺占位"，10 月 2 日胸部 CT 增强扫描示左上肺门旁占位（28mm×20mm），倾向恶性肿瘤，与左肺门血管分界不清，周围散在炎症，左肺门淋巴结肿大，纵隔内数个小淋巴结显示。10 月 5 日支气管镜活检，病理诊断（左上肺舌断活检）小细胞癌，免疫组化提示：细胞增殖标志（Ki-67）（80%+），淋巴网状细胞（LCA）（-），细胞角蛋白（CK）（弱+），甲状腺转录因子-1（TTF-1）（+），突触素（Syn）（+），神经细胞黏附分子（CD56）（+）。10 月 13 日住院，多学科会诊建议内科综合治疗。患者拒绝放化疗，寻求中药治疗。症见干咳，活动后胸闷、气急加重，纳寐可，大便干结，小便可。神清，气平，体胖，锁骨上淋巴结未及肿大，双肺呼吸音清，未及啰音，心率 70 次/分，律齐，心脏未闻及杂音，腹软，肝脾肋下未及，神经系统（-），面红赤。舌红，苔白厚，脉滑。

中医诊断：肺积（痰热互结）。

西医诊断：小细胞肺癌（局限期左侧肺门）；左肺门、纵隔淋巴结转移；高血压；糖尿病；慢性乙型肝炎。

中医辨证分析：小细胞肺癌属中医学"咳嗽""肺积""胸痛"等范畴。患者年高，正气日衰，素嗜烟酒，痰毒聚肺，痰凝则血运失常，瘀阻肺络，日久则聚为有形实块阻塞气道，故见咳嗽气急；烟毒炽肺，加之痰瘀搏结化热，肺热下迫大肠，则见大便干结。舌红、苔白厚、脉滑皆为痰热搏结之象。

治则治法：清热化痰，活血通络，软坚排毒。

处方：清肺消结汤（经验方）。制鳖甲 12g，牡蛎 12g，海藻 10g，昆布 10g，夏枯草 15g，莪术 5g，白花蛇舌草 30g，川贝母 5g，赤芍 10g，蒲公英 15g，仙鹤草 15g，紫芝 15g，土栾儿 15g，生白术 30g。30 剂，日 1 剂，水煎，分 3 次饭后温服。另予金丝地甲胶囊（院内制剂，主要成分地龙、三七、金丝吊葫芦等）4 粒，每日 2 次；森林之雨灵芝粉（院内制剂，主要成分紫芝、薏苡仁等）10g（包煎）。

11 月 20 日二诊：药后咳减，气急缓，乏力，舌红，苔白，脉滑。上方加桑白皮 12g，葶苈子 12g，薏苡仁 30g，鱼腥草 30g（后下），黄芪 15g。15 剂，日 1 剂，水煎，分 3 次饭后温服。金丝地甲胶囊 4 粒，每日 2 次；森林之雨灵芝粉 10g（包煎）。

2022 年 5 月 24 日带朋友来诊，告知服药 45 剂后复查肺肿瘤已经痊愈，多次复查胸部 CT 提示占位较前明显缩小，上海胸科医院专家嘱其可以停药，定期复查即可，目前一切如常。

【按语】小细胞肺癌（SCLC）是一种神经内分泌肿瘤，占全部肺恶性肿瘤的 15%～20%。其具有恶性程度高、侵袭性强、易复发转移的特点，是肺癌中恶性程度最高、预后最差的一种，目前的治疗方案是以化疗为主的综合治疗。检索国内外文献，也未见有单纯中医治疗小细胞肺癌成功的案例。中医古籍没有小细胞肺癌的明确记载，将其属于"咳嗽""肺积""胸痛""咯血""肺痞"等范畴。《素问·奇病论》说："病胁下满气上逆……病名曰息积，此不妨于食。"《灵枢·邪气脏腑病形》说："肺脉……微急为肺寒热，怠惰，咳唾血，引腰背胸。"《难经·论五脏积病》说："肺之积曰息贲……久不已，令人洒淅寒热，喘咳发肺壅。"这些描述与肺癌的主要临床表现有类似之处。《杂病源流犀烛·积聚癥瘕痃癖痞源流》提到的"邪积胸中，阻塞气道，气不宣通，为痰，为食，为血，皆得与正相搏，邪既胜，正不得而制之，遂结成形而有块"，说明肺中积块的产生与正虚邪侵、气机不通、痰血搏结有关。华佗《中藏经·论痈疽疮肿》谓："夫痈疽疮肿之所作也，皆五脏六腑，畜毒不留则生矣。"此案以清热化痰、活血通络、软坚排毒为法，方以金华名中医孙尚见经验方"清肺消结汤"辨证加减。方中蒲公英、土栾儿清热解毒；川贝母化痰；鳖甲、牡蛎、海藻、昆布、夏枯草软坚散结；莪术、赤芍活血通络；灵芝、白术扶正祛邪；加大剂量白花蛇舌草抗癌。诸药合用，辨证与辨病结合，故而短时间内获得奇效。

鼓胀（慢性乙型肝炎）案

陈某，女，57 岁，2020 年 12 月 29 日由其子代为初诊。

主诉：反复双下肢浮肿 1 年，腹痛少尿 1 周。

诊查：患者 1 年前无明显诱因反复出现双下肢浮肿，可自行缓解。10 个月前出现左上腹部隐痛，未引起重视，未进行系统检查。1 周前因"左上腹痛伴少尿"到医院就诊，诊为慢性乙型肝炎；肝硬化失代偿期，腹水（大量），门静脉高压，食管胃底静脉曲张；败血症。在院查生化：白蛋白/球蛋白（A/G）26.4/49.1，谷丙转氨酶（ALT）151U/L，谷草转氨酶（AST）173U/L，碱性磷酸酶（AKP）161U/L，谷氨酰转肽酶（γ-GT）105U/L，总胆红素（TBIL）49.1μmol/L，直接胆红素（DBIL）33μmol/L。经护肝利尿、补充白蛋白、抗感染等对症治疗，症状稍缓解，建议转上级医院治疗，患者拒绝，寻求中医治疗。症见左上腹隐痛，乏力卧床，胸闷气短，小便短赤，下腹痛，脚肿、面肿，口苦纳少，大便不爽（儿子代诊，舌脉缺）。

中医诊断：鼓胀（水瘀互结）。

西医诊断：慢性乙型肝炎；肝硬化失代偿期，腹水（大量）；门静脉高压，食管胃底静脉曲张；败血症。

中医辨证分析：患者年近花甲，久染蛊虫，气机郁滞。加之饮食不节，过劳失度，肝肾减亏，正气虚耗，湿热之邪留恋中焦，蛊虫乘机作祟，致肝失疏泄，气滞则血瘀，使升降失常，水道不通，发为鼓胀。肝气郁结，则见左腹隐痛、口苦；肝气横逆，则纳少、腹痛；湿热蕴阻，则小便短赤、大便不爽、胸闷；水道失调，则尿少、脚肿面肿；正气不足，则乏力气短。

治则治法：活血化瘀，清热利水。

处方：软肝消结方（经验方）合苓桂竹甘汤。制鳖甲 12g，昆布 8g，龟甲 15g，莪术 5g，生蒲黄 5g，五灵脂 5g，夏枯草 15g，蒲公英 15g，茯苓 15g，桂枝 10g，白术 15g，甘草 6g，仙鹤草 30g，桑白皮 12g，葶苈子 12g，薏苡仁 30g，金钱草 30g。30 剂，日 1 剂，水煎，早晚饭后温服。

1 月 26 日二诊：药后腹胀渐消，脚肿渐退，小便频数，舌紫，苔白厚，脉弦。

处方：制鳖甲 12g，昆布 8g，龟甲 15g，莪术 5g，生蒲黄 5g，五灵脂 5g，夏枯草 15g，蒲公英 15g，茯苓 15g，白术 15g，甘草 6g，仙鹤草 30g，桑白皮 12g，葶苈子 12g，薏苡仁 30g，金钱草 30g，猪苓 30g，车前子 15g（包煎）。

30 剂，日 1 剂，水煎，早晚饭后温服。

3 月 8 日三诊（远程会诊）：李惠利医院 B 超示肝硬化伴脾大，对比 2020 年 12 月 24 日，腹水消失，肠壁肿胀增厚消失。查生化：白蛋白/球蛋白（A/G）34.4/44.9，谷丙转氨酶（ALT）50U/L，谷草转氨酶（AST）70U/L，碱性磷酸酶（AKP）210U/L，谷氨酰转肽酶（γ‑GT）105U/L，乙肝 DNA 滴度（HBV‑DNA）6.51×10^3/mL，甲胎蛋白（AFP）76.6ng/mL。自述胃稍胀，脚肿已消。余无不适。予上方邮寄 15 剂，日 1 剂，水煎，早晚饭后温服。

随访：2022 年 8 月 12 日宁波李惠利医院（东部院区）血常规：白细胞计数（WBC）4.3×10^9/L，红细胞计数（RBC）3.73×10^{12}/L，血红蛋白（HGB）126g/L，血小板计数（PLT）142×10^9/L。生化：白蛋白/球蛋白（A/G）44.4/30，谷丙转氨酶（ALT）35U/L，谷草转氨酶（AST）40U/L，碱性磷酸酶（AKP）113U/L，谷氨酰转肽酶（γ‑GT）37U/L，总胆红素（TBIL）15.8μmol/L，直接胆红素（DBIL）4.2μmol/L，乙肝 DNA 滴度（HBV‑DNA）6.53×10^3/mL，甲胎蛋白（AFP）3.2ng/mL。B 超示肝回声增粗（提示慢性肝病）；腹腔未见明显积液。继续原方长期巩固。

【按语】肝硬化失代偿期属中医学“胁痛”“黄疸”“鼓胀”等范畴，是中医四大死证之一（风、痨、鼓、膈）。中医古籍无肝硬化病名，只有与肝硬化病相类似的症状。中医对肝硬化的记载最早见于《黄帝内经》。《灵枢·水胀》云：“腹胀身皆大，大与肤胀等也。”“色苍黄，腹筋起，此其候也。”对症状的描述颇为详细。《难经·五十六难》谓：“脾之积名曰痞气，在胃脘，覆大如盘，久不愈，令人四肢不收，发黄疸，饮食不为肌肤。”其症状的描述与肝硬化引起的脾大颇为吻合。本案患者属水瘀互结证。治疗选用金华名中医孙尚见的经验方软肝消结方合苓桂术甘汤化裁。方中莪术、蒲黄、五灵脂活血化瘀；鳖甲、龟甲、昆布软坚散结；苓桂术甘汤合桑白皮、葶苈子、薏苡仁、金钱草宣肺利水；蒲公英、夏枯草清肝排毒。全方契合病机，故经过两年左右的治疗，患者肝硬化消失。目前西医通识肝硬化不可逆转，只可控制发展进程。但实践中发现，一部分患者经过积极治疗，不仅可以改善症状，还可彻底扭转肝硬化，本例患者就是最好的证明。

骨伤科

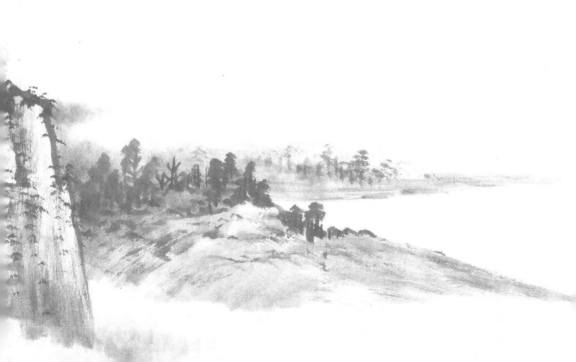

钱志洪

钱志洪（1939—），男，金华市名中医、骨伤科专家，第一、第二届浙江中医药学会骨伤分会理事，1992年第二批金华市"拔尖人才"，年门诊量1万多人次。16岁跟随外公学习骨伤疾病诊治，两年后跟师名医黄乃聪，得其真传，并通过进修学习，30岁左右在金华地区享有名气。从医60余载，在骨折、脱位、骨病、筋伤、关节疼痛、风湿、腰椎间盘突出等疾病诊治上都有不错的疗效。发表论文9篇。

脱位（月骨周围性脱位）案

周某，男，35岁，初诊时间：1987年12月7日。

主诉：右腕关节肿胀疼痛，活动不利1天。

诊查：患者1天前骑车不慎跌伤，致右腕关节肿胀畸形，曾在其他医院治疗，疼痛未见好转，今转我院治疗。拍片示腕骨弧度中断，头状骨、月骨、桡骨与舟骨投影重叠，腕中关节间隙消失，舟月骨间关节间隙变宽，桡骨茎突骨折。舌暗红，苔薄白，脉弦数。

中医诊断：脱位（气滞血瘀）。

西医诊断：月骨周围性脱位。

中医辨证分析：患者外伤致右腕损伤月骨脱位，气机郁滞，血行瘀阻，舌暗红，苔薄白，脉弦数，辨为气滞血瘀证。

治则治法：活血化瘀，消肿止痛。

处方：手法整复成功后腕关节屈曲固定3周，内服中药桃红四物汤加减。酒白芍10g，红花6g，桃仁10g，丹参15g，山楂15g，当归10g，川芎10g，桂枝5g，甘草3g，地黄15g，赤芍10g。7剂，日1剂，水煎，早晚分服。嘱早期加强功能锻炼，注意指端血液循环。

12月14日二诊：1周后检查患肢肿胀明显，指端血液循环良好。继续中药内服，功能锻炼。

3周后拆除石膏，局部肿胀减退，拍片显示腕关节结构排列正常，活血舒筋中药外洗。

【按语】 四物汤养血活血，主治血瘀。加入桃仁、红花后，变成活血养血并重。中医学认为"瘀血不去，新血不生"。方中当归养血活血，以养血为主；生地黄滋阴生血；芍药养血和营；川芎为血中之气药，使本方养血而不留瘀；桃仁、红花为强有力的活血破血药；丹参、赤芍凉血化瘀；桂枝温阳通脉；山楂消食开胃，兼能活血化瘀；甘草调和诸药。诸药合用，共奏活血化瘀、消肿止痛之功。

洪时清

洪时清（1943—），男，主任中医师，金华市名医，金华市劳动模范。1960年跟随伤科医师李玉明学习骨伤疾病诊治。1962年跟随浙江省名中医、金华市中医院副院长黄乃聪学习中医骨伤疾病诊治，后于浙江中医学院主治医师提高班结业。从事中医骨伤临床59年，曾任金华市官田卫生院副院长，曹宅镇中心卫生院副院长，金华市中医骨伤医院副院长、骨伤科主任，金华市第二中医院副院长兼骨伤科主任、院级顾问，现在曹宅镇中心卫生院中医骨伤科门诊工作。为金华市第三至第七届政协委员，金东区第一届政协委员。历任金华市中医药学会副会长，金华市康复学会理事，金华市中西医结合学会骨伤专业委员会委员，金东区医学会理事，金华市药学会民间草药专业委员会副主任委员。现任金华市中医药学会理事、民间医药专业开发研究会副主任委员、全国传统疗法学会骨伤分会副会长。为金华市第一、二批名老中医药专家学术经验继承工作指导老师，全国基层名老中医传承工作室负责人，世界骨伤科联合会会员，被聘为马来西亚国际骨伤针灸研究院顾问。对骨伤科常见病、多发病的治疗经验丰富，疗效确切。对骨伤科疑难杂症——骨质疏松症、股骨头坏死、骨髓炎、腰腿痛、颈椎病、高低位截瘫、骨不连等有一定的治疗经验，发表论文38篇，获国家专利1项，完成市科技项目两项，获各级优秀论文奖8篇，编著黄氏骨伤科流派《伤科心法》一书。多次荣获市、县、区、院卫生先进工作者，先进政协工作者，市科技先进工作者和中华骨伤杰出人才，中华骨伤功勋奖。

痹证（痛风性关节炎）案

杨某，男，26岁，初诊时间：2018年5月16日。

主诉：左足第一跖趾关节反复肿痛 3 年，加重两周。

诊查：患者 3 年前在 1 次饮啤酒和食鱼腥菜肴后，突然左足第一跖趾关节外灼热红肿疼痛，难以入睡，服用消炎止痛药后肿痛缓解。以后每遇饮酒，食用鱼、肉类菜肴后或感冒受寒即易发作，每遇发作，自服止痛药泼尼松等，能缓解肿痛。近 1 年来服上药效果不佳，肿痛固定在左足第一跖趾关节及足背。两周前因饮酒、食鱼肉等又受凉引发本病，局部红肿热痛，功能受限，故来就诊。症见面红，跛行，左足第一跖趾关节红肿，压痛明显，功能受限，舌质红，苔黄腻、脉弦滑数。化验：血沉 48mm/h，血尿酸 552μmol/L。X 线片示左足跖骨头处出现溶骨性缺损。

中医诊断：痹证（热痹）。

西医诊断：痛风性关节炎。

中医辨证分析：本病属中医学"热痹"范畴。脾肾虚为本，湿热毒为标，脾肾失调而内生湿热浊毒。西医学认为，嘌呤代谢紊乱、尿酸生成过多或排泄过少可形成高尿酸血症。尿酸（湿热浊毒）生成过多责之于脾，脾虚运化失职，湿浊内生，湿从热化。尿酸（湿热浊毒）排泄过少责之于肾，肾虚使分清泌浊功能减退。第一跖趾关节前部为足太阴脾经荥穴大都穴、后部腧穴太白穴所在处，内侧又是足阳明胃经与足太阴脾经交接处。经络是联系五脏六腑和体表的通道，体表某经络循行部位发生病变，往往能反映某经络所属脏腑的变异。第一跖趾关节处出现红肿热痛，就显示该处循行的足太阴脾经和足阳明胃经所属的脏腑脾、胃被湿热所困。因脾虚湿热浊毒生成过多而循经下注于大都、太白穴处，故第一跖趾关节部红肿热痛；湿热郁结，凝炼成痰，瘀痰流窜，阻滞气血，痹阻经络，使病情加剧。面红、舌质红、苔黄腻、脉弦滑数、左足第一跖趾关节部红肿热痛乃湿热痹阻为患。

治则治法：清热利湿，活血祛痰，通络止痛。

内服四妙散合白虎汤为主，外用加味四妙散。

内服处方：生石膏 30g，知母 10g，牡丹皮 15g，制南星 10g，龙胆草 10g，桃仁 10g，红花 8g，大黄 10g（后下），黄柏 10g，炒苍术 10g，薏苡仁 30g，土茯苓 30g，山慈菇 15g，川萆薢 15g，灯盏花 15g，赤芍 10g，川牛膝 10g，生甘草 3g。7 剂，日 1 剂，文火煎两次，早晚分服。

外敷处方：黄柏、炒苍术、防己、薏苡仁、大黄、皂角、白芷、生川乌、生草乌、生南星、生半夏、桃仁、红花、细辛、山奈、甘松、生蒲黄、生栀子等量研粉，加适量凡士林调匀，外敷患处，3 日换药 1 次。嘱禁食鱼、肉等高嘌呤食物，禁饮酒，避免劳累和外伤。

5月23日二诊：药后左足第一跖趾关节红肿热痛消去大半，能下地行走，面色正常，舌仍较红，苔淡黄，脉滑数。原方去大黄，加炒白术、生姜、红枣，以顾脾胃之气。

处方：生石膏30g，知母10g，牡丹皮15g，制南星10g，龙胆草10g，桃仁10g，红花8g，黄柏10g，炒苍术10g，生薏苡仁30g，土茯苓30g，山慈菇15g，川萆薢15g，灯盏花15g，赤芍10g，炒白术10g，生姜3片，大枣7枚。7剂，日1剂，文火煎两次，早晚分服。继续外用药膏外敷。

5月30日三诊：服药后，左足第一跖趾关节部红肿热痛已消，左足行动如常，面色正常，苔淡白，质仍红，脉仍滑数。化验：血沉18mm/h，血尿酸430μmol/L。药证相符，效不更方。原方去牛膝，加用党参20g，生黄芪30g。7剂，服法同前，以巩固疗效。并嘱把好"病从口入"关，饮食清淡，忌食荤腥，多饮开水。

处方：生石膏30g，知母10g，牡丹皮15g，制南星10g，龙胆草10g，桃仁10g，红花8g，黄柏10g，炒苍术10g，生薏仁30g，土茯苓30g，山慈菇15g，川萆薢15g，灯盏花15g，赤芍10g，党参20g，生甘草3g，生黄芪30g。7剂，日1剂，文火煎两次，早晚分服。继续外用药膏外敷。

经半年随访，左足第一跖趾关节红肿热痛未见复发，其中外伤1次轻度肿胀，经用外敷药后肿胀消退。

【按语】痛风性关节炎属中医学"痛痹""热痹""痛风"范畴。此病脾肾虚为本，湿热瘀痰为标。脾胃失调而内生湿热，瘀痰成痹，痹阻经络为患，治当急则治标，清热利湿，活血祛痰，通络止痛。方中生石膏、知母、牡丹皮、土茯苓、黄柏、龙胆草清热凉血解毒；炒苍术、生薏仁、山慈菇、川萆薢、灯盏花清热燥湿，健脾化湿；桃仁、红花、赤芍活血化瘀；制南星祛经络骨节之痰；党参、黄芪、炒白术益气健脾，以顾胃气；川牛膝引药下行；生甘草调和诸药。诸药合用，共奏清热祛瘀、利湿祛痰、活血止痛之功。外用活血消肿、软坚散结、消炎止痛药物。外敷方中黄柏、防己、大黄、栀子清热利湿；苍术、薏苡仁、半夏健脾燥湿；川乌、草乌、生南星、细辛、白芷祛风除湿，温经止痛；桃仁、红花、蒲黄活血化瘀；皂角消痰散结；山柰、甘松行气温中止痛。诸药合用，共奏活血消肿、软坚散结、消炎止痛之功。药效直达病所，协助内服药消除病痛，中药内外合治，使药效殊途同归，药力叠加，疗效较单用内治或外治法显著。同时嘱患者平时可服乌鸡白凤丸、金匮肾气丸以补益肝肾，饮食以素食为主，忌荤腥，多饮开水，以防复发。

膝关节扭伤（膝关节内侧副韧带合并半月板损伤）案

翁某，男，36 岁，初诊时间 2019 年 6 月 3 日。

主诉：负重滑倒扭伤左膝，局部肿痛 1 天。

诊查：神疲，左膝半屈曲位，膝关节内侧轻度肿胀，压痛明显。侧副韧带分离试验阳性，麦氏征和膝关节研磨试验、半月板挤压试验均阳性，患膝活动时有弹响。下肢活动受限，舌淡红，苔淡白，脉紧，饮食可，二便正常。X 线片示左膝关节组成骨未见明显骨折，膝内侧间隙无明显增宽。

中医诊断：膝关节扭伤（气滞血瘀）。

西医诊断：膝关节内侧副韧带合并半月板损伤。

中医辨证分析：膝关节为诸筋之府，膝关节的功能全靠诸筋维护。患者在负重的情况下滑倒，膝以下过度外翻，膝部突然遭受到外翻应力，使膝内侧副韧带过度牵拉、膝关节内侧副韧带和半月板同时受损。患者膝关节内侧轻度肿胀，局部压痛明显，患膝活动时又有弹响。X 线片排除了内外侧副韧带、前后交叉韧带完全断裂、半月板破裂，故患者膝关节内侧副韧带合并半月板损伤诊断可确定。

治则治法：整复固定，通经活血，中药熏洗，功能锻炼。

手法整复外固定：患者仰卧于诊疗床上，医者站在患者左侧，两助手分别牵拉患膝上下部，使膝部伸直。然后医者用自己膝部顶住患者左膝外侧，嘱远端助手徐徐向外侧用力牵拉患肢，并使患者小腿高度外展，根据欲合先离原则，使患者膝关节内侧呈开口状，增宽内侧关节间隙。此时医者用双手大鱼际用力按压患膝内侧压痛点肿胀处，至压痛消失后拉直患肢。膝部外敷伤药膏，用 6cm×40cm×0.5cm 夹板固定 3 周。整复时切忌使用暴力和钝力，以免加重膝关节内侧副韧带和半月软骨的损伤。

中药内服：以通经活血的桃红四物汤加减。生白芍 10g，当归 10g，桃仁 10g，红花 6g，生地黄 15g，川芎 10g，川牛膝 10g，宣木瓜 10g，续断 10g，桑寄生 10g，防己 10g，生薏苡仁 15g，三七粉 6g（吞服），肉桂粉 3g（吞服），生甘草 3g。7 剂，日 1 剂，水煎，早晚分服。

6 月 11 日二诊：左膝经手法整复伸直位固定和内服中药，胀痛已消，苔淡白，脉缓。继续固定外敷伤药膏，原方续服 7 剂。日 1 剂，水煎，早晚分服。

6 月 18 日三诊：左膝经内服中药和外固定，肿痛消失，已能下地直立行走，苔脉如平人。原方去防己、生薏苡仁，加仙茅、淫羊藿、巴戟天、鹿角片。7剂，日1剂，水煎，早晚分服。左膝继续固定外敷伤药膏。

6月25日四诊：左膝经外固定和内服中药，功能基本恢复，但伸屈活动不利，须用辛温中药熏洗患肢和功能锻炼。艾叶10g，紫苏10g，白芷10g，川桂枝10g，椒目10g，细辛6g，生栀子10g，黄柏15g。煎汤，乘温热熏洗患肢，以舒经活络，通利关节。熏洗后用敷料浸上伤药水（自制）外敷膝关节内侧损伤处，进行膝部功能锻炼，以促进患肢功能恢复。

患者经中药熏洗、功能锻炼3周后，左膝关节功能完全恢复，行动如常。

【按语】膝关节扭伤临床多见，单纯用外敷药或内服中药疗效不尽人意。本案先采用牵拉按摩手法，根据欲合先离原则进行整复治疗，使受损的内侧副韧带和半月板得到理顺，松动位移得以复位，膝关节间隙得以恢复正常。加上外敷消肿止痛，适当制动，内服活血通络之品，后期进行辛温中药熏洗和功能锻炼，故能收到良好效果。

骨折筋伤（桡骨远端colles骨折）案

徐某，女，39岁，初诊时间：2020年6月29日。

主诉：左腕肿胀1小时。

诊查：患者晨起刷牙时在卫生间不慎滑倒，双手撑地，自觉左腕剧痛，局部肿胀，活动不利。检查见左腕肿胀呈餐叉样变，局部可扪及骨摩擦音。纳食佳，不呕，不渴，寐不安，大便调，小便不利。舌淡红，苔薄白，脉弦紧涩。

中医诊断：骨折筋伤（骨断筋伤，血瘀气滞）。

西医诊断：桡骨远端Colles骨折。

中医辨证分析：本证因患者外伤所致骨折筋伤，气滞血瘀阻于局部，精气血津液循环不通，不通则痛。

治则治法：外治：手法整复，行石膏绷带外固定；内治：续筋接骨，活血理气通络。

处方：桃红四物汤加味。生地黄15g，当归10g，川芎10g，赤芍15g，桃仁10g，红花10g，炒桑枝10g，伸筋草15g，制延胡索10g，王不留行子10g。7剂，日1剂，水煎，早晚分服。外治施以手法复位，并以石膏绷带外固定。

7月2日二诊：左腕局部疼痛较前减轻，唯独肿胀加剧。舌淡红，苔薄白，脉弦紧涩。行"追让法"之"让法"，适当松解固定石膏之绷带，嘱患者自行调整胸前吊带长短，此即"收放法"。口服药效不更方，服完剩余4日药后复诊。

7月6日三诊：左腕局部肿胀较二诊稍加剧，局部皮色不变，舌淡红，苔薄白，脉弦紧涩。再行"追让法"之"让法"，适当松解固定石膏之绷带，嘱患者继续自行调整胸前吊带长短。因患者近期纳食不佳，遂原方加入炒谷芽15g，炒麦芽15g，炙内金9g，炒白术12g，以健脾助运。

7月10日四诊：左腕局部肿胀较三诊时减轻，舌淡红，苔薄白，脉弦紧涩。行"追让法"之"追法"，适当扎紧固定石膏之绷带，嘱患者继续自行调整胸前吊带长短。口服药效不更方，继服前方。

7月14日五诊：左腕局部肿胀较四诊时减轻，舌淡红，苔薄白，脉弦细。继续行"追让法"之"追法"，适当扎紧固定石膏之绷带，嘱患者继续自行调整胸前吊带长短。内服药以补益肝肾、续筋接骨为法，六味地黄汤为基础加味。

7月31日六诊：左腕局部无明显肿胀、无明显疼痛，X线片显示左桡骨远端骨折部骨痂形成，舌淡红，苔薄白，脉弦细。拆除石膏外固定，改用硬纸板固定半个月。予黄氏外洗方自行煎水洗敷患处，并嘱逐步恢复功能锻炼。

半年后患者因他病就诊，问及左腕情况，表示左腕已完全恢复，无功能影响。

【按语】中医正骨是中医学的重要组成部分，具有操作简便、价格低廉、无创复位、快速康复、易于接受等优点，是桡骨远端骨折保守治疗的首选方案，正如《医宗金鉴》所言："手法者，诚正骨之首务哉。"隋代《诸病源候论》首先描述了桡骨远端骨折的正骨方法。元代李仲南《永类钤方》提出了"伸折摇动，贴药夹缚"等桡骨远端骨折的系统治疗方案。明代《普济方》记载了"掌曲向外、捺令平正"的复位技巧。清代《医宗金鉴》总结出传统正骨八法。本案经中医正骨手法整复后以石膏固定，根据肿胀情况，运用"追让法"及时调整松紧度，并配合内服中药，中药以桃红四物汤加味为主方，活血逐瘀痛经。方中生地黄、赤芍养血活血；与辛香之当归、川芎相配，动静相宜，补血而不滞血，行血而不伤血；桃仁、红花破血逐瘀，使机体在损伤初期不至于瘀血凝集过多；延胡索、王不留行子相配，行气更增强桃红破血逐瘀之力；再使以桑枝、伸筋草以引经通经。诸药合用，共奏养血活血、破血逐瘀、通经止痛之功。

鹤膝风（骨性关节炎）案

黄某，男，59岁，初诊时间：2019年11月29日。

主诉：双膝肿胀疼痛6月余。

诊查：患者6个月前（2019年5月初）无明显诱因下突发双膝足肿胀，疼痛剧烈，活动不利。多处求医，疗效平平。诊见双膝肿大如鹤膝，双足肿胀，身体魁羸，纳食不佳，温温欲吐，不渴，寐不安，大便少，小便不利。舌淡，苔薄白腻，脉弦细无力、稍滑。

中医诊断：鹤膝风（风寒湿侵袭，阻滞经络）。

西医诊断：骨性关节炎。

中医辨证分析：患者因风寒湿邪侵袭，邪留关节，闭阻阳气，气血不畅，故肢节肿大疼痛；湿阻中焦，故温温欲吐；流注下焦，故脚肿如脱；风寒湿邪侵袭，痹留日久，阻滞气血津液循环，乃至耗气伤阴而伤正，故身体魁羸。

治则治法：祛风散寒，除湿通络，滋阴养精。

处方：桂枝芍药知母汤化裁。桂枝20g，生白芍15g，生甘草10g，生麻黄10g，生白术30g，知母20g，防风20g，淡附片15g，生姜30g（自加）。7剂，日1剂，水煎，早晚分服。

12月6日二诊：药后双膝疼痛明显减轻，局部肿胀略消退，效不更方，原方继服。

上药连服两月余，膝关节肿胀基本消退，疼痛已定。

【按语】鹤膝风以膝关节肿胀、疼痛、下肢肌肉消瘦为特征，因形如鹤膝，故得名，多见于类风湿关节炎、骨性关节炎的膝关节病变，具有发病率高、病程长、病情重、治疗困难的特点。《素问·脉要精微论》云："膝者筋之府，屈伸不能，行则偻附，筋将惫矣。"《张氏医通》亦云："膝痛无有不因肝肾虚者，虚则风寒湿气袭之。"《类证治裁》认为："鹤膝风症，前贤以足三阴亏损，风寒湿三气袭于经隧，风邪乘之使然，治在活血荣筋，兼理风湿。"故本病主法治以祛风散寒，除湿通络，兼以滋阴养精，桂枝芍药知母汤主之，温阳行痹，祛除风寒湿三邪。方中桂枝、麻黄发散风寒之邪；白术祛湿；附子散寒；防风散风；生姜、甘草和中止吐；芍药、知母滋阴养精，以制燥药伤阴之偏。

童支援

童支援（1954—），男，金华市名中医，浙江省保健推拿专家委员会委员，浙江省劳动厅保健推拿上岗证考评委员会委员，金华市劳动局推拿按摩培训中心教授。曾在天津医院进修骨伤科，受骨伤元老尚天裕等教授指教。从事医疗工作近 50 年，擅长骨科、手法整复以及颈肩腰腿痛、骨性关节炎等骨病的中西医结合治疗，年门诊量达 1 万人次。1996 年以来，多次为省、市、中央领导治病，并应邀出国到日本、马来西亚、新加坡等参加学术访问。担任副主编出版《常见推拿手法图谱》《实用推拿手法图谱》，参加的市级课题"黄氏伤软膏治疗软组织损伤与临床和实际运用"研究获市级成果奖，发表论文10 余篇。

骨痿（骨质疏松症）案

徐某，男，68 岁，初诊时间：2018 年 5 月 10 日。

主诉：腰背疼痛 3 年。

诊查：患者 3 年前自感腰背疼痛，休息后疼痛缓解，近 1 年腰背部疼痛加剧，伴胸背部、四肢疼痛来诊。症见面容痛苦，精神不振，神志尚清，自感行走吃力，纳可，二便常。舌淡，苔薄白，脉弦沉。经查体、影像及骨密度检查提示骨质疏松。

中医诊断：骨痿（肾虚）。

西医诊断：骨质疏松症。

中医辨证分析：肾精不足，脾胃虚弱，肝失调达，外邪侵袭致筋骨失养，骨痿不用，属中医学"骨痹""骨痿"范畴。

治则治法：补虚强肾，壮骨止痛。

处方：龟鹿壮骨膏加减。龟甲 15g，鹿角胶 15g（烊化），山茱萸 10g，熟地黄 10g，山药 10g，泽泻 10g，牡丹皮 10g，茯苓 10g，延胡索 10g，狗脊 10g，威灵仙 10g，鳖甲 10g，制黄精 10g，蜈蚣 1 条，党参 10g，川芎 10g，当归 10g，黄芪 15g，牛膝 10g，盐骨碎补 10g，杜仲 10g，续断 10g，肉苁蓉 10g，何首乌 10g，巴戟天 10g，淫羊藿 10g。7 剂，日 1 剂，水煎，早晚分服。

5 月 17 日二诊：药后疼痛缓解，精神渐佳。上方继服 15 剂。

后随访，全身疼痛消失，气力充足，精神振奋。

【按语】患者长期从事农业劳动，年老肾精不足，外邪入侵致筋骨失养，经络不畅而致腰背疼痛。肝主筋，肾主骨，治当以补肝肾、强腰膝为主，使筋骨得养，经络畅通。方中以龟甲、鹿角胶骨肉有情之品填精益血，强壮筋骨；熟地黄、山茱萸、山药、牡丹皮、茯苓、泽泻（六味地黄丸）补肝肾阴虚，壮骨益髓为君；配伍当归、川芎、党参、黄芪益气养血活血；牛膝、狗脊、杜仲、续断、骨碎补、肉苁蓉、巴戟天、淫羊藿、何首乌等温补肾阳，壮骨强腰；延胡索、威灵仙、蜈蚣活血通络止痛；鳖甲、黄精滋阴潜阳，阴中求阳为佐使。诸药合用，共奏补虚强肾、壮骨止痛之功。

邵建萍

邵建萍（1959—），男，金华市名中医，金华市中医医院原院长。兼任浙江省中医药学会常委，浙江省整脊分会副主任，金华市中医药学会会长，金华市高级职称评定委员会副主任等。为中医世家，从医40余年，从事骨伤疾病的诊治，擅长运用整体观辨证施治，筋骨并重，经方与临证经验结合，中药内服与外用共施，对四肢筋伤骨折、颈肩腰腿痛、关节骨病、风湿疼痛等疾病分型诊治有较好疗效。创立伤痛合剂、中药外洗方等中药制剂，改进伤软膏剂型。主持的浙江省中医药管理局课题"黄氏愈伤贴治疗外伤肿痛的药理学基础研究和疗效观察"获浙江省中医药科学技术三等奖、金华市科学技术三等奖，参与的市级课题"小儿麻痹后遗症术后康复医疗程序"获金华市科学技术进步四等奖，发表论文10余篇。

骨痹（颈椎间盘突出）案

崔某，男，46岁，初诊时间：2002年10月6日。

主诉：颈背疼痛两个月。

诊查：两个月前无明显外因出现颈背疼痛，伴右上肢麻木，上举不利，颈项转侧不利。X线片示颈椎增生退变，CT颈椎间盘突出。纳可，二便调。舌淡，苔薄黄，脉弦细。

中医诊断：骨痹（血虚瘀阻）。

西医诊断：颈椎间盘突出。

中医辨证分析：颈臂刺痛，痛处固定，舌淡、苔薄黄、脉弦细为血虚瘀阻之征。

治则治法：舒筋通络，活血养血。

处方：生白芍30g，丹参20g，生葛根30g，生地黄15g，泽兰30g，威灵仙 15g，木瓜 15g，鸡血藤 15g，甘草 6g，当归 12g，川芎 10g，桂枝 6g，桑枝 10g。10 剂，日 1 剂，水煎，早晚分服。

10 月 15 日二诊：药后颈背疼痛减轻，手麻减轻，可上举但仍不利，颈项转侧好转，舌质转红，苔薄，脉弦。上方生地黄改熟地黄。10 剂，日 1 剂，水煎，早晚分服。

10 月 25 日三诊：药后诸症消除，以伤痛合剂 7 剂巩固。嘱加强锻炼，注意姿势。

【按语】骨痹治疗以"肝主筋，肾主骨"为主要指导思想，临床上常在补益肝肾、强筋健骨的基础上随症加以舒筋活络、养血活血、益气健脾等法。该患者因缺乏锻炼，气血运行不畅，两个月前受外邪侵袭，引发瘀阻致颈背疼痛，右上肢麻木，上举不利。治以四物养血，倍葛根解项背之肌肉，加活血舒筋、通络止痛之鸡血藤、丹参、威灵仙、桂枝等。诸药合用，共奏舒筋通络、活血养血之功。

黄曙昭

黄曙昭（1961—），男，主任中医师，浙江省中医临床技术骨干，浙江省 151 工程人才，浙江省中医骨伤专业委员会委员，浙江省中西医结合学会骨质疏松专业委员会常务委员，金华市名中医，浦江县中青年拔尖人才，浦江县首届名医，浦江县重点专科颈肩腰腿痛学科技术带头人。毕业于浙江中医药大学，曾在浙江省第二医院、杭州市中医院进修学习。擅长骨伤科常见病、多发病及各种疑难杂症的诊治，对脑外伤及后遗症、颈椎病、风湿性关节病、退行性骨关节病（骨质增生）、腰腿痛（包括腰椎间盘突出症）的诊治较有心得。

肩凝（肩周炎）案

杨某，女，59 岁，初诊时间：2017 年 4 月 9 日。

主诉：左肩部酸胀疼痛伴活动受限一个半月。

诊查：患者一个半月前因受凉而致左肩部酸胀疼痛伴畏寒，疼痛逐日加重，关节活动逐渐受限，影响穿衣、梳头等动作，如不小心被拉扯则可引起撕裂样疼痛。近日因肩部疼痛而半夜疼醒。体检：左肩前、肩峰下、肱骨大结节处压痛明显，肩关节外展、上举、后伸均受限。自带 CT 片示左肩关节诸组成骨未见明显异常，关节在位。舌淡白，苔白腻，脉弦紧。

中医诊断：肩凝（风寒湿邪凝滞）。

西医诊断：肩周炎。

中医辨证分析：本病好发于中老年人，以 50 ~ 60 岁发病率最高。因大多数患者存在肩部发僵、得热则舒、遇寒则重的情况，故又称"五十肩""冻结肩""漏肩风"。本案患者年近六旬，阳气虚弱，营卫不和，经脉失养，复感风寒湿邪凝滞肩部，致局部气血运行不畅。筋脉拘急，故左肩畏寒疼痛，关节活动受限，拉扯时引起撕裂样疼痛。舌淡白、苔白腻、脉弦紧均为阳气不足、风寒湿邪阻滞之象。

治法治则：祛风除湿，温阳散寒。

处方：羌活 9g，苍术 12g，麻黄 6g，桂枝 9g，片姜黄 15g，黑附片 12g（先煎），细辛 3g，生黄芪 15g，香附 9g，生甘草 6g。7 剂，日 1 剂，早晚分服。嘱将中药渣沥干后装于布袋热敷于肩部，日 2 次。肩部注意保暖，做肩关节功能锻炼。

4 月 16 日二诊：药后左肩部畏寒、酸胀疼痛明显减轻，拉扯时撕裂样疼痛消失，夜寐安，不再痛醒，肩部活动亦有所改善。

处方：羌活 9g，苍术 12g，麻黄 6g，桂枝 9g，片姜黄 15g，黑附片 12g（先煎），细辛 3g，生黄芪 15g，香附 9g，葛根 30g，生甘草 6g。7 剂，日 1 剂，水煎，早晚分服。医嘱同一诊。

4 月 23 日三诊：药后左肩部畏寒酸胀疼痛及拉扯时撕裂样疼痛消失，关节活动基本恢复正常，能正常穿衣、梳头，但用力上举、后伸时微有酸胀感。原方再服 7 剂，服法同前。

药后诸症皆平，随访半年未再复发。

【按语】肩周炎属中医学"痹证"范畴，是老年人常见的一种骨伤科疾患。《素问·痹论》云："风寒湿三气杂至，合而为痹也。"其治疗以祛风除湿、温阳散寒、通络止痛为主。方中羌活、姜黄、川芎、苍术祛风除湿，散寒止痛；姜黄、川芎兼有行气血之功，"治风先治血，血行风自灭"；黑附片、桂枝、麻黄、细辛温阳散寒，通络止痛；黄芪、甘草补益阳气。诸药合用，共奏祛风除湿、温阳散寒之功。

腰腿痛（腰椎间盘突出症）案

张某，男，56 岁，初诊时间：2016 年 5 月 12 日。

主诉：左腰部酸胀疼痛1个月，加重半月。

诊查：1个月前抬重物后即感左腰部酸胀疼痛，自贴麝香镇痛膏，口服活血止痛胶囊、双氯芬酸钠片后局部疼痛有所缓解，但两周后左腰部疼痛加重，疼痛连及左臀大小腿至踝部，继用前药无效，疼痛逐日加重致夜不能寐，今由家人扶入诊室。患者神清，痛苦貌，胸腹部无肿块及压痛，脊柱略侧弯，腰4~5左侧棘旁压痛、叩击痛、放射痛，直腿抬举试验（+），加强试验（+），左环跳、委中、承山穴压痛，左下肢肌力正常，腰椎CT示腰椎退变，腰4~5椎间盘左后凸出，神经根受压。舌暗红，苔薄白，脉弦。

中医诊断：腰腿痛（气滞血瘀）。

西医诊断：腰椎间盘突出症。

中医辨证分析：腰椎间盘突出伴坐骨神经痛，多因腰椎间盘退变的基础上急性或累积性损伤所诱发。本案即为抬重物致腰部扭伤，导致腰椎纤维环破裂髓核外凸压迫腰4~5神经根所致。中医学认为，腰部扭伤可致局部气滞血瘀，足太阳膀胱经瘀阻不通而致左腰部连及下肢疼痛，即"不通则痛"。舌暗红为血瘀之象，脉弦为痛脉。

治法治则：活血祛瘀，行气温经，通络止痛。

处方：乳香9g，没药9g，桃仁9g，川芎9g，当归12g，延胡索12g，赤芍12g，黑附片12g，徐长卿9g，枳壳9g，川牛膝12g，生甘草6g。7剂，日1剂，水煎，早晚分服。

5月19日二诊：药后腰部及左下肢疼痛明显减轻，卧床时疼痛已消，夜晚已能安睡，但站立稍久则左腰及下肢仍有酸痛感，舌稍暗红，苔薄，脉稍弦。

处方：乳香9g，没药9g，桃仁9g，川芎9g，当归12g，延胡索12g，赤芍12g，黑附片12g，徐长卿9g，枳壳9g，生甘草6g。7剂，水煎，日1剂，早晚分服。

5月26日三诊：药后左腰部及左下肢疼痛基本消失，已能站立行走半小时以上，但午后或手提重物（如一桶水）则腰部及下肢仍有酸痛感。

处方：乳香6g，没药6g，桃仁9g，川芎9g，当归12g，延胡索12g，赤芍12g，黑附片9g，徐长卿9g，枳壳9g，伸筋草12g，生甘草6g。15剂，日1剂，水煎，早晚分服。

药后左腰部及左下肢疼痛消失，又休息半月，恢复正常工作、生活。随访1年未见复发。

【按语】腰椎间盘突出中医称"腰腿痛"。《素问·刺腰痛论》曰："衡络之脉，令人腰痛，不可以俯仰，仰则恐仆，得之举重伤腰，衡络绝，恶血归之。"指出腰部劳伤，气血瘀滞可导致腰腿痛。本案因提重物扭伤腰部致局部气血瘀滞，脉络不通而致腰部连及下肢疼痛，故治以活血行气、温经、祛瘀止痛之法。方中乳香、没药、当归、桃仁活血祛瘀止痛；川芎既能活血祛瘀，又能行气止痛，为血中气药；枳壳行气散结；黑附片、细辛温经散寒，通络止痛。诸药合用，共奏活血祛瘀、行气温经、通络止痛之功。

朱健儿

朱健儿（1962—），男，主任医师，金华市名中医。浙江省中医药学会骨伤分会常务委员，浙江省医学会骨质疏松与骨矿盐分会委员，浙江省中西医结合学会骨伤专业委员会委员，金华市医学会骨质疏松分会副主任委员、骨科分会副主任委员。曾任浙江中医药大学、温州医学院、金华医学院兼职教授。擅长用中医方法诊治骨伤各类疾病，尤其是中老年人骨质疏松等老化性疾病的诊治。"介入法中西医结合治疗股骨头坏死"获市科技成果二等奖，"小儿麻痹后遗症术后康复医疗程序"课题通过省级专家鉴定，完成"应用骨形成蛋白复合物预防骨不愈合加速骨愈合的临床研究"课题。发表论文 10 余篇。

痹证（颈肩综合征）案

童某，女，51 岁，初诊时间：2021 年 12 月 1 日。

主诉：颈肩部酸痛伴左臂麻木近 1 个月。

诊查：反复颈肩部酸胀感多年，近 1 个月来颈肩部酸痛明显，以左侧为甚，并伴左臂麻木，左上肢向后运动引痛。大便溏、1 日 2～3 次，左侧冈下窝压痛明显，左肩前外侧压痛，霍夫曼征（－）。舌淡、边有齿痕，苔薄白腻，脉濡。

中医诊断：痹证（肝脾亏虚）。

西医诊断：颈肩综合征。

中医辨证分析：本病为本虚标实之证。以肝脾亏虚为本，风寒湿邪、痰湿阻络、气血不和为标。低头机会多，引起颈椎劳损；复感风寒湿邪，阻滞经络，故酸痛麻木。

治则治法：祛风湿，通经络，补肝肾。

处方：煨葛根 15g，柴胡 10g，桂枝 6g，防风 15g，桑寄生 15g，川续断 15g，黄芪 30g，白芷 10g，六神曲 12g，炒白术 15g，炒白芍 15g，炙甘草 6g，冬瓜皮 15g，苍术 10g，没药 10g。7 剂，日 1 剂，水煎，早晚分服。另授予锻炼方法，嘱其坚持每日锻炼。

12 月 7 日二诊：药后酸痛症状减轻，麻木未减，大便情况好转，舌齿痕变浅。

处方：煨葛根 15g，柴胡 10g，桂枝 6g，防风 15g，生黄芪 40g，六神曲 12g，茯苓 15g，炒白芍 15g，桑寄生 15g，覆盆子 10g，没药 10g，威灵仙 15g，炙甘草 6g，玫瑰花 15g。7 剂，日 1 剂，水煎，早晚分服。嘱继续坚持每日锻炼。

12 月 14 日三诊：药后诸症减轻，肩关节活动无明显引痛，胃纳可，二便调，舌淡，苔薄白。

处方：煨葛根 15g，柴胡 10g，桂枝 6g，威灵仙 15g，覆盆子 15g，黄芪 40g，神曲 12g，桑寄生 15g，狗脊 15g，炒白芍 15g，炙甘草 6g，炙延胡索 20g，玫瑰花 15g，蜈蚣 1 条，川芎 10g。7 剂，日 1 剂，水煎，早晚分服。嘱继续功能锻炼，并口服钙尔奇 D，每日 1 粒，如无明显酸痛、麻木，可不复诊。

2022 年 4 月随访，疗效满意。

【按语】颈肩综合征又称颈椎病，实际二者并不完全相同。西医学认为，颈肩综合征属姿势性疾病，绝大部分因低头时间过长引起。本病属中医学"痹证"范畴，因长时间低头，致牵拉头部肌群慢性劳损，复感风寒湿邪，阻滞经络，气血运行不畅而导致。肝主筋，肾主骨，随着年龄增大，肝肾渐亏，经络更易劳损；或随着肝肾渐亏，肌肉韧带弹性渐失，而致症状加重。治以祛风除湿，温通经络，补益肝肾，兼顾脾胃，并结合功能锻炼，以改善症状。

痹证（骨关节炎）案

胡某，男，72 岁，初诊时间：2021 年 12 月 1 日。

主诉：右膝关节疼痛多年，加重半年余。

诊查：双膝关节反复疼痛多年，但能忍受，近半年来右膝关节疼痛明显，上下楼引痛，蹲位难以直立，局部皮温升高，曾在其他医院就诊。核磁共振提示半月板破裂；软骨损伤；关节腔积液；骨质增生。双膝膝眼压痛阳性，后内侧压痛，以右膝较明显。舌偏红，苔薄黄，脉弦。

中医诊断：痹证（肝肾亏虚型）。

西医诊断：骨关节炎。

中医辨证分析：本病多为老年体虚，气血不足，肝肾亏损，邪实乘虚而入，导致气机不畅，瘀血内阻，使经脉受阻，筋骨失养，不荣则痛，故"肾虚血瘀"乃本病的关键病机。"膝为筋之府，膝痛无有不因肝肾虚者，虚则风寒湿气袭之"。

治则治法：益肾化瘀，行气通络，滋阴清热。

处方：熟地黄 15g，补骨脂 15g，杜仲 15g，菟丝子 15g，独活 10g，楮实子 15g，没药 10g，牛膝 20g，神曲 12g，制延胡索 15g，地骨皮 15g，川芎 10g，地龙 10g，炙甘草 6g，牡丹皮 15g，萆薢 15g。7 剂，日 1 剂，水煎，早晚分服。另药渣煎水，加 150mL 白醋，每日 1 次熏洗膝关节。

12 月 7 日二诊：药后症状无明显改变，胃纳可，二便调。原方继服 7 剂，继续药渣加白醋每日熏洗。

12 月 14 日三诊：药后膝关节明显轻松感，上下楼引痛已不明显，胃纳可，二便调。

处方：生黄芪 30g，牛膝 20g，熟地黄 20g，制延胡索 20g，六神曲 12g，香附 15g，独活 15g，补骨脂 15g，杜仲 15g，楮实子 15g，菟丝子 15g，覆盆子 15g，地龙 10g，炙甘草 6g，牡丹皮 15g，萆薢 15g。14 剂，日 1 剂，水煎，早晚分服。嘱继续药渣熏洗，每日 1~2 次，加白醋 150mL。可停诊。

2022 年 5 月随诊，诸症明显减轻。

【按语】膝关节骨关节炎实为关节磨损，属中医学痹证。不少医师主张手术治疗，然手术乃没办法之举。关节之退变属正常"老化"现象，治疗不能完全阻止老化，但能延缓老化。老化为肝肾亏虚，经络劳损，外邪入侵，气血运行不畅，经脉瘀阻不通，不通则痛，故治以补肝肾，通经络，祛风湿。药渣熏洗可促进血液循环，使气血运行，加醋可起到祛风湿、通经络、补肝肾之效，如服药两周加熏洗可明显缓解症状，则不必考虑手术。

方弘伟

方弘伟（1964—），男，主任中医师，教授，硕士研究生导师。1988 年从浙江中医学院毕业后即在金华市中医院骨伤科工作，任脊柱外科主任，获金华市拔尖人才、金华市名中医、名医标兵、金华市知识型标兵等称号。任浙江省和金华市多个学会的常务委员、委员，任金华市中西医结合学会骨伤科分会主任委员。主持完成厅局级课题 5 项，获市优秀科技论文一等奖 1 篇、二等奖 1 篇，浙江省市科技进步三等奖 4 项。

痹证（前锯肌损伤）案

方某，女，39 岁，初诊时间：2021 年 4 月 1 日。

主诉：右肩背反复疼痛 3 年，加重并胸痛 10 天。

诊查：3 年前无明显诱因下出现肩背部疼痛，呈酸胀痛、钝痛，痛区模糊，有时胁肋部引痛。发作时伴胸部不适，深呼吸时右胸疼痛，右手抬手困难，曾多次去多地就诊服药（具体不详），但没有明确诊断。疼痛时愈时发，10 天前再发，并感胸闷胸痛，夜不能寐，遂到中心医院胸痛中心进行检查，排除心、肺疾病予以药物治疗，因疼痛未缓来诊。平时有颈部不适，无肢体麻木，无呼吸困难，因诊断不明，疼痛迁延不愈并加重，心理压力很大。体格检查：精神状态可，颈后棘突压痛，后伸受限，椎间孔挤压实验（－），肩胛骨内上角、内侧面及肩胛下角腹侧压痛，肩胛骨叩击痛（－），右肩活动可，右上肢感觉运动正常。舌红，苔白，脉缓涩。颈椎 X 线片示颈椎生理弧度变直；颈椎 MR：椎间盘轻度突出，未压迫神经根；胸部 CT 未见异常改变。

中医诊断：痹证（气滞血瘀）。

西医诊断：前锯肌损伤。

中医辨证分析：平素多因右上肢负重姿势不对或过劳致前锯肌损伤，日久在肩胛骨内侧面止点处肌腱瘢痕化，气血不畅，脉络瘀滞，导致疼痛活动不利。因该肌肉起于胸前壁，损伤后疼痛可向胸前放射，故出现胸痛胸闷。舌苔、脉象均符合气滞血瘀之证。

治则治法：松解粘连，疏通经络。

处方：针刀闭合手术。

操作：定点肩胛上角、肩胛骨内侧缘中部及其腹侧、肩胛下角压痛点共 5 点。采用局麻，心电、血压监测，定点位于肩胛骨内侧缘者，自定点处下针，刀口与棘突平行，与皮肤垂直，抵达肩胛骨边缘后切开 2～3 刀，接着刀口向肩胛骨腹侧倾斜，沿其腹侧透剥，感觉松动后出针；定点位于肩胛骨腹侧者，下针点外移 1.2cm，以便针刀深入到肩胛骨腹侧深处，其余操作同上。术毕自内侧掀起肩胛骨对术处沿肌肉方向进行推按梳理，嘱患者做深呼吸及肩关节运动。

术后肩背、胸部疼痛大部消失，有轻松感，肩部活动无疼痛，当晚安睡。随访 16 个月，无明显不适，生活正常，未再发作。

【按语】 前锯肌位于肩胛骨及浅层背肌深面，分布于胸、肋、背部，损伤后疼痛往往不集中在一处，可以影响胸背部。患者主诉模糊，加之位置深，切诊不易触及，同时现代影像学对该病缺乏特定性的检查支持，这些因素客观上造成诊断困难，常与颈椎病及其周围相邻肌肉损伤相混淆。手术中需要有清晰的局部解剖概念，依组织解剖进针，避免损伤肋间神经血管及胸膜。目前对于该病的治疗西医尚缺乏满意方法，针刀作为中医微创外科器械能够精确地松解瘢痕粘连，解除神经卡压，具有微创、价廉的特点，能起到立竿见影的效果。本案采用现代解剖知识，结合传统针刀治疗技术，真正体现了中西合璧治疗疑难疾病的优势所在。

痹证（肩关节周围炎）案

陈某，女，52 岁，初诊时间：2020 年 2 月。

主诉：左肩疼痛两个月。

诊查：自述左肩疼痛两个月。曾予针灸、火罐等治疗效果欠佳。近日病情加重，夜间尤甚，不能入眠。肩部活动受限，伴口苦、纳差。舌紫暗，苔薄白，脉弦细。左肩 MRI 示未见明显异常。

中医诊断：痹证（太少合病）。

西医诊断：肩关节周围炎。

中医辨证分析：本案患者肩关节疼痛，以肩的后半部为主，为手太阳小肠经和手少阳三焦经所过之处，系外感风邪，邪入太阳，继而入里传少阳，气机不利，气滞血瘀，故太少两经过处疼痛不适；少阳经气不利，故口苦。苔薄白、脉弦细为少阳病之症，故辨证为太少合病。

治则治法：和解少阳，活血化瘀。

处方：小柴胡汤合桂枝汤加减。柴胡 10g，酒制黄芩 10g，半夏 15g，党参 15g，桂枝 15g，白芍 30g，全蝎 3g，蜈蚣 1 条，姜黄 10g，首乌藤 15g，制远志 15g，连翘 10g，生姜 10g，大枣 10g，甘草 10g。7 剂，水煎，每日 1 次，分两次服。4 周为 1 个疗程。

患者定期门诊复查，至今病情维持良好。

【按语】本案患者肩关节疼痛，以肩的后半部为主。其发病部位恰好是手太阳小肠经与手少阳三焦经所过之处，口苦、纳差、苔薄白、脉弦细为少阳病之征，故辨为太少合病。方中桂枝温阳散寒；芍药补营血；桂枝与芍药相配，可活血通脉，除痹温阳，祛风散寒；生姜祛风，大枣和中，二者调和营卫，以固表散邪；柴胡疏畅气机，黄芩清热燥湿，二者相配，清化里湿；半夏燥湿化痰，散结止痛；党参、甘草补益中气；全蝎、蜈蚣息风止痛，通经活络；姜黄活血化瘀；连翘清热消食；制远志、首乌藤安眠。诸药合用，共奏和解少阳、活血化瘀之功。

腰痛（腰椎间盘突出症）案

陈某，男，40岁，初诊时间：2018年6月18日。

主诉：反复腰痛1年余，再发1周。

诊查：腰膝酸软，五心烦热，腰痛伴热感，遇热或雨天疼痛增加，多次求医效果欠佳。情绪低落，口燥咽干，潮热盗汗。舌红，苔黄腻，脉弦细数。辅助检查：腰椎MRI示腰4～5椎间盘突出。

中医诊断：腰痛（肾阴虚夹湿热）。

西医诊断：腰椎间盘突出症。

中医辨证分析：患者腰痛、腰膝酸软、口燥咽干、潮热盗汗，辨为肾阴虚夹湿热型腰痛。患者来时为梅雨季节，湿热氤氲，加之湿性趋下、湿性缠绵的特点，导致腰腿经络受邪，气血受阻，经络不畅，故见腰膝酸软、腰痛；久病肝气郁结，故情绪低落；阴虚内热，故口燥咽干、潮热盗汗。舌红、苔黄腻、脉弦细数乃肾阴虚夹湿热之象。

治则治法：补肾滋阴，清热祛湿。

处方：六味地黄丸合四妙丸加减。生地黄20g，山药12g，山茱萸12g，牡丹皮12g，泽泻12g，茯苓12g，苍术15g，黄柏9g，牛膝15g，薏苡仁9g，郁金12g，香附9g，蜈蚣2条，全蝎3g，延胡索12g，威灵仙12g。7剂，日1剂，水煎，早晚分服。

患者服药后腰痛、腰膝酸软、口燥咽干、潮热盗汗情况明显改善，效不更方，继续予前方7剂巩固治疗。

【按语】本案根据患者症状，结合舌脉，辨为肾阴虚夹湿热型腰痛，治疗以补肾滋阴、清热祛湿为主，予六味地黄丸合四妙丸加减。方中重用生地黄滋阴补肾，填精益髓；山茱萸补养肝肾涩精；山药补益脾阴固精，三药相配，共奏滋养肝脾肾之功，称为"三补"。肾为先天之本，"三补"中以补肾阴为主，补其不足以治本，故生地黄的用量是山茱萸与山药两味之和。泽泻利湿泄浊，并防生地黄之滋腻恋邪；牡丹皮清泄相火，并制山茱萸之温涩；茯苓淡渗脾湿，并助山药之健运。三药并为"三泻"，渗湿浊，清虚热，平其偏胜以治标。六味合用，三补三泻，其中"补药"用量重于"泻药"，是以补为主；肝、脾、肾三阴并补，以补肾阴为主。苍术苦而温，芳香而燥，直达中州，为燥湿健脾之主药；病传于下焦，以黄柏苦寒下降之品，入肝肾，清下焦之湿热，标本兼治，中下两宣；牛膝补肝肾，强筋骨，引苍术、黄柏入下焦而祛湿热也；薏苡仁独入阳明，祛湿热而利经络；蜈蚣、全蝎通络止痛；延胡索理气止痛；威灵仙祛风湿，止痹痛；郁金、香附疏肝解郁。诸药合用，共奏补肾滋阴、清热祛湿之功。

骨折（腰椎骨折）案

李某，男，52岁，初诊时间：2018年6月4日。

主诉：腰部疼痛，活动受限两小时。

诊查：患者两小时前从高处坠落，即感腰部疼痛，伴活动受限，腹胀，胃纳差。舌淡红，苔薄白，脉弦。查体：腰部压痛阳性，叩击痛阳性，左下腹压痛阳性，无反跳痛，双下肢皮肤感觉未见明显减退，肌力可，末梢血运可，足趾屈伸活动可。X线片示腰1椎体压缩性骨折。

中医诊断：骨折（气滞血瘀）。

西医诊断：腰椎骨折。

中医辨证分析：患者高处坠落致瘀血形成，气机阻滞，故见腰痛、腹胀；气滞中焦，脾胃运化失常，故纳差。舌淡红、苔薄白、脉弦乃气滞血瘀之征。

治则治法：活血化瘀。

处方：桃核承气汤加减。桃仁12g，大黄6g，桂枝9g，芒硝12g，甘草6g。3剂，日1剂，水煎，早晚分服。

6月7日二诊：药后腹胀、纳差减轻，但仍感腰痛。

处方：桃红四物汤加减。桃仁12g，红花6g，当归15g，熟地黄15g，芍药12g，川芎12g，炒鸡内金9g，延胡索12g，蜈蚣2条，全蝎3g。7剂，日1剂，水煎，早晚分服。

服药后腰痛有所改善，腹胀、纳差好转，嘱卧床休息1个月。

【按语】从西医学看，腰椎骨折后，脊柱周围软组织受到损伤，伤后局部血肿形成，压迫胸腰椎前外侧交感神经节，导致腹腔神经丛功能紊乱，交感神经产生兴奋，从而引起胃肠道收缩、蠕动、推进减弱，腹腔脏器功能改变，腹腔内容物潴留，积气积液导致腹胀、腹痛、便秘等症状出现。

中医学认为，本病属气滞血瘀骨折，治以活血化瘀为主。桃核承气汤在《伤寒论》中用于治疗蓄血证："太阳病不解，热结膀胱，其人如狂，血自下，下者愈。其外未解者，尚未可攻，当先解其外；外解已，但少腹急结者，乃可攻之，宜桃核承气汤。"后世医家在此基础上拓展了其用途，将其用于治疗妇科疾病、牙痛、淋证等。日本中川成章所编的《证治摘要》将其用于瘀血所致的泻痢、吐血、打仆（金疮破伤风）等。方中大黄苦寒泄热，推陈致新以去实；芒硝咸寒润燥软坚，泄热通便；桃仁苦平，活血祛瘀；桂枝辛温，宣阳行气，舒经通络，助桃仁活血之力；甘草建中，调和诸药。诸药合用，共奏逐瘀通便、泄热止痛之功。腰为肾之府，腰部损伤，元气受损，致血瘀气滞，脉络受阻，故出现局部疼痛、活动受限等症，故二诊予骨折早期经典药方之桃红四物汤加减，以活血化瘀。方中桃仁、红花、蜈蚣为破血之品，活血化瘀；当归、熟地黄补肝滋阴，调经养血；芍药养血补血；川芎行气活血，调畅气血；炒鸡内金护胃，健脾胃；延胡索行气止痛。诸药合用，共达养血行气、活血化瘀之效。

包茂德

包茂德（1965—），男，主任中医师，金华市名中医，金华市名老中医学术经验传承指导老师。东阳市中医院骨科学术带头人，骨科主任，中国中西医结合学会骨伤科分会第八届委员会医工结合专家委员会委员，金华市骨科分会委员，金华市中西医结合学会骨伤分会副主任委员，浙江关节微创与快速康复学组委员。从事中医正骨临床、教学、科研工作20多年，对筋伤杂病、颈肩腰腿痛的辨证论治有独到经验，善于运用程氏伤膏、程氏去腐生肌膏治疗骨伤慢性疾病及骨伤慢性伤口不愈合，尤其对骨折延迟愈合与不愈合、老年性膝关节炎、滑膜炎等骨伤疑难杂症及骨折脱位和关节周围骨折的造诣较深，擅长正骨手法治疗不同类型的骨折和脱位。尤其擅长人工关节置换及各种高难度创伤手术。1998年5月开始独立主刀开展全髋关节置换术，2020年个人主刀完成关节置换300余例，现已积累3000余例髋膝人工关节置换术经验，个人膝关节置换数量位居金华第一，先后为金丽衢三地七家医院首次开展膝关节置换术及普及膝关节置换术。

痹证（踝关节骨折术后）案

王某，男，45岁，初诊时间：2020年5月12日。

主诉：右踝关节肿痛。

诊查：患者不慎扭伤，致右踝关节肿痛、畸形，X线片显示右踝关节骨折，于我院行手术治疗。术中克氏针、螺钉固定内踝及后踝，外踝钢板内固定，术后石膏外固定4周，不负重踝关节功能锻炼，部分负重功能锻炼两个月。述患肢肿胀、僵硬、活动不利。西医予地奥司明片退肿治疗，效果不佳。诊见虚胖面白，纳差，便溏。舌红，苔薄，脉弦滑无力。

中医诊断：痹证（寒凝血瘀）。

西医诊断：踝关节骨折术后。

中医辨证分析：患者正气损伤未复，血瘀与寒凝相互影响、互为因果而致关节肿痛。

治则治法：温阳散寒，益气补血，化瘀通络。

处方：阳和汤化裁。熟地黄30g，丹参30g，生黄芪30g，党参15g，茯苓15g，鹿角胶9g，肉桂3g，炙麻黄3g，白芥子3g，炮姜炭3g，生甘草3g，木瓜9g，地龙9g。日1剂，水煎，早晚分服。

自拟骨科洗方：伸筋草30g，蒲公英15g，当归、红花、乳香、没药、苏木、荆芥、防风、羌活、独活、三棱、莪术各10g。水煎熏洗，温度适中，日1剂，温热熏洗3~4次。

共计服药14剂后，患肢肿胀、僵硬、活动不利好转，嘱继续功能锻炼。

【按语】本病为损伤后正气未复，血瘀与寒凝相互影响、互为因果而致。治宜温补气血，散寒通滞，方选阳和汤化裁。方中重用熟地黄益肾补血；鹿角胶性温，为血肉有情之品，生精补髓，强壮筋骨；党参、黄芪补气养血；肉桂、炮姜炭温经通络；麻黄、白芥子、地龙、丹参通阳散滞，化瘀和络；木瓜、茯苓利水；生甘草调和诸药。诸药合用，共奏温阳散寒、益气补血、化瘀通络之功。配合自拟骨科洗方，选用具有较强活血化瘀、祛风和络之品，熏洗以松解粘连的组织，促使血脉畅通，内外兼顾，使患肢肿消、脉畅、肌荣、骨壮，功能得以恢复。

腰痛（强直性脊柱炎）案

樊某，男，38岁，初诊时间：2020年5月12日。

主诉：腰部酸痛强硬半年。

诊查：患者因受寒引起腰部酸困疼痛，活动受限，晨起僵强，伴精神疲乏，下肢软弱，睡眠不佳，多梦，纳食尚可，尿常规无异常，二便正常，无发热等。症见腰部酸困疼痛，活动受限，晨起僵强，精神疲乏，下肢软弱，睡眠不佳，多梦，纳食尚可，发育正常，精神不振，面色淡白，腰部无红肿、有压痛、活动欠灵活，四肢关节无畸形、疼痛。舌淡红，苔薄白，脉沉细。尿常规正常，HLA－B27阳性，血沉32mm/h，类风湿因子阴性，抗"O"正常。X光线片示骶髂关节边缘模糊，并稍致密，关节间隙加宽。

中医诊断：腰痛（肾虚督寒）。

西医诊断：强直性脊柱炎。

中医辨证分析：《素问·脉要精微论》云："腰者，肾之府，转摇不能，肾将惫矣。"患者因先天禀赋不足，肾阳虚惫，加之后天受寒，邪阻经脉，腰府失养，故而腰痛；肾阳不足，温煦无力，阳气不运，加之感受寒邪，寒为阴邪，故畏寒喜暖、精神疲乏、下肢软弱；寒性凝滞，其性收引，故见晨僵。病位在肾，属本虚标实之证。

治则治法：补肾强督，祛寒化湿，壮骨活血。

处方：桂枝12g，赤白芍各12g，知母15g，骨碎补18g，补骨脂12g，川牛膝10g，泽兰15g，川续断18g，炒杜仲20g，金狗脊35g，地鳖虫9g，鹿角6g（先煎），防风12g，炙麻黄6g，干姜9g，制附片12g，羌独活各12g，透骨草15g，自然铜6g（先煎），焦神曲10g，白僵蚕12g，伸筋草30g。12剂，日1剂，水煎，早晚分服。嘱忌食生冷辛辣刺激性食物，调情志，避免劳累。

5月24日二诊：服药后病情好转，能从事一般家务活动。舌淡，苔白，脉沉细略弦，尺脉弱。

处方：桂枝15g，赤白芍各12g，知母15g，骨碎补20g，补骨脂12g，川牛膝10g，泽兰15g，川续断20g，炒杜仲25g，金狗脊40g，地鳖虫9g，鹿角9g（先煎），防风12g，炙麻黄6g，干姜10g，制附片12g，羌独活各12g，透骨草15g，自然铜6g（先煎），焦神曲10g，白僵蚕12g，伸筋草30g。30剂，日1剂，水煎，早晚分服。

6月23日三诊：服药后腰骶部疼痛基本消失，能前弯侧弯，四肢有力，连续行走 1km 而不感觉累。舌苔厚白，脉沉滑细略数。效不更方，加苍术 12g，炒黄柏 10g。

随访 1 年有余，病情稳定，从事轻体力活动而不觉累，腰痛晨僵未再发。

【按语】《金匮要略·中风厉节病脉证并治》云："诸肢节疼痛，身体魁羸，脚肿如脱，头眩短气，温温欲吐，桂枝芍药知母汤主之。"原方以祛邪为首务，兼顾养阴，用于此患者主要取其祛风除湿、温经散寒之用，结合患者畏寒喜暖、伴晨僵等阳虚征象，以及强直性脊柱炎总为先天肾阳虚衰、督脉失温的辨病认识，方中多有温补肾阳、强筋通督之药，以温补肾阳为主，又配伍祛寒化湿、壮骨活血之品。方中桂枝、赤白芍、知母、制附片、干姜、白术温通阳气，散寒除湿，化瘀壮腰膝；骨碎补、补骨脂、熟地黄补肾阳，暖丹田，填精补血，壮筋骨；川续断、杜仲补肾壮腰，强筋骨；川牛膝配泽兰，祛腰膝瘀血，兼能引药入肾；金狗脊、鹿角补督脉，养精血；羌活、独活、防风祛督脉之风。诸药合用，标本兼治，共奏补肾强督、祛寒化湿、壮骨活血之功。

骨蚀（酒精性股骨头坏死）案

彭某，男，40 岁，初诊时间：2020 年 10 月 14 日。

主诉：反复左髋部疼痛 1 年，加重 3 个月。

诊查：患者 1 年前无明显诱因出现反复左髋部疼痛，到当地医院就诊，予消炎止痛、物理治疗等对症处理后症状未见明显缓解。近 3 个月疼痛加重，伴轻度活动受限，久站久行后加重。有饮酒史 10 余年，每日半斤左右。专科检查：左腹股沟中点压痛阳性，左 4 字实验阳性，左髋关节活动度：外展 25°，内收 20°，外旋 30°，内旋 30°，屈曲 80°。辅助检查：髋关节正蛙位 X 光片示左侧股骨头符合早期股骨头缺血性坏死表现，右侧未见明显异常。患者神清，精神可，左髋部疼痛，伴轻度活动受限，纳一般，眠可，大小便正常。舌淡，苔黄腻，脉滑。

中医诊断：骨蚀（湿热蕴结）。

西医诊断：酒精性股骨头坏死。

中医辨证分析：患者常年嗜酒无度，过食肥甘厚味，损伤脾胃，酿湿生热，又痰湿内生，滞留肢体筋脉、关节、肌肉，导致经络闭阻，气血运行不畅，损伤筋骨而使关节疼痛、变形。

治则治法：清热利湿，健脾化痰，活血行气。

处方：桃仁 15g，红花 15g，黄柏 12g，苍术 15g，牛膝 15g，薏苡仁 12g，

厚朴9g，陈皮9g，党参15g，白术12g，川芎15g，桔梗9g，延胡索12g，甘草9g。14剂，日1剂，水煎，早晚分服。嘱戒酒，忌食生冷辛辣刺激性食物，调情志，避免劳累。

10月28日二诊：服药后髋部疼痛较前减轻，髋关节活动较前改善，但仍有时出现左髋部酸痛，食欲不振，口干口苦。上方加山楂健脾开胃，加布渣叶加强清热利湿功效。14剂，服法同前。

11月11日三诊：服药后髋部疼痛明显减轻，左髋关节活动度基本正常，纳眠可，大小便正常。嘱患者戒酒精，继续维持原方治疗。

之后定期门诊复查，至今情况良好。

【按语】股骨头坏死中医称"骨蚀"。《灵枢·刺节真邪》记载："虚邪之入于身也深，寒与热相搏，久留而内著，寒胜其热，则骨痛肉枯；热胜其寒，则烂肉腐肌为脓，内伤骨。内伤骨，为骨蚀。"本病的发生有多种病因，包括意外创伤、慢性劳损、六淫侵袭、七情内郁、饮食不节所致内损或用伐损之药，这些均可损伤气血，造成气血运行紊乱而出现瘀滞。李东垣《脾胃论·脾胃胜衰论》中指出："大抵脾胃虚弱，阳气不能生长，是春夏之令不行，五脏之气不生。脾病则下流乘肾，土克水，则骨乏无力，是为骨蚀，令人骨髓空虚……"指出后天脾胃虚弱，不能运化水谷，充养先天，最终脾虚导致肾虚，不能充髓，骨失濡养，发为骨蚀。由此可知，脾虚是本病发生的重要基础，主要病理产物为"痰""瘀"，多由痰致瘀，痰瘀同病。治疗需健脾化痰与活血化瘀相结合，再佐以行气之剂。方中黄柏、苍术"二妙"，专治湿热盛于下焦，苍术辛苦清温，芳香而燥，直达中州，为燥湿强脾之主药，但病既传于下焦，又非治中可愈，故以黄柏苦寒下降之品，专清下焦之湿热；加入牛膝、薏苡仁为"四妙"，并以厚朴、陈皮以化湿，党参、白术以健脾益气，着重加强燥化湿痰之力；再以川芎、桃仁、红花、延胡索等药，增强活血化瘀之功。诸药合用，共奏清热利湿、健脾化痰、活血行气之功。

痹证（急性痛风性关节炎）案

李某，男，30岁，初诊时间：2020年4月10日。

主诉：间断右足趾、踝关节痛两年，加重3天。

诊查：间断发作足趾、踝关节红肿灼热疼痛两年，每因饮酒食肉而发作，多次查血尿酸＞500μmol/L。诊为痛风。发作时每每服用秋水仙碱。3天前因节日期间饮大量啤酒，夜间突发右足第一跖趾、踝关节红肿热痛，痛不可触，不能行走。服秋水仙碱后则腹泻，疼痛无明显缓解。刻下右足第一跖趾、踝关节红肿热痛，痛不可触，口苦，尿黄赤，大便干。舌红，苔黄厚，脉滑数。

中医诊断：痹证（热痹，湿热瘀结）。

西医诊断：急性痛风性关节炎。

中医辨证分析：本病属中医学"痹证"之"热痹"，系过食膏粱厚味，脏腑失调，日久湿热毒邪酝酿而生，蒸灼气血津液，而成痰瘀。久则湿热浊毒瘀滞血脉，闭阻关节，气机运行不畅，不通则痛，故见局部关节红肿热痛；湿热内盛，故口苦、尿黄赤、大便干。苔黄厚、脉滑数均为湿热内盛之象。

治则治法：清热解毒，泻浊化瘀，通利关节。

处方：苍术 20g，黄柏 20g，牛膝 30g，蒲公英 25g，紫花地丁 25g，大黄 10g，芒硝 10g（后下），土茯苓 30g，山慈菇 20g，川萆薢 20g，金钱草 25g，虎杖 30g，秦艽 20g，炒白芥子 10g。7 剂，日 1 剂，水煎，早晚分服。

4 月 17 日二诊：药后无关节疼痛，二便正常。舌红，苔薄黄，脉弦滑。嘱患者用山药、百合、薏苡仁、莲子煮粥，蒲公英、车前子代茶饮，再次强调饮食禁忌。

两个月后电话随访，患者述严格控制饮食，坚持药膳粥及蒲公英煎汤代茶饮，痛风未再复发。

【按语】《素问·生气通天论》曰"膏粱之变，足生大疔"，即饮食膏粱厚味，脚、腿易长疮害。痛风之名始于李东垣，后朱丹溪《格致余论》言"彼痛风者，大率因血受热已自沸腾，其后或涉冷水，或立湿地，或扇取凉，或卧当风，寒凉外搏，热血得寒，污浊凝涩，所以作痛。夜则痛甚，行于阴也"，与现代所论痛风的原因与症状基本相符。《丹溪手镜》分述痹与痛风，又言痛风"血久得热，感寒冒湿不得运行，所以作痛，夜则痛甚，行于阴也，亦有血虚痰逐经络上下作痛"。其中"污浊凝涩"之论已经说明有病理产物作祟，与西医学认识痛风十分接近。嘌呤代谢障碍、高尿酸血症、尿酸盐结晶沉淀、痛风结石形成就是病理产物，导致关节炎发作而红肿热痛。中医治疗痛风性关节炎多用清热解毒、活血化瘀之法。该患者究其原因乃体质之故。过食膏粱厚味，脏腑失调，日久湿热毒邪酝酿而生，湿热交蒸，下注经络关节，经络关节精气流注不畅，不通则痛，发而为痹。治疗采用五味消毒饮合三妙散加味，药效对症，效果明显。

蒋晶飞

　　蒋晶飞（1966—），男，主任中医师，金华市名中医，兰溪市首届名医。1991 年毕业于浙江中医学院，兰溪市中医院骨伤科原主任，浙江省 UBE 联盟理事，金华市医学会骨科分会委员，金华市中西医结合学会骨伤科分会委员，金华市中医学会骨伤科分会常委。多次外出金华、广州、杭州等医院进修。擅长复杂骨折、多发伤救治，骨盆髋臼骨折的手术治疗，全髋、全膝、全肩关节置换，脊柱骨折、颈腰椎手术治疗；擅长应用小针刀治疗肩周炎、颈椎病、腰椎间盘突出等疾病，研制出特色中草药膏，用于各种外伤疼痛效果显著。获金华市科技立项 1 项、兰溪金桥工程 5 项，发表论文数十篇。

胸胁内伤（胸胁挫伤）案

　　赵某，男，65 岁，初诊时间：2021 年 3 月 7 日。

　　主诉：左侧胸胁部疼痛两天。

　　诊查：患者两天前外伤致左侧胸胁部疼痛，曾在外院拍片检查，未见肋骨骨折，无气血胸。查左侧胸胁部压痛（＋），胸廓挤压痛（－），胸部胀痛，咳嗽、呼吸疼痛尤甚，痰少色白。舌红，苔白，脉弦。

　　中医诊断：胸胁内伤（气滞血瘀）。

　　西医诊断：胸胁挫伤。

　　中医辨证分析：患者外伤致胸胁部络脉损伤，气血阻滞经络，不通则痛。舌红乃血瘀内热，痰少色白乃肺气受阻。

　　治则治法：活血化瘀，清热宣肺，理气止痛。

　　处方：当归 10g，川芎 10g，浙贝母 10g，苦杏仁 10g，三棱 5g，莪术 5g，生地黄 10g，醋延胡 15g，郁金 10g，黄芩 5g。5 剂，日 1 剂，水煎，早晚分服。

　　3 月 14 日二诊：服药后胸胁疼痛好转，咳嗽仍痛，胸胁部有气痛感，舌淡红，苔薄白，脉弦。治拟活血化瘀，理气止痛。

　　处方：当归 10g，川芎 10g，浙贝母 10g，苦杏仁 10g，三棱 5g，莪术 5g，生地黄 10g，醋延胡索 15g，郁金 10g，木香 10g，乌药 6g。7 剂，日 1 剂，水煎，早晚分服。

3月21日三诊：服药后咳嗽消失，左侧胸胁部疼痛明显减轻，咳嗽及气痛感消失。

处方：当归10g，川芎10g，三棱5g，莪术5g，生地黄10g，醋延胡索15g，郁金10g，木香10g，乌药6g。7剂，日1剂，水煎，早晚分服。

半个月后随访，诸症消失。

【按语】 胸胁部外伤后络脉损伤，瘀血阻滞经络，不通则痛。气血受损，则胸胁窜痛。肺主气、司呼吸，清肃失司而咳嗽咳痰。治拟活血化瘀，清热宣肺，理气止痛。方中当归、川芎、三棱、莪术活血化瘀；浙贝母、苦杏仁宣肺化痰；郁金、木香、乌药理气止痛。诸药合用，共奏活血化瘀、清热宣肺、理气止痛之功。

张庆天

张庆天（1967—），男，主任中医师，金华市名中医。金华市骨科学会委员，义乌市中医药学术研究会副会长。毕业于浙江中医学院，先在华溪骨伤科医院工作，后调至义乌中医院。先后赴金华市中心医院、上海华山医院、上海曙光医院进修学习。师从上海石氏伤科传人石印玉、詹红生。擅长中西医结合治疗颈椎病、腰腿痛、骨关节炎等疾病，在中医外治法方面有一定经验。

痹证（骨关节炎）案

孙某，男，76岁，初诊时间：2021年6月8日。

主诉：右膝疼痛半年余，加重3天。

诊查：患者喜欢田间劳作，常有登高或深蹲工作。半年来述上下楼困难，蹲下起不来，略畏寒，阴冷时加重，无发热，汗不多。3天前到田里干活后加重。查体：右膝轻度肿胀，皮温不高，无畸形，膝研磨试验（＋）。舌淡，苔薄白，脉弦细。X线片及MRI提示膝关节增生改变；半月板损伤。

中医诊断：痹证（寒湿凝滞）。

西医诊断：骨关节炎。

中医辨证分析：患者年老体弱，素有畏寒，多田间劳动，阴寒之邪外袭，流注关节，经脉痹阻，寒为阴邪，故畏寒，阴冷时加重；寒性凝滞，故关节活动不利。舌淡、苔薄白、脉弦细为阴寒痰湿凝滞之象。

治则治法：温阳散寒，化痰祛湿。

处方：阳和汤加减。牛膝 15g，白芥子 12g，鹿角片 12g（先煎），麻黄 5g，黄柏 15g，熟地黄 30g，炮姜 10g，川续断 10g，莱菔子 15g，远志 10g，牛蒡子 15g，肉桂 8g。7 剂，日 1 剂，水煎，早晚分服。

6 月 15 日二诊：药后病情好转一半，能下蹲，可以下楼。原方再服 7 剂。

药后诸症好转，效不更方，继予前方 7 剂巩固。

【按语】膝骨性关节炎属中医学"鹤膝风"范畴，以膝关节肿胀、疼痛、下肢肌肉消瘦为特征，形如鹤膝，故得名，具有发病率高、病程长、病情重、治疗困难的特点。《张氏医通》云："膝痛无有不因肝肾虚者，虚则风寒湿气袭之。"《类证治裁》认为，鹤膝风"多由足三阴经亏损、风邪乘之使然"。"治在活血荣筋，兼理风湿"。治疗当温阳散寒，化痰祛湿通络，阳和汤主之。阳和汤出自王洪绪的《外科证治全生集》，主治阴疽、流注，有温阳补血、散寒通滞之功。方中熟地黄滋阴补血；鹿角胶乃血肉有情之品；白芥子通阳散寒；麻黄解表散寒，上药合用，使筋骨之寒从体表宣化；肉桂、炮姜散寒，通利血脉；牛蒡子除诸风，利腰脚，散诸结节、筋骨烦热；再佐莱菔子、远志祛痰；牛膝补肝肾，并能引药下行。

痹证（骨关节炎）案

朱某，女，76 岁，初诊时间：2021 年 6 月 3 日。

主诉：左膝肿胀疼痛 1 月余。

诊查：患者 1 个月来不能久行，不能下蹲，腿软。查体：患膝肿胀发烫，伸屈活动受限，舌红，苔腻，脉数。X 线片示膝关节增生，MRI 示半月板损伤；关节积液。

中医诊断：痹证（湿热痹阻）。

西医诊断：骨关节炎。

中医辨证分析：患者年老，肝肾亏虚，肝主筋，膝为筋之府，筋脉失于濡养，则膝关节屈伸不利；兼正值长夏之季，湿热之邪外袭，流注关节，筋脉痹阻，气血运行不畅，不通则痛，故见膝关节疼痛、肿胀；湿热内蕴，故局部皮温高。舌红、苔腻、脉数为湿热内蕴之象。

治则治法：扶正养阴祛邪。

处方：阳和汤合四神煎加减。怀牛膝 15g，地龙 10g，白芥子 12g，黄柏15g，金银花 10g，炮姜 5g，牛蒡子 15g，莱菔子 15g，山楂 10g，鹿角片 15g（先煎），麻黄 5g，远志 10g，石斛 10g。7 剂，日 1 剂，水煎，早晚分服。

6 月 10 日二诊：服药 3 天后疼痛基本消失，第 7 天肿胀大部分消退。要求再服 7 剂。

【按语】 阳和汤出自清王洪绪《外科证治全生集》，主治阴疽、流注，有温阳补血、散寒通滞之功。方中熟地黄滋阴补血；鹿角胶为血肉有情之品；白芥子通阳散寒；麻黄解表散寒，诸药合用，将筋骨之寒从体表宣化；肉桂、炮姜散寒，通利血脉。四神煎主治鹤膝风，由生黄芪、远志、石斛、牛膝、金银花组成。功效扶正养阴祛邪，清热解毒，通利关节。方中黄芪重用，为补气圣药，气行则血行，血行风自灭；牛膝益阴壮阳，强健筋骨，祛瘀止癖；石斛养阴生津清热；远志补益心肾，杜绝邪气内传之路，既安未受邪之地，又能祛痰消肿；金银花清热解毒之功颇佳，且可制约黄芪的温热之性。患者以阴寒为主，故加大肉桂、炮姜用量；因有滑膜炎表现，故合四神煎，滋阴清热。

赵云珍

赵云珍（1970—），女，主任中医师，金华市名中医，从事中医骨伤科临床近 30 年。擅长中西医结合治疗颈肩腰腿痛、手足麻木、肌肉萎缩、四肢外伤、畸形矫正、骨坏死等。任中国中药协会骨伤科药物研究专业委员会常务委员，中国中医药促进会骨伤科分会关节专业委员会委员，浙江省中医药学会骨伤分会常务委员，浙江省医师协会手外科分会副会长，中华医学会手外科分会华东分会委员，浙江省康复医学会四肢功能重建分会委员，浙江省医学会骨科分会足踝学组委员，中国医疗保健国际交流促进会骨伤分会足踝学组浙苏皖联盟委员，浙江省发明协会骨科创新专业委员会常务委员，金华市中医药学会骨伤专业委员会主任委员，金华市医学会手外科分会副主任委员等。参编学术著作 3 部，发表论文 20 余篇，参与完成科研课题 10 余项。

痿病（腕管综合征）案

陈某，女，50 岁，初诊时间：2021 年 6 月 8 日。

主诉：右手麻木、胀痛、乏力不适4月。

诊查：患者左侧胫腓骨骨折内固定术后5个月复查，感右手麻木、胀痛、乏力不适，夜间睡眠差，口服甲钴胺效果不明显。查体：神志清，精神软，查体合作，拄拐步行入院，右手大鱼肌萎缩明显，桡侧3个半指痛感觉减退，握力明显下降。左踝可见手术瘢痕，愈合可，下肢肿胀，活动受限。舌淡红，苔薄白，脉弦细弱。右上肢肌电图示右正中神经腕管重度卡压。

中医诊断：痿病（气血亏虚）。

西医诊断：腕管综合征。

中医辨证分析：患者右手麻木、胀痛、乏力不适，右手大鱼肌萎缩明显，桡侧3个半指痛感觉减退，握力明显下降。舌淡红，苔薄白，脉弦细弱，属痿病，辨证为气血亏虚。

治则治法：补气养血，救本培元。

处方：太子参20g，麸炒山药12g，熟地黄15g，盐杜仲12g，牛膝10g，桑寄生15g，淫羊藿12g，干姜10g，莪术10g，陈皮10g，酒地龙10g，茯苓15g，木瓜15g，桔梗9g，制远志10g。7剂，日1剂，水煎，早晚分服。

6月15日二诊：右手仍麻木、胀痛，仍乏力，夜间睡眠较前改善。原方制远志改为15g。7剂，日1剂，水煎，早晚分服。

6月22日三诊：药后右手胀痛较前改善，仍麻木不适，长时间劳累后症状明显。原方莪术改为15g。14剂，日1剂，水煎，早晚分服。

7月6日四诊：药后右手麻木胀痛较前缓解，夜间睡眠尚可，胃纳安，二便正常。继予原方对症治疗。

7月20日五诊：药后右手麻木胀痛基本缓解，乏力消失。神志清，精神可，右手大鱼肌萎缩不明显，桡侧3个半指痛感觉恢复，握力恢复。下肢肿胀消退，活动改善。舌淡红，苔薄白，脉动有力。患者感觉右手已经痊愈，拒绝右上肢肌电图复查。

【按语】《素问·举痛论》云："脉泣则血虚，血虚则痛。"《金匮翼》云"精气不足，则经脉虚而痛"，均描述了气血不足、由虚致痛之情况。《医学真传·心腹痛》云："所痛之部，有气血、阴阳之不同，若概以行气、消导为治，漫云通则不痛。夫通则不通，理也，但通之之法，各有不同。调气以和血，调血以和气，通也；下逆者使之上行，中结者使之旁达，亦通也；虚者助之使通，寒者温之使通，无非通之之法也。若必以下泄为通，则妄矣！"其揭示了痛证的主要病机及治法。该患者先为不通，日久肌肉经络失于荣养，致痛觉减退，握力下降。脾胃为后天之本，肺、肝、肾的精血津液均来源于脾胃的生化；脾胃健运，津液精血之源化生，才能润养肌肉筋脉。所谓"独取"，并非"唯独"之法，乃为重视之意。所以治疗本病需健脾补肾，益气养血，救本培元。方中太子参、山药、白术健脾益气；熟地黄补血养阴；牛膝、桑寄生、盐杜仲、淫羊藿补益肝肾；干姜温中补虚；茯苓、木瓜化湿通络；桔梗、制远志祛痰；莪术破气；地龙通经活络，并引药通行周身；陈皮和胃化湿。诸药合用，共奏补气养血、救本培元、祛痰化湿、行气通络之功。

痹证（双膝骨关节病）案

梅某，女，62 岁，初诊时间：2020 年 12 月 22 日。

主诉：双膝疼痛 1 年余，加重 1 月余。

诊查：患者 1 年前无明显诱因下出现双膝关节疼痛，曾到当地医院多次就诊，予以中药、西药、针灸等治疗，症状日益加重。1 个多月前双膝疼痛影响睡眠，上下楼困难，下楼时疼痛明显。查体：神志清，精神软，查体配合，口干口苦，夜寐不安，大便困难。双膝关节活动时有弹响摩擦音。双膝肿胀明显，股四头肌萎缩，内侧间隙压痛阳性，浮髌试验阳性，麦氏征阳性。舌红，苔黄干厚，脉弦。辅助检查：双膝 X 线片示双膝退行性改变。

中医诊断：痹证（气血亏虚）。

西医诊断：双膝骨关节病。

中医辨证分析：患者年老，肝血不足，脾气亏虚。肝主筋，膝为筋之府，肝血不足，筋脉失于濡养，则膝关节屈伸不利；脾在体合肉，主四肢，脾气亏虚，气血生化乏源，四肢肌肉失于濡养，故肌肉萎缩；脾虚不运，气血津液不能上承，兼之阴血津液不足，虚热内扰，故口干口苦；气血亏虚，筋脉失养，不荣则痛，故见双膝关节疼痛。舌红、苔黄干厚、脉弦为气血亏虚、津液不足、兼有气滞之象。

治则治法：补气养血，活血通络。

处方：大补元煎加减。盐杜仲 12g，当归 12g，枸杞子 12g，炙甘草 6g，麸炒白术 15g，陈皮 15g，净山楂 20g，麸炒薏苡仁 15g，丹参 30g，香附 10g，升麻 6g，牛膝 12g，络石藤 12g，大黄 6g。7 剂，日 1 剂，水煎，早晚分服。指导患者膝关节功能锻炼，嘱均衡营养，注意休息，减少负重。

12 月 29 日二诊：患者自感双膝疼痛较前有所缓解，肿胀明显好转，上下楼仍有疼痛感，夜寐改善，口干口苦减轻，舌红，苔薄黄，脉弦。原方香附增至 15g。7 剂，日 1 剂，水煎，早晚分服。

1月5日三诊：药后双膝疼痛不适缓解，局部略肿，上楼时症状改善，下楼仍有轻微疼痛。口干口苦改善，舌淡红，苔薄黄，脉弦。上方加防己12g。7剂，日1剂，水煎，早晚分服。

1月12日四诊：药后双膝不肿，疼痛消失，上下楼梯无障碍。双膝无明显压痛，活动时轻微弹响。无口干口苦，舌淡红，苔薄白，脉动有力。指导其继续功能锻炼，嘱均衡营养，注意休息，减少负重。

【按语】 大补元煎出自明代《景岳全书》。方中人参大补元气；炒山药、炙甘草补脾气为君，气生则血长；当归养血活血通络；熟地黄、枸杞子、山茱萸、杜仲滋肝肾，益精血，乃补血贵在滋水之意。诸药合用，大补气血，救本培元，共奏补气养血、活血通络之功。

外 科

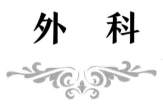

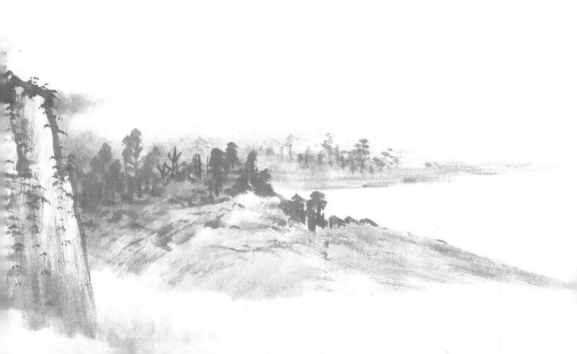

史敏儿

史敏儿（1947—），女，主任中医师。首批金华市名中医，兰溪市第四批专业技术拔尖人才，金华市第三届人民代表，兰溪市第八、九、十届政协委员。从医40余年，擅长运用中医内服、外用之法治疗外科疾病。科研项目获兰溪市科学技术进步三等奖，发表论文20余篇，其中获金华市自然科学优秀论文奖5篇，获兰溪市自然科学优秀论文奖4篇。

痔（混合痔）案

朱某，女，48岁，初诊时间：1997年2月。

主诉：肛周疼痛异物感1周。

诊查：自感肛门周围不舒服，大便干燥，便后突觉肛口疼痛而求诊。患者痛苦貌，侧位1、5、10点齿线上皆有曲张静脉团，肌间沟消失，痔核嵌顿水肿，指检未及直肠肿块。

中医诊断：痔（湿热蕴结）。

西医诊断：混合痔。

中医辨证分析：湿热蕴结，郁滞气机，血行不畅，蕴阻肛门，湿阻瘀滞，导致肛门疼痛，不通则痛。

治则治法：清热燥湿，凉血止血，止痛散结。

内服方：生大黄10g，黄芩10g，黄柏10g，黄连10g，槐花10g，栀子10g，苦参10g，地榆10g，紫草10g，侧柏叶10g。14剂，日1剂，水煎，早晚分服。

外用方：加味四黄消痔膏。生大黄60g，黄芩60g，黄柏60g，黄连60g，槐花60g，栀子60g，苦参60g，地榆60g，紫草60g，侧柏叶30g，冰片120g，猪油1000g，凡士林1000g。

功效：化痔消瘀，解毒止痛，活血消肿。

外用方配制方法：将熟猪油、凡士林置大号锅中加热烊化，然后放入上药（除冰片外）用火煎熬，油沸后用竹棒经常翻动药物，防止沉底烧焦，药熬至焦黄时改用文火，以免温度过高药液外溢，熬3～4小时后药渣呈黑色（但不能成炭），离火，用纱布过滤到有盖容器内，待药液稍凉后加冰片（冰片研细），用竹棒搅拌，使冰片均匀地溶化其中。

外用方用法：此膏制成加味四黄消痔膏纱条，取小号绷带，折叠放入针盒，上面均匀盖上消痔四黄膏，高压灭菌（烊化后以纱条布满此膏为宜）。便后温水清洗肛门（中药煎水熏洗更好），视痔的程度剪下化痔四黄膏纱条贴于患处，也可用甘油灌肠器将此膏注入肛门内（约2mL），轻者每日1次，重者每日2次。

嘱患者中药内服，便后用中药煎水熏洗后，用加味四黄消痔膏外敷。经5天用药，水肿渐退，疼痛减轻，便爽。继续内服、外敷此膏后半个月痊愈。

【按语】《外科正宗》认为："夫痔者……或因久坐而血脉不行，又因七情而过伤生冷，以及担轻负重，竭力远行，气血纵横，经络交错，又或酒色过度，肠胃受伤，以致浊气瘀血流注肛门，俱能发痔。"其病机总以湿热蕴结于内，气滞血瘀，不通则痛。治以清热燥湿凉血为法。方中大黄、黄连、黄柏、黄芩味苦，性寒，归大肠经，有清热燥湿、凉血止血、止痛散结、活血化瘀作用；栀子、地榆、苦参增强燥湿清热、消肿解毒之功；槐花凉血止痛，对肛肠疾病有特殊作用；紫草增加化痔凉血止血效果；冰片寒，取辛凉镇痛作用；猪油、凡士林有润燥滑肠、缓解疼痛之效，其中猪油为动物脂肪，有保护肠黏膜、促进创面愈合、止血生肌效果。诸药合用，共奏清热燥湿、凉血止血、止痛散结之功。

加味四黄消痔膏为治疗肛肠疾病经验方，对内痔、外痔、血栓痔、混合痔、肛裂、肛门脓肿、肛瘘术等肛肠疾病均有显著疗效。此膏是已故省级名老中医胡品瑜传授，经用药验证改进而成。

蛇串疮（带状疱疹后遗神经痛）案

张某，男，58岁，初诊时间：2002年3月12日。

主诉：左胸部疱疹伴疼痛1个月。

诊查：患者左侧胸部起红色水疱，疼痛明显，经医院诊为带状疱疹。经治，疱疹消退，但疼痛不减，触之如针刺样疼痛，彻夜不眠。持续服用中西药物，疼痛不减而就诊。患者左侧胸部未见疱疹，仅有少数色素沉着斑，不能触摸，触后明显刺痛。苔薄白，脉弦细。

中医诊断：蛇串疮（气虚血瘀）。

西医诊断：带状疱疹后遗神经痛。

中医辨证分析：久痛入络，余毒未清，伤津耗气，气虚不能透邪外出，气虚失运，内有余毒，阻滞气机，气血运行不畅，致气滞血瘀，瘀阻经络，不通则痛，故患处针刺样疼痛，疼痛拒按。苔薄白、脉弦细为气虚血瘀之象。

治则治法：益气健脾，活血通络，清热解毒。

处方：益气解毒定痛汤。生黄芪30g，茯苓15g，陈皮10g，桃仁10g，鸡血藤15g，紫花地丁15g，柴胡6g，全虫3g。5剂，日1剂，水煎，早晚分服。

药后疼痛减轻，已能入睡。效不更方，服法同前。

连服5周，疼痛基本止，局部发斑部位有红作痒，用四黄膏外敷，症状消失。

【按语】 带状疱疹是以成簇水疱沿身体一侧呈带状分布，且伴有不同程度的疼痛为特征的常见皮肤病，属中医学"蛇串疮"范畴。多因情志内伤，肝气郁结，久而化火妄动，肝经蕴热，外溢肌肤而发；或脾失健运，湿邪内生，或感染毒邪，湿热火毒蕴结肌肤而成；或年老体弱，血虚肝旺，气血凝滞而发病。带状疱疹多遗留神经痛，其多与邪毒未尽、气滞血瘀、经脉阻遏有关。治疗以益气健脾、活血通络、清热解毒为要。益气解毒定痛汤是已故省级名医胡品瑜的经典方。方中重用黄芪益气托毒；配茯苓、陈皮、柴胡健脾行气，疏肝解郁；紫花地丁清热解毒；桃仁、鸡血藤活血行血，通络舒筋；全虫配合诸药，攻毒通络，而达止痛之效。

胡可

胡可（1959—），男，中西医结合副主任医师，金华市名医，金华市中医院大外科主任。浙江省中医药学会中医外科学分会常委、乳腺病分会委员、肿瘤分会委员，浙江省中西医结合学会乳腺病专业委员会常委，中国医药教育学会乳腺病浙江分会委员，浙江省抗癌协会中医肿瘤专业委员会委员，金华市抗癌协会理事，金华市医学会肿瘤分会副主任委员、外科分会委员，金华市医学会老年医学分会委员。

水肿（乳腺癌术后淋巴回流障碍）案

周某，女，66岁，初诊时间：2018年10月25日。

主诉：右上肢肿胀疼痛半年。

诊查：患者半年前行右乳乳腺癌根治术，术后出现右上肢浮肿不消、胀痛，腋下牵掣不适，活动欠利，精神萎靡，倦怠乏力，纳差，食欲不振，夜寐梦多，二便尚调。右上肢较左侧明显增粗肿胀，触诊较硬。舌暗，少苔，脉细涩。

中医诊断：水肿（气血两虚，血瘀湿阻）。

西医诊断：乳腺癌术后淋巴回流障碍。

中医辨证分析：患者术后耗气伤血，正气已伤，加之持续放化疗，使气血俱伤，脾胃衰败。中焦不运，瘀血痰湿停滞，阻滞气血周流，血不利则为水，水渍妄行，浸渍肌肤，则肢体肿胀作痛；脾虚失运，纳运失职，头目、肌肉不充，故纳差、倦怠乏力；脾不健运，气血亏虚，心神失养，则夜寐多梦。舌暗、少苔、脉细涩为气血两虚、血瘀湿阻之象。

治则治法：补气活血，除湿消肿。

处方：自拟痹通汤加减。生黄芪 30g，太子参 30g，白术 15g，茯苓 12g，苏梗 12g，当归 15g，桃仁 12g，赤芍 12g，川芎 12g，桑枝 9g，地龙 12g，黄精 9g，生薏苡仁 12g，白花蛇舌草 15g，龙葵 15g，露蜂房 9g，肉苁蓉 9g，炒枣仁 15g，生甘草 9g。7 剂，日 1 剂，水煎，早晚分服。

11 月 1 日二诊：药后精神明显好转，右上肢浮肿稍减、胀痛减轻，活动转利，睡眠改善。舌红，苔薄，脉细。

处方：生黄芪 30g，太子参 30g，白术 15g，茯苓 12g，苏梗 12g，当归 15g，桃仁 12g，赤芍 12g，川芎 12g，桑叶 9g，地龙 12g，黄精 9g，生薏苡仁 12g，白花蛇舌草 15g，龙葵 15g，露蜂房 9g，肉苁蓉 9g，炒枣仁 15g，生甘草 9g，丝瓜络 12g，忍冬藤 12g。7 剂，日 1 剂，水煎，早晚分服。

后随症加减，服药 3 个月，右上肢浮肿、胀痛基本消失。

【按语】乳腺癌术后上肢水肿是乳腺癌腋下淋巴清除术后常见的并发症，主要是由淋巴回流障碍和血液回流障碍两大原因引起。但不同患者情况各异，如不切中要害，从纷繁复杂的临床症状中抓住核心，则疗效会大打折扣。

术后淋巴回流障碍属本虚标实证，气血两虚为本，血瘀湿阻为标。"正气存内，邪不可干，邪之所凑，其气必虚。"患者术后正气本虚，加之持续的放化疗使气血两伤，脾胃功能受损。《普济方》载："夫水肿之病，以脾肾两虚，不能制水。"诸湿肿满，皆属于脾。脾司湿化，又主肌肉，内受湿淫，脾虚失运，不能制水，水湿内聚，水渍妄行，泛溢肌肤，而见肌体肿满。瘀血、痰湿停滞，水瘀胶着，留恋难去，癌毒内结，气血逆乱，闭塞经脉，水湿留滞，浸溃泛溢皮肤，而令水肿，发为本病。治疗上主张标本兼治，以补气活血、除湿消肿为治则。方选自拟痹通汤加减。此方以八珍汤为基础，补益人体之气血，加黄芪，使益气养血、行滞通痹之力更著；加黄精、肉苁蓉补益脾肾，使气血生化有源，气血两旺，运行有力；白芍易赤芍，加桃仁，以加强活血化瘀作用；再辅以露蜂房、龙葵以活血散结；白花蛇舌草、甘草清热解毒；桑枝利水退肿；苏梗行气；生薏苡仁化湿，炒枣仁养血安神，更以地龙引诸药直达病所。二诊加丝瓜络、忍冬藤，进一步加强行气利水、通络止痛作用。本方扶正培本，去菀陈莝，气旺血行湿化，肿胀自消。

肺积（肺癌）案

冯某，女，64岁，初诊时间：2018年5月17日。

主诉：发现右肺占位伴骨转移两个月。

诊查：患者两个月前因关节疼痛于金华某医院体检发现右肺占位，行肺穿刺治疗后病理考虑低分化鳞癌，放射性核素骨扫描（E–CT）示有骨转移。患者恶病质，长期卧床，咳痰不已，不思饮食，腰酸倦怠无力，考虑生存期半年。患者拒绝化疗，因EGFR基因检测为阴性，故不予靶向治疗（患者亦拒绝）。舌暗红，苔白腻，脉细。

中医诊断：肺积（肺脾气虚，痰瘀阻滞）。

西医诊断：肺癌（低分化鳞癌伴骨转移）。

中医辨证分析：患者长期卧床，素体亏虚，脾虚不运，瘀血痰湿停滞。脾为生痰之源，肺为贮痰之器，瘀血痰湿凝聚于肺，为肺积。肺失宣降，故咳嗽咳痰；脾气失运，故不思饮食、倦怠无力。舌暗红、苔白腻、脉细为肺脾气虚、痰瘀阻滞之象。

治则治法：健脾益气，宣肺化痰。

处方：补脾清肺除痰汤加减。党参30g，厚朴10g，枳壳15g，浙贝母15g，桔梗10g，猫爪草30g，重楼20g，姜半夏15g，黄芪15g，焦三仙各20g，鱼腥草10g，白术10g，山慈菇10g，甘草6g。14剂，日1剂，水煎，早晚分服。

5月31日二诊：服药后食欲好转，自觉腰酸倦怠无力，晚上偶见手心热，无明显胸闷胸痛，偶有咳嗽，痰少，活动后气促，余无明显不适，胃纳夜寐可，二便调。舌暗红，苔白腻，脉细。

处方：太子参30g，厚朴10g，枳壳15g，浙贝母15g，桔梗10g，猫爪草30g，重楼20g，姜半夏15g，黄芪15g，焦三仙20g，鱼腥草10g，白术10g，山慈菇10g，甘草6g，生地黄30g，熟地黄30g，山茱萸15g，泽泻20g，山药20g，生姜10g，红枣10g，陈皮10g。14剂，日1剂，水煎，早晚分服。

患者加减服药两个月，食欲如常，偶见腰酸倦怠无力，无明显胸闷胸痛，余无明显不适，纳眠可，二便调，舌红，苔白，脉细。复查胸部CT示肿瘤较前略进展，建议化疗，患者拒绝。遵前法，上药加白花蛇舌草、半枝莲各30g，山慈菇20g，七叶一枝花20g，全蝎10g，蜈蚣10g。

此后坚持住院及门诊服用中药至今。

【按语】本例患者为肺癌晚期，拒绝放化疗及靶向药物治疗，而采取中药治疗。以补脾清肺除痰汤加减。方中黄芪、党参、太子参、白术补中健脾；山慈菇、猫爪草、半夏、浙贝母、桔梗化痰消肿散结；鱼腥草、重楼为治疗肺癌之要药，可清热解毒；焦三仙健脾开胃；甘草清热解毒，调和诸药。二诊手心热，腰酸倦怠无力，为阴虚之象，故加生熟地黄、山茱萸、山药养阴益气；泽泻清热；姜、枣、陈皮健脾和胃。全方攻补兼施，扶正化痰，软坚散结。服药近3年，虽肿瘤有所进展，但各项症状改善，生活质量提高，带癌生存至今实属不易。

反胃（胃癌）案

郑某，男，52岁，初诊时间：2020年5月28日。

主诉：胃癌根治术后，恶心呕吐两月余。

诊查：患者两个月前经上海某医院诊为胃窦小弯侧低分化腺癌，随后行胃癌根治术，并行化疗。症见体倦乏力，纳食减少，面色淡白，眠差，时时呕恶，形瘦。舌淡，苔白，脉细。

中医诊断：反胃（气血亏虚，脾气虚衰）。

西医诊断：胃癌。

中医辨证分析：胃癌术后，气血亏虚，不能濡养心神，故眠差、形瘦；脾气虚衰，不能濡养四肢，故见体倦乏力；脾失健运，故见纳食减少；胃气上逆，长期卧床，故时时呕恶。舌淡、苔白、脉细为气血亏虚、脾气虚衰之象。

治则治法：补养心血，健脾益气。

处方：人参归脾汤加减。黄芪30g，白花蛇舌草24g，炒白术18g，莪术18g，麦冬15g，藿梗15g，苏梗15g，半夏15g，炙穿山甲12g（现已禁用），茯苓12g，茯神12g，山慈菇12g，黄连6g，冬虫夏草3g，山参2g（研粉另吞），甘草12g。14剂，日1剂，水煎，早晚分服。

服药后恶心呕吐、体倦乏力、纳呆情况明显改善，效不更方，继续前方14剂巩固治疗。

【按语】 患者胃癌术后气血亏虚，又行化疗，更伤五脏而致脾胃亏损。平常之品恐难力挽狂澜，山参、冬虫夏草等大补脾胃之品或可见功，故以人参归脾汤加减，佐以行气活血、消积祛瘀之品治之。方中黄芪甘温，补脾肺之气；炒白术健脾益气；茯苓、茯神利水渗湿，健脾安神；麦冬养阴润肺，清心除烦，益胃生津；白花蛇舌草、山慈菇清热解毒，消肿抗癌；黄连清热燥湿，泻火解毒；冬虫夏草合野山参补脾肾，益气生津；藿梗合苏梗行气宽中，行气止呕；半夏散瘀止痛，解毒消肿；莪术行气破血，消积止痛；炙穿山甲破结消癥；甘草调和诸药。诸药合用，共奏补养心血、健胃益气之功。

胃癌的主要病因病机为饮食不节、情志不畅等导致的肝失疏泄，胃失和降，或久病正气亏虚，脾胃受损，痰湿内生，气滞血凝，热蕴毒结于胃，日久形成癌肿。胃癌的辨证主要在于分清虚与实的关系，虚是以脾胃气虚为主还是以胃阴不足为主，脾虚是否及肾等；实则要分清食积、气结、热蕴、痰凝、血瘀何者为患，或协同为患。本病辨证尤需注意舌苔的变化。苔乃胃气所附，苔厚、口臭乃食积不化之象；苔白而腻、口黏且甘乃湿邪为患；苔黄口苦则有化热之势；苔花剥则胃阴伤矣。临床观察胃癌的舌苔以厚腻苔或花剥苔多见，舌质以裂纹舌、淡暗舌为多，脉象多沉缓；胃癌辨证为脾气虚、胃阴不足、痰湿夹瘀多见。早期以攻为主、中期攻补兼施、晚期以补为主乃较公认的治则。治胃癌，健脾和胃应贯穿始终。气机失调，既是胃癌的发病原因，亦是胃癌发病过程中的重要病理变化，故理气法既是对"因"的治疗也是对"证"的治疗。另外胃癌治疗应以缓图之，用药宜平和，如用药太过，反伤脾胃。

乳核（乳腺纤维腺瘤）案

陈某，女，38岁，初诊时间：2020年4月11日。

主诉：反复双乳结节术后5年，再发4个月。

诊查：患者双乳肿块，约花生米大小，伴疼痛，呈阵发性隐痛不适，无乳头凹陷，无乳头溢血溢液。查体：神志清，精神可，左额部畸形，双瞳孔等大等圆，直径3mm，对光反射灵敏，伸舌居中，皮肤、巩膜无黄染，全身浅表淋巴结未及肿大，颈软，两肺呼吸音粗，未闻及干湿啰音；心律齐，心音中，未闻及病理性杂音；腹平软，肝脾肋下未及，无压痛及反跳痛，移动性浊音阴性，双下肢无水肿，四肢肌力Ⅴ级，肌张力正常，巴氏征阴性。专科检查：

双乳外形正常，右乳乳晕区、右乳外下、左乳外下可见陈旧手术瘢痕，右乳12点可扪及一约1.5cm×1.0cm的结节，质韧，压痛，边界清，移动度一般，双腋下可扪及淋巴结。右乳下胸壁可扪及一约1cm×1cm大小的肿物，无触痛，边界清，移动度差。平时胃纳差，时常为小事忧郁烦恼。舌淡红，苔白，脉弱。

中医诊断：乳核（脾虚肝郁）。

西医诊断：乳腺纤维腺瘤。

中医辨证分析：女子以肝为先天，情志内伤，肝气郁结，子病及母，脾失健运，气滞痰凝，互结乳络，导致双乳肿块。舌淡红、苔白、脉弱为脾虚肝郁之象。

治则治法：健脾、疏肝、理气。

处方：逍遥散加减。柴胡10g，当归6g，白芍12g，茯苓15g，白术10g，薄荷6g，甘草6g，藤梨根15g，鳖甲15g，佛手12g，川楝子12g，延胡索12g。7剂，日1剂，水煎，早晚分服。

服药后双乳疼痛明显缓解，继予原方14剂。药后疼痛进一步好转，嘱中成药逍遥丸口服，继续服用3个月。后复诊，双乳肿块较前缩小。嘱保持心情舒畅，如有必要手术切除，并做病理检查。

【按语】乳核相当于西医学的乳腺纤维腺瘤，好发于20～25岁青年女性。乳中结核，形如丸卵，质地坚实，边界清楚，表面光滑，推之活动。多因平素郁闷忧思，致肝气郁结，气痰滞结乳络，演变为核，多见于冲任不调、久未生育，或成年未婚女性；或因肝肾俱虚，房劳过度，肝肾虚怯，精气不能濡养肝木，致使肝虚血燥，加之脾土运化失职，气郁痰滞，结为乳中结核，以中老年患者多见；或因气滞痰凝，易忿怒，气郁湿滞，日久不解，聚积不散，发为乳核，以情绪易激动者多见。

本案患者平素易为小事烦忧，辨为脾虚肝郁证，方用逍遥散化裁。方中柴胡疏肝解郁，使肝气得以条达；当归甘辛苦温，养血和血；白芍酸苦微寒，养血敛阴，柔肝缓急；白术、茯苓健脾祛湿，使运化有权，气血有源；炙甘草益气补中，缓肝之急；薄荷疏散郁遏之气，透达肝经郁热；藤梨根消肿功效；佛手、川楝子疏肝理气行气；延胡索行气止痛；鳖甲软坚散结。诸药合用，共奏健脾、疏肝、理气之功。

肝积（肝癌）案

羊某，男，69岁，初诊时间：2019年6月25日。

主诉：肝癌伴乏力纳差1月余。

诊查：患者1个月前确诊为肝癌，腹痛腹胀，恶心呕吐，乏力纳差，面色㿠白，四肢浮肿。症见腹部胀满，皮肤、巩膜黄染，双下肢中度浮肿。舌淡红，苔薄白，脉细弱。

中医诊断：肝积（气血亏虚）。

西医诊断：肝癌。

中医辨证分析：患者年近古稀，脾胃运化功能失调，痰湿内生，加之癌毒内侵，与痰湿互结，日久损伤气血，气血亏虚，不荣则痛，故腹部胀满；胃腑功能失调，纳运失司，则纳差恶心；水液代谢失常，故颜面、躯干、四肢浮肿；气血亏虚不能上荣，则面色㿠白、乏力。舌淡红、苔薄白、脉细弱为气血亏虚之象。

治则治法：健脾益气，补益气血。

处方：归脾汤加减。人参10g，白术12g，黄芪20g，当归15g，茯神12g，远志12g，酸枣仁12g，木香7g，龙眼肉12g，炙甘草6g，猪苓12g，泽泻12g。7剂，日1剂，水煎，早晚分服。

服药后胃纳好转，双下肢浮肿明显消退。

【按语】肝积为五积之一，以其聚于胁下，如覆杯凸出，如肉肥盛之状故名。常因正气虚弱、情志久郁、脾虚湿聚、湿热结毒、肝阴亏虚所致。本案患者气血亏虚，治以健脾益气，补益气血，方用归脾汤加减。方中黄芪甘温，补脾益气；龙眼肉甘平，既补脾气又养心血，共为君药。人参、白术皆为补脾益气之要药，与黄芪相伍，补脾益气之功益著；当归补血养心；酸枣仁宁心安神，二药与龙眼肉相伍，补心血、安神志之力更强，均为臣药。佐以茯神养心安神；远志宁神益智；更佐理气醒脾之木香，与诸补气养血药相伍，可使其补而不滞。炙甘草补益心脾之气，并调和诸药，用为佐使。诸药配伍，心脾得补，气血得养，诸症自除。加用猪苓、泽泻，以加强通利泄水之功。

鲍丽霞

鲍丽霞（1960—），女，主任中医师。1977年分配到武义县中医院，任皮肤科主任。浙江中医学院中医专业（成人大专）毕业。1983年始专攻皮肤科，先后师从湖州市名老中医、德清曲溪湾潘氏外科第六代传人潘赋璋主任，中西医结合皮肤病大家李君蒂教授。行医45载，擅长各种常见及疑难皮肤疾病的诊治。2004年被评为金华市名医，先后获得全国卫生系统先进个人、浙江省劳动模范、浙江省优秀皮肤科医师等荣誉称号。任浙江省中医药学会皮肤科分会委员，浙江省中西医结合学会委员，浙江省针灸学会医学美容专业委员会委员，金华市皮肤性病委员会委员。主持省中医继教项目1项，县重点课题1项，发表论文20余篇。

蛇串疮（带状疱疹后遗神经痛）案

张某，男，68岁，初诊时间：2019年4月23日。

主诉：右侧头额部带状疱疹后反复火烧样窜痛1年。

诊查：1年前右侧头部患带状疱疹，经治后局部皮损干涸消退，唯局部走窜样灼痛不已，缠绵不断，夜不安寐。右侧额部、外眼皮肤有少许片状浅瘢痕及色素沉着斑片，右眼赤且视物不清，胃纳欠佳，大便尚调。舌暗，苔薄，脉弦细。

中医诊断：蛇串疮（气滞血瘀）。

西医诊断：带状疱疹后遗神经痛。

中医辨证分析：带状疱疹中医学称"蛇串疮""抱头火丹""缠腰火丹"。患者年老，脏腑功能衰退，正气亏虚，病去正伤，余邪迁延，邪毒滞留体内与气血搏结，阻遏经络，以致血瘀气滞，气血不通，故疼痛不休；血行涩滞，脉络瘀阻，经脉失养，"不荣则痛"，故遗痛不止，迁延难愈。

治则治法：行气化瘀，通络止痛。

处方：补阳还五汤化裁。生黄芪50g，当归12g，川芎15g，桃仁12g，红花12g，生地黄15g，赤芍15g，地龙12g，全蝎10g，陈皮10g，伸筋草30g，白芷10g，白菊花30g，首乌藤30g，珍珠母30g，甘草6g。15剂，日1剂，水煎，早晚分服。另火针患区阿是穴，点刺加围刺治疗，3天1次。

5月8日二诊：经服药和针灸治疗，疼痛明显减轻，目赤渐退，夜稍能寐。前方继服15剂。

5月23日三诊：经服药和针灸治疗，局部疼痛隐隐，纳启，目赤已消，视物清明。效不更方，上方继服15剂。

6月7日四诊：治疗后疼痛已微，夜已能寐。前方去白芷、白菊、赤芍、伸筋草，改红花为6g、桃仁为6g，加白芍12g，百合15g，山药15g，熟地黄12g。15剂，服法同前。

上方加减化裁调治 1 个月。

随访 1 年，述偶遇天气变化或劳累局部稍有胀痛，用热毛巾稍敷即解。

【按语】 带状疱疹后遗神经痛的发生与邪毒未尽、气滞血瘀、经脉阻遏有关。中老年患者免疫力低下，神经损伤的修复能力较弱；而神经痛是以神经纤维和神经细胞损害为基础，因而疼痛往往持久难愈。西医治疗，除营养神经、止痛外，尚无特效方法。中医学认为，久病多虚多瘀，本病可归于"虚""瘀"范畴。本案患者年老体衰，正气受损，邪毒留滞，损伤脉络，瘀血阻滞，不通则痛。气虚为本，血瘀为标，属本虚标实之证，治痛当求本，故以益气化瘀法治之。选王清任《医林改错》补阳还五汤化裁，行气化瘀，通络止痛。方中黄芪大补元气，气足则血行，而行瘀止痛；生地黄、当归、川芎、赤芍、桃仁、红花、伸筋草养血活血并用，而达逐瘀止痛之效；陈皮行气，地龙通经活络，并引药通行周身；全蝎之虫类药为血肉有情之品，疏络剔邪，不但能增强解痉镇痛之功，又可加强活血化瘀之力，吴鞠通云"以食血之虫，飞者走络中气血，走者走络中血分，可谓无微不入，无坚不破"；菊花清肝明目，兼清余毒；白芷引经散风，通窍止痛；珍珠母重镇安神；首乌藤养血安神，祛风通络止痛；芍药、甘草酸甘缓急；甘草调和诸药，兼和中健脾。现代研究证实，补阳还五汤可在一定程度上减轻损伤后神经元的变性坏死，并促进其修复。火针集针刺、热灸于一体，与内服方相辅相成，助阳补虚，温通经脉，活血行气，并以热引热，使蕴积于肌肤的邪热余毒祛除。诸药相伍，诸法互助，使补气而不壅邪，祛瘀而不伤正，气旺血行，瘀阻自通，余毒得泻，气血通达，遗痛自解。

白屑风（头部脂溢性皮炎）案

王某，男，17 岁，初诊时间：2018 年 10 月 27 日。

主诉：头屑多，脱发，头皮时有瘙痒年余，加重 1 个月。

诊查：患者 1 年多来头屑多，脱发，头皮时有瘙痒，近 1 个月加重。曾用复方酮康唑洗剂、二硫化硒洗剂和硫黄香皂外洗，开始有效，但不久就效不明显。现 1 天不洗头，头发就会黏腻成束，并伴头皮瘙痒，洗头时会大把脱发。平素喜食甜品、油炸食品及饮料、奶茶。现头发油腻，头皮有多量灰白色头屑和少量小红丘疹散在，大便不干。舌红，苔薄根腻，脉滑数。母亲虑其年少，恐不胜药力，要求中药外洗治疗。

中医诊断：白屑风（风湿热）。

西医诊断：头部脂溢性皮炎。

中医辨证分析：青春年少，皮脂分泌旺盛。平素恣食甜食、冷饮、油炸之品，致脾胃运化失常，湿热内生。加之外感风邪，风湿热邪蕴结肌肤，而致皮脂溢出发疹、瘙痒、脱屑、脱发。舌红、苔薄根腻、脉滑数为湿热内蕴之象。

治则治法：清热利湿，祛风止痒。

处方：透骨草 45g，侧柏叶 30g，桑叶 30g，牡丹皮 20g，花椒 10g，石榴皮 30g。4 剂，水煎取汁 2000mL，浴头按摩，药汁保留于头部 5 分钟后冲掉。隔日 1 次。嘱忌食或少食冷饮、甜品、油炸食品及辛辣刺激性食品。

10 月 31 日二诊：药后症状减轻，瘙痒不明显，头屑减少，宗原方再进 4 剂。

11 月 4 日三诊：药后诸症基本消失，头皮已不痒，自觉头发干爽不再油腻，头发脱落明显减少。原方每周两次，巩固治疗两个月。

随访半年无复发。

【按语】 脂溢性皮炎是发生在皮脂溢出基础上的慢性炎症性皮肤病。西医学认为，脂溢性皮炎的发病与遗传、皮脂代谢改变、微生物寄生、神经功能障碍及饮食习惯等因素有关。本病属中医学"面游风""白屑风"范畴。《外科正宗》曰："白屑风多生于头、面、耳、项发中，初起微痒，久则渐生白屑，叠叠飞起，脱之又生，此皆起于热体当风，风热所化。"《医宗金鉴·外科心法》记载："（白屑风）初生发内，延及面目，耳项燥痒，日久飞起白屑，脱去又生。"中医学认为，本病多因素体湿热内蕴，外受风邪，蕴阻肌肤，湿热上蒸颠顶所致。方中透骨草辛温，辛能行散，温胜寒湿，而祛风除湿；侧柏叶清热凉血，止脱发；花椒散寒除湿，杀虫止痒；石榴皮收敛燥湿，去屑杀虫；上药证实均具有抗炎抗真菌作用；桑叶质轻气寒，轻清发散，长于疏表邪散风热；牡丹皮清热凉血化瘀，还有明显的抗菌和抑制真菌作用（外用），对Ⅰ、Ⅲ、Ⅳ型变态反应也有显著的抑制功效，能抑制炎症、肿胀、渗出。从现代药理机制看，"清热凉血"类似于抗菌消炎，"燥湿"相当于抑制油脂分泌，"杀虫"是指"杀灭或抑制微生物"，"止痒祛风"相当于"抗过敏"。诸药相伍，清热利湿，祛风止痒。

黄良民

黄良民（1963—），男，主任中医师，浦江县中医院中医肿瘤中心副主任，金华市名中医，金华市名老中医学术继承人指导老师。浙江省中医药学会肿瘤分会委员，浙江省医学会肿瘤分会乳腺、甲状腺学组金华学组委员。毕业于浙江中医药大学，曾在浙江省中医院、金华市中心医院进修学习。擅长中医全科，近年专攻各期肿瘤、皮肤病等疑难杂证的中医药诊治，以及各类亚健康状态的中医药调理。

失荣（恶性淋巴瘤）案

郑某，女，65岁，初诊时间：2021年4月23日。

主诉：确诊恶性淋巴瘤10天。

诊查：患者10天前无明显诱因下出现高烧晕厥，随即至医院就诊，血常规检查：白细胞121.69×10^9/L，中性粒细胞2689×10^9/L，淋巴细胞91×10^9/L，红细胞2×10^9/L，血红蛋白111g/L，血小板96×10^9/L。凝血功能：凝血酶原时间67.30s，凝血酶原时间比率11%，国际标准化比值6.34，活化部分凝血酶原时间33.9s。病情危重，转诊浙江大学附属第四医院，予血浆输注等对症处理，骨髓穿刺病理示（骨髓活检）骨髓内小淋巴细胞弥漫浸润。医院告知需化疗，家属拒绝化疗，要求中医治疗，遂来诊。症见精神不佳，身倦乏力，不能行走，腹胀隐痛，恶心，胃纳欠佳，无畏寒发热。舌淡红，苔薄白，脉弦细。

中医诊断：失荣（邪在少阳，痰气交阻）。

西医诊断：恶性淋巴瘤。

中医辨证分析：恶性淋巴瘤中医学称"失荣"，多内因七情，精神刺激，郁怒难平，损伤中气，郁火相凝，加之外感风寒，与少阳相火搏结，寒热胶结。邪在少阳，经气不利，痰气交阻，症见晕厥、腹胀腹痛、恶心纳呆。舌淡红、苔薄白、脉弦细为邪在少阳、痰气交阻之象。

治则治法：疏理少阳，化痰行气。

处方：前胡12g，柴胡12g，党参30g，黄芩12g，姜半夏12g，干姜5g，大枣30g，生甘草12g，猫爪草30g，猫人参20g。7剂，日1剂，水煎，早晚分服。

4月30日二诊：服药后诸症缓解。舌淡红，苔薄白。效不更方，继服14剂。

三、四、五诊均未更方。

6月28日六诊：睡眠时欠安，头部时有汗出。前方加煅龙骨10g，生牡蛎

30g。服法同前。

8月11日八诊、8月26日九诊：一般情况可，腹痛消失，腹胀减轻，无恶心，胃纳可。尚乏力，能行走。前后加入骨碎补15g，补骨脂15g，益智12g。随症加味。

次年4月24日二十五诊：一般状态好，腹胀腹痛消失，睡眠佳，胃纳可，能外出游玩，生活自理。舌淡红，苔薄白，脉缓。

【按语】本案虽属恶性淋巴瘤，但病在初期，未经放化疗，邪在阳位，元气尚未受损，治当单刀直入，以小柴胡汤疏理少阳。方中柴胡为少阳专药，轻清升散，疏邪透表，为君。黄芩善清少阳相火，配合柴胡，一散一清，共解少阳之邪，为臣。半夏和胃降逆，散结消痞；再佐党参健脾益气；猫爪草、猫人参、前胡、生甘草清热化痰，解毒散结；干姜、大枣为使，益胃气，生津液，和营卫，既扶正以助祛邪，又实里而防邪入。6月28日加煅龙骨10g，生牡蛎30g，以软坚散结敛汗。久病必虚，从8月11日开始加骨碎补、补骨脂、益智仁助益肝肾。

肝积（肝恶性肿瘤）案

华某，男，49岁，初诊时间：2018年10月26日。

主诉：肝恶性肿瘤复发3个月。

诊查：患者因肝恶性肿瘤分别于2010年7月、2017年12月行手术切除。2018年7月医院CT示肿瘤肝内多发转移，大者8cm×10cm，右下腹14cm转移灶，转手术医院住院1周，建议中医治疗返回浦江，甲胎蛋白（AFP）129ng/mL，血球蛋白比例倒置。口服中药治疗近1个月，无明显疗效。症见消瘦，面色灰暗，肝区隐痛，睡眠欠安，胃纳差，大便溏。舌淡，苔薄黄腻，脉弦细数。

中医诊断：肝积（肝郁脾虚）。

西医诊断：肝恶性肿瘤。

中医辨证分析：患者或因感受湿热毒邪，或因情绪不畅，或因饮食不节，脾胃受伤日久成毒夹瘀，积聚成块而成肝积。加之先后两度手术，元气受损，脾气亏虚，运化无力，故乏力；脾在体为肉，其华在面，脾失健运，故消瘦、面色灰暗、胃纳差、大便溏；邪毒积聚，阻滞气机，兼术后气机不畅，气滞血瘀，故肝区隐痛。舌淡、苔薄黄腻、脉弦细数为肝郁脾虚之象。

治则治法：疏肝软坚，燥湿健脾。

处方：柴胡 15g，生白芍 20g，炒枳壳 15g，九香虫 5g，青皮 15g，陈皮 15g，佛手片 15g，制香附 6g，白豆蔻 10g，党参 30g，太子参 12g，丹参 30g，枸杞子 20g，川芎 10g，焦白术 20g，生薏苡仁 30g，干姜 10g，炒麦芽 10g，炒鸡内金 12g，生甘草 10g。14 剂，日 1 剂，水煎，早晚分服。

11 月 9 日二诊：药后精神状态明显好转，胃纳可，二便调，睡眠可，自述肿块日感缩小，要求 B 超检查，为防情绪波动不予支持。继服前方 14 天。

11 月 23 日三诊：药后一般情况进一步好转，查体发现右下腹肿块明显缩小，B 超检查示原 14cm 的肿物缩小至 7cm，肝脏 8cm 肿物缩小至 4cm。前方继服 14 天。

效不更方，六诊后患者恢复工作。2019 年 3 月 15 日复查 B 超示腹部肿块 3cm，甲胎蛋白（AFP）、血球蛋白正常。

2022 年 3 月 12 日随访，患者一般情况可，一直经营饰品加工厂，B 超检查示肝、腹腔肿块消失。

【按语】本病属中医学"癥瘕积聚""息贲""痞气""肝积"等范畴，多因感受湿热毒邪，加之情绪不畅，饮食不节，脾胃受伤日久，成毒夹瘀，积聚成块而成。患者先后两度手术，元气受损，病机乃肝郁脾虚，邪毒积聚。有形之积聚不能速去，无形之元气急当速补。"见肝之病，知肝传脾，当先实脾""脾喜燥而恶湿"，故以四逆散为基础方，疏肝解郁，健脾化湿，行气止痛。方中柴胡辛散，疏肝解郁，调畅气机，使阳气升发；白芍酸收，敛肝和营，使阴血归经；二药一散一收，一气一血，疏肝之中兼敛肝，升阳之中兼敛阴，补肝体而和肝用，使肝气得疏，肝血得补，疏柔相济，动静结合，以发挥肝藏血、主疏泄之功能；辅以党参、太子参、焦白术健脾益气；炒枳壳、青皮、陈皮、香附、佛手疏肝理气；再佐生薏苡仁健脾化湿；干姜、白豆蔻温中化湿；九香虫理气止痛；丹参、川芎活血散瘀；枸杞子益肾，补先天；麦芽健脾开胃；炙甘草调和诸药。诸药相合，切中病机，消癌肿于无形，故起效迅速。

刘冬梅

刘冬梅（1970—），女，主任中医师，任金华市第五医院皮肤科主任，浙江省优秀医生，金华市名中医，金华市 321 人才第二层次人才，金华名中医师带徒带教老师。毕业于湖北中医药大学中西医结合系。擅长中西医结合诊疗各种常见和疑难皮肤疾病，尤其擅长颜面部皮肤病、色素性皮肤病及口腔、外阴皮肤黏膜的诊治，以及荨麻疹、湿疹、银屑病、药疹、红斑狼疮、白塞病等结缔组织病和大疱性皮肤病、顽固瘙痒性皮肤病及带状疱疹后遗神经痛的诊治，对激光治疗各种色素性、血管性皮肤疾病，以及注射除皱、隆鼻，填充法令纹、颞部、颊部、泪沟、苹果肌等微整形美容，提升肤色、肤质，激光脱毛等颇有经验。任金华市医学会皮肤性病学会主任委员，中国整形美容协会中医美容分会医美互联网专业委员会副主任委员，浙江省针灸学会医美专业委员会副主任委员，中华医学会抗衰老协会理事，浙江省整形美容行业协会激光美容学会副会长，浙江省中西医结合学会皮肤病医学会常委。

酒渣鼻（玫瑰痤疮）案

张某，女，33 岁，初诊时间：2019 年 8 月 30 日。

主诉：面部红，双侧面颊部为主，反复 5 年余。

诊查：患者 5 年多前无明显诱因出现面部红，遇热、情绪激动时加重。夏天日晒后、进入空调房时面部红，灼热，心烦。曾于外院诊治，口服多种抗组胺药、激素，外用氢化可的松乳膏、地奈德乳膏、喜辽妥乳膏、他克莫司乳膏等，初期皮疹有好转，后反复发作。患者情绪焦虑，几近绝望。月经提前，伴经前乳房胀痛，经行第一天下腹胀痛，经色暗，有血块。诊见双侧面颊红斑，毛细血管扩张，散在针尖大小的红色丘疹，个别为丘脓疱疹，印堂、下颌部淡红斑。舌红，苔薄黄，脉弦。

中医诊断：酒渣鼻（肝郁血热）。

西医诊断：玫瑰痤疮。

中医辨证分析：玫瑰痤疮是好发于面中部，主要累及面部血管、神经及毛囊皮脂腺的慢性复发性炎症性疾病，表现为面中央隆凸部为主的阵发性潮红、持久性红斑及面颊、口周或鼻部毛细血管扩张、丘疹或丘脓疱疹，伴或不伴眼部症状以及主观症状如灼热、刺痛、干燥或瘙痒，与中医学的"酒渣鼻"类似，与肺、胃、肝、肾等有关。患者病程长，给精神、生活造成很大困扰，故经前乳胀、经行腹痛、有血块乃肝郁气滞之象；皮疹色红、舌红、苔黄乃郁而化热之象。

治则治法：疏肝解郁，凉血活血。

处方：凌霄花 10g，玫瑰花 10g，红花 5g，鸡冠花 10g，野菊花 10g，柴胡 25g，枳壳 10g，白芍 10g，地肤子 15g，首乌藤 30g，珍珠母 30g，梅花 5g，香附 10g，陈皮 9g，甘草 6g。7 剂，日 1 剂，水煎，早晚分服。药渣煎水冷湿敷，然后即刻用我院自制的维生素 E 乳膏外涂保湿。清水、冷水（32～37℃）洗脸，停用一切化妆品，避光，出门打伞。避免劳累、熬夜，禁食辣椒，禁酒，尽量保持情绪平稳。

9 月 6 日二诊：药后皮疹大部消退，心情好转大半，睡眠明显好转，但梦多。遇热时面部还会发红，但烦躁感明显减退。双侧面颊淡红斑，毛细血管扩张，印堂、下颌部红斑消退。舌红，苔少，脉弦细。

处方：凌霄花 10g，玫瑰花 10g，红花 5g，鸡冠花 10g，槐花 10g，柴胡 12g，枳壳 10g，白芍 10g，地肤子 15g，首乌藤 30g，龙齿 30g，梅花 5g，女贞子 20g，白术 12g，甘草 6g，合欢花 10g，泽兰 10g。14 剂，日 1 剂，水煎，早晚分服。药渣煎水冷湿敷，然后即刻用我院自制的维生素 E 乳膏外涂保湿。注意事项同上。

服至 10 剂时，月经即来，无经前乳胀和腹痛不适，经色红，有血块。心情舒畅，面部遇热仍有红斑，大小便可。舌淡红，苔薄，脉弦。上方继服 14 剂，同时配合强脉冲激光治疗，消除红斑，封闭扩张的毛细血管，修复破坏的皮肤屏障。

10 月 7 日三诊：双侧面颊部淡红，毛细血管扩张部分消退。患者述服上药 14 剂后，因出差停药，但面部灼热很少发作。上方加减继服 1 个月，配合强脉冲激光治疗。

半年后皮疹完全消退，至今未发。

【按语】患者面色鲜红，舌质红，苔薄黄，脉弦，伴急躁易怒，经前乳胀，行经腹痛，有血块，乃肝郁气滞、郁久化火之象，属酒渣鼻的红斑期。酒渣鼻病位在面部，药用五花汤加减。五花汤（凌霄花、玫瑰花、红花、鸡冠花、野菊花）摘自《赵炳南临床经验集》，是针对红斑皮肤病的基本方。五花均入肝经，红花性温，活血散瘀；玫瑰花性温，活血中亦可行气解郁；凌霄花凉血活血，兼以祛风；鸡冠花凉血收敛止血；野菊花清热解毒，疏散风热；再佐以四逆散之柴、芍、枳、草及梅花、合欢花以调和肝脾，透邪解郁；地肤子清热利湿之中可祛风；泽兰活血之中可利水；另佐白术健脾；槐花泻肝凉血；女贞子、首乌藤补肝肾，养血祛风，兼以安神；龙齿镇惊安神除烦热。诸药兼顾气、血、风、热，又避免一味的寒凉导致邪热郁结闭塞。同时以辛甘发散之力佐助凉药上达头面，符合火郁发之的治疗原则，典型的寒热并用，"收散结合"，兼顾气血津液。本病发病与情志、日晒密切相关，故用药加减不忘疏肝解郁，重镇安神。

黧黑斑（黄褐斑）案

林某，女，43 岁，初诊时间：2022 年 3 月 30 日。

主诉：双侧面颊部暗褐色斑反复发作 1 年余。

诊查：患者 1 年多前双侧面颊部无明显诱因出现淡褐色斑，未治疗，皮疹逐渐增多，平素易疲乏，脾气急躁易怒，月经量少色黑，每次月经第 1 天痛经。诊见双侧面颊部界限欠清的暗褐色斑。舌淡胖，有齿痕，苔白，脉弦沉。

中医诊断：黧黑斑（肝郁脾虚）。

西医诊断：黄褐斑。

中医辨证分析：患者平素急躁易怒，多有肝郁气滞，故常经前乳胀；气滞日久成瘀，气滞不畅，瘀血内结，故行经腹痛、经色黑；肝木偏亢，横犯脾土，脾虚失运，故时有乏力；兼之六七之年，先后天均不足，阳明脉衰，面始焦，三阳脉亦衰于上，故月经量少、斑色暗褐。舌淡胖、有齿痕、苔白、脉沉弦均为脾肾不足、脾虚肝郁之象。

治则治法：疏肝解郁，活血健脾。

处方：薏苡仁 30g，山药 15g，柴胡 25g，枳壳 12g，补骨脂 20g，茯苓 12g，制附子 5g，熟地黄 15g，山茱萸 15g，白术 12g，女贞子 15g，白芷 10g，梅花 5g，黄芪 30g，当归 10g，甘草 6g。14 剂，日 1 剂，水煎，早晚分服。嘱注意防紫外线，出门打伞，做好物理防晒，早睡，避免熬夜，加强运动，心态平和。避免过度使用化妆品遮盖，仅需外涂保湿产品即可。

4 月 13 日二诊：用药四五天后，面颊部红肿好转，双侧面颊斑变淡，体重增加，入睡难，小便量少，大便不爽。舌淡，有齿痕，脉沉。

处方：薏苡仁 30g，山药 15g，柴胡 25g，枳实 12g，补骨脂 20g，茯苓 12g，制附子 5g，熟地黄 15g，山茱萸 15g，白术 30g，女贞子 15g，白芷 10g，梅花 5g，黄芪 30g，当归 30g，甘草 6g，木香 9g，百合 15g，黄柏 15g。14 剂，日 1 剂，水煎，早晚分服。

服药后面部色斑明显消退。上方继服 1 个月，色斑几乎不见，余无其他不适。应患者要求做超光子提亮肤色、抗衰治疗，至今未复发。

【按语】黄褐斑为面部获得性色素增加性皮肤病，好发于中青年女性，中医学称"肝斑""蝴蝶斑""妊娠斑""黧黑斑"。本病的发生与肝、脾、肾三脏密切相关，乃功能失调、气机阻滞、气血不能上荣于面所致。血瘀贯穿发病的全过程，故治疗宜理气化瘀，采用藤类、花类、重镇安神类及有降低络氨酸酶活性的药物。另外还需考虑到脏腑间的互根互用，体现中医学的整体观。方中制附子、补骨脂、熟地黄、山茱萸、女贞子补肾气，固阳养血消斑；山药、茯苓、白术、薏苡仁健脾除湿；四逆散加梅花疏肝理气；黄芪益气；当归养血活血。全方共奏益肾健脾、疏肝理气、活血消斑之效。服药四五天后出现水肿性红斑，乃补骨脂、白芷光敏药所致，嘱避光，后斑色明显消退，但出现大便不爽、小便量少、眠差，乃心包火旺之象，加黄柏降命门之火，百合、当归养心阴，去枳壳，加枳实、白术、木香疏肝破气，消积通大便。

白疕（银屑病）案

柳某，男，33 岁，初诊时间：2021 年 12 月 7 日。

主诉：躯干、四肢伸侧浸润性红色斑块，白色厚的鳞屑反复发作 10 余年。

诊查：患者 10 多年前无明显诱因四肢、躯干部出现红斑丘疹，无关节痛。外院诊为银屑病。在多家医院诊治，皮疹反复发作。1 个月前无明显诱因皮疹增多，遂来我科诊疗，外用复方曲安奈德乳膏、卤米松乳膏，口服复方甘草酸苷片，效果不佳。诊见体形硕壮，头皮部散在浸润性红斑，面部双侧鼻翼旁、面颊部淡红斑，躯干部、四肢伸侧密集点状、片状浸润性红斑，斑呈暗红色。部分红斑上有白色鳞状鳞屑，刮后基底层有点状出血，瘙痒不明显，伴咽干，大便时秘，小便黄。舌红，苔薄黄，脉弦滑略数。

中医诊断：白疕（血分蕴热）。

西医诊断：银屑病。

中医辨证分析：患者为青年男性，体形强壮，素咽干口渴，大便时秘，属阳盛体质。加之饮食不节，作息不规律，郁热入血分，故见红斑皮疹、疹色红；内有郁热，伤津耗液，故咽干、大便秘结；火热之邪下移小肠，故小便黄。舌红、苔黄、脉数乃实热之征。

治则治法：清热凉血。

处方：白茅根 30g，茜草根 10g，紫草 15g，丹参 30g，板蓝根 15g，土茯苓 30g，槐花 10g，白术 12g，茯苓 12g，甘草 15g，枳实 12g，连翘 30g，桔梗 10g，玄参 10g，生地黄 15g。14 剂，日 1 剂，水煎，早晚分服。药渣煎水沐浴，浴后用润肤剂全身外涂。嘱避免劳累、熬夜，禁食辣椒，禁止饮酒。

12 月 24 日二诊：皮疹大部分消退，斑块变薄，色变暗，咽部无不适，大便 1 日 1 行，面部皮疹局部留有色素沉着，头部红斑变薄，鳞屑减少。舌红，苔薄黄，脉弦滑。

处方：白茅根 30g，茜草根 10g，紫草 15g，丹参 30g，板蓝根 15g，土茯苓 30g，槐花 10g，白术 12g，茯苓 12g，甘草 15g，枳实 12g，连翘 30g，野菊花 20g，大枣 5g。14 剂，日 1 剂，水煎，早晚分服。药渣煎水沐浴，浴后用润肤剂全身外涂。嘱避免劳累、熬夜，禁食辣椒，禁止饮酒。

药后除四肢伸侧散在蚕豆大小的暗红斑外，大部分皮疹消退，局部留有色素沉着，无其他不适。

患者自行停药。近两个月时，因饮酒咽部不适，四肢伸侧皮疹有新发，遂按第一诊处方自行口服 14 剂，皮疹控制。自此凡有新发，就自行按一诊或二诊方用药，目前病情稳定。

【按语】银屑病又名牛皮癣，是一种常见的易复发的红斑、鳞屑性皮肤病，属中医学"白疕"范畴。皮疹常对称发生于身体的任何部位，好发于四肢伸侧，多为浸润性红斑，常覆以白色鳞屑，剥除鳞屑后可看点状出血，临床可分为急性期、静止期、消退期，多因情志内伤，气机郁滞，郁久化火；或饮食失节，脾胃失和，复感风热毒邪而发病。病久伤阴，化燥生风，肌肤失养。辨证多为血热型、血瘀型、血燥型，血瘀贯穿始终。该患者治以清热凉血。方中槐花、白茅根、紫草、茜草、生地黄清热凉血；板蓝根、玄参、桔梗、连翘清热解毒，利咽通便；枳实去腹中积滞，通大便；白术、茯苓健脾燥湿，防止寒凉伤脾；菊花引药上行，兼清热祛红。此方内清热凉血解毒之中加健脾护胃，清中蕴补，可以长期服用，适合银屑病慢性复发性的发病特点。伤津，可加天花粉；痒可加白鲜皮、防风、刺蒺藜；心烦易怒、口苦，可加柴胡、黄芩；眠差、焦虑，可加夜交藤、珍珠母、龙齿。

马疥（结节性痒疹）案

陈某，男，68 岁，初诊时间：2019 年 9 月 7 日。

主诉：双下肢丘疹 3 月余。

诊查：患者 3 个月前双下肢因蚊虫叮咬搔破后出现红色米粒大小的丘疹，剧痒难忍，夜间尤甚，后丘疹逐渐变为半球形结节，质地坚硬，且数量增多，曾至外院就诊，诊为结节性痒疹，予抗组胺药、激素软膏（具体不详）治疗，效果不显。近 3 个月来，因昼夜剧烈瘙痒而失眠心烦，性情急躁，遂来诊。症见双下肢散在米粒大小的半球形暗红色结节，以小腿伸侧为多。结节质地坚硬，可见大量搔痕，部分结节表皮已破，表面有血痂。夜寐欠安，纳差，小便稍黄，大便每日一行。舌暗红，苔白腻，脉弦滑。

中医诊断：马疥（湿热内阻，毒蕴肌肤）。

西医诊断：结节性痒疹。

中医辨证分析：患者被蚊虫叮咬，接触其毒液，邪毒侵入肌肤，与气血相搏，发为本病。热扰心神，故夜寐欠佳、心烦；湿热蕴于中焦，脾失健运，故纳差。舌暗红、苔白腻、脉弦滑乃湿热内阻、毒蕴肌肤之象。

治则治法：清热利湿解毒。

处方：金银花 15g，马齿苋 30g，桑白皮 15g，茯苓皮 30g，冬瓜皮 30g，全蝎 3g，麦冬 15g，焦山楂 30g，焦六神曲 30g，焦麦芽 30g，鸡内金 10g，炒酸枣仁 15g，夜交藤 30g，凌霄花 10g，防风 10g，赤芍 10g，甘草 6g。28 剂，日 1 剂，水煎，早晚分服。

10 月 11 日二诊：药后瘙痒、睡眠较前好转，皮损变平，偶有新发皮损，纳可，二便调，舌暗红，苔白，脉沉弦。

处方：金银花 15g，马齿苋 30g，桑白皮 15g，茯苓皮 30g，冬瓜皮 30g，全蝎 3g，麦冬 15g，焦山楂 30g，焦六神曲 30g，焦麦芽 30g，鸡内金 10g，炒酸枣仁 15g，夜交藤 30g，凌霄花 10g，赤芍 10g，甘草 6g，猪苓 30g，远志 10g，柴胡 15g。21 剂，日 1 剂，水煎，早晚分服。

11 月 4 日三诊：药后皮损基本消退，散在暗红丘疹及色素沉着，纳可，二便调，舌暗红，苔白，脉沉。

处方：金银花 15g，马齿苋 30g，桑白皮 12g，茯苓皮 30g，冬瓜皮 30g，全蝎 3g，麦冬 15g，焦山楂 30g，焦六神曲 30g，焦麦芽 30g，鸡内金 10g，炒酸枣仁 15g，夜交藤 30g，凌霄花 10g，甘草 6g，猪苓 30g，远志 10g，柴胡 15g。14 剂，日 1 剂，水煎，早晚分服。

药后结节消退变平，留有色素沉着，不痒，维持原方继续巩固些许时日。

【按语】本案患者被蚊虫叮咬后即出现红色结节样硬结，且瘙痒甚，是典型的结节性痒疹，属中医学的"马疥"。《医宗金鉴》记载："……疮形如粟粒，其色红，搔之愈痒。"《诸病源候论》谓："马疥者，皮肉隐嶙起，作根，搔之不知痛。"根据症状及舌脉，辨证为湿热内蕴、毒蕴肌肤，治以清热利湿解毒。方中金银花、马齿苋清热凉血解毒；桑白皮、茯苓皮、冬瓜皮清热利湿，宣肺止痒；防风祛风止痒；凌霄花凉血祛风；全蝎攻毒散结通络；麦冬清养肺胃；鸡内金、焦三仙增强健脾之功；酸枣仁、夜交藤安神助眠；甘草调和诸药。全方共奏清热利湿、解毒凉血散结之功。二诊皮肤瘙痒减轻，偶有新发，故去防风，加猪苓增强利湿之效，加柴胡调达肝气，舒郁散结；睡眠仍欠佳，加远志安神益智。三诊瘙痒显著减轻，寐可，减去利水化瘀之药。四诊症状明显好转，继以清热利湿、解毒散结法巩固。结节性痒疹患者多因瘙痒剧烈而出现情绪不佳、睡眠差，故治疗时应注重疏肝，使用重镇安神、活血通络之品，以达散结止痒之效。

浸淫疮（泛发性湿疹）案

刘某，女，60岁，初诊时间：2018年10月16日。

主诉：反复全身泛发皮疹3年余，加重两个月。

诊查：患者3年前无明显诱因出现颈后、后背、前胸红色丘疹伴瘙痒，后逐渐播散至双小腿及双足面，瘙痒剧烈，曾前往多家医院中西医诊治，均疗效不显或加重，后转诊我科。症见后背及双上肢上臂多发暗淡色斑和丘疱疹，双小腿及双足面布满丘疱疹，渗水糜烂，皮色暗淡，纳食不香，身倦乏力，便溏，眠可。舌淡，苔薄，脉缓。既往慢性肠炎。

中医诊断：浸淫疮（湿重于热）。

西医诊断：泛发性湿疹。

中医辨证分析：患者平素脾胃虚弱，失于健运，湿浊内生，郁而化热，浸淫肌肤而发为本病。脾虚运化失常，气血生化不足，故纳差、神疲乏力；湿困脾土，清浊不分，故便溏；舌淡、苔薄、脉缓为湿重于热之象。

治则治法：健脾利湿。

处方：苍术18g，厚朴18g，猪苓18g，泽泻18g，茯苓20g，炒白术25g，滑石30g（包煎），陈皮15g，防风15g，栀子12g，肉桂6g，马齿苋35g，冬瓜皮25g，砂仁10g（后下），炒薏苡仁35g，野菊花20g，甘草8g。15剂，日1剂，水煎，早晚分服。同时配合黄柏50g，生地黄20g，分早晚两次煎水冷敷。嘱忌食腥味及羊肉等发物，避免热水烫洗。

11月3日二诊：药后后背及双上臂皮损均消退，双小腿及双足面疱疹未见明显减轻，仍便溏，纳呆，身倦无力，舌淡薄白，脉滑缓。上方加地肤子、蛇床子各15g以止痒。30剂，日1剂，水煎，早晚分服。

12月10日三诊：药后大部分皮损明显好转，双小腿皮肤粗糙，双足面微有渗出，伴口干，大便成形，胃纳见馨。舌淡红，苔少，脉细滑。

处方：熟地黄15g，当归15g，鸡血藤15g，玄参15g，丹参15g，白芍15g，茯苓20g，泽泻18g，白鲜皮15g，蛇床子15g，麦冬15g，玉竹15g。30剂，日1剂，水煎，早晚分服。

患者服药后皮损基本消退，乏力、口干等情况均好转。

【按语】湿疮是一种过敏性炎症性皮肤疾患，临床特点为皮损对称分布，多形损害，剧烈瘙痒，有渗出倾向，反复发作，易成慢性。其中浸淫全身、滋水较多者，称为"浸淫疮"。清代《医宗金鉴·外科心法要诀》云："浸淫疮……此证初生如疥，瘙痒无时，蔓延不止，抓津黄水，浸淫成片，由心火、脾湿受风而成。"其发病不外乎内外两端。在外，以热、风、湿为主；在内，以心火、肝风、脾湿为主。本案患者疾病缠绵3年载，除全身泛发丘疱疹、糜烂渗出瘙痒外，伴便溏、纳食不香、身倦乏力，舌淡、苔薄白、脉滑缓乃一派脾虚之象，故使用苍术、炒白术、厚朴、陈皮、防风、炒薏苡仁健脾化湿；猪苓、泽泻、茯苓、滑石淡渗利湿，且茯苓、泽泻除湿而不伤阴；脾阳需肾阳温煦，因此使用肉桂鼓舞气血；野菊花、栀子、马齿苋、冬瓜皮解毒利湿；砂仁化湿醒脾。待皮损已消大半，阴津亏耗尚未恢复之际再加熟地黄、玄参滋阴清热；当归、丹参、鸡血藤养血和血；白鲜皮、蛇床子除湿止痒；麦冬、玉竹养阴生津扶正，以祛邪。为增强疗效，可用药渣煎汤外洗或湿敷，有水渗出时要记住冷湿敷。本病忌食腥味及羊肉等发物，避免热水烫洗。

蛇串疮（带状疱疹）案

方某，男，72岁，初诊时间：2019年7月12日。

主诉：右侧胸背部疱疹、疼痛1周余。

诊查：患者1周前出现右侧胸背部掣痛，夜间为甚，近日疼痛部位出现成簇疱疹，痛如火燎，曾于当地医院予口服及外用药物治疗，效果不显。症见右侧胸背部成簇水疱疹，皮肤热肿，无发热，大便两天1次。舌淡红，苔薄黄，脉沉弦。既往高血压、冠心病病史。

中医诊断：蛇串疮（肝经湿热，火毒蕴结）。

西医诊断：带状疱疹。

中医辨证分析：患者情志不舒，久而化热，与湿互结，湿热毒蕴，阻滞经络，故发为此病；舌淡红、苔薄黄、脉沉弦乃肝经湿热、火毒蕴结之象。

治则治法：清热解毒，凉血散血。

处方：蒲公英20g，赤芍15g，金银花15g，瓜蒌15g，生地黄15g，醋延胡索12g，连翘10g，麦冬10g，栀子9g，牡丹皮9g，白芷9g，柴胡9g，黄芩9g，徐长卿9g，生甘草6g。4剂，日1剂，水煎，早晚分服。

7月21日二诊：药后疼痛稍好转，但仍见疱疹局部发红，部分结痂。舌淡红，脉弦。

处方：蒲公英 20g，金银花 15g，生地黄 15g，瓜蒌 15g，醋延胡索 12g，连翘 10g，蒺藜 9g，桃仁 9g，牡丹皮 9g，白芷 9g，柴胡 9g，黄芩 9g，徐长卿 9g，生甘草 6g。5 剂，日 1 剂，水煎，早晚分服。

8 月 1 日三诊：胸背部疱疹大部结痂，疼痛有所减轻，便秘，近两天轻微咳嗽。舌淡红，苔薄，脉缓。治以凉血化瘀，通络蠲痛。

处方：蒲公英 20g，瓜蒌 15g，赤芍 15g，蒺藜 9g，郁金 9g，牡丹皮 9g，白芷 9g，玄参 9g，桃仁 9g，苦杏仁 9g，柴胡 9g，丝瓜络 9g，徐长卿 9g，麦冬 10g，醋延胡索 12g，制乳香 6g，制没药 6g，甘草 6g。5 剂，日 1 剂，水煎，早晚分服。

四诊：药后疱疹基本结痂，疼痛好转，三诊方再进 10 剂，疼痛基本消失。随访 1 个月，病痊愈。

【按语】带状疱疹是以成簇水疱沿身体一侧呈带状分布，且伴有不同程度的疼痛为特征的常见皮肤病，属中医学"蛇串疮""火带疮""缠腰火丹""蛇丹""蜘蛛疮"等范畴。其记载首见于《诸病源候论·疮病诸候》，云："甑带疮者，绕腰生。此亦风湿搏血气所生，状如甑带，因以为名。"本病可因情志内伤，肝气郁结，久而化火妄动，肝经蕴热，外溢肌肤而发；或脾失健运，湿邪内生，或感染毒邪，湿热火毒蕴结肌肤；或年老体弱，血虚肝旺，气血凝滞而发病。该患者为老年男性，急性起病，故初诊以清热解毒、凉血通络蠲痛为法。方中蒲公英、金银花、连翘清热解毒；栀子、黄芩清热燥湿；生地黄、牡丹皮、赤芍清热凉血；醋延胡索活血止痛；白芷、徐长卿祛风止痛；柴胡为引经药，引诸药之力入肝经；丹参活血祛瘀，通经止痛；麦冬、瓜蒌润肠通便；生甘草清热解毒，调和诸药。二诊时症状改善，予初诊方稍做调整，守原方之义，继续以清热解毒、化瘀通络之剂口服。三诊时皮疹大部分结痂，疼痛亦有缓解，故减少清热解毒药物。考虑到后期多瘀，会出现带状疱疹后遗痛，故加用气薄味辛、入气走血之制乳香、没药、郁金活血化瘀止痛。患者有咳嗽、便秘症状，故增加了桃仁、苦杏仁、瓜蒌、麦冬、玄参以清肺养阴，润肠通便。丝瓜络有通络、祛风、活血之功，现代研究证实，其具有抗炎、镇痛作用，可治疗蛇串疮。

郑卫方

郑卫方（1972—），男，主任中医师，兰溪市中医院党委副书记、院长，金华市名中医，省部级劳动模范，兰溪市第八、九、十批拔尖人才，金华市321人才第二层次人选人员，金华市名老中医药传承工作指导老师，浙江省医学会肛肠分会委员，中国中西医结合学会大肠肛肠病专业委员会青年委员，中国抗癌协会筛查与早诊早治专业委员会委员，全国卫生计生先进工作者。从事肛肠外科，特别是结直肠癌筛查与早诊早治方面临床和科研工作20余年，擅长用中西医结合方法治疗各种肛肠疾病。2013年代表浙江省完成中华中医药学会肛肠分会组织的"中国成人常见肛肠疾病流行病学调查"的农村样本任务；与浙江大学合作积极探索结直肠癌筛查兰溪模式，于2018年成功推动兰溪市城乡居民大肠癌筛查工作列入兰溪市十大为民办实事工程，并参与了国家癌症中心组织的《中国结直肠癌筛查指南》制定工作，成为全国6个中心之一，2022年完成覆盖66万城乡居民的大肠癌筛查工作；2023年与浙江中医药大学共建产学研合作平台。先后主持科研项目8项，发表论文24篇，荣获地市级科技奖5项，金桥工程奖3项。

大瘕泄（溃疡性结肠炎）案

董某，女，58岁，初诊时间：2018年5月28日。

主诉：反复黏液血便4年余，加剧3天。

诊查：患者4年多前无明显诱因下出现黏液血便，量较多，血色鲜红。大便每日五六次，稀便，伴黏液血便，偶伴脐周隐痛，伴头晕，无乏力、纳差，无肛门疼痛，无肛门坠胀不适及排便不尽感，无肛门瘙痒，无恶心呕吐，无咳嗽咳痰。2013年8月6日在医院行电子肠镜检查，示溃疡性结肠炎（以直肠、乙状结肠、横结肠为主），后予以口服柳氮磺胺吡啶对症治疗，药后症状无明显好转。之后转院治疗，予美沙拉嗪颗粒口服及美沙拉嗪栓塞肛治疗，药后症状明显好转，大便每日1次，无黏液血便，但停药后症状有所反复。3天前再次出现黏液血便、量较多，大便每日4~5次，稀便，伴肛门灼热，里急后重，伴腹部隐痛，伴纳差、乏力。舌红，苔薄黄腻，脉滑数。专科检查：肛外观无殊；肛门指诊：伸指5cm未及明显肿物，指套见少许暗红色黏液。辅助检查：2013年8月6日金华市中心医院电子肠镜检查示溃疡性结肠炎（以直肠、乙状结肠、横结肠为主）。

中医诊断：大瘕泄（大肠湿热）。

西医诊断：溃疡性结肠炎。

中医辨证分析：湿热下注大肠，搏结气血，酿为脓血，而为下痢赤白；肠道气机阻滞，则腹痛、里急后重；肛门灼热、小便短赤、舌苔黄腻、脉弦数俱为湿热内蕴之象。

治则治法：清肠化湿解毒，调气行血。

处方：芍药汤加减。炒白芍 30g，当归 15g，黄芩 15g，黄连 15g，大黄 9g，白头翁 9g，槟榔 6g，木香 6g，炙甘草 6g，肉桂 5g（后下），地榆 6g。7 剂，日 1 剂，水煎，早晚分服。嘱忌烟、酒，禁食辛辣刺激性食物，忌海鲜及咸制品，嘱生活起居适寒温，避免劳累。

6 月 4 日二诊：服药后大便次数减少，每日 2～3 次，不成形软便，黏液血便较前减少，腹痛较前缓解。舌红，苔薄黄，脉滑数。

处方：炒白芍 30g，当归 15g，黄芩 15g，黄连 15g，白头翁 9g，槟榔 6g，木香 6g，炙甘草 6g，肉桂 5g（后下），地榆 6g，炒白术 15g，陈皮 6g，炒枳壳 9g。7 剂，日 1 剂，水煎，早晚分服。

6 月 11 日三诊：药后大便每日 1～2 次，不成形软便，无血便，伴少许黏液，腹痛缓解，纳差、乏力仍在，舌淡，苔薄白，脉细。

处方：黄芪 20g，党参 15g，炒白术 15g，茯苓 10g，当归 15g，木香 6g，山药 15g，陈皮 6g，炙甘草 3g。7 剂，日 1 剂，水煎，早晚分服。

服药后大便每日 1～2 次，已成形，无黏液，腹痛、纳差、乏力等情况基本好转。

【按语】溃疡性结肠炎属中医学"泄泻""大瘕泄""痢疾"等范畴。本病多由湿热塞滞肠中、气血失调所致，治疗以清热燥湿、调气和血为主。该患者病情迁延 4 年余，长期服用美沙拉嗪控制，但常因饮食不慎而反复，此次为急性发作。治以清肠化湿解毒，调气行血。方用芍药汤加减。《素问病机气宜保命集》载："脏腑泻痢，其证多种。大抵从风湿热论……轻则飧泄身热脉洪，谷不能化。重则下痢脓血稠黏，皆属于火……法云，宜补宜泻宜和宜止，假令和则芍药汤是也。"方中黄芩、黄连清热燥湿，解毒止痢；大黄、槟榔荡热去滞，通因通用；木香、槟榔调气行滞；当归、芍药、甘草行血和营，缓急止痛；肉桂辛温，反佐芩、连、大黄之苦寒，共成辛开苦降之势，以散邪气之结滞；白头翁直清里热；地榆凉血止血。急则治标，缓则治本。患者患病日久，脾胃肠虚弱，故清利湿热之后重用黄芪、党参、炒白术健脾益气，巩固疗效。

痔（血栓外痔）案

姚某，女，32 岁，初诊时间：2019 年 3 月 18 日。

主诉：肛门疼痛两天。

诊查：患者两天前因食辛辣刺激食物后出现肛门疼痛，自行使用马应龙痔疮膏后略缓解。平时大便每日 1 次，成形软便，无黏液血便。舌红，苔白，脉弦细。专科检查：肛外观：肛左位可见一 2.0cm×2.0cm 的肿物脱出，青紫色，质韧，触痛明显；肛门指诊：伸指 5cm 未及明显肿物，指套无染血；肛门指检：伸指 5cm 未及明显肿物，指套无染血。

中医诊断：痔（气滞血瘀）。

西医诊断：血栓外痔。

中医辨证分析：血栓外痔多因便秘、排便用力过猛，或肛门静脉丛炎症、痔静脉破裂、血液凝结而成。气机郁滞，血行不畅，蕴阻肛门，血液瘀滞，故肛门疼痛。舌暗红、脉弦细乃气滞血瘀之征。

治则治法：行气祛瘀。

处方：苦参30g，黄柏20g，地榆20g，黄芩20g，白芍15g，山栀子15g，槟榔10g，远志10g，大黄10g，薄荷10g，甘草8g。5 剂，日 1 剂，水煎，早晚分服。另以此方用水浓煎取汁兑水，趁热熏洗患处。另予肛泰栓塞肛，每日 1 次，每次 1 粒。

3 月 22 日二诊：自述药后肛门疼痛明显好转，检查发现脱出肿物明显缩小。舌红，苔白，脉弦细。继续前法治疗。

3 月 27 日三诊：自述疼痛完全缓解，检查发现肛门脱出肿物软化缩小，部分回纳。继续以参黄洗剂治疗，肛泰栓塞肛，巩固疗效。

【按语】历代医家认为，血热内燥，或便时努张，或用力负重等均可导致血络破裂，瘀血栓塞而成痔。《素问·生气通天论》曰："筋脉横解，肠澼为痔。"该患者为气血瘀阻所致，治宜行气祛瘀。《外科正宗》认为："夫痔者……或因久坐而血脉不行，又因七情而过伤生冷，以及担轻负重，竭力远行，气血纵横，经络交错，又或酒色过度，肠胃受伤，以致浊气瘀血流注肛门，俱能发痔。"明确提出血瘀是痔的病理机制。方中重用苦参以清热解毒燥湿，祛风杀虫；黄柏清热燥湿，泻火除蒸，与苦参相须为用，增加清热燥湿功效；黄芩清热燥湿，泻火解毒；地榆凉血止血，解毒敛疮；大黄清热泻火，逐瘀通经；槟榔、远志行气消肿；栀子、薄荷清热利湿，行气疏风；白芍酸甘化阴，养血敛阴柔筋，缓急止痛；甘草为使，调和诸药。诸药合用，共奏行气祛瘀、清热燥湿、消肿止痛之功。

泄泻（肠易激综合征）案

梅某，女，41 岁，初诊时间：2020 年 5 月 16 日。

主诉：反复腹痛腹泻两年余。

诊查：患者两年多前无明显诱因出现腹痛、腹泻。病初肠鸣攻痛，腹痛即泄，泄后痛缓，每因抑郁恼怒或情绪紧张而诱发。平素多有胸肋胀闷不舒，嗳气少食。近半年病情加重，便次 1 日 4 ~ 5 行，时有黎明之前脐腹作痛、泄而不畅之感，泄下物中有白色黏冻样物。形寒肢冷，腹部喜暖，腰膝酸冷。舌淡，苔白滑，脉沉细。

中医诊断：泄泻（脾肾阳虚，肝郁气滞）。

西医诊断：肠易激综合征。

中医辨证分析：肝郁脾虚，升降失衡，运化无权所致，故肠鸣攻痛，腹痛即泄，泄后痛缓，每因抑郁恼怒或情绪紧张而诱发，平素多有胸肋胀闷不舒之症，病机为肝郁脾虚，理应"抑木扶土"治之。因旧病失治，病程反复发作，病程较长，故"久病及肾""子病及母"，渐有肾阳虚之症，时有黎明之前脐腹作痛，泄而不畅之感，泄下物中有白色黏冻样物，形寒肢冷，腹部喜暖，腰膝酸冷。病机为脾肾阳虚，肝郁气滞，运化失常，其病位在肠，与肝、脾、肾有关，为本虚标实之证。舌淡、苔白滑、脉沉细乃脾肾阳虚之象。

治则治法：温肾健脾，疏肝调肠。

处方：温阳舒肝调肠汤加减（经验方）。制附片 6g（先煎），淡干姜 6g，补骨脂 15g，肉豆蔻 15g，党参 15g，炒白术 15g，山药 15g，茯苓 15g，柴胡 15g，炒白芍 15g，陈皮 9g，防风 9g，炙甘草 6g。7 剂，水煎，日 1 剂，早晚分服。

5 月 23 日二诊：药后腹痛缓解，便次减少，仍时有腹部胀气不适，睡眠欠佳，心情不畅。继予原法，上方加郁金 9g，枳壳 9g，佛手 9g 疏肝理气，行气宽中；加合欢皮 9g 宁心解郁。再予 7 剂，服法同前。

5 月 30 日三诊：药后诸恙好转，泄而不畅感和泄下物中有白色黏冻样物消失，便次 1 日三行，为成形软便，唯夜寐仍不安稳。二诊方中加夜交藤 15g 养心安神，再予 14 剂巩固疗效。

【按语】肠易激综合征被认为是情绪性的胃肠功能不调。情志与肝关系密切，而泄泻病机在脾，故本病与肝脾功能相关。加之患者有阳虚之症，故治疗需兼顾脾、肝、肾三方。方中党参、炒白术、茯苓、炙甘草健脾补气，取四君子汤之意；山药既能健脾，又能涩肠止泻；制附片、淡干姜等温肾补阳，亦可加强补火助阳之力；补骨脂温肾助阳，温脾止泻，为补火暖土之要药；肉豆蔻入太阴脾经、足阳明胃经，温中燥土，专固大肠，最收泄利；柴胡、陈皮、防风疏肝理气，防风为脾胃引经药，药味辛而散，有除湿之功，气味俱升，既可理肝舒脾兼散气滞，又可升阳止泻；白芍柔肝养肝阴，敛肝以抑肝木过旺；柴胡疏泄肝郁，既可疏肝又可健脾，郁去则脾胃之困自除。诸药合用，共奏温肾健脾、疏肝调肠之效。

便秘（功能性便秘）案

何某，男，73 岁，初诊时间：2020 年 8 月 17 日。

主诉：反复排便困难 1 年余。

诊查：患者 1 年前无明显诱因出现排便困难，平素大便 4 ~ 5 日一解，大便干燥硬结，无黏液血便，曾自行服用芦荟胶囊通便，服药后约两日一解，稀便，停药后症状反复，伴怕冷，手脚不温，小便清长。舌淡，苔白，脉沉迟。专科检查：肛外观无殊；肛门指诊：伸指 5cm 未及明显肿物，指套无染血；肛门镜检：未见明显异常。

中医诊断：便秘（脾肾阳虚）。

西医诊断：功能性便秘。

中医辨证分析：患者年老体弱，气血亏虚，肾精亏耗，真阳不足，长期服用芦荟胶囊过于苦寒伤阳气，导致脾肾阳虚。便秘属大肠传导功能失常，与脾、胃、肾关系密切。肾精亏耗则肠道干涩，大肠传导失常则大便干结不通；脾肾阳虚，温煦无权，则怕冷、手脚不温；肾阳不足，气化无力，故小便清长。舌淡、苔白、脉沉迟为阳虚之象。

治则治法：温阳通便。

中药处方：济川煎合增液汤加减。肉苁蓉 15g，当归 12g，牛膝 15g，泽泻 10g，升麻 10g，枳壳 12g，生地黄 15g，玄参 15g，麦冬 15g，乌药 10g。14 剂，日 1 剂，水煎，早晚分服。

针灸处方：取天枢、大肠俞、足三里、关元，穴位埋线，半月 1 次。嘱多食蔬菜、水果，多饮水，忌辛辣、生冷，忌酒；适当运动；定时排便。

8 月 31 日二诊：自述大便两日一解，初始干燥，后解成形软便，怕冷、手脚不温皆略好转，伴小便清长。舌淡，苔白，脉沉迟。原方加黄芪 25g，生白术15g，14剂，日1剂，水煎，早晚分服。针灸取穴：天枢、大肠俞、足三里、气海，穴位埋线，半月1次。9月14日三诊：患者大便每1~2日1次，成形软便，解出通畅，怕冷、手脚不温进一步缓解，舌淡，苔白，脉沉迟。单予针灸治疗，取穴：取天枢、大肠俞、足三里、关元、气海。

【按语】便秘的病位在大肠，主要因大肠传导失司而致。病位虽在大肠，但与肝、脾、肾、胃、三焦等多个脏腑相关。《景岳全书·杂症谟·秘结》曰："凡下焦阳虚，则阳气不行，阳气不行，则不能传送而阴凝于下，此阳虚而阴结也。"《灵枢·终始》曰："久病者……深纳而久留之。"张景岳释曰："久远之疾，其气必深，针不深则隐伏之病不能及，留不久则固结之邪不得散也。"方中肉苁蓉咸温，入肾与大肠经，善于温补肾精，暖腰润肠，为君药。当归养血和血，润肠通便；牛膝补肾壮腰，善行于下，为臣药。乌药、枳壳温阳行气，下气通便；再辅以"增液汤"之生地黄、玄参、麦冬以增水行舟；泽泻性降，渗利泄浊，共为佐药。少加升麻升举清阳，使清升浊降以助通便，用为佐使。诸药合用，既可温肾益精以治其本，又能润肠通便以治其标，而成标本兼顾之剂。二诊再加黄芪、生白术以益气，加强行舟之力。另外，辅助以穴位埋线，通过针灸与现代医疗技术的结合，利用生物蛋白线或羊肠线代替针具长期刺激穴位，通过生物蛋白线或羊肠线这种异种蛋白在体内软化、分解、液化和吸收时，对穴位产生的生理、物理及化学刺激长达20天或更长时间，从而对穴位产生一种缓慢、柔和、持久、良性的"长效针感效应"，长时间发挥疏通经络的作用。便秘又是一种慢性的顽固性疾病，病程长，蛋白线在人体的吸收时间长，在吸收周期内起到一个长效刺激穴位、促进肠道蠕动的作用。在选穴上，大肠俞、天枢、足三里为主穴，以通腑气，热秘者配合谷、曲池泄阳明之热，以清热保津，气滞者行间配阳陵泉疏肝理气；阳虚配气海、关元助阳逐冷，以散凝结，使紊乱的肠道功能得以恢复。

何金奎

何金奎（1966—），男，主任中医师，义乌市中医医院外一科主任，义乌市名中医。1990年毕业于浙江中医学院，从事中西医外科临床30多年。致力于中西医结合治疗外科疾病，能完成普外科、泌尿外科三、四类手术。擅长腹腔镜、膀胱镜、输尿管镜、电切镜等各种腔镜手术，在中医药治疗肿瘤、前列腺疾病、前列腺术后、阳痿早泄等男科疾病，以及粘连性肠梗阻和术后中医调理方面有独到见解。多次被评为义乌市卫健委和医院先进党员、先进工作者、优秀带教老师。曾赴金华市中心医院、上海仁济医院等地进修，是义乌市泌尿系结石治疗方面开展最全面的医生之一。任中国中医药研究促进会中药临床药学分会常务理事，浙江省中西医结合学会男科专业委员会常务委员、泌尿外科专业委员会委员，浙江省中医药学会外科分会委员，金华市中西医结合学会男科专业委员会主任委员，金华市医学会男科专业委员会委员、泌尿外科专业委员会委员，义乌市医学会外科学专业委员会副主任委员。

肠结（粘连性肠梗阻）案

金某，女，47 岁，初诊时间：2015 年 3 月 3 日。

主诉：反复脐周痛伴呕吐半年，加剧 3 个月。

诊查：患者半年前第 3 次子宫手术后反复出现脐周胀痛，攻窜不定，时轻时重，常伴恶心呕吐。近 3 个月来诸症加剧，常常痛得彻夜难眠，经多家医院中西医治疗，效果不佳，诸症加剧。诊见痛苦呻吟，腹部膨隆，拒按，夜不能寐。舌红、边有瘀点，苔黄厚腻，脉弦。

中医诊断：肠结（热瘀互结）。

西医诊断：粘连性肠梗阻。

中医辨证分析：患者子宫术后血络受损，瘀血阻络，气机阻滞，肠体活动异常而搏结不通，导致肠结；不通则痛，故脐周胀痛，攻窜不定，时轻时重，且腹部膨隆、拒按，属实证；大小肠为传化之腑，传化物而不藏，以通降下行为顺，滞塞上逆则为病，故恶心呕吐；气机久郁化热，瘀热互结，则加重腹痛、呕吐之症。舌红、边有瘀点，苔黄厚腻，脉弦为热瘀互结之象。

治则治法：清热凉血，祛瘀散结。

处方：大血藤 30g，制大黄 10g，芒硝 8g，桃仁 10g，红花 8g，牡丹皮 10g，冬瓜仁 12g，赤芍 12g，丹参 30g，莱菔子 15g，败酱草 30g，火麻仁 12g，郁李仁 12g，山楂 15g，青皮 8g，陈皮 5g。7 剂，水煎，日 1 剂，早晚分服。嘱忌烟酒，以及辛辣刺激性食物，忌海鲜及咸制品，嘱生活起居适寒温，避免劳累。

3 月 10 日二诊：服药 3 天后，解大便 1 次、量多，腹部胀痛明显减轻。复诊时腹痛基本除，脐上无腹胀，无恶心呕吐，晚上能入睡。舌红，苔转薄，脉弦。上方加川芎 12g。7 剂，水煎，日 1 剂，早晚分服。

3月17日三诊：药后诸症除，自行到他院原方做丸服用两个月，效可。

2015年10月13日症状又发，予原方服用7剂而愈，至今未发。

【按语】"肠结"之名出自《医学衷中参西录》，病位在肠，病机特点以邪实为主，或因"气血、痰水、食积、风冷诸证"之不同而表现各异。龚信《古今医鉴》则将治疗法则总结为"是寒则温之，是热则清之，是痰则化之，是血则散之，是气则顺之，是虫则杀之"。大黄牡丹皮汤是东汉医家张仲景《金匮要略》的名方，原为治疗肠痈。云："肠痈者，少腹肿痞，按之即痛如淋，小便自调，时时发热，自汗出，复恶寒。其脉迟紧者，脓未成，可下之，当有血。脉洪数者，脓已成，不可下也。大黄牡丹汤主之。"现不少医者把其扩大用于肠道其他部位的炎症，如小肠炎、结肠炎、直肠炎。妇科中的炎症，如宫颈炎、附件炎、子宫内膜炎用之都有良效。方中大黄泻肠中瘀结之毒；芒硝软坚散结，助大黄促其速下；桃仁、牡丹皮凉血散血，破血祛瘀；冬瓜仁清肠中湿热，消痈排脓。诸药合用，共奏清热凉血、祛瘀散结之功。在此基础上加大血藤、败酱草清热解毒；莱菔子、青皮、陈皮理气；丹参、赤芍活血消肿；火麻仁、郁李仁润肠通便。

骨痹（颈椎间盘术后）案

斯某，男，68岁，初诊时间：2015年3月3日。

主诉：颈椎间盘术后颈部以下感觉消失1月余。

诊查：颈椎间盘术后1个多月，颈部以下感觉消失，四肢肌力0～1级，不能行走，二便失禁，胃纳可，感乏力，舌红，苔薄，脉细。

中医诊断：骨痹（气虚血瘀）。

西医诊断：颈椎间盘术后。

中医辨证分析：患者术后，损伤正气，正气亏虚，气虚血滞，脉络瘀阻，经气运行不利，脉道不利，气血精津亏虚，筋脉肌肉失去濡养，故见颈部以下感觉消失、乏力、四肢痿软、四肢肌力0～1级；气虚升举无力，而致气陷，不能固摄，故二便失禁。舌红、苔薄、脉细为气虚血瘀之象。

治则治法：补气，活血，通络。

处方：黄芪50g，当归12g，桃仁12g，红花10g，赤芍12g，川芎12g，地龙12g，薏苡仁30g。7剂，水煎，日1剂，早晚分服。嘱忌烟酒，以及辛辣刺激性食物，忌海鲜及咸制品，嘱生活起居适寒温，避免劳累。

3月10日二诊：服药后双上肢感觉恢复，肌力2～3级，平6～7肋胸部感觉恢复，二便仍失禁，舌红，苔薄，脉细。效果明显，原方继进 7 剂，服法同前。

3 月 17 日三诊：药后双下肢感觉恢复，上肢肌力 3 级，下肢肌力 1~2 级，二便自解，舌红，苔薄，脉细。药后效果明显，原方继进 14 剂，服法同前。

28 剂后，在家人的搀扶下患者能站立行走几步。

【按语】《灵枢·刺节真邪》云："虚邪偏客于身半，其入深，内居营卫，营卫稍衰，则真气去，邪气独留。"《医林改错》云："元气既虚，必不能达于血管，血管无气，必停留而瘀。"故王氏针对此证，定补阳还五汤方，张锡纯曾云"至清中叶王勋臣出，对于此证，专以气虚立论"。本病因虚致瘀，气虚为本，血瘀为标，故治拟补气为主，活血为辅，本方重用生黄芪，补益元气，意在气旺则血行，瘀去络通，为君药。当归活血通络而不伤血，用为臣药。赤芍、川芎、桃仁、红花协同当归以活血祛瘀；地龙通经活络，力专善走，周行全身，以行药力，共为佐药。加薏苡仁取其利水退肿、健脾胃之功。诸药合用，共奏气旺血行、瘀消脉通、机体濡养之功。

石淋（右输尿管结石）案

何某，男，65 岁，初诊时间：2016 年 6 月 5 日。

主诉：右侧腰部绞痛 6 小时。

诊查：患者 6 小时前无明显诱因下出现右侧腰部绞痛，伴恶心呕吐，尿频、尿血、尿痛、尿不尽感。B 超检查提示右输尿管下段结石，大小约 6mm×5mm。舌红，苔黄腻，脉弦数。

中医诊断：石淋（湿热下注）。

西医诊断：右输尿管结石。

中医辨证分析：下焦湿热，蕴结膀胱，煎熬尿液，结为砂石；结石梗阻，气机不利，不通则痛，则尿急频数、淋沥不爽、尿时灼热疼痛、腰部绞痛；热伤血络，则尿血鲜红。舌红、苔黄腻、脉弦数为湿热之象。

治则治法：清热利湿，排石通淋。

处方：金钱草 30g，海金沙 30g，滑石 30g，车前子 30g，王不留行子 30g，石韦 20g，茯苓 12g，泽泻 20g，丹参 30g，赤芍 12g，白芍 20g，甘草 10g，川牛膝 6g。7 剂，水煎，日 1 剂，早晚分服。

次日电话告知，结石已排出，诸症消失。随访至今未见复发。

【按语】"石淋"是中医疗效非常确切的一个疾病，古代医家对石淋的治疗很早就有较多研究。《诸病源候论·石淋候》云："石淋者，淋而出石也。肾主水，水结则化为石，故肾客沙石。肾虚为热所乘，热则成淋。其病之状，小便则茎里痛，尿不能卒出，痛引少腹，膀胱里急，沙石从小便道出。甚者塞痛，令闷绝。"指出其病因主要是下焦湿热、气化失司，湿热久蕴于下焦，尿液受其煎熬，日积月累，尿中杂质结为砂石而成。方中金钱草排石通淋；海金沙排石通淋，兼以止痛，为君药；车前子、泽泻、滑石、茯苓辅以利尿通淋，化湿行水，助石排出；王不留行子、丹参、赤芍活血通经；石韦活血利水；再佐白芍、甘草缓急止痛；川牛膝补肝肾，引药入经，导气血下行。采用本方治疗屡屡收效，但要注意中医治疗石淋的适应证，对有感染（脓肾）、重度肾盂积水、结石较大、泌尿系统解剖畸形、结石在一个部位停留时间超过 1 个月以上者尽量不要单用中医药治疗。

叶峰

叶峰（1971—），男，主任中医师，浙江省基层名中医，兰溪市人民医院医共体兰江院区/兰溪市红十字医院副院长，兰溪市第九批拔尖人才。师从国家级名中医、浙江省首批国医名师、博士研究生导师陈意教授。从事中医临床工作 20 余年。擅长纯中医手段诊治中医内科、妇科、皮肤科常见病及疑难杂症，尤对咳嗽、脾胃病、肾病、心脑血管疾病、失眠、盗汗、风湿病、颈腰椎疼痛、糖尿病、月经失调、乳腺增生、更年期综合征、湿疹、带状疱疹、痤疮、肿瘤等疾病的诊治经验丰富，擅长中医膏方养生保健、调理慢性病和亚健康人群、养颜安神、学生益智助长等。任世界中医药学会联合会慢病管理专业委员会常务理事，发表论文 10 余篇。

蛇串疮（带状疱疹）案

王某，女，47 岁，初诊时间：2017 年 3 月 16 日。

主诉：左胸背灼痛 3 天。

诊查：近 1 周来自感周身酸痛不适，似有感冒又无其他症状，未予注意。3 天前又觉左胸肋间至左背部刺痒微痛，晚上换睡衣时发现痛处有 4～5 个绿豆大小疱疹，次日来诊。诊见左胸 3～4 肋间处局部皮肤发红，有丘疹样水疱6~7个，背部皮肤潮红，局部皮肤触之敏感，灼热痒痛或刺痛，睡眠欠安，更衣不畅，小溲无殊。舌红，苔薄黄，脉滑数。

中医诊断：蛇串疮（肝胆湿热）。

西医诊断：带状疱疹。

中医辨证分析：患者左侧胸背部成簇水疱疹，属中医学"蛇串疮"范畴。患者情志不舒，久而化热，与湿互结，湿热毒蕴，阻滞经络，不通则痛，故胸肋间至背部刺痒疼痛；湿热毒邪蕴于皮肤，故皮肤发红、多发丘疹样水疱、局部皮肤触之敏感、灼热痒痛或刺痛。舌红、苔薄黄、脉滑数为肝胆湿热之征。

治则治法：泄热解毒，凉血清肝。

处方：瓜蒌红花汤加减。全瓜蒌30g，红花6g，甘草10g，赤芍15g，炒白芍12g，龙胆草5g，板蓝根15g，当归10g，柴胡12g，郁金10g。5剂，日1剂，水煎，分3次服。

局部治疗：主穴：阿是穴为龙头（首先出现水疱处）、龙体（中间部分）、龙尾（最后出现水疱处），以微火针（用1寸0.25mm普通一次性毫针，酒精灯烧红）快速点刺，并拔罐使出血。配穴：太冲、合谷、支沟，用1寸0.25mm普通一次性毫针，捻转泻法，留针15分钟。局部微火针和针灸治疗隔日1次。

3月21日二诊：经中药及火针点刺，局部疼痛明显好转，晚上已能入睡，疱疹基本结痂，局部仍微痒感和轻微刺痛，大便顺畅、日一行，舌淡红，苔薄黄略腻，脉滑数。

处方：全瓜蒌30g，红花6g，甘草10g，赤芍15g，炒白芍12g，砂仁6g，黄芩15g，板蓝根15g，当归10g，柴胡12g，郁金10g，麸炒苍术15g。5剂，日1剂，水煎，分3次分服。

药后半月来告，病已痊愈。

【按语】蛇串疮即西医学之带状疱疹，为病毒感染性疾病，好发于春秋两季，病机乃肝胆热毒蕴结，循经外发，结于皮肤。治疗蛇串疮之方来自明代孙一奎《医旨绪余》的瓜蒌红花汤。方用瓜蒌、甘草、红花为基础方，随症加减。瓜蒌味甘，性寒，泻肝缓中，且柔而滑润，故痛自止。结合火针疗法，以热治热，通病灶经气，驱除热毒，疏通局部血脉，消瘀散结。太冲乃肝经之原，以泻肝胆之火；合谷乃阳明之原，以清解邪毒。手少阳之穴支沟，宣胁肋之气机。针药合用，收效甚捷。

许经纶

许经纶（1979—），男，副主任中医师，硕士研究生，金华市青年名中医，金华市第五医院中医皮肤科主任。浙江省中医药学会中医美容分会委员、皮肤科分会青年委员会副主任委员，浙江省性学会性传播疾病委员会委员，浙江省医学会皮肤性病学分会青年委员，浙江省麻风病防治协会理事。擅长中西医结合诊治皮肤科常见病，善于运用《伤寒论》五法六经理论及赵炳南经典验方辨治痤疮、慢性荨麻疹、慢性湿疹、银屑病、带状疱疹后遗神经痛等。

瘾疹（荨麻疹）案

张某，女，35岁，初诊时间：2021年9月8日。

主诉：全身红斑风团瘙痒3天。

诊查：3天前无明显诱因下全身散发红斑风团，瘙痒剧烈，影响工作，皮疹24小时内能自行消退。因全身皮疹较多，伴轻度胸闷不适，前医予甲强龙针40mg静滴1天1次，依巴斯汀片、地氯雷他定片口服，输液后皮疹消退。第2天皮疹反复，予葡萄糖酸钙针、硫代硫酸钠针静推，皮疹能部分消退，但仍反复。第3天来诊，全身弥漫性红斑、风团，呈离心性扩大，伴轻度胸闷，血压正常，来诊时诉凌晨瘙痒剧烈，睡眠差，疲乏。查体见全身大片暗红色斑片、风团，怕风怕冷，口干。舌红，苔薄白，舌体大齿痕，脉沉无力，尺沉甚。

中医诊断：瘾疹（营卫不和，太阳少阴合病）。

西医诊断：荨麻疹。

中医辨证分析：患者为医生，工作辛劳，加之抚育小孩，经常熬夜，致使机体阳气受损，出现怕风怕冷等卫阳不足之象。阳气不足，易受风寒风热邪气侵袭，郁于肌肤营卫，出现营卫不和而发为荨麻疹。口干、舌红为郁热之象；舌体大伴齿痕为脾肾阳虚、湿邪停滞所致；脉沉无力、尺沉甚为少阴阳气不足、正气不能外达肌表之征。

治则治法：温阳解表，调和营卫。

处方：桂枝15g，白芍9g，甘草5g，生姜5g，大枣5g，牡蛎30g，龙骨

30g，熟地黄 30g，附片 5g，防风 15g，荆芥 30g，五味子 9g，防己 5g，地骨皮 9g。颗粒剂，3 剂，分两日服完。停输液及口服抗组胺药。

当日中午随访，述红斑风团渐消退，下午 5 时，90% 的风团消退，红斑无反复，无胸闷不适，无瘙痒。嘱继续停西药抗组胺药。

9 月 10 日二诊：全身皮疹消退，无瘙痒，伴干咳无痰，无胸闷不适。上方去龙骨，加厚朴、杏仁。

处方：桂枝 15g，白芍 9g，甘草 5g，生姜 5g，大枣 5g，牡蛎 30g，熟地黄 30g，附片 5g，防风 15g，荆芥 30g，五味子 9g，防己 5g，地骨皮 9g，厚朴 9g，苦杏仁 5g。颗粒剂，3 剂，分两日服完。

2021 年 9 月 12 日述用药后皮疹消退无复发。随访半年，未再复发。

【按语】荨麻疹属中医学"瘾疹"范畴，是一种以皮肤作痒、时起风团疙瘩、发无定处、时隐时现、消退后不留痕迹为特征的皮肤病，基本病机为营卫不和，一般分为风热证、风寒证、肠胃湿热证、毒热炽盛证和气血亏虚证。此例患者属太阴脾虚、少阴心肾阳虚，外感风寒。运用桂枝加龙骨牡蛎汤合附子为基础方调和营卫，合防己地黄汤补肾阴镇静，太阳少阴并治，加荆芥、防风祛风解表，五味子收敛息风，地骨皮凉血除蒸，引入血分。二诊时症状缓解，太阳表证咳嗽症状明显，加厚朴、杏仁。经过不到 1 周时间，荨麻疹症状缓解，随访半年无复发。

湿疮（慢性湿疹）案

陈某，男，62 岁，初诊时间：2022 年 3 月 9 日。

主诉：全身红斑丘疹瘙痒反复 5 年，加重 3 个月。

诊查：5 年前无明显诱因下全身散发红斑、丘疹，瘙痒剧烈，曾到多家医院就诊，经过口服抗组胺药、注射针剂、外搽激素药膏、中药口服等治疗，症状一直反复，瘙痒剧烈，影响睡眠。诊见大腿根部瘙痒剧烈，以夜间凌晨 2 时左右痒剧，反复搔破后渗液结痂，外阴部潮湿。无恶寒发热，饮食正常，无心慌不适。舌淡，中有裂纹，脉弦滑无力。

中医诊断：湿疮（厥阴动风）。

西医诊断：慢性湿疹。

中医辨证分析：患者年过花甲，精少，肝肾已虚，元阳不足，肝血亏虚，兼病久多方诊治，多用苦寒之剂伤及脾阳，致脾阳虚损，故出现舌淡、舌体裂纹之象；脾肾阳虚，温煦无力，气机阻滞，水湿内停，流注皮肤，故见皮肤局部多渗液、外阴潮湿；肝血亏虚，肝风内动，所谓"风胜则痒"，故见皮肤瘙痒；病久多用寒药，又兼内有顽湿之邪，结合舌淡、舌体裂纹、脉弦滑无力之舌脉，考虑已转为阴阳胜复、寒热错杂之证，为邪入厥阴之象。

治则治法：寒温并用，祛风胜湿止痒。

处方：黑附片5g，乌梅20g，黄连3g，黄柏10g，干姜5g，桂枝10g，党参20g，细辛3g，当归10g，花椒5g，防风10g，蝉蜕5g，赤芍10g，白芍10g，甘草5g。7剂，日1剂，水煎，早晚分服。

3月16日二诊：药后瘙痒明显减轻，搔破糜烂处已结痂，部分脱落，无新鲜搔痕，无新发皮疹。舌淡，体稍大，中央裂纹，脉弦滑无力。

处方：黑附片5g，乌梅30g，黄连3g，黄柏10g，干姜5g，桂枝10g，党参20g，细辛3g，当归10g，花椒5g，防风10g，蝉蜕8g，赤芍10g，白芍10g，甘草5g。7剂，日1剂，水煎，早晚分服。

3月23日三诊：药后瘙痒进一步减轻，睡眠明显改善，无新发皮疹，原痂皮脱落，全身皮肤较前颜色红润光泽，无新鲜搔痕，述外阴潮湿较明显，舌淡，体稍大，中央裂纹，脉弦滑无力。

处方：黑附片5g，乌梅30g，黄连3g，黄柏10g，干姜5g，桂枝10g，党参20g，细辛3g，当归10g，花椒5g，防风10g，蝉蜕8g，赤芍10g，白芍10g，甘草5g，荔枝核25g。7剂，日1剂，水煎，早晚分服。

3月30日四诊：药后睡眠较前明显改善，无瘙痒感，无新发皮疹，仅感外阴潮湿，舌淡，体稍大，中央裂纹，脉弦滑无力。

处方：黑附片5g，乌梅30g，黄连3g，黄柏10g，干姜5g，桂枝10g，党参20g，细辛3g，当归10g，花椒5g，防风10g，蝉蜕8g，赤芍10g，白芍10g，甘草5g，荔枝核25g，乌药3g。7剂，日1剂，水煎，早晚分服。

停药两周后随访，病情未见反复。

【按语】湿疹，中医学称"湿疮"，是一种由多种内外因素引起的有渗出倾向的炎症性皮肤病，以皮损多形性、对称分布、有渗出倾向、自觉瘙痒、反复发作、易成慢性为临床特征，多由先天禀赋不耐，风、湿、热邪客于肌肤而发。该患者发病5年，多方诊治不愈，可知必夹脾肾阳虚或血虚等虚证，湿性缠绵难愈常为虚实夹杂所致。根据六经病欲解时"太阴病欲解时，从亥至丑上；少阴病欲解时，从子至寅上；厥阴病欲解时，从丑至卯上"，凌晨疾病加重应考虑病入少阴或病入厥阴。结合患者年龄，当属厥阴病。瘙痒实为厥阴动风外扰肌肤，选择治疗厥阴病的经典方乌梅丸为基础方进行治疗。方中党参、干姜温脾阳；桂枝、附子温少阴心肾；乌梅、花椒、细辛入厥阴息风；黄连、黄柏清热燥湿止痒；当归养血柔肝。瘙痒剧烈，加蝉蜕、防风祛风止痒；白芍配当归柔肝，以防附子、干姜升发出现肝阳上亢；甘草调和诸药。服药后症状有所控制，说明诊治对证，二诊增加乌梅、蝉蜕用量，加强息风止痒之效；三诊、四诊时述外阴潮湿明显，考虑厥阴肝寒，故加乌药、荔枝核暖肝除湿。

瘑皮疮（红皮病）案

王某，男，61岁，初诊时间：2021年10月13日。

主诉：全身弥漫性红斑鳞屑6个月。

诊查：6个月前开始全身起红斑丘疹，渐增多，侵及全身约90%的皮肤，头面部反复潮红鳞屑，瘙痒较剧。考虑红皮病，在外院行肿瘤标志物、肝肾功能等检查，排除肿瘤相关性皮疹，具体发疹原因不清，曾口服中药及激素治疗，症状反复，全身反复弥漫性潮红，脱屑明显。患者有糖尿病史10余年，一直口服二甲双胍，1次1片，1天2次，并注射胰岛素，血糖控制一般。5个多月前血糖最高达24mmol/L，甘精胰岛素加量至12U，1天2次，并口服二甲双胍治疗。因红皮病控制不佳，曾加用激素及复方甘草酸苷针治疗，致血糖一直高位波动，而皮疹也控制不佳。诊见怕冷，全身弥漫性潮红斑片、细碎鳞屑，薄膜阴性。舌淡暗，苔薄腻，脉涩滑无力。

中医诊断：瘑皮疮（阴伤血燥，湿瘀互结）。

西医诊断：红皮病。

中医辨证分析：患者已近八八之年，肝血不足，肾精亏虚，且久患消渴之疾，肝肾亏虚，血虚津亏。正气虚于内，火热毒邪乘虚而犯，直入营血，故发红斑皮疹；经过6个月治疗，病入后期，正气不足，卫表不固，余毒未清，故又畏寒、皮肤潮红；火热毒邪伤津耗气，阴亏血燥，燥胜则干，肤失濡养，故皮肤干燥、粗糙、多鳞屑。舌淡暗、苔薄腻、脉滑涩无力为气血津亏兼有瘀滞之象。

治则治法：扶正祛邪，养血润燥，利湿行瘀。

处方：熟地黄30g，赤芍10g，当归10g，川芎10g，茯苓20g，泽泻9g，白术15g，黄芪30g，升麻5g，白蒺藜9g，砂仁3g（后下），甘草5g，猪苓5g，地肤子15g，桂枝9g，太子参10g。7剂，日1剂，水煎，早晚分服。嘱停服抗组胺药及激素口服药，仅外用维生素E尿素乳膏。

10月20日二诊：近1周停用抗组胺药，瘙痒较前明显减轻，全身潮红斑片颜色转淡，怕冷明显，大便偏干。上方加黑附片5g，火麻仁15g。7剂，日

1剂，水煎，早晚分服。

10月27日三诊：皮疹进一步缓解，躯干无紧绷感，潮红斑片消退，无新发红斑鳞屑，大便正常，手足较前温暖。血糖一直处于低位，自行停服二甲双胍片，甘精胰岛素减为10U，1天2次，血糖控制尚可，空腹血糖5.5mmol/L，餐后2小时血糖10mmol/L。

后以上方为基础方，加用温通药物，如吴茱萸5g，鹿角胶10g等调理两个月。药后全身皮肤恢复正常，无新发红斑，睡眠较前好转，饮食、大便均正常。血糖控制较前理想，拟自行将胰岛素针减量。

随访半年，病情无反复，血糖控制可。

【按语】红皮病是一种严重的炎症性皮肤病，表现为皮肤潮红肿胀、脱屑，可伴有发热等全身症状。引起红皮病的原因很多，可由皮炎、湿疹、银屑病、淋巴瘤、白血病、内脏肿瘤、药疹、鱼鳞病、毛发红糠疹、天疱疮等皮肤病引起。临床除皮肤损害表现外，还可出现口腔、眼、外阴等黏膜损害，出现脱发、指甲增厚变形、萎缩等，内脏可出现淋巴结肿大，肾损害，肠道病变，内分泌功能障碍，水、蛋白质代谢紊乱，体温调节功能障碍。西医学治疗主要是病因及对症支持治疗。此例患者素有糖尿病史，血糖控制不佳，肝肾亏虚，阴血不足，兼之病久，气机阻滞，气滞血瘀，水湿内停，终致阴伤血燥，余邪不清，湿瘀互结之病证。治疗当扶正祛邪，养血润燥，利湿行瘀。方中黄芪、当归补气生血，辅以熟地黄、白蒺藜补血养阴，太子参健脾益气，佐猪苓、茯苓、泽泻、白术以健脾利湿，佐桂枝温经通脉，加赤芍、川芎活血化瘀，升麻清热透疹，砂仁、地肤子化湿止痒，甘草调和诸药。二诊大便干，考虑患者高龄，少阴阳虚，故加黑附片温阳，火麻仁润肠通便。三诊加吴茱萸、鹿角胶进一步加强温煦通脉之力。本例患者从皮疹考虑血虚不荣，在补益气血的同时加用温阳活血润肤，治疗外在皮肤疾病的同时调节气血状态，终使气血阴阳趋于平衡。

针灸科

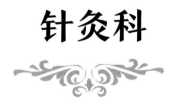

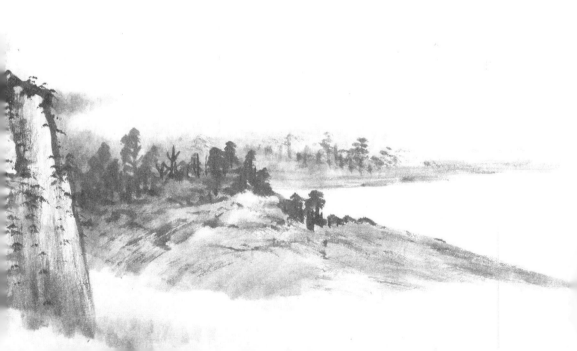

冯祯根

冯祯根（1966—），男，主任中医师，浙江省名中医，金华市名医，金华市中医医院针推康复科主任，浙江中医药大学、温州医科大学兼职教授，金华市拔尖人才，金华市321人才，中华刃针学会副会长，浙江省针灸学会常务理事、刺法灸法专业委员会副主任委员，石学敏院士专家工作站金华站副站长（省级），金华市针灸学会副会长兼秘书长。主持市厅级课题7项，参与多项国家级、省部级科研课题。主持的科研成果"火针治疗肩关节周围炎技术""刃针治疗椎动脉型颈椎病技术"为全省中医药推广项目，参与的"头皮针抽提法提高脑梗死患者患肢肌力技术"为国家中医药管理局推广项目。

痹证（颈椎病）案

王某，女，53岁，初诊时间：2021年6月23日。

主诉：颈部疼痛伴活动不利1周。

诊查：患者1周前劳作出汗后吹电风扇，次日感颈部疼痛，以颈部正中疼痛为主，颈部向左活动受限，无肢体麻木，无头痛头晕，自行休息后无明显缓解。纳可，寐可，二便正常，舌淡，苔白，脉浮。既往体健。专科查体：颈部肌肉紧张僵硬，颈部棘突压痛，右侧斜角肌、斜方肌压痛，双侧霍夫曼征阴性，腱反射无亢进。

中医诊断：痹证（风寒痹阻）。

西医诊断：颈椎病。

中医辨证分析：患者为中老年，肝肾亏虚，脾胃运化减弱，气血生化不足，又因劳累，腠理不固，复感风寒，气血凝滞，则颈部经络不通；经脉失养，因"不通则痛，不荣则痛"，故颈部疼痛伴活动不利。本病属本虚标实之证，舌淡、舌苔白、脉浮为气血不足、外感风寒之象。

治则治法：疏经通络，理筋止痛。

针灸处方：右侧足三里、阴陵泉、阴陵泉、承浆，左侧后溪。

针刺手法：患者取坐位，充分暴露施术部位，选取部位常规消毒，用华佗牌0.30mm×50mm毫针直刺2寸，均用补法，以针下沉紧、患者感到酸胀为度。连接电针仪，频率以 2Hz 为宜，强度以患者耐受为准，用红外线灯照射局部，留针 30 分钟。嘱针刺时颈部左右适当活动。每周 3 次，两周为 1 个疗程。

6 月 25 日二诊：初诊针刺后自述疼痛明显缓解。

6 月 27 日三诊：针刺 3 次后，无明显疼痛及活动受限。嘱患者坚持 1 个疗程，巩固治疗。

随访 6 个月，颈部无明显不适，活动度佳。

【按语】 颈痹是以颈部疼痛、麻木、僵硬甚至转侧不利，伴头项疼痛，甚则肩臂疼痛，或肢体麻木疼痛等为临床表现的疾病。本病病位在颈部，可连及肩、臂，与肝、脾、肾关系密切，多为素体虚损，或年老体弱，感受外邪，或劳损外伤，气滞血瘀，使颈部气血运行不畅，经脉失养所致。治疗选取患侧阳陵泉、足三里、阴陵泉为主穴，补益气血，疏通经络。病在颈项，采用"上病取下"法。患者颈部正中疼痛，属督脉循行之处，承浆为任督脉交会之穴，可调节全身气血。颈部向左活动受限，故取对侧后溪穴，即"右病治左"之意。诸穴合用，共奏疏经通络、理筋止痛之功。针刺后嘱患者留针活动颈部，为"动气针法"的一般应用。

粉刺（痤疮）案

董某，女，26 岁，初诊日期：2018 年 8 月 26 日。

主诉：颜面、胸背多发丘疹 11 年，加重两个月。

诊查：11 年前患者面部、背部始发暗红色丘疹，平时喜吃油炸食物，性格较内向，不善言语表达。后间断中西药治疗，症状反复。近两个月丘疹断断续续发出，月经前疹量增多，面颊、额头、唇周、背部皮疹明显，色红，隆起于皮肤，夹杂小片状暗褐色斑，压之不退色。舌红，苔薄黄，脉滑数。

中医诊断：粉刺（湿热瘀阻）。

西医诊断：痤疮。

中医辨证分析：患者平素嗜食油腻，造成肺胃湿热，湿热内蕴，不能下降，循经上扰，血随热行，上壅于胸面，乃生痤疮；湿热内蕴日久，气机不畅，瘀血阻于脉络，局部湿瘀互结，故见局部暗褐色斑。舌红、苔薄黄、脉滑数为湿热内蕴之象。

治则治法：清热除湿，活血化瘀。

针灸处方：曲骨、中极、中脘、太冲、内庭、侠溪、二间、液门、前谷、承浆、地仓、颧髎。

针刺手法：太冲深刺，余穴均浅刺。

疗程：1周3次，共针10次。

针10次后，面部、背部皮疹明显消退，肤色红润，皮肤光滑。

【按语】荥穴是五输穴之一，是位于四肢末端的第二个穴。荥穴原指极小的水，形容十二经脉在此部位气血微流，似荥绕迂回的泉水，故荥穴气血始出而未盛，从阴部渐出阳部，既可用于泄热，也可用于补阳；既可治疗脏病，也可治疗经病。荥穴是色诊的重要部位之一，《灵枢·经脉》云："胃中寒，手鱼之络多青矣，胃中有热，鱼际络赤。"即是通过观察鱼际色泽来诊病。《灵枢·顺气一日分为四时》云："病变于色者，取之荥。"基于该理论，临床针刺荥穴治疗色斑往往疗效显著。面部色泽往往是一个人气血充盈调畅与否的真实反映，色斑患者伴或不伴有内脏疾病，女性多伴乳腺小叶增生、子宫肌瘤、卵巢囊肿、肝功能异常、便秘等。本案患者面部、背部多发皮疹，夹杂小片状暗褐色斑，故取荥穴治疗。患者多发皮疹，病机为湿热瘀阻，故取手足阳经荥穴泄热。曲骨为任脉第二穴，参照十二经脉五输穴功能，相当于任脉的荥穴，中脘为六腑会穴，取中脘泄六腑湿热。下颌部皮疹较多，取病变局部的承浆、地仓、颧髎等穴治疗。患者病变于皮部，故针刺手法均浅刺。太冲为肝经原穴，有疏肝理气、调经和血功能，故深刺。

腰痛（髂腰肌劳损）案

陈某，女，45岁，初诊日期：2020年12月17日。

主诉：腰部及左侧腹股沟胀痛1周。

诊查：患者平素长期伏案工作，1周前无明显诱因情况下出现腰部及左侧腹股沟酸胀疼痛，久站、久坐及坐站转移时疼痛明显，向前弯腰、卧床仰卧位疼痛加重，侧卧位稍减轻，可缓慢行走，行走后腰痛可减轻，无肢体放射痛及麻木感。查体：胸12~腰1棘突叩击痛，腰4~骶1棘突叩击痛但未向下肢放射，左侧腰2~腰5横突附近压痛，左侧腹股沟中外1/3处压痛明显，左侧平脐外2cm腹直肌外侧缘压痛，直腿抬高试验（－），双侧"4"字试验（－），四肢腱反射正常。舌暗红，苔薄白，脉弦涩。辅助检查：腰椎MRI：腰3/4、4/5椎间盘轻度突出，腰椎退行性改变。

中医诊断：腰痛（气滞血瘀）。

西医诊断：髂腰肌劳损。

中医辨证分析：患者平素长期伏案工作，体位不正，腰府筋脉气血劳损，气血运行不畅，腰部气滞，阻碍血液运行，血络瘀阻，不通则痛。舌暗红、苔薄白、脉弦涩均为气滞血瘀之象。

治法治则：行气活血，通络止痛。

针灸处方：左侧腰椎横突2~5、五枢次、气冲次、府舍次。

针刺手法：采用刃针在以上穴位与局部体表垂直进针，达到病灶层后患者有强烈的酸胀感，不做切割，不留针，出针后贴创可贴。

1次针刺治疗后即感腰部及左侧腹股沟疼痛明显减轻，坐站转移灵活，久坐久站后稍感腰部酸胀感，行走活动后可减轻。后每周治疗1次，共治疗3次后，症状完全缓解。

【按语】本案患者长期久坐，腰部髂腰肌长期处于高张力的拉伸状态而发生损伤，导致慢性无菌性炎性反应发生，进而出现腰痛症状。该病属腰部软组织慢性损伤，因目前影像学很难对软组织损伤病证提供明确的诊断依据，故严格仔细的体格检查是更为重要、快捷的诊断手段。该患者坐站转移时腰痛明显，行走后腰痛减轻，伴左侧腹股沟胀痛，与常见的腰椎间盘突出症明显不同，再根据髂腰肌的解剖定位和足太阴经筋的循行，仔细检查腰大肌的起点、髂肌的起点、髂腰肌的止点、腹股沟肌腔隙处均有压痛，因此诊为髂腰肌劳损引起的腰痛。

治疗遵循经筋病变"以痛为腧"的原则，选取腰椎横突2~5、五枢次、气冲次、府舍次。其既是髂腰肌的起止点，也是髂腰肌劳损常见的结筋病灶点。腰大肌起于胸12椎体下和全部腰椎的横突，发生损害时可触及肥厚、条索、硬结和压痛点，即腰椎横突1~4；髂肌位于髂窝内，起自髂脊，髂前上棘常可触及痛性结节，即五枢次；腰大肌与髂肌肌腱下行汇合成髂腰肌，在腹股沟处通过腹股沟肌腔隙，在此处最常可触及痛性挛块，即府舍次、气冲次；腰大肌与髂肌共同止于股骨小转子及小转子囊，也可见病灶点，即髀关次。采用刃针治疗，能减轻局部软组织的高压、痉挛，恢复局部的力学平衡，消除疼痛。另外，刃针治疗时要注意避开血管与神经，针刺到达病所后，如患者未见麻木、剧痛，可快速行针，促进得气。

咳嗽（上呼吸道感染）案

李某，男，46岁，初诊时间：2022年3月12日。

主诉：饮水呛咳1月余。

诊查：1个多月前患带状疱疹，无法饮水，进食困难，饮水即呛咳，夜间感喉间如异物阻塞感，并出现口角㖞斜，左眼睑闭合不全，用抗病毒药物治疗后，带状疱疹好转结痂，但呛咳依旧。舌红，苔薄黄，脉细数。

中医辨证分析：带状疱疹系湿热毒邪外袭而发，侵犯肝肺之经，肝经湿热，故见疱疹；湿热内蕴，气滞血瘀，脉络瘀阻，故口角㖞斜、左眼睑闭合不全；脉络瘀阻，不通则痛，故两胁下疼痛；湿热之邪余毒未清，留伏于肺，火热伤阴，阴液亏虚，阳热愈旺，炼津成痰，痰浊阻肺，肺失宣降，故咳嗽；气机不利，痰气交阻，喉为肺系之所属，痰气互结，留滞咽喉，故喉间如异物阻塞感；内有痰浊，水湿入而痰湿盛，故饮水则剧；痰湿为阴邪，入夜阴胜，故夜间症状明显；火热伤阴，阴不敛阳，阴阳不相顺接，故夜寐欠安。舌红、苔薄黄、脉细数为肺热阴虚之象。

中医诊断：咳嗽（阴虚肺热）。

西医诊断：上呼吸道感染。

治法治则：养阴清肺，化痰止咳。

针灸处方：双侧神门穴。

针刺手法：直刺0.3~0.5寸，平补平泻法，得气后留针30分钟。

中药处方：蜜炙紫菀12g，蜜炙枇杷叶9g，百部9g，苦杏仁9g，南沙参12g，青黛9g，桑叶9g，炒麦芽15g，桔梗9g，炒冬瓜子9g，生白术15g，炒黄芩9g。7剂，日1剂，水煎，早晚分服。

针后当日呛咳即改善，能进少许水，并进少量半流质，进食过程无呛咳。治疗3周后呛咳及夜间咳嗽好转，面瘫未完全恢复，继续针刺治疗。

1个月后随访，呛咳及夜间咳嗽未见复发，面瘫恢复良好。

【按语】《素问·咳论》云："五脏六腑皆令人咳，非独肺也……心咳之状，咳则心痛，喉中介介如梗状，甚则咽肿喉痹。"《圣济总录·治咳嗽灸刺法》云："《内经》治咳之法，治脏者治其俞，治腑者治其合，浮肿者治其经，以穴考之，各有定处……咳而心痛，喉中介介如鲠，甚则咽肿喉痹者，神门主之。"提示病或在脏，或在腑，既可由肺传入他脏，亦可由他脏传入于肺，故临床须仔细辨别证在何脏何腑。治疗五脏咳，取其俞穴；治六腑咳，取其合穴。凡咳而浮肿者，可取有关脏腑的经穴而分治之。神门穴是手少阴心经的穴位，为心经俞穴，亦是原穴。该患者系"心咳"，故取心经之俞穴，取其"治脏者治其俞"之义。中药汤剂以养阴清肺、化痰止咳为法。方中南沙参、蜜炙枇杷叶、桑叶养阴生津，清热润肺，兼以化痰；再佐蜜炙紫菀、百部、苦杏仁、桔梗、炒冬瓜子止咳化痰；生白术健脾化湿；青黛、炒黄芩清泻肝肺经之火；炒麦芽健脾开胃。针药共用，相辅相成，阴液复，余热清，痰浊化则咳自平。

269

金妙青

金妙青（1963—），女，主任中医师，金华市名中医，浙江省针灸学会理事，金华市针刀专业委员会副主任委员。先后被评为浙江省基层中医骨干，武义县级拔尖人才、名医，武义县卫生系统最美医生、卫生系统最高贡献奖，优秀医生。从医30余年，对面瘫、中风后遗症、颈椎病、腰椎间盘突出症、骨性关节炎、骨质疏松症、慢性支气管炎、哮喘、尿道综合征、小儿腹泻、慢性结肠炎等疾病治疗及癌症术后调理有独到的见解，临床疗效显著。主导开展了县域内最早的"冬病夏治"诊疗项目，并获得很好的社会效益。

腰痛（腰椎间盘突出）案

陈某，男，77岁，初诊时间：2022年2月9日。

主诉：腰痛、酸胀不适伴活动受限1月余。

诊查：患者因长期弯腰出现腰痛及酸胀不适，活动转侧稍受限，伴右下肢放射痛，反复发作1年余，曾至武义县第一人民医院就诊，查腰椎间盘CT提示：$L_{3\sim4}$、$L_{4\sim5}$、$L_5\sim S_1$椎间盘膨出，$L_{4\sim5}$水平椎管狭窄。经治疗病情稍好转，但目前仍腰痛酸胀，伴右下肢疼痛，活动受限。查体见腰部局部肌肉压痛阳性，无肾区叩痛。脊柱正中，直腿抬高试验阳性。舌淡红，苔白微腻，脉细。

中医诊断：腰痛（肝肾亏虚）。

西医诊断：腰椎间盘突出。

中医辨证分析：腰椎间盘突出属中医学"腰痛"范畴。其发生常与感受外邪、跌仆损伤、年老体衰、劳欲过度等有关。腰为肾之府，肾经贯脊属肾，膀胱经夹脊络肾，督脉并于脊里，故本病与足太阳膀胱经、督脉等关系密切。基本病机是经络气血阻滞或精血亏虚，经络失于温煦濡养。《素问·脉要精微论》曰："腰者，肾之府，转摇不能，肾将惫矣。"患者长期弯腰工作，腰部气血运行不畅，加之年老体衰，肝肾不足，肾精亏虚，不能充养骨髓，故出现"不通则痛，不荣则痛"的症状；膀胱经走下肢，故出现下肢放射痛。舌淡红、苔白微腻、脉细为肝肾亏虚、气血不足之象。

治则治法：补益肝肾，养血濡经止痛。

针灸处方：取双侧肾俞、气海俞、大肠俞、关元俞，右侧环跳穴埋线治疗。

针刺手法：患者取适当体位，穴位皮肤常规消毒，取 9 号一次性针头，用持针钳取一段 1.5cm 长已消毒的 2～0 号羊肠线，放置在 9 号针头前端，后接无头毫针，左手拇指、食指绷紧进针部位皮肤，选取双侧肾俞、气海俞、大肠俞、关元俞，右侧环跳穴直刺，针深 1.5 寸左右，手法平补平泻，要求酸胀感在腰部。诸穴有针感后，边推针芯边退针管，有拓空感后示肠线已推入，出针。用干棉球按压针孔片刻，贴上创可贴。两周 1 次，4 周为 1 个疗程。嘱 1 天后去除创可贴，24 小时禁浴，半月后复诊。

2 月 24 日二诊：右下肢放射痛较前好转，腰部酸胀不适减轻。上述部位再次埋线治疗。后每隔半月埋线治疗 1 次，先后埋线 5 次。

6 个月后随访，腰部疼痛及酸胀不适消失，偶有右下肢放射痛，不影响生活、工作。

【按语】该患者属肾虚腰痛，选穴肾俞，可益肾壮腰。肾俞为肾之背俞穴，背俞穴治疗对应的脏病。《玉龙歌》载："肾弱腰疼不可当，施为行止甚非常，若知肾俞二穴处，艾火频加体自康。"明确指出肾俞可以治疗腰痛之疾。气海俞、关元俞补气养血，且患者腰椎间盘突出部位为 $L_{3～4}$、$L_{4～5}$、$L_5～S_1$，与气海俞、大肠俞、关元俞相对应，可局部调节经脉气血，通经止痛。肾俞、气海俞、大肠俞、关元俞皆属于膀胱经的背俞穴，背俞穴为脏腑经络精气血汇聚之处，肾与膀胱互为表里经，针刺膀胱经腧穴可以调和相应的脏腑精气血，促进阳气升发。环跳是足少阳胆经与足太阳膀胱经的交会穴，可以疏通下焦瘀堵之气血，正所谓"不通则痛""通则不痛"。《子午流注针经》曰："子时所属皆归于腰肾。"故知足少阳胆经可治腰肾之疾。腰椎间盘突出属反复性疾病，其邪气留居于脏腑经脉深处，常规针刺难以达到治疗目的，而埋线疗法犹如长效的针灸治疗。以线代针，将可吸收的胶原蛋白线埋入穴位，对穴位持续刺激，可以通过经络、神经系统对人体实现双向调节，平衡阴阳，激发身体潜能，从而达到长效治疗的目的。

汤加利

汤加利（1965—），男，金华市名中医，东阳市名中医，从事中医针灸临床 33 年，在常见病、多发病和疑难危重病方面有独特的诊疗技术和疗效，擅长脑血管病、神经肌肉疾病的治疗，尤其在中西医结合诊治中风后遗症、面瘫、三叉神经痛、失眠、抑郁焦虑症等方面有较丰富的经验。任针灸康复学科带头人，该学科为国家农村医疗机构针灸理疗康复特色专科建设单位；浙江省基层中医药适宜技术推广示范基地，现已发展成为省内较高知名度和学术地位的国家级重点学科。与东阳市残联合作成功创办东阳市残疾人康复中心、东阳市中医院康复分院；与上海复旦大学儿科康复医院协作创建金华市唯一的儿童脑瘫康复基地，承担神经内科及针灸康复的学术指导和临床带教，参与残联组织的巡回讲座。2012 年与浙江大学合作的《代谢综合征早期识别和早期干预技术的应用评价和推广示范》项目被列入国家"十二五"科技支撑计划，主持浙江省中医药科技适宜技术培育项目《头皮针抽提法治疗焦虑性失眠症技术》课题。任中华中医药学会养生分会委员，浙江省中医学会养生分会副主任委员，浙江省中西医结合学会神经内科专业委员会委员，金华市针灸康复学会副会长，金华市中医学会副会长。

头痛（头痛）案

患者，女，46 岁，初诊时间：2020 年 10 月 7 日。

主诉：反复头痛 10 余年。

诊查：患者 10 多年前吹风着凉后开始出现头痛不适，主要表现为前额痛，疼痛性质描述不清，月经前后明显，有他院就诊经历，自述无明显效果，头痛发作时自服止痛药可缓解。患者无其他明显体征，无胸胁苦满，无瘀血压痛等。患者体形中等，面色暗黄，问诊神疲，胃纳一般，夜寐欠佳，二便尚调。舌淡红，苔薄白，脉象稍偏弦。

中医诊断：头痛（外感头痛）。

西医诊断：头痛。

中医辨证分析：患者感受风邪，风邪客于阳经，头为诸阳之会，风邪循经而上，侵犯脑络，不通则痛，发为头痛。"风善行而数变"，故疼痛性质描述不清；"风为百病之长"，日久多夹湿夹瘀，风湿瘀阻，阻遏气机，日久伤及脾土，脾失健运，故神疲、面色暗黄、纳呆；患者多年苦于头痛之症，肝郁气滞化火，热扰心神，故夜寐欠佳。舌淡红、苔薄白、脉象稍偏弦乃风邪为病之象。

治则治法：祛风清热，通络止痛。

针灸处方：头维、印堂、阳白、阿是穴、外关、合谷、内庭、风门、列缺。

针刺手法：选取双侧头维、印堂、双侧阳白、阿是穴，双侧列缺消毒后用1.5寸针灸针平刺，手法平补平泻，外关、合谷直刺平补平泻，内庭用泻法，酸胀得气后留针半个小时。风门拔罐。每日1次，5次为1个疗程。

中药处方：清上蠲痛汤加减。当归6g，川芎6g，白芷6g，羌活6g，独活6g，防风6g，苍术5g，麦冬6g，黄芩5g，菊花5g，蔓荆子5g，夜交藤9g，合欢皮6g，葛根5g，细辛2g，甘草3g。14剂，日1剂，水煎，早晚分服。嘱注意休息，避风寒，保持心情舒畅。

10月21日二诊：药后头痛略好转，前1周未服止痛药，后几天因有事外出，未行针刺治疗，仍需服止痛药，夜寐稍改善，二便正常，舌脉如前。嘱坚持来院针刺治疗，汤剂去葛根，加天麻6g。7剂，煎服、调护同前。

10月28日三诊：精神状态较前好转，头痛明显改善，1周未服止痛药，睡眠好转。舌淡红，苔薄白，脉略弦。上方去夜交藤、天麻，加茯神6g。继续治疗1月余巩固，头痛基本未发作。

【按语】头痛是指因外感六淫、内伤杂病引起，以头痛为主要表现的一类病证。本案为外感头痛，因未及时诊治而导致顽固性头痛。外感头痛多为外邪上扰清空，壅滞经络，络脉不通，以风邪为主，多兼夹他邪，如寒、湿、热等，治疗主以疏风通络止痛。患者前额头痛，属阳明头痛，故选前额部穴位之头维、印堂、阳白及局部阿是穴，调和气血，通络止痛。风门、督脉为足太阳膀胱经之会，《针灸甲乙经》云"风眩头痛，鼻不利，时嚏，清涕自出，风门主之"。《会元针灸学》亦云："风门者，风所出入之门也"，最擅驱外风而出。配列缺以祛风，配内庭以清热，另取外关、合谷，引经气入头面，选取远端选穴，一上一下，同气相求，共同疏导阳明经气血。清上蠲痛汤，其功效为"一切头痛之主方，不问左右、偏正、新久皆有效"。本案患者其他症状不明显，故采用"头痛医头"之法。"高颠之上，唯风可到"，所以治疗头面部疾病可用风药。方中黄芩清上部之郁热，善治风湿热焦灼之头痛；羌活、防风为辛温药物，可除去头面部孔窍间的一些风湿热，祛风胜湿；麦冬引气下行，使上部郁热得清；葛根、白芷祛风止痛，治疗前额痛；天麻、菊花、蔓荆子平肝息风止痛，清利头目；苍术祛风燥湿健脾；当归、川芎活血止痛；独活、细辛解表祛风，除湿止痛；夜交藤养血安神，祛风通络；合欢皮宁心解郁；甘草调和诸药，缓急止痛。诸药合用，寒温并用，气血同调，散高颠之邪，共奏祛风清热胜湿、活血通络止痛之效。

韦莉莉

韦莉莉（1967—），女，主任中医师，金华市名中医，东阳市中医院针灸推拿科主任。一直从事针灸临床及教学工作，擅长应用针灸结合中药治疗面瘫、颈肩腰腿痛、妇科杂病等，在辨证取穴方面经验丰富。任浙江省针灸学会第五届临床专业委员会委员，金华市中医药学会第六届理事会理事。主持多项科研项目，发表论文数篇。

面瘫（面神经炎）案

王某，男，56 岁，初诊时间：2020 年 10 月 12 日。

主诉：右侧口眼㖞斜 5 个月。

诊查：患者 5 个月前劳累后感出现右侧口眼㖞斜，露睛流泪，伴右眼眼泪增多，右耳周疱疹，味觉减退，先后在多家医院住院治疗，予地塞米松消水肿、抗病毒、营养神经等对症治疗，目前仍右侧口眼㖞斜，疱疹好转。症见神清，右侧额纹变浅，右眼睑闭合不全，右侧鼻唇沟变浅，鼓腮漏气，口角㖞向左侧，右侧耳后无压痛。舌暗，苔白，脉弦紧。

中医诊断：面瘫（外邪袭表）。

西医诊断：面神经炎。

中医辨证分析：患者劳累后，外邪乘虚侵袭，风邪入络，经脉痹阻，气血不能濡养诸窍经筋，口眼等功能失常，故见右侧口眼㖞斜、眼睑闭合不全、露睛、鼓腮漏气、味觉减退、右侧额纹变浅；因风为百病之长，风邪夹杂火热之邪为患，侵犯少阳耳络，故见右耳周疱疹。舌暗、苔白、脉弦紧为外邪袭表之象。

治则治法：扶正祛邪，活血通络，疏调经筋。

针灸处方：下关、颊车、地仓、迎香、阳白、丝竹空透瞳子髎、攒竹、左侧合谷、右侧列缺、局部阿是穴。

针刺手法：常规针刺后，结合电针，每周两次，每次 30 分钟，10 次为 1 个疗程。

【按语】面瘫以口、眼向一侧㖞斜为主要表现，多发生于冬季和夏季。西医学认为，局部受风或寒冷刺激，引起面神经及周围组织的炎症、缺血、水肿，或自主神经功能紊乱，局部营养血管痉挛，导致组织水肿，使面神经受压而出现炎性变化。中医学认为，劳作过度，机体正气不足，络脉空虚，卫外不固，风寒或风热乘虚入中面部经络，致气血痹阻，经筋功能失调，筋肉失于约束，出现㖞僻。对于周围性面瘫的针灸治疗，以早期介入为佳，可降低后遗症发生的概率。周围性面瘫的预后与面神经的损伤程度密切相关，一般而言，无菌性炎症导致的面瘫预后较好，病毒导致的面瘫（如亨特面瘫）预后较差。此外，需注意区分周围性面瘫与中枢性面瘫。周围性面瘫常由特发性面神经麻痹所致，损伤部位多在大脑脑干的面神经核或核以下的周围神经，表现为口角㖞斜、闭不上眼、眼睛裂缝扩大、皱眉、流泪、额纹不对称等，恢复较慢；中枢性面瘫常由脑部肿瘤、脑卒中等导致，损伤部位多在一侧大脑的中央前回下部或皮质延髓束上，表现为口角㖞斜、舌㖞斜、口角流涎，而额纹对称是与周围性面瘫的重要区别点，面神经恢复较快。面瘫是针灸疗法的优势病种，头面为"诸阳之会"，故穴位以面部阳经循行经穴为主，以调和气血，驱邪外出，恢复面部气血正常流通，则诸症消。本案以下关、颊车、地仓、迎香、阳白、丝竹空透瞳子髎、攒竹及阿是穴，宣通头面部气血，"面口合谷收""头项寻列缺"，取对侧合谷及同侧列缺针刺，疗效显著。同时嘱患者注意面部保暖，防止再次受邪。

痛经（原发性痛经）案

吴某，女，27岁，初诊时间：2020年5月10日。

主诉：痛经13年。

诊查：患者14岁月经初潮，13年前来每于经期第1天小腹胀痛难忍拒按，经量少，色暗黑，夹有血块，痛剧时浑身发冷，恶心呕吐，一般持续2～3小时。多年来常常经期第1天服止痛药疼痛稍有缓解。经前1周时常出现乳房胀痛，月经周期正常。近半年上述症状加剧，服止痛药效果不佳，曾间断接受中药治疗。腹平软，无压痛及反跳痛，未及包块，腹部B超检查无殊，性激素六项正常。现无其他明显不适，胃纳可，二便调，夜寐安。舌暗尖红，苔薄，脉弦。

中医诊断：痛经（气滞血瘀）。

西医诊断：原发性痛经。

中医辨证分析：肝郁气滞，故经前乳房胀痛；冲任及胞脉郁滞不通，则经前经期小腹胀痛拒按。舌暗尖红、苔薄、脉弦均为气滞血瘀之象。

治则治法：活血化瘀，行气止痛。

针灸处方：关元、气海、地机、三阴交、次髎、十七椎。

针刺手法：经前1周予温针灸治疗。

中药处方：通经方加减。红花10g，当归尾10g，苏木6g，桂枝5g，紫葳10g，白芷10g，赤芍10g，刘寄奴12g，甘草6g，黄酒适量。7剂，日1剂，水煎，早晚分服。

治疗3个月后，症状改善。

【按语】 妇女值经期或经行前后出现周期性小腹疼痛或痛引腰骶，甚至剧痛昏厥，伴月经周期反复发作者，称为经行腹痛，西医学称痛经。患者辅助检查基本正常，考虑为原发性痛经。证属气滞血瘀。肝郁气滞，冲任不畅，胞脉阻滞，伴见全身发冷之机体失养之症，首先考虑利用温针灸的温热刺激调节整体功能，缓解子宫肌肉反射性痉挛，解痉活血，通络止痛。痛经的病变部位涉及肝肾及冲任二脉，故取穴上选取气海、关元、中极等任脉穴位，以温阳补气。中极通于胞宫，联系冲脉，可通调冲任；气海壮元益肾；关元加灸更温助下焦阳气。三阴交为足太阴脾、足少阴肾及足厥阴肝经三条阴经之交会，为妇科诸病要穴，并有健脾利湿、补益肝肾之功；脾经之地机、血海活血化瘀止痛；次髎为痛经经验效穴，属足太阳膀胱经，为八髎穴之一，穴位于腰骶部，与肾、督脉关系密切。督脉与任脉、冲脉同起胞中，一源三歧，肾主藏精，故次髎穴可强腰壮肾，调补冲任，调经理气，行血散瘀，是治疗妇科疾病的效穴。《针灸甲乙经》载："腰痛怏怏不可以俯仰，腰以下至足不仁，入脊，腰背寒，次髎主之。"现代常用于治疗腰骶神经痛、腰骶关节炎、子宫内膜炎、盆腔炎、性功能障碍、泌尿系感染等病证。通经方则以赤芍、当归、红花、苏木、紫葳、刘寄奴活血通经；桂枝温经通脉；白芷祛风止痛；甘草调和诸药；入黄酒适量，行血以助药力直达病所。

陈泽莉

陈泽莉（1972—），女，主任中医师，金华市名中医，金华市中医医院针灸科副主任，浙江省冯祯根名老中医专家传承工作室负责人。1998年毕业于浙江中医药大学，从事针灸临床工作20余年，主持市厅级科研课题6项。排名第二参与市厅级科研课题6项，其中两项收录浙江省中医药适宜技术推广目录库。为中国针灸学会减肥美容专业委员会委员，浙江省针灸学会经络养生分会委员，金华市针灸学会理事，金华市康复医学会神经康复专业委员会常务委员，石学敏院士专家工作站（省级）主要成员。

肥胖（单纯性肥胖）案

吴某，女，29岁，初诊时间：2021年3月23日。

主诉：身体肥胖8年。

诊查：患者8年前出现身体肥胖，从55kg增加到85kg，多次到美容院减肥，效果不佳。现身体肥胖，上楼困难，呼吸短促，怕热多汗，食欲亢进，腹胀便秘，身高162cm，体重85kg，腹围106cm，空腹血糖13mmol/L，血清总胆固醇9.7mmol/L，甘油三酯4.0mmol/L，低密度脂蛋白4.85mmol/L，血压125/75mmHg，神志清，精神可，查体合作，颈软，气管居中，颈部浅表淋巴结未及肿大，双侧颈动脉未闻及明显杂音，心肺听诊（－），腹软，无压痛，肝脾肋下未及，移动性浊音（－），肾区叩痛（－），双下肢无浮肿，病理征（－）。舌红，苔黄腻，脉数有力。

中医诊断：肥胖（胃热湿阻）。

西医诊断：单纯性肥胖。

中医辨证分析：患者胃肠腑热，食欲亢进，消谷善饥，多食而生浊脂，痰湿浊脂滞留肌肤而形成肥胖。痰湿困脾，脾失健运，脾气亏虚，病久母病及子，致脾肺气虚，故乏力、上楼困难、呼吸短促；痰湿内蕴，郁而化热，湿热胶着，故怕热多汗；痰湿阻遏气机，气滞不畅，腑气不通，故见腹胀便秘。舌红、苔黄腻、脉数有力为胃热湿阻之征。

治则治法：清胃泻火，通利肠腑。

针灸处方：腕骨（双）、三焦俞（双）、膈俞（双）、带脉（双）、天枢（双）、水道（双）、丰隆（双）。

针刺手法：诸穴予穴位埋线治疗。患者取适当体位，穴位皮肤常规消毒，取9号一次性针头，用持针钳取一段1.5cm长已消毒的2～0号羊肠线，放置在9号针头前端，后接无头毫针，左手拇指、食指绷紧进针部位皮肤，选取腹部穴位天枢、水道、带脉直刺，针深1.5寸左右，手法平补平泻，要求酸胀感在腹部。腕骨选0.5cm长羊肠线，进针0.5寸，针感放射至掌心，三焦俞、膈俞斜刺15°，针尖向下，针深1.2寸左右，要求酸胀至腰背。丰隆进针1寸，要求酸胀感向上传达。以上诸穴有针感后边推针芯边退针管，有拓空感后示肠线已推入，出针。用干棉球按压针孔片刻，贴上创可贴，1天后去除创可贴，24小时内禁浴。1周1次，两周为1个疗程。

4月7日二诊：1个疗程后体重降至79kg，腹围减至90cm。

6月21日三诊：6个疗程后体重降至56kg，腹围79cm，空腹血糖5.9mmol/L，血总胆固醇5.6mmol/L，甘油三酯1.64mmol/L，低密度脂蛋白2.6mmol/L。

6个月后随访，患者体重无反弹。

【按语】肥胖是指体内脂肪堆积过多和/或分布异常，体重增加，是遗传因素和环境因素共同作用的结果，其中单纯性肥胖占肥胖总数的95%以上。中医学认为，肥胖的病因病机主要是饮食起居不慎，脾胃运化功能失常，痰浊膏脂内生，病变虽涉及多个器官，但终通过脾而显现，或脾虚湿阻，或痰饮内停。病位主要在脾胃，治疗当调理脾胃、祛湿化痰为主。脾主运化，统括小肠的受化功能，小肠赖脾肾阳气的温煦方能化物，小肠的分清泌浊又为脾脏化生气血、升清降浊创造物质条件，两者互相协同，关系紧密。方中腕骨可以调节小肠功能，促进分清别浊；膈俞为血会，可调节气血运行；三焦俞调理三焦，通调水道；带脉局部取穴可减腹围；天枢能通调肠胃，加强大便排泄；水道能调节津液代谢，促进代谢产物排出；丰隆能调理脾胃，祛湿化痰。穴位埋线是在传统针灸手法的基础上，中西医结合，创造性地利用现代科技手段，是针灸学的发展。埋线减肥可能是通过影响瘦素代谢，达到消耗积存的脂肪，并抑制饥饿感，减少摄食量，抑制机体对脂类物质的吸收，从而降低血中脂类物质水平，减轻体重。穴位埋线取穴少，操作简便，免除了肥胖患者每天"针"1次的麻烦和痛苦，提高了患者治疗的依从性，且埋线减肥作用持久，不易反弹。

痹证（膝骨性关节炎）案

张某，女，53岁，初诊时间：2019年6月8日。

主诉：反复左膝肿胀疼痛3月余，加重1周。

诊查：患者3个多月前无明显诱因情况下出现左膝关节肿胀疼痛，屈伸不利，行走不便，尤以上下楼梯时疼痛较剧，晨僵少于15分钟。曾经到多家医院就诊，予中药内服及针灸治疗，效果不明显。1周前受凉后上述症状加重，行走困难，左膝无法伸直，病来神清，精神软，胃纳可，二便调，夜寐欠安，体重无明显下降。查体：血压125/75mmHg，颈软，气管居中，颈部浅表淋巴结未及肿大，双侧颈动脉未闻及明显杂音，心肺听诊（－），腹软，无压痛，肝脾肋下未及，移动性浊音（－），肾区叩痛（－），双下肢无浮肿，病理征（－）。舌暗红，苔薄白，脉沉涩。专科检查：双瞳（－），伸舌居中，四肢肌力正常，肌张力正常，四肢肌腱反射正常，双侧霍夫曼征（－），双侧巴氏征（－），左膝关节肿胀疼痛，内外膝眼处压痛明显，半月板挤压实验（＋），脂肪垫挤压实验（＋），侧副韧带挤压实验（＋）。实验室检查类风湿因子（－），血沉36mm/h。MRI示：①左膝退行性骨关节病（左股骨及胫骨骨质增生，软骨损伤，左侧髌骨软化，左股骨远端骨髓水肿）；②左膝外侧半月板后角 I°～II°损伤；③左膝关节腔及髌上囊少量积液，滑膜慢性炎症伴滑膜增生，钙化考虑。

中医诊断：痹证（痛痹，肝肾亏虚，风寒痹阻）。

西医诊断：膝骨性关节炎。

中医辨证分析：患者年过半百，肝肾不足，肝主筋，肾主骨，肝肾亏虚，筋骨失养，又因受凉后致气血瘀滞，不通则痛，故见膝部肿胀疼痛；风寒痹阻，以寒为主，寒性收引，筋脉拘挛，故下肢关节活动受限；寒凝于内，故诸症遇寒加重。舌暗红、苔薄白、脉沉涩为肝肾亏虚、寒凝血瘀之证。

治则治法：补益肝肾，通络祛寒。

针灸处方：先取曲池、手三里、内关，后取尺泽，再取大杼。

针刺手法：泻法为主，大杼用补法。

6月18日二诊：治疗10次，诸症基本消失。行动自如，膝关节无肿胀疼痛。

随访6个月，膝关节无明显不适，关节活动度佳。

【按语】膝关节疼痛传统针灸治疗一般局部取穴，如犊鼻、足三里、梁丘、血海、阳陵泉，以疏通局部经脉，祛邪止痛，但效果有时不明显。《灵枢·根结》云"太阳为开，阳明为阖，少阳为枢"；"太阴为开，厥阴为阖，少阴为枢"，按三阴三阳同气相求，又手足相配，故足太阳膀胱经通手太阴肺经，手太阳小肠经通足太阴脾经，足少阳胆经通手少阴心经，手少阳三焦经通足少阴肾经，足阳明胃经通手厥阴心包经，手阳明大肠经通足厥阴肝经。《素问·缪刺论》云："夫邪客大络者，左注右，右注左，上下左右，与经相干，而布于四末，其气无常处，不入于经俞，命曰缪刺。"根据此理论，可上病下取，下病上取，左病右取，右病左取。根据X平衡法，人体即是大X形，患者左膝疼痛明显，故可取右上肢肘关节处穴曲池、手三里，此二穴属手阳明大肠经，而膝部最主要的经络为足阳明胃经，故可取同名经穴位。根据五脏别通理论，阳明为阖，厥阴为阖，足阳明胃经通手厥阴心包经，故加用内关穴，针以上穴位采用捻转泻法，让患者活动左膝，疼痛明显好转。患者自述膝关节内侧仍疼痛，故加针右尺泽，采用捻转泻法，疼痛好转。因膝关节内侧为足太阴脾经经过处，尺泽为其同名经手太阴肺经合穴，故取。患者膝部骨质增生属骨关节病，《难经·四十五难》提出，八会穴之一骨会、大杼可治骨病，故加针大杼穴（双侧），用补法，症状有所改善。采用上法治疗的同时配合活动，留针30分钟，症状明显好转。

鼻鼽（过敏性鼻炎）案

陈某，女，35岁，初诊时间：2020年7月22日。

主诉：反复发作性鼻痒、鼻塞、喷嚏、流涕3年，加重两天。

诊查：患者3年前受凉后出现鼻痒，连续打喷嚏，流大量清水样鼻涕，有时伴眼结膜、上腭部甚至外耳道部奇痒。后上述症状反复出现，1年内发作时间累计超过6个月，1天内发作时间累计超过0.5小时，两天前受凉后出现鼻塞较重，喷嚏频作，涕多而清稀，自汗，纳差，鼻黏膜水肿、苍白，鼻甲肿大，血清IgE>60IU/mL；鼻腔分泌物涂片检查示嗜酸性粒细胞（EC）≥1%，血液EC（50～300）×10^6/L。舌淡，苔薄白，脉虚弱。血压125/75mmHg，神志清，精神尚可，查体合作，颈软，气管居中，颈部浅表淋巴结未及肿大，双侧颈动脉未闻及明显杂音，心肺听诊（－）腹软，无压痛，肝脾肋下未及，移动性浊音（－），肾区叩痛（－），双下肢无浮肿，病理征（－）。

中医诊断：鼻鼽（气虚邪滞）。

西医诊断：过敏性鼻炎。

中医辨证分析：患病日久，肺脾气虚，故自汗、纳差；复外感风寒，犯及鼻窍，津液停聚，故鼻塞流涕、喷嚏、鼻痒。综合症状及舌苔、脉象，辨为气虚邪滞之证。

治则治法：补气祛邪。

针灸处方：双侧下关穴。

针刺手法：患者取仰卧位，穴位常规皮肤消毒，采用0.30mm×60mm华佗牌一次性针灸针，下关穴自颧弓下缘与咬肌前缘交界处向内后上方进针，进针深度约为50mm，患者可有瞬间放电及齿痛感即停止进针。在该针边上0.3cm处再针一针，进针与前操作相同，双侧下关穴各针两针，每侧接一组电针，电针仪型号G6805-2型，采用疏密波，频率80～100Hz，刺激量大小以患者能耐受为宜。留针 30 分钟，每周治疗两次，10 次为 1 个疗程。

8 月 29 日二诊：经电针治疗 1 疗程后，无鼻塞、流涕、自汗，纳差好转，偶发作性鼻痒、喷嚏，无眼结膜、上腭部、外耳道部奇痒。

10 月 7 日三诊：两个疗程后诸症消失。

随访半年无复发。

【按语】过敏性鼻炎是过敏原进入机体后，刺激机体产生特异性抗体 IgE，IgE 抗体与肥大细胞结合，再次进入人体，引起肥大细胞释放组胺等物质，导致鼻腔黏膜水肿，引起喷嚏、流涕、鼻塞等一系列症状。中医学将其归为"鼻鼽"范畴。避免接触变应原是防治过敏性鼻炎最有效的方法，但由于条件限制，实际生活中很难做到。而一些抗过敏药物多有困倦不适的副反应，因抗过敏药物多为抗组胺药和激素类药，不但会致人困乏疲倦，对肝肾还有损害，而激素还可导致肥胖、感染、色素沉着等问题，且这些药物多在用时见效，停药就会复发，甚至加重。下关穴处于翼腭窝。翼腭窝是连接中枢脑与面部五官的通路和桥梁，有一些重要的神经和内脏神经节，对面部五官的生理功能调节具有重要作用，如蝶腭神经节等，主管泪腺、鼻腔黏膜腺分泌。蝶腭神经节不仅集中了源于三叉神经的感觉支，还有来自翼管神经的交感支和副交感支，是中枢神经系统通过自主神经调节鼻腔血管和腺体的主要神经节，故针刺可降低鼻黏膜神经的敏感性，稳定鼻腔内腺体分泌。深刺下关穴可直接刺激蝶腭神经节，改善自主神经的兴奋性和局部血液循环，恢复神经末梢健康状态，接电针可改善局部血液循环，调节鼻腔自主神经，从而调节患者的免疫系统，达到治疗目的。本法具有取穴少、疗效可靠、安全、简便、复发率低等优点。

周蕾

周蕾（1973—），女，金华市中医医院针灸科主任中医师，教授，金华市名中医，金华市医界新秀，浙江中医药大学针灸专业硕士研究生导师，金华市321 人才第二层次。1998 年浙江中医药大学国际针灸专业本科毕业，2013 年考取浙江大学临床医学神经病学硕士学位。任浙江省中医药学会针刀分会常委、中医美容分会委员，浙江省针灸学会中医美容分会委员，浙江省针灸学会刺法灸法委员会委员。金华市中医医院眩晕专病负责人，石学敏院士专家工作站、胡斌工作室、冯祯根工作室主要成员。从事针灸临床 24 年，擅长针灸、小针刀、穴位埋线、附子饼灸及中药治疗眩晕、代谢综合征、面瘫、肩周炎、膝关节炎、耳鸣、干眼症、中风、头痛、不孕症、黄褐斑、哮喘、慢性疲劳综合征、乳腺增生、便秘等疾病。负责厅市级科研项目 5 项、参与 6 项，获专利 1 项。负责的穴位埋线治疗乳腺增生症技术收录到浙江省中医药适宜技术库。2018 年受金华市政府派遣赴德国迪恩市访问交流。发表论文 20 余篇。

目偏视（外展神经麻痹）案

张某，男，71 岁，初诊时间：2020 年 10 月 31 日。

主诉：视物双影 1 个月。

诊查：患者 1 个月前无明显诱因下出现视物双影，伴双侧眼球外展受限，市中心医院头颅 MRI 示半卵圆区散发缺血灶，予改善循环及营养神经等对症支持治疗后症状缓解不明显。症见双眼复视，伴左眼球外展视力受限，视物模糊，无眼痛、溢泪，面色白，情绪焦虑，胃纳一般，夜寐欠安，大便溏泻，小便正常。舌淡，苔白腻，脉濡细。既往体健，否认高血压、糖尿病及外伤史。查体：左眼眼球不能向外侧转动，左侧视野受限，眼球其他各向运动尚可。双侧瞳孔等大等圆，对光反射存在，双眼睑位正，无下垂，无红肿，角膜透明，巩膜无黄染，左眼视力 4.3，右眼视力 4.7。

中医诊断：目偏视（气血亏虚）。

西医诊断：外展神经麻痹。

中医辨证分析：患者年老，气血皆弱，血不养容故面色白、舌淡；脾气亏虚，目胞失摄，动眼无力，故眼球不能外展；痰湿蕴脾，生化乏源，加之年老血弱，目精失养，故视物双影。饮食欠佳、大便溏泻、苔白腻为脾气亏虚、津液失运、湿邪内蕴之象；脉濡细为气虚血亏之象。

治则治法：健脾疏肝理气，养血明目。

针灸处方：头皮针视区、百会、四神聪、睛明、攒竹、太阳、阳白、承泣、四白、风池、翳风、足三里、光明、三阴交、阳陵泉。

针刺手法：头皮针视区：枕外隆凸尖端下缘旁开 1cm 处，向上引平行于前后正中线 4cm 长的两条直线，在该线上向下平刺三针，不行针。阳白向下平刺 0.5 ~ 0.8 寸，太阳斜刺 0.3 ~ 0.5 寸，四白直刺 0.3 ~ 0.5 寸，不可深刺，不提插捻转。攒竹向眉中平刺 0.3 ~ 0.5 寸，不提插捻转。翳风直刺 0.5 ~ 1 寸，足三里针深 1 ~ 2 寸，采用捻转和提插的补法，手法持续操作 1 分钟左右。三阴交采用提插补法，针沿与胫骨后缘皮肤呈 45°方向斜向后刺入，深 1 ~ 1.5

寸，行重插轻提之补法。光明平补平泻，针入 1~1.5 寸。阳陵泉沿腓骨小头前下方、胫骨外侧之间凹陷直刺 1~1.5 寸，平补平泻。以上诸穴留针 30 分钟，每日 1 次，1 周 5 次。风池运用郑魁山教授的"过眼热"针法，押手拇指按压于风池下方，向上持续用力推按，刺手持针向对侧太阳穴方向进针，得气后刺手顶着针尖有感应的部位同时向上推，使针感传至眼部，行热补法，使眼部产生热感，不留针。针刺的同时红外线灯照射头部百会、四神聪穴及腹部气海、关元穴，加针后拔罐（双侧大椎、膈俞、脾俞、胃俞、肝俞及肾俞），并留罐 10 分钟。以上治疗均每日 1 次，1 周 5 次，两周为 1 个疗程。治疗第 1 次后即觉视物模糊症状好转，腰背部亦觉舒适。

11 月 7 日二诊：治疗 1 周后，视物较前清晰，左眼球可向外转动，范围局限，觉左眼酸痛，睡眠较前明显好转，情绪和缓，胃纳可，大便溏泻消失。左眼视力 4.4，右眼视力 4.7。

11 月 28 日三诊：治疗 4 周后（两个疗程），无复视，视物双影症状消失，左眼球向外转动范围明显扩大。左眼视力 4.6，右眼视力 4.8。

随访至 2021 年 4 月，针灸治疗后恢复良好，病情未反复，已能正常生活。

【按语】本病属中医学"目偏视"，证属气血亏虚，法当健脾益气，养血明目，故治疗时除太阳、阳白、四白、攒竹等眼周局部取穴疏通眼周气血以明目外，亦选用足阳明胃经之足三里、足太阴脾经之三阴交以健脾胃，养阴血，"目受血则能视"。足少阳之脉"结于目内眦，为外维"，能使眼睛左右盼视，故选其经之阳陵泉穴，通其内外血气，以疗眼球不能外展之症。西医学认为，外展神经麻痹是因一条眼外肌或多条眼外肌麻痹或运动受限所致，通常见于一条或两条外直肌麻痹或双侧的外展神经麻痹，也可能是眼内侧壁骨折等引起的内直肌的损伤。该病常见于脑血管疾病、颅脑外伤、高血压、糖尿病患者，颅内肿瘤初期也常表现为外展神经麻痹。针刺治疗外展神经麻痹具有创伤小、疗效显著且持久等特点。本案针刺、拔罐及红外线治疗综合运用，标本兼治，共奏佳效。

不孕（不孕）案

钱某，女，40 岁，初诊时间：2021 年 5 月 18 日。

主诉：婚后不孕 10 余年。

诊查：患者结婚 10 余年未孕，正常性生活未避孕，丈夫精液检查无异常，2020 年 12 月 8 日经生殖专科予促排卵治疗后行体外受精 - 胚胎移植术，2021

年 2 月 1 日复查 B 超提示胚胎停止发育，行刮宫术。术后停经两个月，通过口服芬吗通维持月经，月经量少，色黑。2022 年 4 月 15 日行 B 超提示子宫内膜 3.8mm，遂来诊。症见倦怠乏力，情绪焦虑，经前小腹胀痛，腰膝酸软，眠浅易醒，胃纳可，末次月经 2021 年 5 月 9 日，月经量少，色黑，时夹杂血块。舌暗红，苔薄白，舌下络脉有瘀点，脉沉弦涩。

中医诊断：不孕（肝郁肾虚）。

西医诊断：不孕。

中医辨证分析：患者中年，肾阴亏虚，冲任血海匮乏，胞宫失养，故子宫内膜薄，腰膝酸软；日久不孕致情志不畅，肝气郁结，疏泄失常，冲任失调，故经前小腹胀痛；气血运行不通，冲任阻滞，胞脉不通，血海不能按时溢满，故月经量少，色暗夹杂血块。舌暗红、苔薄白、舌下络脉有瘀点、脉沉弦涩皆为气滞血瘀、肾阴不足之象。

治则治法：理气活血，补益肝肾。

针灸处方：中脘、气海、子宫、关元、归来、三阴交、太溪、足三里、血海、中极、妇科穴、还巢穴。

针刺手法：针刺、拔罐、红外线联合治疗。针刺留针 30 分钟，同时予红外线照射下腹部，拔罐（双侧肝俞、肾俞、次髎）每次 10 分钟。上述治疗每日 1 次，1 周 5 次。

6 月 20 日二诊：自述月经量变多，色暗红夹杂血块，经前腹痛减轻，仍感腰酸，查子宫内膜 4.6mm，继续当前治疗。

7 月 16 日三诊：自述月经量多，色鲜红，夹杂血块，经前腹痛、腰酸减轻，查子宫内膜 7.9mm，停止针刺治疗。

2021 年 9 月行体外受精胚胎移植术，成功受孕。随访至今，患者及胎儿健康，准备待产。

【按语】本病属中医学"不孕"范畴。肾藏精，精化气，肾气分阴阳，子宫内膜为有形之物，肾阴化肾精，肾阳蒸腾肾气，故内膜的濡养依赖于肾精、肾气的充盛。精血同源，互相转化，胞宫得以濡养。女子以肝为先天，肝疏泄无度，阻滞气机，肾气受损，使肾-天癸-冲任-胞宫轴失衡，造成胞宫难以摄精成孕。王冰注云"冲为血海，任主胞胎，二者相资，故能有子"，言及血海、冲任与胞宫的密切关系。妇人以血为本，故治妇人病当以调经血为先。针刺可调节下丘脑-垂体-卵巢轴，进一步调衡性激素，提高胞宫容受性。子宫穴能调经止带，理气和血；归来配伍血海、中极等可活血化瘀止痛，通调经络与经水，停经者针刺后能很快出现月经复潮；中极与太溪、三阴交配伍，可调补肝肾；中脘、气海、关元可固本培元，行气活血。针刺可增加内膜厚度，改善内膜形态，增加内膜血液灌注，提高排卵前机体雌激素水平，缓解机体不适症状，提高内膜容受性，促进妊娠。妇科穴、还巢穴为董氏奇穴，妇科穴位于大指背第一节中央线外开三分，共两穴，还巢穴位于无名指第二节外侧正中央，针刺时贴于骨旁下针，针深 2～3 分。妇科穴与肺经相关，肺与膀胱通，通于子宫，偏于治疗子宫。还巢穴与三焦经相关，三焦与肾通，通过理三焦、疏肝胆、补肝肾，调整内分泌，偏于调整卵巢。两穴相配，左右交替，治疗不孕症效果显著。

脱肛（顽固性脱肛）案

王某，女，53 岁，初诊时间：2021 年 8 月 28 日。

主诉：反复脱肛 13 年，伴畏寒 3 年余。

诊查：患者 2008 年腹泻后出现肛门肿物脱出，约 1cm，便后可自行回纳，伴肛门坠胀，无便血，无肛门疼痛、瘙痒，无分泌物，当地医生辨为脱肛之中气下陷，拟补中益气汤加减，效果不佳，患者拒绝手术。后反复发作，逐渐加重至便后需用手回纳，现感肛门处有梅花状赘生物，排便、抱孩子、咳嗽、打喷嚏等腹压增大时均会脱出，排便后不能自行回纳，需用手推入，内裤上总有粪便残留，走路时摩擦肛门产生疼痛，遇寒加重。2019 年无明显诱因下开始出现身寒怕冷，后逐渐加重至夏日畏惧空调、风扇，手脚冰冷、发黄，乏力，失眠。症见脱肛，脱出物长 2～3cm，便后需用手回纳，大便溏泻，畏寒，手足及腰部发冷，炎炎夏日身穿毛衣、戴围巾来诊。舌淡红，边有齿痕，苔白腻，右关尺沉细无力，左尺沉。

中医诊断：脱肛（脾虚气陷）。

西医诊断：顽固性脱肛。

中医辨证分析：患者以脱肛为主症，手足及腰部发凉、夏日畏惧风扇、空调，乏力等为脾肾阳衰之象；脱肛、大便溏泄乃脾阳气陷滑脱之征；结合舌脉，辨为脾虚气陷型。

治则治法：温补脾肾，散寒固脱。

针灸处方：双侧大椎、至阳、肾俞。

灸法操作：附子粉与面粉 2：1 加适量黄酒揉成团，制成直径约 4cm、底厚 0.8cm 的锅状附子饼，用干棉签底端将饼戳 5～8 个小洞；艾绒制成底座直径 2.5cm、高 2.5cm 的艾炷置于附子饼内。患者俯卧，附子饼置于大椎（用小块面团黏附于大椎穴前固定附子饼）、一侧至阳、双侧肾俞共 4 穴施灸，燃尽易炷再换，灸三壮，1 周 2 次。施灸过程中注意用治疗巾及红外线灯给患者保暖，灸度以患者局部有温热传导感为宜，如过热灼痛则及时移去片刻，或稍移至周围继续施灸。

9 月 14 日二诊：4 次治疗后，白天肛周异物感消失，傍晚才出现，无粪便残留，可穿短袖，不惧风扇，空调房可短时停留。

10 月 7 日三诊：9 次隔附子饼灸治疗后，肛周无明显异物感，排便时无脱肛，自述生活状态由"生无可恋"转为"享受生活"，无畏寒，四肢及身体暖，双手色黄退，现肤色，无失眠，感舒适。

3 个月后随访，患者可抵御寒冬，正常人穿着，脱肛无复发。

【按语】张介宾《景岳全书》全面阐述了脱肛之病因病机，曰："大肠与肺为表里，肺热则大肠燥结，肺虚则大肠滑脱，此其要也。故有因久泻久痢，脾肾气陷而脱者；有因中气虚寒，不能收摄而脱者；有因劳役吐泻，伤肝脾而脱者；有因酒湿伤脾，色欲伤肾而脱者；有因肾气本虚，关门不固而脱者；有因过用寒凉，降多亡阳而脱者；有因湿热下坠而脱者。"其中仅湿热一条实证，可见脱肛以虚证多见。《素问·调经论》载："阳虚则外寒……阳受气于上焦，以温皮肤分肉之间。今寒气在外，则上焦不通。上焦不通，则寒气独留于外，故寒栗。"肾阳为一身阳气之本，命门火衰，则阳无所生，于外，卫气固外无力，乃见畏寒；在内，脾土无火失运，则生飧泄。脾阳虚，气无所固，又见脱肛。本案患者属脾肾阳虚。附子辛甘大热，为回阳救逆第一药，主治亡阳虚脱、肢冷脉微、虚寒吐泻、寒湿痹痛等多种虚寒证。隔附子饼灸结合了艾灸的热力及隔物灸的药力。艾灸的温经通络之功与附子回阳救逆之效相互为引，循经入络，直达病所。现代研究表明，隔附子饼灸能提高机体局部血流灌注量，改善局部血液循环，调节免疫力，抗炎镇痛。皇甫谧所撰《针灸甲乙经》记载，大椎为"三阳督脉之会"，即手足三阳经与督脉的交会穴，为阳气汇聚之所，灸之可激发一身之阳气。至阳即阳中之阳，为一身阳气最为旺盛之处，灸之可使阳气奋发，连续不断。《医宗金鉴》云："至阳专灸黄疸病，兼灸痞满喘促声，命门老虚腰痛证，更治脱肛痔肠风。"《素问·六节藏象论》云："肾者主蛰，封藏之本。"即肾具有潜藏、固摄之能，肾阳又为一身阳气之根本，可使精气运行有度、脏器固守本位，灸肾俞，可使诸脏复守其位，故附子饼灸大椎、至阳、肾俞治疗脱肛及脾虚气陷诸症效如桴鼓。

肺胀（慢性阻塞性肺疾病）案

章某，男，64 岁，初诊时间：2021 年 2 月 22 日。

主诉：反复咳嗽、咳痰 5 年，加重 1 周。

诊查：患者 5 年前无明显诱因下出现咳嗽咳痰，伴胸闷，活动后加重，休息可缓解，外院诊为慢性阻塞性肺疾病，后每年受凉时反复发作，平时服用止咳平喘药及支气管扩张剂雾化治疗。1 周前因天气变化受寒后出现咳嗽咳痰，痰白质黏，可咳出，伴活动后胸闷气促，不能平卧，服药后无缓解，经人介绍寻求针灸治疗。症见咳嗽咳痰，痰白量少，可咳出，伴胸闷气喘气促，不能平卧，乏力，行走不利，需双人搀扶。舌质淡，苔薄白，脉沉细无力。

中医诊断：肺胀（肺肾气虚）。

西医诊断：慢性阻塞性肺疾病。

中医辨证分析：患者以反复咳嗽咳痰、胸闷、气喘为主症，辨为肺胀；痰白、舌淡、苔薄白、脉沉细为虚证；乏力、脉无力为气虚；久咳伤肺，肺气亏虚，咳逆失降，久病及肾，肾不纳气，发为喘促；气失调和，发为胸闷；故辨为肺肾气虚证。

针灸处方：定喘、膻中、血海、尺泽、孔最、肾俞、脾俞、肾俞、心俞、肝俞。

针刺手法：诸穴平补平泻手法，每次留针 30 分钟。留针时红外线灯照射关元穴。每日 1 次，1 周 5 次，两周为 1 个疗程。

中药处方：黄芪 30g，党参 10g，酒萸肉 10g，丹参 10g，防风 10g，茯苓 10g，苦杏仁 8g，炙甘草 6g，当归 10g，桂枝 8g。5 剂，日 1 剂，水煎，早晚分服。

2 月 27 日二诊：咳嗽咳痰、胸闷气喘较前明显好转，已能平卧，胸闷缓解，仅爬楼及久站久行时出现，乏力改善，已能独自就诊。

针灸处方：膻中、足三里、三阴交、尺泽、肾俞、脾俞、心俞、肝俞，针刺手法同前。

中药方去稻芽、当归，加麸炒白术 10g，瓜蒌皮 10g。5 剂，水煎，日 1 剂，早晚分服。

3 月 5 日三诊：治疗后无明显咳嗽咳痰，可平卧睡眠，无明显胸闷、气喘，无明显乏力。病情基本痊愈，嘱其适当功能锻炼，避风寒。

3 个月后随访，未见复发，无明显咳嗽咳痰、胸闷，精神佳。

【按语】 慢性阻塞性肺疾病属中医学"肺胀"范畴，《素问·咳论》云："五脏六腑皆令人咳，非独肺也。"该病病位首责于肺，久及脾、肾，后期损及心、肝。病因多为痰湿、水饮及瘀血。发病机理为素体亏虚，邪引伏痰，闭阻气道，肺失宣降，发为咳喘。病理特性总属本虚标实，急性发作期以标实为主，多因外感、劳累、七情等诱发，治疗主以降气化痰、宣肺止咳、温阳利水等法；稳定期本虚为主，侧重扶正，以固本培元，补肺益肾。根据《内经》"五脏六腑皆令人咳"的理论选择针刺穴位：尺泽为肺经合穴、孔最为肺经郄穴主急症，联合天突、定喘、膻中治标。五脏背俞穴（肾俞、脾俞、肾俞、心俞、肝俞）补虚治本，针刺五脏背俞穴可充益五脏精气，脏气足，邪自退。《针灸资生经》曰："凡有喘与哮音，为按肺俞，无不酸疼，皆为缪刺肺俞，令灸而愈。"肺俞是肺气输注之处，为肺系虚证最常用之穴。《类证治裁·喘证》云："肺为气之主，肾为气之根，肺主出气，肾主纳气，阴阳相交，呼吸乃和。若出纳升降失常，斯喘作矣。"肺俞与肾俞两穴合用，使呼吸有度，气有所根。久病必瘀，故选血海舒筋通络，活血化瘀，体现"缓则治其本、急则治其标"的中医治疗理念。患者为脾肾气虚证，中药主以黄芪、党参、炙甘草补气益肺，合山茱萸补肾益精为治本，杏仁止咳平喘，茯苓化痰健脾为治标，久病必瘀，遣丹参活血、桂枝通络、防风通经祛邪、当归补血活血。临床治疗呼吸系统等内科疾病时，针药相济，往往效力倍显，达事半功倍之功。

卢振中

卢振中（1975—），男，主任中医师，金华市名医，金华市第七届人大代表，金华市第六、第八届政协委员，金华文荣医院针灸理疗科主任。2015 年被评为金华市十大杰出青年，2016 年获浙江省民建社会服务先进个人，2020 被聘为金华市干部保健特聘专家。擅长综合运用针灸、埋线、小针刀、整脊、中药等手段治疗常见病，尤其在治疗顽固性颈肩腰腿痛、中风后遗症、面瘫、慢性咽喉炎、各种消化系统疾病、月经不调等方面有丰富经验。任世界中医药学会联合会慢病管理委员会常务委员，河北省中医药学会埋线专业委员会副主任委员，浙江省中西医结合康复联盟常务委员，浙江省中医药学会脊柱整脊专业委员会委员，浙江省康复医学会康复治疗专业委员会委员，金华市医学会康复与物理治疗专业委员会常务委员。主持参与市级以上课题 4 项，主编书籍 1

部，发表论文多篇。

肺胀（气胸）案

李某，女，58 岁，初诊时间：2022 年 8 月 10 号。

主诉：突发胸闷、气急、深吸气时呛咳明显 1 周。

诊查：13 年前因患鼻咽癌行鼻咽癌根治术。术后出现口齿不清，吞咽困难，消瘦。1 周前，无明显诱因下出现胸闷气急，深吸气时呛咳明显，声音嘶哑无力。于本院老年科住院并对症治疗，3 天后无明显疗效，遂来诊。症见胸闷气急，深吸气时呛咳明显，声音嘶哑无力，胃纳可，二便调，夜寐欠安。舌质暗，苔白，脉细数。

中医诊断：肺胀（气阴两虚）。

西医诊断：气胸。

中医辨证分析：肺开窍于鼻，咽为肺之门户，同肺络相连，痰湿浊毒积聚于鼻咽，发为癌症。痰湿浊毒积聚日久，伤津耗气，兼手术治疗后局部气机不畅，气滞血瘀，气血津液不能濡养鼻咽，故声音嘶哑无力；肺气耗伤，宣发肃降失司，肺气郁闭，故胸闷气急。舌质暗、苔白、脉细数属肺气阴两虚之象。

治则治法：滋养肺肾，理气平喘。

针灸处方：灵骨、大白、肺心穴、内关。

针刺手法：上述诸穴直刺 3～5 分，采用补法。针后 5 分钟患者即感胸闷气急明显减轻。每 15 分钟行针 1 次，留针 45 分钟，针后患者感胸中舒畅，已无呛咳。

中药处方：熟地黄 15g，生地黄 15g，当归 9g，白芍 15g，甘草 5g，桔梗 6g，麦冬 9g，百合 15g，人参 6g，黄芪 20g，五味子 6g，桑白皮 9g，紫菀 9g。7 剂，日 1 剂，水煎，早晚分服。

8 月 17 日二诊：胸闷、气急等症明显减轻，深吸气时仍少许呛咳，上下楼梯时感胸闷。继前针方，加膻中穴。

8 月 24 日三诊：继前针方治疗。

9 月 1 日四诊：继前针方治疗，并加四花中点刺出血。患者感诸症皆消。

1 周后随访，诸症皆平。

【按语】此患者因鼻咽癌根治术后，吞咽困难，声音嘶哑无力，舌质暗、脉细数乃气阴两虚，治疗以灵骨、大白补肺气，以肺心穴配膻中穴宽胸理气。加有对心脏泵血作用的要穴内关，以缓解胸闷、心慌、气短之症。该案中药以百合固金汤合补肺汤加减，百合固金汤方出自《慎斋遗书》，主养阴润肺、益肾降火，补肺汤出自《永类钤方》，具有补肺益气、止咳平喘功效，两方相合，补肺气，养肺肾之阴，亦可平喘，而达补气养阴之双重目的。方中百合色白入肺，润肺宁心，定惊益志；熟地黄色黑入肾，能滋肾壮水，养阴生津，《医方集解》云"用熟地黄者，肾为肺子，子虚必盗母气以自养，故用肾药先滋其水，且熟地黄亦化痰之妙品也"；人参益气补肺，李中梓《雷公炮制药性解》云人参"盖人生以气为枢，而肺主气……参能补气，故宜入肺，肺得其补，则治节咸宜，而实原于肾，肺气下降，而化肾水，水非气也，而水实含肺气"。诸药相伍，润肺滋肾，金水相生，气阴双补，共为君药。生地黄清热凉血，养阴生津；麦冬润肺养阴，清心除烦；黄芪补气升阳，生津养血，行滞通痹，共为臣药。当归治咳逆上气；伍白芍以养血和血；五味子敛肺滋肾益阴；紫菀润肺化痰止咳，祛痰而不伤正；桑白皮甘寒泻肺，亦可补虚益气，为佐药。桔梗善治"惊恐、悸气"，又可宣肺利咽，兼能引药上行；甘草益气清热，祛痰止咳，兼调和诸药，共为使药。诸药相合，使肺肾得养，阴液充足，虚火自清，痰咳得止。

腰痛（腰椎间盘突出）案

陈某，男，71 岁，初诊时间：2021 年 6 月 10 日。

主诉：腰痛 10 余年，再发加重，伴右下肢麻痛 3 个月。

诊查：患者腰痛反复发作 10 余年，3 个月前搬抬重物不慎，致腰痛加重，并伴大腿后侧、小腿外侧疼痛、麻木，活动困难，翻身痛甚，面色少华，双下肢乏力，口干，二便调，睡眠欠佳，舌暗，苔薄黄，脉沉细。3 月 15 号 MRI 示 $L_5 \sim S_1$ 腰椎间盘突出，相应节段椎管狭窄，腰椎退行性改变。

中医诊断：腰痛（肝肾亏虚，脉络痹阻）。

西医诊断：腰椎间盘突出。

中医辨证分析：本病属中医学"痹证""腰痛"范畴。《素问·脉要精微论》曰："腰者，肾之府，转摇不能，肾将惫矣。"《景岳全书》认为："腰痛之虚证，十居八九。"患者年老，肝肾亏虚，筋骨失于温养，不荣则痛。因搬抬重物，导致腰部气血阻滞，继而对经络产生麻痹，且舌暗、脉沉细亦是血瘀之象。

治法治则：柔肝补血，益肾温阳，通络蠲痹。

针灸处方：$L_{4\sim5}$ 及 $L_5 \sim S_1$ 夹脊穴、环跳、秩边、委中、阳陵、绝骨、丘墟、昆仑、委中。

针刺手法：上述诸穴直刺 1～2 寸，根据穴位特点选取补泻手法，每天 1 次，5 次 1 个疗程，其中委中刺血 1 次。

6 月 15 日二诊：针刺 5 次后，腰痛已消，环跳处、大腿后侧仍稍感疼痛，右小腿外侧麻痛感减轻过半，双下肢乏力改善。继前针方治疗两次，加委中、环跳、阳陵强刺激，针感下传至外踝。

6 月 20 日三诊：予埋线治疗 1 次，原针方去绝骨、丘墟，加肾俞。

治疗后 1 个月，患者脸色红润，诸症皆消。

【按语】本案患者反复腰痛 10 余年，证属肝肾亏虚。麻木疼痛，以足少阳经为主，涉及膀胱经，故治疗以腰夹脊穴、胆经、膀胱经穴为主，以针刺疏通经络，调节肌肉阴阳平衡，辅以强刺激强通经络（神经），予埋线之长效刺激善后，减少复发。数法并用，调补肝肾，疏通经络，活血止痛，阴阳平衡，诸症乃除。患者 L_5～S_1 腰椎间盘突出，选取相对应的 $L_{4～5}$、L_5～S_1 夹脊穴，局部调节经脉气血，通经止痛，缓解肌肉紧张及神经血管卡压症状。委中穴为足太阳膀胱经之合穴，为人体经气汇聚之处所，又称"血中都穴"，因其所居之所血络极其丰富，故可通调腰背部气血。环跳为胆经及膀胱经的交会穴，刺激该穴可通调足太阳、足少阳两经经气，扩大经穴主治范围，具有利腰腿、通经络功效。阳陵泉穴属足少阳胆经之合穴、八会穴之筋会，针刺该穴可解痉止痛，舒经活络。昆仑为膀胱经经穴，是足太阳经气最盛时经过的部位，刺激该穴能调畅足太阳经气，进而通调腰背部及下肢部气血。秩边属足太阳膀胱经，有舒筋活络、强健腰膝等功效。《针灸甲乙经》云："腰痛骶寒，俯仰急难……秩边主之。"论其定位，经脉所过，主治所及，膀胱经沿脊柱两旁下行，正是坐骨神经放射疼痛走行之处，针刺与经穴按摩相互配合，温通经脉，行气止痛。诸穴配伍，柔肝补血，益肾温阳，通络蠲痹，故腰痛渐止。

戴朝富

戴朝富（1965—），男，主任中医师，浙江省基层名中医，浙江省针灸学会理事，金华市名老中医药传承指导老师，金华市针灸学会常务理事，金华市康复医学会常务理事，兰溪市第七、八批拔尖人才，兰溪市医学重点学科（针灸推拿学科）带头人，兰溪市第二批名医工作室领衔人。从事中医针灸临床 35 年，任兰溪市中医院针灸推拿科主任，擅长针灸、中药、针刀辨证治疗中风、面瘫、颈腰椎病、肩周炎、关节痛、筋伤病，以及亚健康的中医调理。发表论文 10 余篇，任《张山雷研究集成》编委；获兰溪市科技进步奖二等奖 1 次，浙江省中医药科学技术奖二等奖 1 次、三等奖 1 次。

便秘（功能性便秘）案

童某，女，15 岁，初诊时间：2018 年 7 月 11 日。

主诉：反复便秘 5 年余。

诊查：患者 5 年前开始便秘，大便难解，便干，平均 1～2 周大便 1 次，喜冷饮，不欲饮水，挑食，不喜食青菜、水果，12 岁来月事，周期正常。曾自服蜂蜜水，采用中西药物通便，效果不佳，上次解大便至今已过 1 周，无腹胀腹痛，无恶心呕吐，胃纳一般，夜寐安。舌红，苔略腻，脉弦。

中医诊断：便秘（气机郁滞）。

西医诊断：功能性便秘。

中医辨证分析：本案患者为青年女性，平素不喜食青菜、水果，喜冷饮，津液不足，损伤脾阳，脾阳被遏，脾失健运，气机郁滞，疏泄失职，以致肠腑传导不利而成便秘。舌红、苔略腻、脉弦为气机郁滞之象。

治则治法：通调腑气，润肠通便。

针灸处方：左水道、左外水道（水道旁 2 寸）、左归来、左外归来（归来旁 2 寸）、天枢、足三里、上巨虚、下巨虚、大肠俞、支沟。

针刺手法：患者先取俯卧位，针刺大肠俞，提插补法不留针；后取仰卧位，直刺水道（左）、外水道（左）、归来（左）、外归来（左），用泻法，然后配合电针，疏波。其余穴位均得气即可，留针 30 分钟。患者治疗过程中有便意，当晚排便，量多，质稍干，过程顺利。

治疗 1 次后，效果立竿见影，当日即排便。此后 1 周 3 次针刺巩固治疗，共 10 次。

治疗两个月后，排便基本正常，平均 2～3 天大便 1 次，质润易解。

【按语】便秘病位在肠，与脾、胃、肺、肝、肾等功能失调相关。该患者因饮食偏嗜，喜爱肉食，致大肠传导不利而便秘。治疗取天枢、水道、左外水道、归来、左外归来，直达病所；上下合穴足三里、上巨虚、下巨虚"合治内腑"，通调大肠腑气；支沟、大肠俞合用，调理三焦气机，以通腑气。天枢为大肠募穴，与大肠俞相配，调节大肠传导功能。支沟为便秘特效穴，《针灸神书》云："大便闭塞不能通，气上支沟阳有功。"《玉龙歌》言："大便闭结不能通，照海分明在足中，更把支沟来泻动，方知妙穴有神功。"针刺支沟可使三焦之气振奋，使经气宣上导下，气机顺则腑气通，便秘之疾得愈，临床常与照海同用。水道、归来为胃经在腹部的经穴，主治胃部疾病。《针灸甲乙经》载："三焦约，大小便不通，水道主之。"《铜人》云水道"治少腹满引阴中痛，腰背强急，膀胱有寒，三焦结热，小便不利"。现代常用于治疗肾炎、膀胱炎、尿潴留、腹水、睾丸炎、脊髓炎、疝气、脱肛、便秘等。有研究表明，针刺水道、肾俞、次髎等穴对泌尿结石有止痛作用。归来善治子宫脱垂、奔豚和疝气等，有返本归根、理复还纳之功，故名归来。归来位于小腹部，可治月经不调、痛经、月经周期紊乱等，对泌尿系统疾患也有较好的作用，如小便不利、尿频尿急等。胃经穴对便秘、腹泻等有较好的效果，可双向调节。本病便秘实证为患，穴位以足阳明胃经及手阳明大肠经为主，胃经归来、水道调畅局部气机，上巨虚、下巨虚通腑泄热，支沟为便秘要穴，虚实皆可应用，阳明多气多血，阵法多取，以泻为主。

痹证（颈椎病）案

陶某，男，34岁，初诊时间：2019年1月21日。

主诉：颈项酸胀反复发作两年余，伴胸闷、心慌两周。

诊查：患者两周前睡觉时颈部受凉，起床后突然出现颈部不适，伴胸闷、心慌，至当地医院心内科诊疗，服药效果不佳。经朋友推荐来诊。既往史无殊。患者神清，精神软，自述胸闷、心慌。查：按压颈项部肌肉明显紧张板硬，颈椎 $C_{3\sim5}$ 棘突处压痛（＋），可摸及条索状筋结。颈椎X线片示颈椎生理曲度变直，心电图示ST段轻度下移。舌淡红，苔薄白，脉弦。

中医诊断：痹证（项痹，风寒袭络）。

西医诊断：颈椎病（交感神经型）。

中医辨证分析：本病属中医学"痹证"范畴，主要因劳伤瘀血，或年老肝肾亏虚，正气不足，筋骨失养而发病；或感受风、寒、湿、热之邪而导致。主要病机为邪气羁留，经络阻滞，不通则痛；劳伤瘀血，肝肾亏虚，气血运行不足，不荣则痛；筋经拘急，不松则痛。患者夜间睡眠，阳入于阴，体表卫气虚弱，此时若失于保暖，局部受凉，风寒之邪易侵袭体表，痹阻颈项，局部气血凝滞，则转筋不利，酸胀不适，故本病属痹证之项痹，辨为风寒袭络。

治疗原则：祛风散寒，舒筋通络，宁心安神。

针灸处方：风池、颈椎夹脊穴、阿是穴、肩井、大椎、心俞、巨阙、膻中、内关、三阴交。

针刺手法：患者取俯卧位，针刺风池、颈部夹脊穴、肩井、大椎、阿是穴，捻转泻法不留针；心俞针刺向脊柱方向斜刺，捻转补法不留针；针毕，大椎、双侧肩井穴拔火罐10分钟。患者取仰卧位，余穴均施以平补平泻法，留针30分钟，每周5次。行颈椎病仰卧拔伸推拿技术，手法调整颈椎异常解剖，舒筋通络，每周3次。

治疗1周后，病情逐渐好转，治疗3周而愈。

半年后随访，一切正常。

【按语】颈椎病是因颈椎间盘退变，颈椎骨质增生，韧带及关节囊的退变、肥厚等，刺激或压迫颈神经、脊髓、血管、交感神经和周围软组织而引起的综合证候群。患者以中年以上为多，但近年来有年轻化趋势。根据症状特点，可分为：①神经根型：发病率最高，病变主要是椎间孔狭窄致神经根受压，表现为神经根支配范围包括头、颈、肩、臂、上胸背的疼痛、麻木或运动不利。②脊髓型：此型最严重，病变主要为颈椎病变致脊髓受压、炎症及水肿等，表现为脊髓损伤的症状，可见行走不稳、排便困难，甚至瘫痪、二便失禁等。③椎动脉型：骨刺压迫致椎动脉缺血，表现为眩晕（与体位有关）、呕吐等。④交感神经型：颈椎关节刺激颈部交感神经，表现为眩晕（与体位无关）、眼花、耳鸣等。⑤软组织型：即颈型，常见颈椎生理曲度欠佳，以颈脊段肌肉酸痛为主要表现，无头晕、恶心等交感神经症状。颈椎病的病位在颈椎部，但类型多、病证复杂，临诊必须详诊细辨。对本病的诊断需五个结合，即辨病与辨证相结合，症状与体征相结合，中医四诊与X线拍片、磁共振检查相结合，局部解剖与颈部经络循行相结合，颈背症状与全身表现相结合，如此方能诊断明确。本案因颈椎退行性变直压迫或间接反射性刺激颈椎旁的交感神经，使其负累而表现出类似冠心病心绞痛的一组症状，属颈心综合征，可出现颈项痛伴发作性胸痛胸闷、心律失常心电图改变等表现，易误诊为冠心病心绞痛。临床可采用针刺、推拿综合施治，取穴局部与辨证相结合，祛风散寒通络，调整颈椎异常解剖，解除筋肌过度张力，畅通气血，以提高临床效果。本案患者取风池祛风散寒，颈椎夹脊穴、阿是穴、肩井、大椎疏通局部气血，心俞之背俞穴与募穴巨阙俞募相配治疗心脏病，内关为心经络穴、膻中为心包经募穴，四穴相配，宣畅心脏局部气血，三阴交常用于调节内分泌，防治冠心病。

腰痛（腰椎间盘突出）案

冯某，女，31 岁，初诊时间：2020 年 4 月 18 日。

主诉：腰痛伴左下肢疼痛两个月，加重 1 周。

诊查：患者两个月前因弯腰提重物，突然扭伤腰部，当时自觉腰间有咔嗒响声，引起腰部疼痛并涉及左下肢小腿后侧，活动受限，无尿频、尿急、尿痛等症，休息后未见明显缓解，后就诊于私人诊所行推拿、拔罐治疗后，症状较前减轻。1 周前，因久坐腰部伴左下肢疼痛症状加重，劳累更甚，卧则减轻，手足心热，倦怠乏力。就诊于当地医院，行腰椎 CT 平扫提示：$L_{4~5}$ 椎间盘膨出并向左凸出。后就诊于当地卫生院，给予西药消炎止痛片、中成药颈复康活血通络治疗，症状无明显缓解。症见腰部及左下肢疼痛，弯腰行走。查体：腰部外形无肿胀，生理腰曲浅平，无明显侧弯。腰功能检查：前屈 45°，后伸 20°，左侧弯 10°，右侧弯 30°，两侧腰肌紧张，$L_3 \sim S_1$ 脊突旁左侧压痛（++），叩击痛（++）。特殊检查：下肢直腿抬高试验：左侧 45°（+），加强试验（+），右侧 75°（−），加强试验（−），屈颈试验（−），左侧环跳、委中等穴压痛（++）。背伸试验：左侧明显减弱，右侧正常，拾物试验（+）。舌淡红，边有瘀点，苔薄白，脉弦细。

中医诊断：腰痛（气滞血瘀）。

西医诊断：腰椎间盘突出。

中医辨证分析：本案患者腰痛日久，久病入络，气滞血瘀，不通则痛，故见腰痛；脉络瘀阻，气血津液不能达于下肢，筋脉失养，可见乏力、下肢活动不利；气滞于内，瘀血内停，津液不达，津亏血少而生内热，故见手足心热。舌淡红、边有瘀点、苔薄白、脉弦细为气滞血瘀之象。

治则治法：活血祛瘀，通络止痛。

针灸处方：$L_3 \sim S_1$ 夹脊穴、腰俞、腰阳关、环跳（左）、血海（左）、委中（左）、阳陵泉（左）、膈俞（双）、昆仑（左）。

手法操作：患者俯卧位，先用三棱针点刺左侧委中穴血络，自然出血约 3mL（血色黑紫），余穴针刺提插泻法，环跳穴针刺时行雀啄快速针刺法，要求有闪电麻感向下肢传导；分别选用腰部和下肢各 1 穴位共两组，连接电针治疗仪，选用疏密波，每日 1 次，每次留针 30 分钟，7 次为 1 个疗程。

中药处方：身痛逐瘀汤加减。秦艽 12g，当归 15g，川芎 10g，青皮 10g，红花 10g，桃仁 10g，香附 10g，川牛膝 10g，全蝎 6g，杜仲 10g。7 剂，日 1

剂，水煎，早晚分服。

4月25日二诊：针刺配合中药治疗1周后，左下肢疼痛减轻，腰部疼痛缓解不明显。

针灸治疗：嘱患者平卧硬板床，腰背肌康复锻炼；加次髎（双），平补平泻，余穴不变。电针改为疏波连续波，每日1次，每次留针30分钟，7次为1个疗程，中药同前。

5月2日三诊：腰部及左下肢疼痛基本消失，$L_3 \sim S_1$棘突旁左侧压痛基本消失，左下肢直腿抬高试验（－）。嘱平时不要弯腰负重，加强腰肌锻炼。

1个月后随访，疼痛消失，未再复发。

【按语】腰椎间盘突出症的影像学分为两种类型：一是椎间骨软骨病，为髓核和软骨板的退行性变，髓核内细胞的改变渗透是成年椎间盘髓核营养的主要机制；二是畸形性脊柱病，为纤维环的退行性病变，在长期负重和活动中，持续、反复的应力作用下，纤维环逐渐增宽，纤维环各层之间的胶原纤维发生断裂。腰椎间盘突出症并非一定手术治疗，可针灸为主，中药辨证辅助，也可配合手法、牵引、小针刀治疗，通常大部分病例疗效显著。腰痛属足太阳经和督脉病，针刺治疗取督脉腰俞，能疏通经络，行气止痛。腰俞为局部取穴，可疏通腰部经络气血；腰阳关温经通络；取邻近部的环跳，可疏通腰部经脉止痛；委中为足太阳膀胱经合穴，既为局部取穴，又是特殊取穴，以应"腰背委中求"；阳陵泉为筋会，既为局部取穴，又为特定穴，既可散除局部的气血瘀滞，又可疏导胆经气血，达到"通则不痛"的效果；昆仑穴疏通下肢经脉；膈俞配血海为活血行气之要穴，诸穴配伍，达到祛瘀以通经脉之效。首诊后患者左下肢症状较前明显减轻，但腰部疼痛缓解不明显，二诊加次髎穴。《针灸甲乙经》云："腰痛怏怏不可俯仰，腰以下至足不仁，入脊，腰背寒，次髎主之。"故加次髎穴后左下肢疼痛明显减轻，三诊时腰部及左下肢疼痛基本消失。另外，配合中药汤剂，以增强疗效。方中桃仁、当归、川芎补血活血祛瘀；红花、香附、青皮理气化瘀止痛；秦艽、杜仲祛风除湿，舒筋活络；全蝎通经络而利关节；怀牛膝活血祛瘀，补肝肾，强筋骨；甘草调和诸药。诸药合用，共奏活血祛瘀、通络止痛之功。

痛经（原发性痛经）案

刘某，女，24岁，初诊时间：2021年4月7日。

主诉：反复经期小腹胀痛8年。

诊查：患者月经初潮时即有经期腹痛，近几年疼痛加剧，行经时少腹满痛，痛剧则呕吐，经期或前或后，经色紫暗夹血块且经行不畅，伴胸胁、乳房胀痛。B超检查示正常。月经初潮13岁，既往月经周期正常（30～32天），经量中，白带不多。未婚，否认性生活史，否认孕产史。末次月经2021年3月6日。刻下月经来潮1日，小腹胀甚于痛，经行不畅，经量不多，夹有血块，腰骶部酸痛，恶心，出冷汗，颈项明显压痛。胃纳少，夜寐欠安。舌质暗，苔薄白，脉弦。

中医诊断：痛经（肝郁气滞）。

西医诊断：原发性痛经。

中医辨证分析：本案患者为青年女性，肝郁气滞，经行不畅，不通则痛，故见经期腹痛，少腹满痛，胸胁、乳房胀痛；气滞血瘀，经血瘀滞，故经色紫暗夹血块；肝气横犯脾胃，胃失和降，故痛剧、恶心呕吐；肝胃不和，胃不和则卧不安，故夜寐欠安；肝气乘脾，脾失健运，故纳少。舌质暗、苔薄白、脉弦为肝郁气滞之象。

治疗原则：疏肝解郁，理气调经。

针灸处方：颈百劳、大椎、肝俞、肾俞、次髎、足三里、三阴交、气海、关元、太冲、神阙穴。

手法操作：百劳、气海、肾俞补法，足三里、三阴交、次髎得气后平补平泻，余穴泻法。艾灸：气海、关元穴温和灸，神阙穴予灸盒治疗30分钟。

治疗两次后，小腹疼痛明显减轻，胀满好转，经行畅通，颈项疼痛消失。治疗至经期结束。嘱患者注意保暖，下1个月经前期复诊。

2021年5月、6月、7月每月月经来潮前1周就诊，治疗后月经来潮时疼痛明显减轻，不影响工作。

针灸处方：肝俞、肾俞、次髎、足三里、三阴交、气海、关元、太冲；关元、气海温针灸两壮；经期继续每天温和灸气海、关元穴，神阙穴予灸盒治疗30分钟。

2021年8月、9月经期前1周两次针灸治疗后，痛经基本消失。

【按语】金元四大家之一的朱丹溪曾有"将行作痛者，气之滞也；行后作痛者，气血虚也"的论述。妇女善病肝郁，木失条达，则气易滞，气滞则易血瘀作痛。本例患者脉来涩滞，是气结之象；胸胁、乳房胀痛为肝失条达之征；经色紫暗夹血块乃气滞血瘀而致。气海为任脉经穴，通于胞宫，可理气活血，调理冲任；太冲为足厥阴原穴，有疏肝解郁、调理气血的作用；与三阴交合用，调气行血，气调血行，痛经可止。经期腹部穴位宜灸为主，艾灸能温经散寒，针灸并用则经气得以通，邪气得以散，痹证得以除。"通其经脉，调其气血"，使气血运行通畅，通则不痛，故而收到良好的镇痛消肿效果。分期治疗对于提高痛经的治疗效果、保证医疗安全有着重要意义，气海、关元、神阙直接温暖胞宫，疏调腹部经气。颈百劳、大椎为治疗颈项痛要穴。很多痛经患者月经来潮时往往关节酸痛，此例患者经期出现颈项部强痛但原因不明，因此疏通颈部经气对此例患者是必要的治疗。由于神经分布的原因，次髎是治疗痛经的要穴，可通理下焦。患者又伴有腰骶部酸痛，所以肾俞和次髎配合，既能缓解腰骶部不适，又可止经行疼痛。

小儿抽动症（tourette 综合征）案

施某，男，7 岁，初诊日期：2018 年 12 月 15 日。

主诉：双眼频繁不自主眨动 3 个月。

诊查：3 个月前患者出现双眼频繁眨动，坐立不安，喜做小动作。平素易感冒，喜吃肉食，时有腹部胀满不适，大便稀，食纳欠佳，口气臭。症见时有眨眼、抬眉、搐鼻等动作，不能静坐，双手喜动。舌淡红、边有齿痕、苔薄白、脉细弦。

中医诊断：小儿抽动症（脾虚肝旺）。

西医诊断：tourette 综合征。

中医辨证分析：本病病位主要在肝，与肾、脾、心密切相关．小儿脏腑娇嫩，"肝常有余""脾常不足"，易于引起脾虚肝旺。肝主筋，主疏泄，若情志失调，疏泄失职，气机不畅，郁久化火，引动肝风，则发为抽动；脾主肌肉，为气血生化之源，脾虚则生化乏源，肌肉失于濡润，故表现为四肢多动；肝开窍于目，肝风上扰，则出现眨眼、挤眼。舌淡红、边有齿痕，苔薄白，脉细弦为脾虚肝旺之象。

治则治法：平肝息风，益气健脾。

治疗及操作：四缝点刺配合捏脊疗法。取四缝穴，按揉使局部充血。常规消毒后，右手持一次性无菌注射针分别点刺食指、中指、环指及小指近端指间关节掌面 1 ~ 2mm，挤压点刺部位，针孔处可流出少量白色黏液及血液。点刺完毕以干棉签拭干。嘱患儿俯卧，放松背部肌肉组织。然后将双手握成半拳状，食指半屈曲，拇指直伸与食指前半段相对，从骶尾部长强穴起，沿督脉向上移动以提拿皮肉，至大椎穴为止，每捏 3 次向上提拿 1 次，即"捏三提一"。共 5 次，至脊柱皮肤微微发红为度。

12 月 24 日二诊：治疗后患儿时有眨眼、搐鼻等动作，腹部无明显胀满不适，饮食可，两天前感冒、咳嗽、流清涕，舌淡，苔薄白，脉浮。治疗同前。

患儿不间断治疗 6 个月，其母代述：眨眼、挤眉动作明显减少，静坐时间较长，注意力集中，感冒次数明显减少，现食纳可，二便调，疾病基本痊愈。

【按语】 本案为脾虚肝旺型小儿抽动症，又称多发性抽动症、抽动－秽语综合征、tourette 综合征（简称 TS）。目前认为，其病因多与遗传因素、心理因素、环境因素、微量元素水平、神经递质失衡、心理因素等有关。中医病机则多与"风"相关。《素问·病机十九条》云："诸风掉眩，皆属于肝，热盛动风，风胜则动。"《小儿药证直诀》指出："凡病或新或久，皆引肝风，风动而上于头目，目属肝，肝风入于目，上下左右如风吹，不轻不重，儿不能任，故目连扎也。"四缝穴为经外奇穴。手阳明大肠经与手太阴肺经"出次指内廉"之支脉相接。脾主四肢，四肢为清阳之末，点刺四缝能健运脾胃，调整脏腑气机。督脉为阳经之海，足太阳膀胱经是十二经脉中循行路径最长、联系脏腑组织最多的经脉，"五脏之系，咸附于背"，通过对此二脉循行部位按揉、捏脊等手法治疗小儿抽动症，具有补益肝肾、益气健脾之效。

陈秋明

陈秋明（1966—），男，副主任中医师，从事针灸临床 30 余年。现任磐安县中医院针灸科主任。

头痛（偏头痛）案

马某，男，85 岁，初诊时间：2021 年 4 月 22 日。

主诉：头部两侧胀痛如裂 1 月余。

诊查：1 个月前无明显诱因下出现头部两侧胀痛，阵发性发作，夜间加重，无头晕眼花，无恶心呕吐，至某医院就诊，诊为神经性头痛，药物以盐酸川芎嗪活血，西乐葆、加巴喷丁胶囊及盐酸乙哌立松片止痛，呋喃硫胺、甲钴胺及硫辛酸针营养神经，氟哌噻吨美利曲辛片调节情绪等对症支持治疗，症状未见明显改善。现仍头部胀痛，呈阵发性发作，夜间加重，痛时疼痛难忍，严重影响生活质量，情绪非常不稳定，甚至有自杀念头。神志清，夜寐不安，胃纳可，大小便无殊，体重无明显变化，血压135/85mmHg，霍夫曼征（－），病理征（－），四肢肌力5级，枕项部压痛。舌红绛，舌下瘀，脉弦涩。

中医诊断：头痛（气滞血瘀）。

西医诊断：偏头痛。

中医辨证分析：偏头痛中医称头痛。前额痛是阳明经气血循行不畅所致，头顶痛是厥阴经气血循行不畅所致，两侧痛是少阳经气血循行不畅所致。本例系少阳头痛，头部两侧胀痛，阵发性发作，夜间加重，情绪非常不稳定。患者年事已高，气血不足，气滞血瘀，致局部肌肉痉挛，不通则痛。舌红绛、舌下瘀、脉弦涩均为少阳经气滞血瘀之征。

治则治法：行气活血，通络止痛。

针灸处方：寻找枕项部（双侧风池及枕上项线约2cm×5cm区域）的压痛点予以密集型针刺，针用0.3mm×50mm的毫针，约每针间距5mm，共20针，得气后并均匀选择4针并加温针灸，每次2～3壮，热敏化为度。以上治疗每日1次。

针刺手法：以轻柔的捻转泻法为主，得气后留针的同时予温针灸。

经过3次针灸治疗后，发作次数减少，疼痛症状减轻，夜间能够入睡2～3小时。15次治疗后疼痛症状无明显发作，夜能安然入睡，情绪改善，对治疗效果满意，要求出院。

出院后随访3个月，头痛未发作。

【按语】阿是穴是指以病痛局部或与病痛有关的压痛（敏感）点作为腧穴，《扁鹊神应针灸玉龙经》中称"不定穴"，《医学纲目》中称"天应穴"。阿是穴源自《内经》所言"以痛为腧"。"阿是"之称见于《备急千金要方》。云："有阿是之法，言人有病痛，即令捏其上。若里当其处，不问孔穴，即得便成痛处，即云阿是。灸刺皆验，故曰阿是穴也。"本案所取阿是穴部位是头后枕下肌群即头后小直肌、头后大直肌、头上斜肌及头下斜肌所在区域，有与脑部后循环密切相关的椎动脉。此处也是足太阳与足少阳汇聚之处。痉挛的肌肉继而影响枕大神经、枕小神经、耳大神经支配的后枕部及头部两侧区域继发疼痛。密集型针刺法是在宣蛰人老先生《软组织外科学》倡导的软组织密集型银质针疗法基础上改良的适合老年人的治疗方法。阿是穴配合密集型针刺，刺激量大，针感强而柔和。枕项部密集型毫针针后加温针灸，强通基础上加强了温通效果，也是贺普仁国医大师"三通疗法"的灵活运用。

妇 科

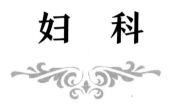

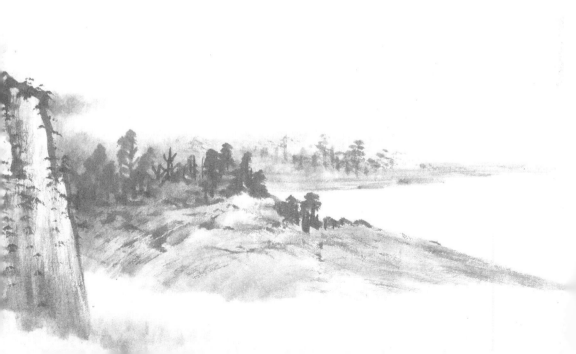

张兆智

张兆智（1910—1989），男，金华张氏妇科第三代传人。幼承衣钵，随父佐诊，19 岁开始在罗店挂"清河医庐"牌号悬壶济世。1954 年当选为县人大常务委员会委员，1956～1987 年连任 7 届县、市政协委员，1961 年评为金华地区名中医，多次当选金华县（市）人大代表。独创的月季饮、参含汤、仙鹤草汤、牙痛宁方、夏枯草方等均有显著疗效。擅长治疗各类疑难杂症，尤其在不孕症方面，创设"助长发育、通经通窍、益血荣经"三步法，被誉为"送子观音""北山神仙"。带教众多学徒，著有《中医妇科经验录》《妇科医案选要》等书，参编《浙江省药用植物录》等书。1957 年 4 月，受到在金华视察工作的时任中共中央政治局委员、国务院副总理、国防部部长彭德怀的接见。

不孕症（不孕症）案

余某，女，22 岁，初诊时间：1971 年 6 月 13 日。

主诉：婚后 4 年未孕。

诊查：经信不均，潮来腹痛，血色暗红，伴有血块，经量较少，表情忧郁，烦躁易怒，纳食减少，肤色少华。舌淡，苔薄，脉沉涩。

中医诊断：不孕症（肝郁脾虚血瘀）。

西医诊断：不孕症。

中医辨证分析：凡女子婚后未避孕，有正常性生活，同居 1 年而未受孕者，称为不孕症，古称"全不产"。《临证指南医案》云："因女子以肝为先天。阴性凝结，易于怫郁，郁则气滞血亦滞。"素性忧郁，或七情内伤，情怀不畅；或久不受孕，继发肝气不疏，致情绪低落，忧郁寡欢，气机不畅，二者互为因果，肝气郁结益甚，以致冲任不能相资，不能摄精成孕。气为血之帅，血为气之母，气的运行郁滞不畅，以致血液运行滞涩或障碍，继而出现血瘀的病理状态。瘀血既是病理产物又是致病因素。瘀滞冲任、胞宫，致胞脉阻滞不通导致不孕；肝郁乘脾，脾伤不能通任脉而达带脉，任带失调，胎孕不受，故而出现烦躁易怒、经行不畅、食少纳呆等症。舌淡、苔薄、脉沉涩为肝郁脾虚血瘀之象。

治则治法：祛瘀生新，益血荣经，疏肝健脾。

处方：透骨草 50g，老母鸡 1 只，淡盐汤炖熟。于月经来潮前两三天开始服用。每月 1 剂，连服 3 个月。

1972 年 3 月 9 日二诊：自述服药后月经趋向正常，症状亦好转，现已停经 4 个月左右，自觉形体少气，头昏嗜睡，饮食尚可，舌苔色润，脉象滑。经妇科检查已妊娠 4 个月。

半年后电话随访，顺利产下一子。

【按语】肾虚肝郁、湿瘀内阻为本病病机，当以补肾、疏肝、解郁为主要治疗原则。肝主疏泄，正常排卵依赖于肝疏泄功能正常，肾阴不足导致卵子缺乏，精血无法成熟。肾阳虚损，导致运行无力，卵泡发育闭锁，无法顺利排出。妇女之病，首重月经。本方对早婚之体，胞络有损，肝失调达，冲任失养，月经量少，有瘀损者确有疗效。方中透骨草入肝经，祛风除湿，活血舒筋，散瘀止痛；老母鸡补益五脏，补精助阳。两者合用，攻补结合，以补为主，共奏调气血、益五脏、温中焦、助阳气之功。

妊娠恶阻（妊娠剧吐）案

张某，女，28 岁，初诊时间：1973 年 6 月 4 日

主诉：妊娠 4 个月，恶心呕吐 1 个月。

诊查：患者素体脾胃虚弱，现已妊娠 4 个月，近 1 个月每日呕吐，不思饮食，病情较重，曾用西药镇吐，初时见效，后来依旧。时有胀闷，形体消瘦，头昏目眩，精神疲乏，面色少华。舌淡红，苔白腻，脉虚滑。

中医诊断：妊娠恶阻（脾胃虚弱）。

西医诊断：妊娠剧吐。

中医辨证分析：患者素体脾胃虚弱，妊娠后血聚子宫以养胎，子宫内实，冲脉之气较盛。冲脉起于胞宫，隶属于阳明，冲气循经上逆犯胃，胃失于和降，其气上逆，发为恶阻。脾虚不运，痰湿内生，冲气夹痰湿上逆而恶心呕吐。形体消瘦、头昏目眩、面色少华、舌淡红、苔白腻、脉虚滑均为脾胃虚弱之象。

治法治则：健脾和胃，降逆止呕。

处方：党参 15g，炒白术 15g，炒谷芽 15g，知母 6g，玫瑰花 3g。7 剂，日 1 剂，水煎，早晚分服。

6月15日二诊：其亲戚来院说：上药服至3剂时，能进食1小碗，呕吐明显减少，有时偶尔吐少量清水。服完7剂后，纳食明显增加，呕吐控制，精神、体力亦有明显恢复。原方再进3剂，巩固治疗。

半年后电话随访，病情稳定，未再呕吐，已产子。

【按语】妊娠恶阻是一种妊娠早期常见的病证，与妊娠早期轻度恶心择食等早孕反应不同。妊娠恶阻症状严重，恶心、呕吐剧烈，食入即吐，往往伴有胸脘胀闷、神疲乏力等症。冲气上逆、胃失和降是主要病机。恶阻病名最早见于《诸病源候论》，其症状描述最早见于《金匮要略·妇人妊娠病脉证并治》。云："妇人得平脉，阴脉小弱，其人渴（呕），不能食，无寒热，名妊娠，桂枝汤主之。"并以干姜人参半夏丸主治妊娠呕吐不止。该患者症状明显，呕吐严重，证属脾胃虚弱，方中白术、谷芽、玫瑰花健脾和胃，以助运化；党参、知母补气安胎。标本兼治，故而收效。

阴挺（子宫脱垂）案

汪某，女，30岁，初诊时间：1973年5月22日。

主诉：阴道内如有物脱出半月。

诊查：自述阴道内如有物脱出半个月，劳动负重后加剧，夜卧或休息之后症状减轻，小腹下坠，四肢乏力，时感心悸，头昏眼花，身倦懒言，面色不华，纳食稍减，月事尚准，带下量多。舌淡红，苔薄白，脉濡无力。

中医诊断：阴挺（气虚）。

西医诊断：子宫脱垂。

中医辨证分析：脾虚中气不振，气陷于下，冲任不固，带脉失约，无力提系则子宫下垂、小腹下坠；脾主肌肉四肢，气虚则身倦懒言、四肢无力、面色不华；脾虚湿邪下注，故带下量多。舌淡红、苔薄白、脉濡无力为脾气虚弱之征。

治法治则：补中益气，升阳举陷。

处方：生薏苡仁30g，桑寄生30g，棕榈根30g，党参15g，苍术15g，白术15g，升麻10g，淡附片10g（先煎）。10剂，日1剂，水煎服，嘱避免负重劳动。

患者3个月后复诊，病愈，未再复发。

【按语】子宫脱垂是盆底功能障碍性疾病，主要表现为子宫从正常位置沿阴道下降至宫颈外口达坐骨棘水平以下，甚至子宫全部脱出于阴道口以外，常伴有腰酸、腹部下坠、劳动和行走后症状加剧，甚至会有尿频或排尿困难、尿潴留、尿失禁及白带增多等症。中医无"子宫脱垂"病名，根据其症状可属"阴挺"范畴。"阴挺"始见于皇甫谧《针灸甲乙经·妇人杂病》。云："妇人淋漓，阴挺出，四肢淫泺。"本病的发生主要因脾气虚弱，中气下陷，加之分娩用力太过，或产后负重，劳作过度，胞脉损伤，气虚下陷，无力系胞，导致胞宫渐次下坠。方中党参、苍术、白术、生薏仁健脾燥湿，以补中气；附片温中助阳；佐升麻、桑寄生升提举陷；再入棕榈根增强升提之力。诸药合用，共奏补中益气、升阳举陷之功。

王秋月

王秋月（1937—），女，金华市首批名中医，自1956年12月跟随金华市名医吴心禅学习中医内科6年。1979年2月至全国妇科师资进修学习半年。1982年《"仓廪之官"在妇科临床中的应用》获优秀论文奖。先后被评为优秀带教老师，金华市"三八"红旗手、巾帼建功先进个人，先进工作者。曾任金华市第一、二届政协常委及委员，带教100余人。

不孕症（不孕症）案

何某，女，28岁，初诊时间：1998年5月3日。

主诉：结婚4年未孕。

诊查：结婚4年未孕，夫妻离婚，两年后复婚仍未孕。查输卵管不畅，月经后期、量少色淡，平素畏寒，腰膝酸软，疲乏无力，精神萎靡，四肢冰冷，小便清长，大便不实。舌淡，苔白，脉沉迟。

中医诊断：不孕症（肾阳虚损，络脉瘀阻）。

西医诊断：不孕症。

中医辨证分析：夫妻同居多年未孕，故诊为不孕症。不孕常伴月经后期，乃先天禀赋不足。肾阳虚衰，故畏寒、腰膝酸软、疲乏无力、精神萎靡、四肢冰冷；肾司二便，阳虚则小便清长、大便不实。舌淡、苔白、脉沉迟为肾阳虚损、络脉瘀阻之象。

治则治法：温阳补气，调经通络。

处方：党参 10g，炒白术 15g，当归 15g，川芎 10g，巴戟天 15g，炒杜仲 15g，菟丝子 15g，路路通 15g，郁金 10g，桂枝 10g，穿山甲粉 3g（吞服），鹿角 10g（先煎），香附 15g，炙甘草 3g。7 剂，日 1 剂，水煎，早晚分服。

7 月 3 日二诊：服上方两个月，月经正常。

上方随症加减，1 年后怀孕，产一女婴。

【按语】不孕症是指育龄男女双方有正常性生活（男方健康），且未避孕 1 年以上未怀孕的一种疾病。中医学认为，女子孕育与先天肾精充足、天癸至、后天肝脾调和等有密切关系。"夫精者，生之本也"。"二七而天癸至，故有子……七七，任脉虚，太冲脉衰少，天癸竭，地道不通，故形坏而无子也"。肾为生殖之本，调经种子当补肾为主。《圣济总录》曰"妇人所以无子者，冲任不足，肾气虚寒也"，阐明了不孕症的基本病机。肾为最重要的脏器之一，统领生长、发育、衰老和生殖。女子以血为本，摄精育胎贵在养血补肾。先天肾精亏虚，后天脾胃化生气血之源缺乏，或房事过纵导致肾虚；情志不舒，肝失调达，气滞胞宫导致肝气郁结；脾胃运化不足，聚湿生痰，湿热蕴结，导致痰湿内阻；气血相互为用，气血不和，瘀滞胞宫，均可导致不孕。该患者治以温阳补气、调经通络为法。方中党参、白术健脾益气；当归、川芎补血活血；巴戟天、菟丝子、杜仲、鹿角温补肾阳；郁金、香附疏肝解郁；穿山甲粉活血化瘀，为治疗输卵管不通之要药；炙甘草调和诸药。

妊娠漏红（习惯性流产）案

付某，女，27 岁，初诊时间：1995 年 4 月 1 日。

主诉：孕后出现阴道流血。

诊查：曾两次自然流产，本次为第 3 次怀孕，现阴道流血，量较多。面色苍白，畏寒肢冷，腰膝及下腹冷痛。舌淡胖，苔白滑，脉沉细。

中医诊断：妊娠漏红（脾肾两亏，冲任不固）。

西医诊断：习惯性流产。

中医辨证分析：两次自然流产，脾肾双亏，心情不畅。加之月经不调，工作繁忙，从而影响了怀孕。女子以血为本，受孕之后，胞胎需冲任营血的濡养。冲任损伤，冲为血海，任为胞宫，女子受孕后，冲任经脉损伤，引起胎动不安，导致流产。脾肾两亏，故见面色白、畏寒肢冷、腰膝及下腹冷痛；冲任不固，故阴道流血。舌淡胖、苔白滑、脉沉细为脾肾两亏、冲任不固之象。

治则治法：固肾强本，止血安胎。

处方：党参 15g，炒白术 15g，仙鹤草 15g，旱莲草 15g，藕节炭 15g，苎麻根 30g，黄芩 10g，炙海螵蛸 15g，煅龙骨 20g（先煎），炒杜仲 15g，大腹皮 10g，桑寄生 15g，侧柏炭 15g，炙甘草 3g。7 剂，日 1 剂，水煎，早晚分服。

4 月 8 日二诊：药后血量减少，原方出入。

继续服药两个月，血止胎保。半年后电话随访，产一女婴。

【按语】 滑胎以连续自然发生堕胎、小产，即"屡孕屡堕"为特点，且每次堕胎、小产的时间多在同一妊娠月份，故其有连续性、自然性和应期而下的发病特点。《诸病源候论》设有妊娠数堕胎候专篇。巢元方认为："若血气虚损者，子脏为风冷所居，则血气不足，故不能养胎，所以致胎数堕。候其妊娠而恒腰痛者，喜堕胎。"齐仲甫的《女科百问》首次提出堕胎的特点是应期而下，"若妊娠曾受此苦，可预服杜仲丸"，重视补肾以安胎。滑胎主要与肾虚、冲任不固有关。此患者采用自拟习惯性流产方固肾强本，止血安胎。方中党参、白术健脾益气，扶正固本；仙鹤草、苎麻根、侧柏炭止血安胎；黄芩清热安胎；桑寄生、杜仲补肾安胎；炙甘草调和诸药。诸药合用；共奏固肾强本、止血安胎之功。

张华山

张华山（1946—），男，主任中医师，金华市名中医，浙江省中医药学会妇科分会委员，金华市中医院原副院长。幼年随叔父张兆智学习中医，名声远播。治疗上以肝肾为基础，强调五脏调和，对妇科常见病和疑难杂症有丰富的经验，对咳嗽、眩晕、痹证等内伤杂病有独特见解。创有"阴洁康洗液""温经化瘀合剂"等制剂。发表论文 10 余篇。

月经后期（月经不规则）案

邵某，女，45 岁，初诊时间：1993 年 3 月 15 日。

主诉：月经失调 1 年余。

诊查：患者 1991 年 12 月因经期劳累后出现月经失调，经期延长，8 天方净。以后每次月经期均有不同程度延长，7～12 天不等，经量偏多、色稍暗，夹少许紫暗色血块。近 7 个月来，月经非时而下，时有时无，淋沥难净，经色紫暗，服西药后血止，停药后又复。刻诊：末次月经3月5日，至今未净，经量少、色暗，夹少许血块，伴头昏乏力，腰酸膝软，手足心热，口干，纳差，便调。舌红，苔薄，脉细数带弦。

中医诊断：月经后期（肝肾阴虚）。

西医诊断：月经不规则。

中医辨证分析：该患者证属肝肾阴虚，虚热内灼，热熬经血，日久成瘀，瘀热交结，热迫血行，血不归经，故见经量偏多、色稍暗，夹少许紫暗色血块，头昏乏力，腰酸膝软，手足心热，口干，纳差。舌红、苔薄、脉细数带弦为肝肾阴虚之象。

治则治法：养阴清热，凉血止血。

处方：桑叶30g，生地黄30g，生白芍30g，川芎10g，女贞子15g，旱莲草30g，山药30g。2剂，日1剂，水煎，早晚分服。

3月17日二诊：服药后阴道出血净，仍腰酸、乏力、头昏等。上方去女贞子、旱莲草，加桑椹15g，枸杞子30g。5剂，日1剂，水煎，早晚分服。

4月5日三诊：服药后阴道出血干净半月，昨又月经来潮，量中色暗，夹小血块。上药继服7剂，经行5天后开始服用，连服两个月经周期。

半年后电话随访，诸症痊愈。

【按语】月经后期也称"经期错后""经迟""经事愆期"或"经行后期"等，是指女性月经延迟7天以上，久则3~5个月，且连续发生两个周期以上的病证。该病名首见于《金匮要略·妇人杂病脉证并治》。月经后期主要与肝、肾、脾三脏紧密相关，尤以肝、肾为重。肾气提供月经产生动力，耗伤肾脏之气，气化血而不充，血海亏虚，可致月经后期；肝藏血，主疏泄，调血量，其性易抑郁、易阳热、易阳亢。肾主藏先天之精，为男女先天之本，肝为女子先天之本。肝肾同居于下焦，肾藏先后天之精，肝脏贮藏血液，精血可以互生，肝肾二脏生理功能正常，可相互协调，血海蓄溢按时、有节，经血应时而下。肝之疏泄功能正常，能调节血行畅达，使血海蓄溢有节。肾精化生有序，月事如常。肾脏之封藏功能正常，肾内之精充盛，则阴血生化有源，肝脏有血可藏。张介宾在《类经·藏象类》中说："肝肾为子母，其气相通也。"肾主藏，肝主泄，一藏一泄，一开一阖，有序配合，共同调节女子月经来潮。本案患者为典型的肝肾阴虚。方中生地黄补肾育阴，凉营止血；女贞子、旱莲草增强生地黄补肾育阴作用；桑叶清肝经之火，并有收敛作用，协助生地黄凉血止血；生白芍养肝调经，可增强养血敛阴止血之功；川芎用量宜少，意在活血祛瘀，有研究显示，少量川芎能促使子宫收缩，达止血之目的。诸药合用，虚热得清，瘀血化而新血生，血得归经而出血可止。二诊加桑椹、枸杞子补养肝肾。药虽少，但药力专，故得效快。

胡章如

胡章如（1948—），男，主任中医师。首批金华市名中医，2008年被授予浙江省名中医，受聘于浙江省名中医研究院研究员。1977年考入浙江中医学院。拜全国名中医、何氏妇科第三代掌门人何子淮为师，深得其传。潜心钻研岐黄之术，擅长治疗不孕症、习惯性流产等。曾任浙江省中医药学会妇科分会副主任委员。

滑胎（复发性流产）案

杨某，女，32岁，初诊时间：2019年8月26日。

主诉：难免流产后4天。

诊查：再婚3年，曾有1次自然流产，未检查原因，1次生化妊娠，平素月经期准、量不多，有宫糜史，带下绵绵、色黄质稠，下腹作胀，腰酸。血型：AB型巨细胞病毒等三个IgG（+），IgM均为（-），D-二聚体0.5mg/L，抗心磷脂抗体（-），解脲支原体（-），抗精子抗体（-），抗子宫内膜抗体（-），抗核抗体（-），甲状腺全套正常。子宫动脉血流：左S/D 5.0，右S/D 4.7，男方精子检查无殊。封闭抗体CD3-BE，-1.36（正常值>0），CD8-BE -0.93（正常值>0）。舌边有齿痕，苔薄，脉沉。

中医诊断：滑胎（脾肾亏虚）。

西医诊断：复发性流产（封闭抗体缺乏）。

中医辨证分析：患者屡孕屡堕，平素腰酸。腰为肾之府，肾主生殖，肾虚系胞无力，则胎元不固。舌边有齿痕为脾虚之征。脾为后天之本，再婚3年，劳倦伤脾，忧思亦伤脾，脾气虚弱，生化乏源，气虚不能载胎，血虚不能养胎。肾虚者根怯，脾虚者本薄，故而滑胎。脉沉为脾肾亏虚之象。

治则治法：健脾补肾，固本增封。

处方：经验方"增封汤"。党参12g，炙黄芪24g，炒白术10g，陈皮10g，升麻5g，柴胡5g，当归10g，羌活10g，防风10g，熟地黄12g，淮山药15g，山茱萸 10g，鹿角片 10g（先煎），巴戟天 10g，淫羊藿 12g，荆芥 10g，菟丝子 10g，覆盆子 12g，炙甘草 5g，别直参 3g（另炖）。7 剂，日 1 剂，水煎，早晚分服。嘱夜寐按时，早睡早起，顺应天之阴阳，以提高人体免疫功能，待封闭抗体正常再怀孕。

10 月 28 日二诊：上方共服 35 剂，中间间断半个月，男女双方染色体检查结果正常，以两个月为 1 个疗程，重新化验封闭抗体。化验结果：CD3－BE －1.44，CD8－BE －2.06，效果不佳。嘱服药不能中断，炖服别直参要遵医嘱，处方略作调整，继服 1 个疗程，35 剂。

12 月 30 日三诊：药后再次化验封闭抗体，已正常。

2021 年 1 月丈夫送来"医德高尚暖人心 医术精湛传四方"的锦旗，称生下一女，母女平安。

【按语】封闭抗体是一种白细胞抗原及滋养叶淋巴细胞交叉反应抗原等刺激母体系统所产生的一类 IgG 抗体，可以保护胚胎或胎儿免受排斥。封闭抗体缺乏可引起母体对胎儿产生强烈的排斥现象，而引起流产。据报道，88% 的复发性流产患者封闭抗体阴性，而对照组仅 23%。

肾主生殖，肾系胞胎，肾气不足、系胞无力是引起滑胎的主要原因。方中以鹿角片、巴戟天、淫羊藿补肾助阳，为君药。臣以熟地黄、淮山药、山茱萸阴中求阳，党参、炙黄芪、炒白术、陈皮、升麻、柴胡补中益气升阳。封闭抗体缺乏，为同种免疫功能下降，是气虚的一种表现。朱丹溪曾说，"气虚外感补中益气汤加羌活防风"。同属气虚，可资借鉴，异病同治，引入封闭抗体缺乏治疗之中，以提高患者的免疫功能，验之临床效果显著。有专家介绍，用补肾助阳药治疗封闭抗体缺乏，1 个疗程需要 3 个月，加上补中益气汤加羌活、防风，则可缩短为两个月为 1 个疗程。大多数患者 1 个疗程即可治愈。方中别直参大补元气，补脾益肺，为治疗气虚的要药。实验证实，人参能使各种抗原刺激后的动物抗体产生明显增加，对 T 细胞、B 淋巴细胞的分裂原刺激反应有不同程度的促进作用，用于脾气虚弱、固表无力的封闭抗体缺乏患者，效果明显。

恶露不绝（产后子宫复旧不全）案

钱某，女，26 岁，初诊时间：2018 年 11 月 9 日。

主诉：产后 15 天，发现宫内组织残留。

诊查：产后 15 天，纳便尚可，乳汁充足，恶露量已不多，有血块，腰骶酸楚。今在妇幼保健院检查，B 超发现宫腔内探及 4.9cm × 3.1cm × 1.1cm 不均质回声。舌裂，苔薄，脉细涩。

中医诊断：恶露不绝（血瘀）。

西医诊断：产后子宫复旧不全（胎盘组织残留）。

中医辨证分析：产后恶露一般两周左右干净，患者产后 15 天恶露未净伴血块，此为瘀血内阻，导致子宫收缩不全。B 超检查证实宫中瘀血内阻。舌裂、苔薄、脉细涩为血瘀之象。"瘀血不去，新血不得归经"。清除宫内残留、促进瘀血排出是促进子宫复旧、使恶露早日干净的唯一办法。

治则治法：活血化瘀消癥。

处方：何氏血竭化癥汤合生化汤加减。血竭 3g（吞服），制大黄 10g（后下），当归尾 30g，川芎 5g，蒲黄 10g，五灵脂 10g，莪术 15g，三棱 15g，益母草 50g，红花 25g，桃仁 10g，泽兰 10g，炮姜 5g，冬葵子 30g，车前子 30g（包煎），茜草 15g，血余炭 10g，莲房炭 10g，炙甘草 5g，三七粉 6g（吞服）。7 剂，日 1 剂，水煎，早晚分服。嘱服三七，忌豆腐。

11 月 16 日二诊：今日去妇幼保健院复查 B 超：宫腔内可见 2.7cm × 2.6cm 不均质回声，未及明显血流信号。恶露已不多，余症如前。前方去泽兰，加凌霄花 10g，5 剂，日 1 剂，水煎，早晚分服。

11 月 22 日三诊：今日又去妇幼保健院复查 B 超：宫腔内似见 0.9cm × 0.6cm 不均质回声。阴道有褐色分泌物，量已不多，余症如前。前方去冬葵子、车前子，加丹参 20g，泽兰 10g。5 剂，日 1 剂，水煎，早晚分服。

11 月 29 日四诊：本院 B 超：宫腔内未见异常回声。上周之后未见阴道出血。今晨有少量出血，腰酸明显，足跟痛，舌淡红，苔薄，脉细，拟健脾补肾，养血调治（中药处方略）。

12 月 13 日赴妇幼保健院产后 42 天检查，B 超示宫腔内未见异常回声。

【按语】产后胎盘胎膜残留，或人流死胎诊刮及药流后组织残留是一种常见病，属中医学"恶露不绝"范畴，乃瘀血阻滞胞宫所致。治疗采用"坚者削之"原则，拟活血化瘀法，采用何子淮师传何氏血竭化癥汤合生化汤治疗。方中血竭活血定痛，化瘀止血，生肌收敛，既可消除残留，又可防止大出血；配伍三七、茜草、血余炭等加强化瘀止血作用；桃仁、红花、当归、川芎、炮姜源于《傅青主女科》之生化汤，能生能化，行中有补；五灵脂通利血脉，散瘀止痛；蒲黄活血止血，两药合用，活血化瘀，散结止痛；冬葵子据《备急千金要方》记载，可治"胎死腹中"，与车前子配伍，引血下行，促使残留物排出；重用益母草、红花促进子宫收缩，恢复子宫的兴奋性，以助于产后康复。

不孕（不孕）案

金某，女，35 岁，初诊时间：1981 年 8 月 2 日。

主诉：婚后 15 年未孕。

诊查：患者第 1 次婚后 8 年未孕，再婚后 7 年仍未孕，经多方治疗未果。检查输卵管通畅，第一任丈夫再婚后已有小孩，第二任丈夫精检正常。问其月经，两三月一行。初潮之后，有几年月经是准的，病起 1 次寒冬腊月到塘边洗衣服跌入池塘，适逢经期，之后经水即见延期，曾有半年多不潮。后月经周期有所缩短，但仍延期，有血块，畏寒肢冷，经期更著。末次月经 6 月 15 日。舌淡，苔白腻，脉沉迟带弦。

中医诊断：不孕（宫寒）。

西医诊断：不孕（排卵障碍）。

中医辨证分析：傅青主曰："寒冰之地，不生草木，重阴之渊，不长鱼龙。"患者寒冬腊月跌入池塘，适逢经期，故温暖的子宫变成了寒冰之地，正常月经乃半年后方转。经曰"阳气者，若天与日"；"得阳者生，失阳者亡"。子宫失去阳气的温煦，则生育功能严重受损。寒聚胞宫是引起不孕的根本原因。畏寒肢冷是寒客于身的表现；月经延期、血块相伴为寒性凝滞之象；舌淡、苔白腻为寒湿壅滞之征；脉沉迟为寒客经脉、阳气不足、无力鼓动血行之故；略带弦脉乃多年不孕，又经离婚，心情受挫，闷闷不乐，肝郁气滞之故。

治则治法：温经散寒，活血调经。

处方：《傅青主女科》温胞饮加减。炮附子 15g（先煎），肉桂 10g，干姜 15g，当归 10g，川芎 5g，制香附 10g，透骨草 15g，月季花 5g，鹿角片 10g（先煎），巴戟天 10g，淫羊藿 12g，熟地黄 12g，生山药 15g，山茱萸 10g，艾叶 5g，桃仁 10g，紫石英 30g（先煎），紫河车 6g，炙甘草 5g。7 剂，日 1 剂，水煎，早晚分服。嘱多食温热食物，如生姜、红枣。

8 月 9 日二诊：药后畏寒改善，腰酸好转。原方不变，继服 7 剂，服法同前。

8 月 16 日三诊：自述经水已转，末次月经 8 月 24 日，色转鲜红，血块减少，白腻苔已去大半，脉细滑。前方炮附子改为 10g，肉桂改为 5g，加菟丝子 15g，制香附 10g，石菖蒲 10g。加减治疗月余，经水正常，化验尿中人绒毛膜促性腺激素（＋）。

1 年后电话随访，产一男婴。

【按语】"种子先调经"，中医治疗不孕症历来把调经放在第一位。正如朱丹溪所言："求子之道，莫如调经。"方中重用大辛大热之炮附子与肉桂、干姜相伍，散寒通络；配以"大补命门相火，养阳益阴，凡沉寒痼冷……血脉不通……治无不效"之肉桂；再加"大热无毒，守而不走"的干姜，驱阴霾，散寒气，通血脉，使久违的寒冰之地长出草木，万丈重阴之渊浮出鱼龙；久病必虚，久病及肾，鹿角片、巴戟天、淫羊藿配紫河车温补肾阳，其中鹿角片、紫河车乃血肉有情之品，为温补肾阳之要药，"禀纯阳之性，具生发之气"，壮肾阳，益精血，能促进卵子成熟和排出；再加有促性腺激素样作用的菟丝子等补肾药，共同起到温补肾阳、促进排卵、调节月经周期的作用；香附"善调血中之气，开郁宽中"，对"不孕者皆有郁"的女性，作用斐然；再加"善开九窍"的石菖蒲，上能开心窍，中能开胃窍，下能开卵窍，诸窍齐开，当巧遇氤氲之时，阴阳相搏，气聚形成，旋则豁然成孕。

张丹山

张丹山（1955—2015），男，金华张氏妇科第四代传人，金华市名中医、十佳医师，婺城区第三、四届人大代表，浙江省中医药学会妇科分会委员，罗店医院原副院长。幼承家训，受其父张兆智的嫡传。1995 年 10 月调入金华市妇幼保健院任中医科主任。治疗强调调理脾胃、升提中气，用药精简，名传八婺，被誉为"送子观音"。对妇科常见病、疑难病的诊治积累了丰富经验，尤其对不孕症、滑胎、急慢性盆腔炎、产后杂病的诊治有独到见解。对习惯性流产的治疗重视孕前祛瘀生新、孕后固摄冲任、佐以食疗的辨治三步法，创有寿胎经验方、右归培元方、消癥汤等，发表了《消癥汤治疗卵巢囊肿 76 例疗效观察》等论文，著《情怀中医 精诚妇科——纪念一代妇科名医张兆智诞辰100 周年》一书。

产后恶露不绝（产后子宫复旧不全）案

吴某，女，34 岁，初诊时间：1997 年 8 月 8 日。

主诉：产后恶露不净 4 旬。

诊查：初产后 4 旬，恶露淋沥不净、色红、质稠、量中等、时行时止，自感身热，并伴头昏，面潮红，四肢乏力，乳汁不足，口干，纳食尚可，睡眠亦佳。自述平素体健，喜食辛辣，常感手足心热。舌红，苔薄黄，脉细数。

中医诊断：产后恶露不绝（血热）。

西医诊断：产后子宫复旧不全。

中医辨证分析：产后恶露持续 3 周以上仍淋沥不断者，称"产后恶露不绝"。本病病位在胞宫，与冲任二脉受损有关，冲任二脉分别与血海、胞胎相关。产后妇女多处于虚瘀状态，气虚无力推动血液运行，导致气血亏虚，血瘀内阻，正气损耗，迫血妄行，血不归经。其主要病机是胞宫藏泻失度，冲任不固，血海不宁。产后失血伤津，阴液亏耗，虚热内生，热扰冲任，迫血下行，故恶露不尽、量多、色红、质稠；虚火上炎则面色潮红；阴液不足，津不上乘，故口干。舌红、苔薄黄、脉细数皆血热内扰之故。

治法治则：清热凉血，化瘀通乳。

处方：生地黄 15g，当归 15g，金银花 10g，连翘 10g，川芎 10g，丝瓜络 3g，通草 3g，生甘草 3g。5 剂，日 1 剂，水煎，早晚分服。

1 个月后电话随访，患者述药后恶露已净，乳汁增多。

【按语】该病属中医学产后恶露不绝。产后病"多虚多瘀"。《诸病源候论》对其病因病机进行探讨："凡妊娠当风取凉，则胞络有冷。至于产时其血下必少。或新产而取风凉，皆令风冷搏于血，致使血不宣消，蓄积在内，则有时血露淋沥下不尽。""产伤于经血，其后虚损未平复，或劳役损动，而血暴崩下，遂因淋沥不断时来，故为崩中恶露不尽。"《妇人大全良方》认为："夫产后恶露不绝者，由产后伤于经血，虚损不足，或分解之时，恶血不尽，在于腹中，而脏腑夹于宿冷，致气血不调，故令恶露淋沥不绝也。"该患者系产后失血，营阴耗损而生内热，又过食辛辣之品，以致瘀热内蕴，迫血妄行，故产后恶露不净，迁延日久。立方采用四物汤去芍药，加生地黄、金银花、连翘等清热凉血以消恶露；再加通草、丝瓜络以通乳汁；佐甘草和胃调中。血热得清则恶露可净，恶露既净则气血调和，气血调和则乳汁自生。

胎动不安（先兆流产）案

颜某，女，37 岁，初诊时间：2012 年 7 月 12 日。

主诉：孕 8 周，阴道出血 3 天。

诊查：患者孕后夜间常梦交，7 月 10 日晚梦交后出血量偏多，随后量少，至今色暗红，下腹偶有腹痛，腰酸，大便干结，舌红，苔薄，脉细滑数。辅助检查：B 超提示宫内孕，单活胎，约孕 60＋天。宫内暗区 22mm×17mm。

中医诊断：胎动不安（虚热夹瘀）。

西医诊断：先兆流产。

中医辨证分析：妊娠期间出现腰酸、腹痛、小腹下坠，或伴少量阴道出血者，称"胎动不安"。本病病机主要是冲任损伤，胎元不固。下腹偶有刺痛，出血色暗红，B 超提示宫内出血，故可知瘀血内阻；梦多、便干、舌红、脉细乃阴血不足，虚热扰心；瘀血内阻，经络不畅，致肾水不能上济心火，心肾不交，心神被扰，故而梦交。主不明则十二官危，肾封藏失司，虚热扰动，任脉不固，胎失所养，故见漏红。舌红、苔薄、脉滑数为虚热夹瘀之象。

治法治则：滋阴清热，补肾化瘀安胎。

处方：生黄芪 15g，太子参 15g，麦冬 10g，生地黄 12g，炒黄柏 5g，知母 10g，黄芩 10g，化龙骨 15g（先煎），川续断 15g，桑寄生 15g，杜仲 15g，阿胶珠 10g，苎麻根 15g，甘草 3g。7 剂，日 1 剂，水煎，早晚分服。

药后阴道出血止，梦交渐止。

半年后电话随访，未出现阴道流血、梦交等症。

【按语】先兆流产属中医学"胎漏""胎动不安"范畴。中医学认为，该病的主要病机是冲任损伤、胎元不固。临床多与虚、热、瘀相关，虚又以脾肾两虚常见。肾气亏虚，胎失固摄；肾阴不足，胎失濡养；肾阳不足，胎失温煦。肾为元气之根，血液运行有赖于气机畅达。若肾气亏虚，血行无力，则可形成瘀血，瘀血阻滞胞宫，化生乏源，又易加重肾虚，致胎失濡养，便会引起胎漏、胎动不安。方中生地黄、麦冬滋养在下之阴液；知母、黄柏、黄芩、化龙骨清潜上炎之虚热；太子参、生黄芪健脾；苎麻根化瘀止血。诸药合用，瘀消湿化，经络得通，心肾相交，水火既济，梦交得除。方中仿寿胎丸之意，加阿胶珠、桑寄生、杜仲、菟丝子等补肾养血保胎之药。

月经过少（月经失调）案

王某，女，25 岁，初诊时间：2013 年 2 月 21 日。

主诉：月经量少 1 年。

诊查：患者平素月经周期规则，一月一行，经前有轻微乳胀。1 年前无明显诱因下出现月经量少，日用卫生巾 1~2 片，色淡红，3 天即净。否认节食减肥及精神创伤史，否认药物服用史，否认性生活史。平素感头昏耳鸣，腰酸乏力，畏寒怕冷，足跟痛，夜尿多，胃纳欠佳，面色无华，大便偏稀，遇冷易泄泻。末次月经2013年1月25日，量极少，色暗淡，两天净。舌淡红，苔薄白，脉细缓。辅助检查：B超提示子宫及卵巢大小正常，内膜厚薄正常，有正常排卵。

中医诊断：月经过少（脾肾两虚）。

西医诊断：月经失调。

中医辨证分析：月经过少的发病机制有虚实之别。肾阳虚，血不化赤，则经色暗淡、质稀薄；肾虚外府经脉失养，则腰膝酸软、足跟痛；精亏血少，脑髓不充，故头晕耳鸣；肾虚膀胱气化不固，故夜尿多；胃纳欠佳考虑脾虚；脾为后天之本，脾虚则运化失职，故面色无华、舌淡红、脉细缓。

治法治则：温肾健脾，养血填精。

处方：生黄芪30g，党参15g，炒白术15g，茯苓15g，当归15g，炒白芍15g，川芎10g，香附15g，鹿角片10g（先煎），菟丝子15g，龟甲15g（先煎），谷芽15g，甘草3g。10剂，日1剂，水煎，早晚分服。

3月20日二诊：自述药后诸症均好转，现正值月经来潮前期。

处方：当归30g，川芎10g，赤芍15g，香附15g，红花10g，桃仁10g，益母草30g，月季花10g，谷芽15g，甘草3g。5剂，日1剂，水煎，早晚分服。嘱遇经期正常服用。

患者月经于3月22日正常来潮，经量明显增多。

【按语】女性月经周期基本正常，而经量少于以往经量的50%，或经期不足两天，或1次经量不足20mL，甚或点滴即净，且连续出现两个月经周期以上，中医称为"月经过少"。如未有效干预，可导致闭经、不孕、卵巢早衰等。其病机主要责之于肾－天癸－冲任－胞宫轴功能失调，与肝、脾、肾三脏密切相关，尤以肾为关键。肾精是经水来潮、受精、孕育胎儿的物质基础，肾精、肾气亏虚是月经过少的基本病机。治宜补肾填精，健脾养血调经。采用张氏月经周期疗法，对于没有器质性病变的患者疗效颇佳。治疗月经量少可分两个阶段，平时注重健脾补肾，养血益精，即治本；月经期则以活血化瘀为主，即治标，标本兼治则药到病除。

洪妙兰

洪妙兰（1963—），女，主任中医师，第二批全国基层名中医工作室指导老师，浙江省基层名中医，金华市名中医，东阳市第十批拔尖人才，东阳市中医院中西医妇科学科带头人。擅长中西医结合治疗妇科疑难病、不孕不育、围绝经期综合征，能熟练运用宫腔镜、腹腔镜开展子宫切除术、子宫肌瘤剔除术、卵巢囊肿剥离术及宫外孕等微创手术。

产后恶露不绝（产后子宫复旧不全）案

林某，女，37 岁，初诊时间：2020 年 3 月 7 日。

主诉：产后 107 天，阴道不规则出血两月余。

诊查：2019 年 11 月 19 日剖宫产，产后 42 天恶露已净，产后体检未见异常。干净 2~3 天后开始阴道出血，量时多时少，多时需卫生巾，但较平时月经量少，色红，无腹痛。哺乳期，奶水足。孕产史 2-0-0-2，2017 年顺产 1 次。舌红，苔薄白，脉沉弦。

中医诊断：产后恶露不绝（肾虚血热）。

西医诊断：产后子宫复旧不全。

中医辨证分析：产妇素体虚弱，分娩耗气伤血，气虚则无力行血，使瘀血内生，滞留胞宫。瘀血不去则新血不得归经，虚热迫血妄行，则恶露过期不净，量时多时少。舌红、苔薄白、脉沉弦均为肾虚血热之征。

治则治法：养阴清热，调冲止血。

处方：生地黄炭 30g，蒸山茱萸 10g，牡丹皮 15g，仙鹤草 30g，枸杞子 15g，菟丝子 15g，槲寄生 15g，黄精 15g，川续断 12g，泽泻 20g，蜜甘草 10g，阿胶珠 10g，夏枯草 15g，菊花 6g，盐杜仲 30g，山药 30g。7 剂，日 1 剂，水煎，早晚分服。

3 月 14 日二诊：药后阴道出血减少，晨起有少许，色红。追问病史，患者恶露不净后在私人机构行"卵巢保养、促子宫收缩类"治疗。妇科检查：阴道内见少许血性分泌物，宫颈光滑，未见息肉样赘生物，子宫后位，未及压痛，双侧附件未及压痛。舌红，苔薄白，脉沉。

处方：黄芪 30g，生地黄炭 30g，白术 10g，仙鹤草 30g，黄精 15g，合欢皮 15g，徐长卿 15g，槲寄生 15g，川续断 10g，泽泻 20g，蜜甘草 10g，首乌藤 30g，防风 10g。5 剂，日 1 剂，水煎，早晚分服。

3 月 21 日三诊：阴道出血基本止，时有燥热感，午后乏力，舌红，苔薄白，脉沉。

处方：防风 10g，川续断 10g，徐长卿 15g，槲寄生 15g，泽泻 20g，黄精

15g，仙鹤草 30g，合欢皮 15g，首乌藤 30g，黄芪 30g，白术 10g，炙甘草 10g，生地黄 15g，菊花 5g。7 剂，日 1 剂，水煎，早晚分服。

3 月 28 日四诊：药后诸症缓解。

处方：防风 10g，菊花 5g，仙鹤草 30g，槲寄生 15g，泽泻 20g，生地黄 15g，徐长卿 15g，合欢皮 15g，首乌藤 30g，黄芪 30g，白术 10g，炙甘草 10g，川续断 10g，黄精 15g，制玉竹 10g，枸杞子 15g。7 剂，日 1 剂，水煎，早晚分服。

后电话随访，患者述恶露已净。

【按语】产后恶露不绝是妇产科常见病，多由产后子宫复旧不良、感染、胎盘胎膜残留所致。本病属中医学"产后恶露不绝"范畴，病机为冲任失固，气血运行失常，涉及气虚、血虚、血热三个方面，且三者常相互夹杂。该患者素体阴虚，因产后失血伤精，营阴更亏，阴虚则内热，故而恶露过期不净。方中生地黄炭、蒸山茱萸补肝肾，生地黄炭加强止血功效；菟丝子、桑寄生、川续断补肾养肝，调冲任；牡丹皮、泽泻清热利湿；仙鹤草、夏枯草、菊花清热止血，夏枯草亦有收缩子宫之功；阿胶珠养血止血；山药健脾；黄精补气养阴；炙甘草调和诸药。二诊后阴道出血减少，但有气虚症状，治疗仍为养阴清热，调冲止血，加用益气健脾之药，调补中焦。黄芪、白术、防风健脾益气；徐长卿清热止血；合欢皮、首乌藤疏肝解郁助眠。三诊、四诊恶露已止，阴虚症状仍存，故继续补肝肾，清虚热，巩固疗效。

胎动不安（先兆流产）案

周某，女，29 岁，初诊时间：2019 年 4 月 4 日。

主诉：孕 7 周，腰酸腹痛 3 天。

诊查：患者孕 7 周，近 3 天有腰酸腹痛，无明显阴道出血，伴咳嗽咳痰，无发热，无明显恶心呕吐等。舌红，苔少，脉沉滑。B 超见宫腔积液 2cm 左右。

中医诊断：胎动不安（血热）。

西医诊断：先兆流产。

中医辨证分析：患者素体阳盛，或七情郁结化热，或孕后过食辛热，或外感邪热，或阴虚生热，热扰冲任，孕后气血下以养胎，使阴血更虚，热更重，迫血妄行，以致阴道出血；损伤胎气，以致胎动不安；气血不能上养肺气，故咳嗽咳痰。舌红、苔少、脉沉滑为血热之象。

治则治法：清热凉血，养血安胎。

处方：生地黄炭 30g，蒸萸肉 10g，白术 15g，砂仁 5g（后下），槲寄生 15g，金樱子 15g，藕节炭 10g，黄芩 15g，苎麻根 30g，桔梗 15g，浙贝母 10g，甘草 15g，姜半夏 15g，白及 10g。7 剂，日 1 剂，水煎，早晚分服。

黄体酮针，每次 2 支，每日 1 次，肌肉注射；地屈孕酮片，每次 1 粒，每日 2 次，口服。

4 月 11 日二诊：阴道出血少许，色红，无血块，伴腰酸，无下坠感。舌红，苔少，脉沉滑。

处方：金樱子 15g，黄芩 15g，槲寄生 15g，砂仁 5g（后下），生地黄炭 30g，白及 10g，藕节炭 10g，姜半夏 15g，桔梗 15g，浙贝母 10g，苎麻根 30g，白术 15g，甘草 15g，山茱萸 10g，玄参 10g，苦杏仁 10g。7 剂，日 1 剂，水煎，早晚分服。

5 月 2 日三诊：仍有少许出血，较前有所减少，略腰酸，仍少许咳嗽，痰少，色白。舌红，苔少，脉沉滑。

处方：山茱萸 10g，桑叶 10g，黄芩 15g，金樱子 15g，生地黄炭 30g，槲寄生 15g，桔梗 12g，浙贝母 10g，砂仁 5g（后下），白术 15g，山药 30g，炙甘草 10g，黄精 15g，黄芪 30g，苎麻根 20g。7 剂，日 1 剂，水煎，早晚分服。

药后复查 B 超提示积液吸收，后随访，足月产一子。

【按语】本病属中医学"胎动不安"，多发生在妊娠早期，若及时诊治，仍有较大概率继续妊娠。若不能及时得到诊治或诊治不当，则易致小产、堕胎。历代医家对胎动不安的病因已有较多论述。《圣济总录·妊娠门》提出："妊娠之人……若触冒风寒，饮食生冷，及喜怒劳动之过，悉致胎动。"陈素庵在《妇科补解·胎前杂症门》指出，胎动不安大抵为"冲任二脉血虚、受胎不实"所致，亦有"饮酒过度""房事太多""暴怒伤肝""风入阴户""因击而触""用力过度伤筋"等病因。本案患者素体阴虚内热，孕后感受热邪，热伤冲任，扰动胎元，致胎元不固。《景岳全书·妇人规》曰："凡胎热着，血易动，胎不安。"对于血热型胎动不安，治法为清热凉血，养血安胎。方中生地黄炭清热凉血止血；山茱萸、槲寄生补肝肾，调冲任；黄芩、白术坚阴清热，健脾除湿，朱丹溪谓"黄芩、白术乃安胎妙药"；金樱子、藕节炭、苎麻根加强凉血止血功效；白及收敛止血；砂仁醒脾和胃；浙贝母、桔梗、姜半夏、苦杏仁理气化痰；黄芪补益气血；山药健脾胃；甘草调和诸药。

月经后期（月经不规则）案

吴某，女，45岁，初诊时间：2019年3月14日。

主诉：月经不调两个月。

诊查：既往月经周期25~27天、量中、色偏暗、5~6天干净。现月经后期两个月，延后7~10天。末次月经3月10日。此次量稍偏多，伴痛经，色红。刻下腰膝酸软，胃纳可，嗳气，夜寐欠佳，大便三四日一行，质软。舌红，苔薄，脉细弦。检查：彩超经阴道子宫附件未见明显异常。

中医诊断：月经后期（肝郁肾虚）。

西医诊断：月经不规则。

中医辨证分析：该患者年龄增长，肾气逐渐耗损，精亏血少，并素多忧郁，气机不畅，冲任阻滞，至月经延后；肾气不能荣于腰府，故腰膝酸软；血虚失养，故夜寐欠佳；气机不畅，故嗳气；肠道精血不荣，故大便不畅。舌红、苔薄、脉细弦为肝郁肾虚表现。

治则治法：疏肝补肾调经。

处方：柴胡12g，郁金10g，当归15g，酒白芍15g，牡丹皮10g，枸杞子15g，菟丝子15g，槲寄生15g，黄精15g，葛根20g，羌活10g，石菖蒲10g，泽泻10g，蜜甘草10g，醋香附15g。7剂，日1剂，水煎，早晚分服。

3月21日二诊：药后大便改善，无明显嗳气，夜寐欠佳，胃纳可。舌红，苔薄，脉细弦。

处方：郁金15g，葛根20g，羌活10g，桑寄生15g，泽泻10g，香附15g，北柴胡12g，石菖蒲10g，炙甘草10g，菟丝子15g，当归15g，酒白芍15g，黄精15g，枸杞子15g，牡丹皮10g，女贞子10g，墨旱莲15g。7剂，日1剂，水煎，早晚分服。

3月28日三诊：目前月经暂未至，述乳房胀痛不适，查子宫B超乳腺增生，目前感夜寐不佳，舌淡暗，苔薄白，脉弦。

处方：炒王不留行子30g，茜草15g，莪术15g，青皮15g，夏枯草15g，女贞子15g，墨旱莲15g，大腹皮15g，黄精15g，槲寄生15g，泽泻10g，蜜甘草10g，炒酸枣仁15g，制远志10g。7剂，日1剂，水煎，早晚分服。

4月4日四诊：今月经至，有口腔溃疡，乳房无胀痛不适，现量少，舌淡暗，苔薄白，脉弦。

处方：当归30g，川芎15g，茜草15g，益母草30g，桃仁10g，夏枯草

15g，牡丹皮 10g，黄连 10g，细辛 2g，紫珠叶 10g，天花粉 20g，泽泻 20g，炙甘草 10g。5 剂，日 1 剂，水煎，早晚分服。

随访 3 个月，月经均如期来潮。

【按语】 本病中医学属"月经后期"，发病机理有虚实之别。虚证多因肾虚、血虚、虚寒导致精血不足，冲任不充，血海不能按时满溢而经迟；实者多因血寒、气滞等导致血行不畅，冲任受阻，血海不能如期满盈，致月经后期而来。本病治疗以调整周期为主，但应重在平时，治疗应本"虚者补之，实则泻之"的原则分别施治，虚证治以补肾养血，或温经养血；实证治以理气行滞；虚实夹杂者，分主次而兼治之。该患者属肝郁肾虚之证，治予疏肝补肾调经为主。方中柴胡、当归、白芍取之逍遥散，疏肝解郁，健脾调经；加用郁金加强疏肝解郁之功；菟丝子、枸杞子、槲寄生补肝肾，调冲任；黄精益气养阴；牡丹皮、泽泻活血清热祛湿；香附疏肝理气，为妇科调经第一要药；葛根、羌活祛风寒，加强行气之效；蜜甘草调和诸药。二诊加用女贞子、墨旱莲养肝肾阴血。三诊时考虑处于黄体期，经期乳房胀痛，予王不留行子、莪术、青皮疏肝理气，活血通经止痛；大腹皮、泽泻健脾利湿；茜草、夏枯草活血祛瘀；远志、酸枣仁宁心安神，使精血充溢后月经能顺势而下。四诊月经至，加强活血化瘀，生化汤加减，黄连、细辛寒热并进，泻口腔郁火；夏枯草、牡丹皮、茜草、紫珠叶加强清热活血；天花粉清热泻火。予周期性调经后，月经如期来潮。

月经过少（月经量少）案

张某，女，26 岁，初诊时间：2019 年 8 月 1 日。

主诉：月经量减少 1 年余。

诊查：患者无明显诱因下出现月经量减少 1 年余，其平素月经规则，经行痛经，末次月经 7 月 26 日，量少，痛经，有血块，形体消瘦。孕产史 1-0-1-1，胃纳、夜寐可，大小便正常。舌淡胖，苔白，脉细。查性激素：促黄体生成素 7.05mIU/mL，促卵泡生成激素 12.14mIU/mL，雌二醇 212.4pg/mL，孕酮 0.36μmol/L，催乳素 29.56mmol/L，睾酮 0.72μmol/L，糖类抗原125 7.37U/mL；超声：双层内膜厚 2.3mm，双卵巢超声未见明显异常。

中医诊断：月经过少（血虚）。

西医诊断：月经量少。

中医辨证分析：该患者体形消瘦，素体血虚，气血不足，并脾虚化源不足，冲任血海不充，致月经量减少；血虚不荣，则痛经。舌淡胖、苔白、脉细为血虚之征。

治则治法：养血益气调经。

处方：党参15g，白术15g，茯苓15g，生地黄15g，蒸萸肉10g 山药30g，牡丹皮10g，枸杞子15g，菟丝子15g，黄精15g，槲寄生15g，鸡血藤30g，泽泻15g，炒车前子12g，蜜甘草10g，肉苁蓉10g，黄芪30g。7剂，日1剂，水煎，早晚分服。

8月8日二诊：药后一般情况尚可，胃纳、夜寐尚可，大小便调，舌淡胖，苔白，脉细。

处方：党参15g，白术15g，黄芪30g，生地黄15g，车前子12g（包煎），桑寄生15g，茯苓15g，黄精15g，肉苁蓉10g，泽泻10g，山药30g，炙甘草10g，山茱萸10g，菟丝子15g，牡丹皮10g，鸡血藤30g，枸杞子15g，当归15g，川芎10g。7剂，日1剂，水煎，早晚分服。

8月15日三诊：患者无明显不适，胃纳、夜寐尚可，大小便调，舌淡胖，苔白，脉细。

处方：菟丝子15g，生地黄15g，牡丹皮10g，车前子12g（包煎），桑寄生15g，川芎10g，泽泻10g，党参15g，黄芪30g，白术15g，山药30g，炙甘草10g，肉苁蓉10g，黄精15g，枸杞子15g，山茱萸10g，当归15g，合欢皮15g，预知子15g。7剂，日1剂，水煎，早晚分服。

8月22日四诊：月经将至，胃纳、夜寐尚可，大小便调，舌淡胖，苔白，脉细。

处方：鸡血藤30g，当归30g，川芎15g，赤芍15g，桃仁10g，益母草30g，茜草15g，红花10g，炒五灵脂10g，生蒲黄15g，没药10g，泽兰15g，牛膝15g，炙甘草10g。7剂，日1剂，水煎，早晚分服。

8月26日月经至，此次月经量较前增多，无明显痛经。

【按语】本病中医学属"月经过少"，乃血虚所致，予滋血汤加减。《本草纲目》中提到女子属阴，以血为主，且月水随月相圆缺呈规律性变化，以月为周期，又与月相符。《医方考》中有血衰而致月经量少的记载。《景岳全书》中亦有血虚或色淡的记载，可见古人对血虚影响月经经量、经色等已有所研究。《证治准绳》和《女科撮要》中提到，妇人之血在上为乳汁，在下为血海。历代医家多次提出妇人以血为本，而血又是经水的首要成分，若因素体羸弱，或失血过多，或虫积为患，或饮食疲乏，或思虑过度等，均可致经血暗耗，化源欠缺，冲任欠养，血海欠盈，而经水量少。血液的生成涉及五脏的相互协作，血液的本原物质是精和气，精即水谷之精和先天之精。气即营气，是由水谷之精与自然界之清气结合而产生，故血液的生成需要肝、心、脾、肺、肾的密切配合。其中心主血脉，肝主藏血，故临床上血虚证常有头晕、失眠、心悸等心肝血虚的症状。滋血汤原方治妇人心肺虚损，血脉虚弱，月水过期。方中党参、山药、黄芪、茯苓益气健脾，以资气血生化之源，使气生血长；生地黄、蒸萸肉、枸杞子、菟丝子、槲寄生补益肝肾；牡丹皮、鸡血藤活血通络；当归、川芎养血活血；合欢皮、预知子理气疏肝；黄精养阴生津；泽泻、炒车前子祛湿；肉苁蓉补肾阳；蜜甘草调和诸药，使气充血足则经自调。四诊时月经将至，予当归、川芎养血活血；鸡血藤补血行血止痛；红花、桃仁、泽兰活血，促月经来潮；蒲黄、五灵脂活血化瘀；没药理气止痛；牛膝引血下行；益母草活血调经；炙甘草调和诸药。药后养血祛瘀止痛，月经顺利来潮。

方虹

方虹（1963—），男，主任中医师，金华市名中医。浙江中医学院毕业，从事中医教学及临床工作近40年，擅长妇科及呼吸系统疾病的中医诊治及养生保健，擅长治疗月经不调、带下病、不孕不育、子宫肌瘤、卵巢囊肿、乳腺病、褐斑、更年期诸症、妇科杂症等。为世界中医药学会联合会亚健康专业委员会常务理事，中华中医药学会治未病分会委员，金华市中医药学会理事。主持完成各级课题两项，主编及编写医学专著两本，发表论文20余篇。

不孕（继发性不孕）案

赵某，女，30岁，初诊时间：2018年9月30日。

主诉：婚后未孕1年余。

诊查：患者结婚1年余，3个月前有难免流产病史，至今未孕。平素月经后期，经期延长，末次月经9月16～22日，量可色红，少量血块，右下腹疼痛，时觉腰酸，经间期无腹痛，无腰酸，无胸胁胀痛，带下稠浊，咽红，少痰，胃纳可，夜寐安，大便溏软，舌淡红，苔黄腻，脉细滑。既往有地中海贫血病史。辅助检查：2018年8月14日女性激素（月经第2天）：促卵泡生成激素6.86mIU/mL，促黄体生成素8.03mIU/mL，雌二醇43.6pg/mL，催乳素 24.85mmol/L，孕酮 0.32nmol/L，睾酮 0.22nmol/L。9 月 30 日（月经第 15 天）子宫附件 B 超：内膜 10mm，右侧卵巢可见 14mm×12mm 大小卵泡样回声。

中医诊断：不孕症（痰湿郁结，冲任不调）。

西医诊断：继发性不孕。

中医辨证分析：患者青年女性，结婚 1 年未孕，身体偏胖，痰湿内阻，阻滞冲任，故月经后期，经期延长，带下稠浊；阻滞脾胃，故大便溏软。舌淡红、苔黄腻、脉细滑为痰湿内阻之象。

治则治法：燥湿化痰，调理冲任。

处方：黄芪 30g，党参 15g，当归 20g，川芎 15g，炒苍术 10g，姜厚朴 20g，独活 15g，陈皮 15g，炒枳壳 20g，醋香附 30g，预知子 15g，姜半夏 10g，金樱子 15g，炒桑枝 20g，茯苓 20g，桃仁 15g，桂枝 15g，牛膝 15g，桑寄生 15g，益母草 15g，泽泻 15g，山药 20g，薏苡仁 30g，玫瑰花 15g，熟地黄 15g，炒鸡内金 15g，炙甘草 6g，佩兰 15g，路路通 15g，制首乌 15g，连翘 12g，盐沙苑子 15g。14 剂，日 1 剂，水煎，早晚分服。复方玄驹胶囊每次 3 粒，每日 2 次，口服。

10 月 14 日二诊：月经将至，经间期带下略稠浊，外阴无瘙痒，小腹不适，无胸胁胀痛，大便溏软，夜寐尚安。舌质红，苔薄，脉细滑。辅助检查：血常规：血红蛋白 104g/L，红细胞压积 32.5%，余指标正常范围。

处方：黄芪 30g，党参 15g，当归 20g，川芎 15g，姜厚朴 20g，炒苍术 10g，独活 15g，陈皮 15g，炒枳壳 20g，醋香附 30g，盐杜仲 15g，姜半夏 10g，茯神 20g，炒桑枝 20g，泽兰 15g，桃仁 15g，桂枝 15g，牛膝 15g，桑寄生 15g，益母草 20g，泽泻 15g，炒鸡内金 15g，炙甘草 6g，佩兰 15g，路路通 15g，山药 20g，薏苡仁 30g，皂角刺 15g，生地黄 15g，蒲公英 20g，醋三棱 15g，莪术 15g，淫羊藿 15g，白花蛇舌草 20g，炒王不留行子 20g。7 剂，日 1 剂，水煎，早晚分服。复方玄驹胶囊每次 3 粒，每日 2 次，口服。

10 月 21 日三诊：月经后期已至（10 月 20 日至今），量色尚可，少量血块，右下腹不适，轻压痛，足膝酸软，无胸胁胀痛，时咳，少痰，夜寐尚安，大便溏软。舌质红，苔薄，脉细滑稍弱。

处方：黄芪 30g，党参 15g，当归 20g，川芎 15g，姜厚朴 20g，炒苍术 10g，独活 15g，陈皮 15g，炒枳壳 20g，醋香附 30g，盐杜仲 15g，姜半夏 10g，茯神 20g，炒桑枝 20g，泽兰 15g，桃仁 15g，桂枝 15g，牛膝 15g，桑寄生 15g，益母草 20g，泽泻 15g，炒鸡内金 15g，炙甘草 6g，佩兰 15g，路路通 15g，山药20g，薏苡仁30g，皂角刺15g，生地黄15g，蒲公英20g，醋三棱15g，莪术15g，淫羊藿15g，鸡血藤20g，炒王不留行子20g，红花10g。7剂，日1剂，水煎，早晚分服。复方玄驹胶囊每次3粒，每日2次，口服。

10月28日四诊：月经后期已净（10月20~24日），经净后小腹不适缓解，轻压痛，面部痘疹，咽红时咳，少痰，胃纳可，大便正常，夜寐安。舌质淡红，苔薄腻微黄，脉细滑。

处方：黄芪30g，党参15g，当归20g，川芎15g，姜厚朴20g，炒苍术10g，独活15g，陈皮15g，炒枳壳20g，醋香附30g，盐杜仲15g，姜半夏10g，茯神20g，炒桑枝20g，泽兰15g，桃仁15g，桂枝15g，牛膝15g 桑寄生15g，益母草20g，泽泻15g，炒鸡内金15g，炙甘草6g，佩兰15g，路路通15g，山药20g，薏苡仁30g，皂角刺15g，生地黄15g，蒲公英20g，醋三棱15g，莪术15g，淫羊藿15g，鸡血藤20g，炒王不留行子20g，红花10g。7剂，日1剂，水煎，早晚分服。复方玄驹胶囊每次3粒，每日2次，口服。

半年后怀孕，2020年2月行剖宫产，产下一子。

【按语】患者3个月前难免流产1次，诊断为继发性不孕。受孕是一个复杂的过程。男女双方在肾气盛、天癸至、任通冲盛的条件下，女子月事以时下，男子精气溢泻，两精相合，便可媾成胎孕。女子不孕，除先天病理因素外，主要是后天脏腑功能失常，气血失调而致冲任病变。《素问·奇病论》云："胞络者，系于肾。"傅氏提出"经水出诸肾"，即肾精化血，月经的产生以肾为本。《素问·上古天真论》云："女子七岁，肾气盛，齿更发长。女子二七而天癸至，任脉通，太冲脉盛，月事以时下，故有子。"指出女子月信和生殖能力的产生与肾之功能密不可分。脾可运化水谷精微，是气血生化的泉源。《景岳全书》云："经血为水谷之精气……凡其源源而来，生化于脾。"《女科证治准绳》云："妇人脾胃久虚，形体羸弱，气血俱衰，而致经水断绝不行。"血藏于肝，女子以血为用，以肝为先天；肝主疏泄，调节全身气机的升降出入运动。《妇人规》谓"情怀不畅……则胎孕不受"，指出肝与脾的功能异常亦会造成女子月事不调及不孕。《丹溪心法·子嗣》曰："若是肥盛妇人，禀受甚浓，恣于酒食之人，经水不调，不能成胎，谓之躯脂满溢，闭塞子宫。"《傅青主女科·种子篇》曰："不知湿盛者多肥胖，肥胖者多气虚，气虚者多痰涎，外似健壮而内实虚损也……且肥胖之妇，内肉必满，遮隔子宫，不能受精，此必然之势也。"患者素体脾虚，脾气受损，脾失健运，体内痰湿内生，滞于冲任，壅阻胞宫，则气滞血瘀，月经周期后期，经期延长，卵泡发育不成熟。治疗上宜燥湿化痰，调理冲任，方予二陈汤合桂枝茯苓丸加减。二陈汤出自《太平惠民和剂局方》，由半夏、橘红、茯苓、炙甘草、生姜、乌梅组成，具有燥湿化痰、理气和中的功效。本方取"半夏、陈皮"此二陈。桂枝茯苓丸首见于《金匮要略》，原文记载："妇人宿有癥病，经断未及三月，而得漏下不止，胎动在脐上者，为癥痼害……桂枝茯苓丸主治之。"方中半夏、桂枝为君药，半夏辛温而燥，燥湿化痰，降逆和胃，《本草从新》言其为"治湿痰之主药"；桂枝辛甘而温，温通血脉，以行瘀滞。湿痰既成，阻滞气机，陈皮辛苦温燥，理气行滞，燥湿化痰，乃"治痰先治气，气顺则痰消"之意；桃仁活血破瘀，散结消癥，均为臣药。茯苓甘淡，渗湿健脾，以杜生痰之源，与半夏配伍，体现了朱丹溪"燥湿渗湿则不生痰"之理；厚朴燥湿行气化痰；苍术燥湿健脾；枳壳理气行滞；香附理气宽中，调经止痛，均为佐药。甘草为使，调和诸药，另配他药随症加减。本方燥化之中寓行运之法，重在治脾以消痰。全方兼以补肾调月经周期之法，重视调补阴精，顾护脾胃，协调气血。

带下（尖锐湿疣）案

胡某，女，42岁，初诊时间：2021年11月28日。

主诉：外阴瘙痒1个月。

诊查：患者1个月前外阴瘙痒，外院皮肤科诊为尖锐湿疣，未行相关治疗。患者要求中医治疗，故来诊。平素月经周期规则，末次月经11月9~12日，量少色红，无血块，无腹痛，腰酸，经前10日胸胁胀痛，经间期，带下稠浊，有异味，外阴瘙痒，胃纳可，大便正常，夜寐欠安，多梦，夜间易汗出。舌淡红，舌下静脉瘀紫，苔白，脉细稍弱。查体：小腹轻压痛。

中医诊断：带下（湿热下注）。

西医诊断：尖锐湿疣。

中医辨证分析：患者脾虚，气血化生乏源，故月经量少；肾虚，则腰酸；脾肾亏虚，水湿不化，湿性趋下，下注冲任，损伤任带二脉，水湿久则郁而化热，湿热互结下焦，使带下增多稠浊，外阴瘙痒；湿性黏滞，易阻气机，使气机升降失常，气滞则易血瘀。舌淡红、舌下静脉瘀紫、苔白、脉细稍弱乃湿热下注之象。

治则治法：健脾化湿，清热止带。

处方：完带汤合二妙散加减。炙黄芪30g，党参20g，绞股蓝20g，当归20g，川芎15g，山药30g，炒白芍20g，炒白术20g，炒苍术12g，盐黄柏12g，土茯苓20g，炒薏苡仁30g，盐车前子20g（包煎），滑石20g（包煎），蒲公英

20g，白花舌蛇草 20g，败酱草 20g，地肤子 20g，绵萆薢 15g，煅龙骨 30g（先煎），煅牡蛎 30g（先煎），蛇床子 15g，苦参 12g，炒苍耳子 12g，煅磁石 30g（先煎），合欢皮 20g，首乌藤 20g，益母草 20g，炙甘草 6g，独活 15g，鸡冠花 15g。7 剂，日 1 剂，水煎，早晚分服。

12 月 5 日二诊：药后带下量正常，外阴瘙痒减轻。月经将至，胸胁胀痛 3 天，夜寐欠安，多梦，无汗出。舌淡红，苔白，脉细滑稍弱。

处方：炙黄芪 30g，党参 20g，绞股蓝 20g，当归 20g，川芎 15g，炒白芍 20g，山药 30g，炒白术 20g，炒苍术 12g，盐黄柏 12g，土茯苓 20g，炒薏苡仁 30g，盐车前子 20g（包煎），滑石 20g（包煎），蒲公英 20g，白花舌蛇草 20g，败酱草 20g，地肤子 20g，绵萆薢 15g，蛇床子 15g，苦参 12g，炒苍耳子 12g，煅磁石 30g（先煎），合欢皮 20g，首乌藤 20g，益母草 20g，土鳖虫 15g，红花 10g，远志 15g，茯神 20g，炙甘草 6g，独活 15g，鸡冠花 15g。14 剂，日 1 剂，水煎，早晚分服。

1 月 12 日三诊：药后带下量正常，外阴无瘙痒。月经先期将至，无腰酸，无胸胁胀痛，夜寐稍安。舌淡红，舌下静脉瘀紫，苔白，脉细滑。

处方：炙黄芪 30g，党参 20g，绞股蓝 20g，当归 20g，川芎 15g，炒白芍 20g，山药 30g，炒白术 20g，炒苍术 12g，盐黄柏 12g，土茯苓 20g，炒薏苡仁 30g，盐车前子 20g（包煎），滑石 20g（包煎），蒲公英 20g，白花舌蛇草 20g，败酱草 20g，地肤子 20g，绵萆薢 15g，蛇床子 15g，苦参 12g，炒苍耳子 12g，煅磁石 30g（先煎），合欢皮 20g，首乌藤 20g，益母草 20g，土鳖虫 15g，红花 10g，远志 15g，泽兰 15g，醋三棱 15g，莪术 15g，补骨脂 15g，炙甘草 6g，独活 15g，鸡冠花 15g。14 剂，日 1 剂，水煎，早晚分服。

三诊后病情稳定。两个月后随访，诸症未复发，湿疣已消，白带正常。

【按语】《傅青主女科》云："夫带下俱是湿证。而以'带'名者，因带脉不能约束而有此病，故以名之……然而带脉之伤，非独跌闪挫气已也，或行房而放纵，或饮酒而癫狂，虽无疼痛之苦，而有暗耗之害，则气不能化经水，而反变为带病矣。况加以脾气之虚，肝气之郁，湿气之侵，热气之逼，安得不成带下之病矣……妇人有终年累月下流白物，如涕如唾，不能禁止，甚则臭秽者，所谓白带也。夫白带乃湿盛而火衰，肝郁而气弱，则脾土受伤，湿土之气下陷，是以脾精不守，不能化荣血以为经水，反变白滑之物，由阴门直下，欲自禁而不可得也。"治宜大补脾胃之气，稍佐疏肝之品，使风木不闭塞于地中，则地气自升腾于天上，脾气健而湿气消，自无白带之患矣。此案治以健脾化湿，清热止带，方用完带汤合二妙散加减。方中重用白术、山药为君，意在补脾祛湿，使脾气健运，湿浊得消，山药并有固肾止带之功。臣以黄芪、党参补中益气，以助君药补脾之力；苍术燥湿运脾，以增祛湿化浊之力；白芍柔肝理脾，使肝木条达而脾土自强；车前子、薏苡仁、黄柏利湿清热，令湿浊从小便分利。佐以蒲公英、白花蛇舌草、败酱草清热解毒；苦参、绵萆薢、鸡冠花清热利湿，化浊止带；独活祛风除湿；煅龙骨、煅磁石、合欢皮、首乌藤安神助眠；煅牡蛎收涩敛汗；川芎活血行气；益母草活血调经。使以甘草调药和中，另配他药随症加减。诸药相配，使脾气健旺，肝气条达，清阳得升，湿浊得化，则带下自止。本方的配伍特点是寓补于散，寄消于升，培土抑木，肝脾同治。

腹痛（腹痛）案

谭某，女，38 岁，初诊时间：2021 年 11 月 28 日。

主诉：反复右腹疼痛 4 个月。

诊查：4 个月前无明显诱因出现反复右腹部疼痛，阵发性，隐痛，可忍受，大便溏稀，小便色黄，尿急，无尿痛，月经周期不规则，末次月经 11 月 27 日，量可色暗，少量血块，小腹疼痛，腰酸胀，经前胸胁胀痛 1 周，情绪欠畅，带下量少，胃纳可，夜寐欠安，易醒。舌暗红，苔薄腻，舌下静脉瘀紫，脉细滑略弦。辅助检查：全腹增强 CT 示胆囊增大伴胆囊多发憩室；子宫肌瘤；盆腔积液；双肾小结石；左肾盂积水。

中医诊断：腹痛（气滞血瘀）。

西医诊断：腹痛。

中医辨证分析：患者阵发性右腹部疼痛，月经色暗夹血块，腰酸，尿急，经前胸胁胀痛，舌暗红、苔薄腻、舌下静脉瘀紫、脉细滑略弦为肝失疏泄，阻滞脏腑气机，气血运行不畅，经脉痹阻，不通则痛。该病虚实夹杂，辨为气滞血瘀证。肾阳虚，膀胱气化不利，故腰酸、尿急。

治则治法：理气止痛，化瘀消痛。

处方：牡丹皮 15g，焦栀子 15g，柴胡 10g，炒枳壳 15g，醋香附 20g，桃仁 15g，桂枝 15g，炒薏苡仁 30g，制关白附 6g，败酱草 15g，生蒲黄 15g，炒五灵脂 15g，醋乳香 15g，醋没药 15g，炒川楝子 15g，醋延胡索 15g，乌药 15g，桑寄生 15g，杜仲 15g，赤芍 15g，威灵仙 15g，煨葛根 30g，合欢皮 20g，首乌藤 20g，川牛膝 15g，煅磁石 30g（先煎），炙甘草 6g，独活 15g。7 剂，日 1 剂，水煎，早晚分服。

12月26日二诊：药后腹痛减轻。

处方：牡丹皮15g，焦栀子15g，柴胡10g，炒枳壳15g，醋香附20g，桃仁15g，桂枝15g，炒薏苡仁30g，制关白附6g，败酱草15g，生蒲黄15g，炒五灵脂15g，炒川楝子15g，醋延胡索15g，乌药15g，桑寄生15g，杜仲15g，赤芍15g，威灵仙15g，煨葛根30g，合欢皮20g，首乌藤20g，川牛膝15g，煅磁石30g（先煎），炙甘草6g，独活15g，醋乳香15g，醋没药15g，冬瓜子15g，蒲公英20g，连翘12g，焦六神曲15g。14剂，日1剂，水煎，早晚分服。

1月23日三诊：药后腹痛进一步减轻，发作次数减少。

处方：牡丹皮15g，焦栀子15g，柴胡10g，炒枳壳15g，醋香附20g，桃仁15g，桂枝15g，炒薏苡仁30g，制关白附6g，生蒲黄15g，炒五灵脂15g，炒川楝子15g，醋延胡索15g，乌药15g，桑寄生15g，杜仲15g，赤芍15g，威灵仙15g，煨葛根30g，合欢皮20g，首乌藤20g，川牛膝15g，煅磁石30g（先煎），炙甘草6g，独活15g，醋乳香15g，醋没药15g，冬瓜子15g，蒲公英20g，连翘12g，焦六神曲15g，鸡内金15g。14剂，日1剂，水煎，早晚分服。

药后腹痛明显好转。两个月后随诊，腹痛未再发。B超复查，盆腔积液及左肾盂积水已消，双肾结石未见，胆囊及子宫肌瘤较前明显缩小。

【按语】腹痛是指因感受外邪、饮食所伤、情志失调及素体阳虚等使脏腑气机阻滞，气血运行不畅，经脉痹阻或脏腑经脉失养导致的以胃脘以下耻骨毛际以上部位发生疼痛为主症的病证。《医学真传》言："夫通则不痛，理也，但通之之法，各有不同。调气以和血，调血以和气，通也；下逆者使之上行，中结者使之旁达，亦通也。虚者，助之使通，寒者，温之使通，无非通之之法也。若必以下泻为通，则妄矣。"本患者腹痛，辨为气滞血瘀证。方以丹栀逍遥散合失笑散合金玲子散合薏苡附子败酱散加减，理气止痛，化瘀消痛，温阳利水。方中柴胡为君药，疏肝解郁，使肝郁得以条达，引药入肝。五灵脂苦咸甘温，入肝经血分，功擅通利血脉，散瘀止痛；蒲黄甘平，《神农本草经》谓其"消瘀血"，炒用并能止血，二者相须为用，药简力专，共奏祛瘀止痛、推陈出新之功，使瘀血除，脉道通，诸症自解；重用薏苡仁利湿排脓，均为臣药。牡丹皮清热凉血，活血化瘀；栀子清热利尿，凉血解毒；败酱草、炒薏苡仁、制关白附破瘀排脓；桂枝温阳化气，以助利水；川楝子、制延胡索合用，理气止痛；桂枝、赤芍、乳香、没药活血通络，化瘀消肿止痛，均为佐药。甘草调和诸药。全方使脏腑气机通畅，气血得以运行，濡养脏腑经络，通则不痛，共奏疏肝行气、利湿排脓、活血化瘀、理气止痛之功。二、三诊加焦六神曲、鸡内金健脾和胃，以善其后。

丁小玲

丁小玲（1969—），女，主任中医师，浙江中医药大学中医妇科学硕士，义乌市中医医院原妇产科主任。1993年毕业后一直工作在临床一线，承担门诊、急诊、病房及教学、科研工作，2000年在浙江省妇产科医院进修，师从浙江省名中医何氏妇科傅萍教授，利用周末时间跟老中医抄方，跟师金华市中医医院孙振华老师。擅长治疗月经病、带下病、妊娠病、产后病、不孕症等常见妇科疾病，对崩漏、多囊卵巢综合征等疑难病证有独到见解。定期参加医疗下乡活动和社会团体活动，为义乌市中医药研究会会员，浙江省中西医结合学会妇产科专业委员会委员，金华市中西医结合学会不孕不育分会委员，浙江省针灸学会第一届妇产科专业委员会委员。发表论文多篇。

不孕（不孕）案

孙某，女，35岁，初诊时间：2022年1月19日。

主诉：不避孕1年余未孕。

诊查：既往月经规则，周期30天，经期4~5天，末次月经2021年12月30日；月经量少两年，未避孕未孕1年余，孕产史1-0-2-1，1个女儿，胃纳可，二便畅，夜寐如常。舌淡暗，苔薄白，脉沉。2022年1月10日外院输卵管造影示双侧输卵管通而不畅；性激素检查无殊。建议宫腹腔镜手术，患者要求中医治疗。

中医诊断：不孕（气滞）。

西医诊断：不孕。

中医辨证分析：不孕、继发性不孕称中医学"断绪"。《备急千金要方》云："妇人立身已来全不产，及断绪久不产三十年者。"引起不孕的原因很复杂，通常认为包括肾虚、血虚、肝郁、痰湿、湿热、血瘀六个方面。肾主生殖，肾虚是不孕症最重要的原因，包括肾阴、肾阳、肾阴阳两虚。肾阳虚多为先天禀赋不足、先天发育缺陷或房事不节；肾阴虚通常是房劳、伤精、流产后大出血或素体燥火所致。血是月经的物质基础。女子以血为本，肝主藏血，肝气郁结导致难以受孕。中医学认为，肥人多痰湿，肥胖不孕者往往为痰湿体质。湿热因脾虚生湿，或肝脾不和，或喜食肥甘厚味，导致湿热。寒、热、虚、实、外伤都可引起血瘀而导致不孕。各种体质类型可独立存在，也可交织出现混杂证候表现，如肾虚宫寒、肾虚肝郁、肾虚血瘀等。输卵管阻塞不孕是其中很常见的一种原因。舌淡暗、苔薄白、脉沉为气滞血瘀之象，因而不能受孕。

治则治法：理气通经活络。

处方：土茯苓15g，连翘10g，王不留行子12g，制大黄10g（后下），败酱草15g，马齿苋10g，桃仁12g，土鳖虫6g，赤芍10g，牡丹皮10g，炒麦芽10g，稻芽10g，红丹参12g，枳壳10g。7剂，日1剂，水煎，早晚分服。

1月26日二诊：服药后大便通畅，舌淡，苔薄，脉平。

处方：土茯苓15g，连翘10g，王不留行子12g，制大黄10g（后下），败酱草15g，马齿苋10g，桃仁12g，土鳖虫6g，赤芍10g，牡丹皮10g，炒麦芽10g，稻芽10g，路路通12g，枳壳10g。7剂，日1剂，水煎，早晚分服。

2月2日三诊：末次月经2月1日，月经已行，小腹胀痛。

处方：活血祛瘀温经汤加减。当归12g，赤芍15g，川芎10g，益母草25g，牛膝12g，车前子12g，苏木6g，淫羊藿15g，仙茅15g，路路通12g，土茯苓12g，制大黄10g（后下），败酱草15g，马齿苋12g，桃仁12g。7剂，日1剂，水煎，早晚分服。

2月11日四诊、2月19日五诊：药后无明显不适，胃纳可，二便畅，夜寐如常。舌淡，苔薄白，脉平。方药基本同前。

3月8日六诊：月经未至，孕酮22.10ng/mL，雌二醇220pg/mL，绒毛膜促性腺素459.66mIU/mL。

3月21日七诊：B超：宫内见约14mm×10mm孕囊，内可见卵黄囊，未见明显胚芽及心搏。

4月3日B超：宫内见约35mm×26mm孕囊，内可见胚芽及心搏，胚芽约8mm。

1年后电话随访，足月顺产一子。

【按语】输卵管性不孕占不孕患者的25%~35%，病因主要有输卵管阻塞或闭塞（近端、远端、单侧或双侧）、输卵管内膜破坏、附件周围粘连、盆腔炎、子宫内膜异位症、异位妊娠、腹盆腔手术、使用宫内节育器、人工流产等。诊断主要通过子宫输卵管造影或腹腔镜检查而明确。在输卵管性不孕诊治方面，有试管婴儿技术、促排卵人工授精、手术治疗等，但中医治疗本病仍有独特优势。中医学认为，输卵管性不孕归属"痛经""不孕""带下"范畴，月经期、产后等因湿热毒邪入侵，客于胞宫，湿热瘀结而形成血瘀，造成胞脉闭塞不通，阴阳之气相隔，精卵无法交融而引发不孕，并认为气滞血瘀、湿热凝聚为其主要病机，主要特性为凝结不通。不同医家对该病的见解不同，治疗方法也不同，但都认为根本病因在于"瘀"，根本病机是瘀阻脉络，经脉不通，治疗以活血化瘀为大法，在此基础上兼益肾、散寒、疏肝、清利湿热、化痰等。本案自拟通络方治疗，以祛瘀通络为主，从"瘀"论治，兼清利湿热。方中土鳖虫、桃仁活血化瘀，通络止痛，为君。臣以制大黄、土茯苓清热解毒，利水渗湿；连翘、败酱草助清热通络之效。牡丹皮涤清瘀血，与赤芍、枳壳、王不留行子相配，意为血中之积气可行，气中之瘀血可通，逐瘀破血行气，共为佐药。麦芽、稻芽行气理滞，顾护脾胃；甘草甘之以缓，甘以补脾，调和诸药，共为使药。诸药合用，使气可行，血得通，经获养，脉能复，共奏活血祛瘀消癥、清利湿热之功。

金方

金方（1977—），男，副主任中医师，金华市名中医，金华市医界新秀，金华市卫生健康系统"十佳医生"，金华市妇幼保健院中医科副主任。毕业于北京中医药大学中医临床专业，2000年分配到金华市妇幼保健院中医科工作至今。师从金华市名中医张氏妇科张丹山多年。2003年于杭州市中医院中医妇科进修，浙江中医药大学妇科研究生班结业。擅长中西医结合治疗男女不孕不育、习惯性流产、多囊卵巢综合征等疾病，对中医药介入提高辅助生育的成功率有一定研究。任浙江省中医适宜技术专业委员会委员，浙江省中医药学会膏方分会青年委员，浙江省生物医学工程学会生殖健康专业委员会委员，金华市中西医结合学会常务理事。

妊娠皮肤瘙痒（妊娠肝内胆汁淤积症）案

王某，女，30岁，初诊时间：2009年3月2日。

主诉：孕28周、皮肤瘙痒两周。

诊查：患者停经28周，既往月经规则，曾流产1次，近两周出现肚脐周围及手心皮肤瘙痒，无明显局部皮肤红疹及皮肤改变。于我院产科产检，查B

超胎儿符合孕周，羊水中等，余无明显异常。抽血查总胆汁酸52.14μmol/L，甘胆酸6.21mg/L，其余肝功能指标正常，转我院中医门诊。刻下皮肤瘙痒，影响生活、睡眠，口燥咽干，大便偏干，烦躁感，胃纳可。舌红，苔薄黄，脉弦细。

中医诊断：妊娠皮肤瘙痒（肝郁湿阻，湿热蕴结）。

西医诊断：妊娠肝内胆汁淤积症（ICP）。

中医辨证分析：本病属中医学"妊娠黄疸""妊娠皮肤瘙痒"范畴，多因湿热蕴结肝胆，肝失条达，胆失疏泄，气滞血瘀而成。病机关键为肝郁湿阻。孕后阴血聚于胞宫以养胎儿，阴血偏虚，阳气偏亢，虚热内生，若此时患者素体脾虚，或情绪失控，或饮食失节，则肝郁化火，湿从热化，熏蒸肝胆，疏泄失司，湿热上不能从汗而解，下不得从溺而泻，故浸淫肌肤而身目俱黄；气滞血瘀，湿热化燥生风，肌肤失养而成瘙痒之症。口燥咽干、大便偏干、舌红、苔薄黄、脉弦细为肝胆蕴热之象。

治则治法：清热祛湿，解郁退黄。

处方：茵白汤化裁。茵陈30g，白鲜皮15g，桑寄生15g，黄芩10g，炒白术10g，炒白芍10g，生山栀6g，制大黄6g（后下），生甘草3g。14剂，日1剂，水煎，早晚分服。14天为1个疗程。

3月20日二诊：药后皮肤瘙痒明显改善，不影响正常生活、睡眠。查血：总胆汁酸21.16μmol/L，甘胆酸2.15mg/L，余肝功能指标正常。嘱清淡饮食，少油腻，舒畅心情，定期产检。

药后病情未再反复，后足月顺产一男婴。

【按语】茵白汤以清热祛湿、解郁退黄为大法。方中用茵陈、白鲜皮清热祛湿，利胆退黄；制大黄、生山栀疏肝泄热，使湿热从下而解；炒白芍、炒白术健脾胃，以绝痰湿之源；配以黄芩、桑寄生更能清热凉血固胎。药证相符，故而获效。

五迟（矮小症）案

许某，女，12岁，初诊时间：2021年2月20日。

主诉：青春期发育3个月，身材偏矮小。

诊查：患者3个月前月经初潮，先后无定期，经量居中，经期7~10天，无明显痛经，末次月经2月10日。身高142mm（父亲身高172mm，母亲160mm），体重40kg。于生长发育门诊检查，骨龄11周岁左右。抽血检查：

促黄体生成素（LH）6.45mIU/mL，促卵泡生成激素（FSH）5.24mIU/mL，雌二醇（E$_2$）46.21pg/mL，孕酮（P）0.51ng/mL，泌乳素（PRL）6.34ng/mL，睾酮（T）0.34ng/mL，肝肾功能、血常规、甲状腺激素正常，子宫附件B超无明显异常。刻下形体较同龄人矮小，面色较黄，易疲劳，胃纳欠佳，大便稍干，睡眠一般。舌红，苔薄黄，脉弦细。

中医诊断："五迟"（肾气不足，脾肾虚弱）。

西医诊断：矮小症。

中医辨证分析：中医学认为，儿童发育主要涉及肝肾二脏，肝藏血，肾藏精，精血同源，主生殖发育。肾气不足，会影响骨骼的生长。脾胃虚弱是儿童生长发育缓慢的另一关键问题。

治则治法：滋肾益精，强筋健骨，健脾和胃，运化水谷。

处方："三两半"膏方。黄芪120g，党参100g，当归100g，防风60g，牛膝100g，炒白术100g，莲子100g，芡实100g，山药100g，太子参100g，茯苓100g，砂仁30g，炒白芍100g，川续断100g，透骨草90g，桑寄生100g，熟地黄100g，山茱萸90g，泽泻100g，牡丹皮100g，煅龙骨100g，煅牡蛎100g，黄芩90g，连翘90g，薏苡仁100g，白扁豆100g，麦芽100g，谷芽100g，山楂100g。另加阿胶150g，龟甲胶100g，冰糖300g，红枣250g。收膏。每日早晚各1勺（20mL左右），开水冲服。

7月10日二诊：药后患者面色转红润，胃纳明显增加，近两次月经周期规则，身高146mm，体重45kg，舌淡，苔薄稍黄，脉偏细。考虑暑天天气炎热，脾胃偏虚，原方去熟地黄、红枣，加佩兰100g，沉香曲90g，再用膏方一料。

2月15日三诊：患者身形适中，胃纳可，月经周期规则，身高150mm，体重51g，舌淡，苔薄，脉偏细。自述手脚冬日欠温、经期腹部畏寒，上方减黄芩、连翘，加艾叶60g，吴茱萸30g，用阿胶150g，鹿角胶100g，收膏。

2022年7月电话随访，身高152mm，体重52g，无不适主诉。嘱保证睡眠，饮食均衡，适量户外活动。

【按语】金丽衢民间的"三两半"方剂包括黄芪、党参、当归、牛膝、防风等药物，具有补益气血、益肾养肝之效。中医儿科理论认为，助长拔高的治疗大法：①滋肾益精，强筋健骨。肾藏精，肾主骨，肾气不足，会影响骨骼的生长发育。小儿先天精气不足，脏气虚弱，临床多表现为体虚多病易感冒，生长发育迟缓，骨龄发育较实际年龄落后等。在"三两半"方剂所含牛膝的基础上，增加川续断、透骨草、桑寄生、山茱萸、泽泻、牡丹皮等补益肝肾、补先天不足的中药。②健脾和胃，运化水谷。脾在体合肉，主四肢，只有脾脏运化水谷，洒陈五脏，才能保证儿童在生长发育时能充分吸收水谷中的营养，达到正常的生长发育速度。在"三两半"方剂所含黄芪、党参、当归、防风的基础上，增加炒白术、莲子、芡实、山药、太子参、茯苓、砂仁等健脾和胃、补气调中之品，使脾胃运化有功，后天补养有力；增加炒白芍补血活血，调经养肝；煅龙骨、煅牡蛎平肝安神，敛汗固虚；黄芩、连翘燥湿健脾，清热和中。再辨证选用阿胶、龟甲胶等血肉有情之物，一方面辨证选胶供制作过程中收膏用；另一方面胶类具有滋补作用，阿胶养血止血、滋阴补虚，龟甲胶能养阴清热、强健筋骨，鹿角胶可温肾暖宫、生精补髓。全方上用补肺益气固表药，宣发卫气，抵御外邪；中用健脾和胃化湿药，运化水谷，化生气血；下用补肾养肝健骨药，强骨生髓，助长拔高。三管齐下，三焦同治，增强体质，健骨助长。膏药配方中还增加了薏苡仁、白扁豆、麦芽、谷芽、山楂等健脾助消药物，使全方补而不腻。

儿　科

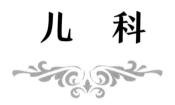

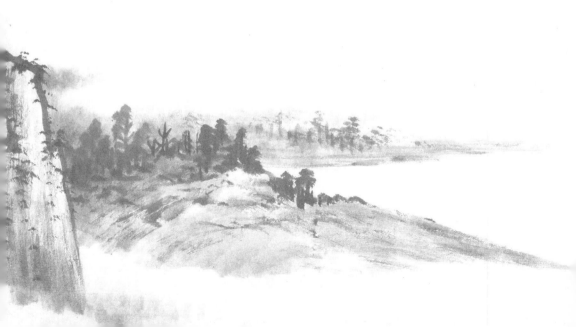

程志源

程志源（1963—），男，主任中医师。全国基层优秀名中医，浙江省基层名中医，金华市名中医，金华市 321 人才工程第二层次人才，武义县拔尖人才，武义县名医。1987 年浙江中医学院毕业，2000 年浙江中医药大学中医儿科学专业研究生进修结业，擅长治疗儿科疑难病证。任中华中医药学会医史文献分会、儿科分会委员，浙江省中医药学会理事、儿科分会常委、医史文献分会常委、丹溪学派研究分会委员，金华市中医药学会常务理事、儿科分会主任委员，金华市名老中医学术传承指导老师，金华市中医药文化研究所研究员，武义县中医药学会名誉会长，武义县养生协会常务副会长。发表学术论文 30 余篇，主持校注、点评古籍 5 部，参与编写著作 6 部。获各级自然科学优秀论文奖 12 篇。主持开展省级课题 4 项、县级课题 3 项，参与课题研究 7 项，获各级科技进步（创新）奖 6 项。

咳嗽（咳嗽变异性哮喘）案

王某，男，2 岁，初诊时间：2008 年 3 月 15 日。

主诉：反复咳嗽 3 月余，加剧伴流涕 1 周。

诊查：患儿近 3 个多月来反复咳嗽，近 1 周加剧，伴鼻流清涕，经抗感染输液治疗 5 天，涕止而咳嗽未见明显好转。刻下咳嗽，咳痰不畅，咳甚作呕，夜间、晨起及活动后明显，纳呆，便调。舌淡红，苔薄白，指纹紫滞达风关。咽略充血，两肺呼吸音粗，未及啰音。胸片示两肺正常，血常规正常。

中医辨证分析：肺虚卫外不固，新感风邪犯肺，故鼻流清涕；肺失宣发肃降，气道不利，则咳嗽、咳痰不畅；夜间、晨起或活动时气温较低，加之肺气不足，风寒袭肺，故咳嗽加剧；咳甚则气逆，故作呕。舌淡红、苔薄白、指纹紫滞达风关为风邪之象。

中医诊断：咳嗽（风咳）。

西医诊断：咳嗽变异性哮喘。

治则治法：疏风清肺，化痰止咳。

处方：金银花、连翘、浙贝母、防风、苏子、苏梗、六神曲各 6g，炙麻黄、黄芩、桔梗、桃仁、杏仁、姜半夏、蝉衣、牛蒡子、僵蚕、莱菔子各4g，射干、葶苈子、桑白皮、厚朴、生甘草各3g。3剂，日1剂，水煎，早晚分服。

3月18日二诊：咳减未愈，咳痰转松，纳呆便调，舌淡红，苔薄白，指纹紫滞达风关。上方加焦山楂4g。4剂，日1剂，水煎，早晚分服。

3月22日三诊：咳止痰消，纳可便调，舌淡红，苔薄白，指纹淡红。证属肺脾气虚，治拟健脾益肺，调理善后。

处方：参苓白术散加减。太子参、煅龙骨、煅牡蛎、薏苡仁各10g，鸡内金、生山楂、连翘、山药、陈皮、六神曲各6g，炒白术、茯苓、桔梗、炒扁豆、姜半夏、炙甘草各4g，厚朴、砂仁各3g。3剂，日1剂，水煎，早晚分服。

3个月后电话随访，患儿病情稳定，未复发。

【按语】咳嗽变异性哮喘以急性感染期症状消失，然咳嗽迁延不愈，刺激性干咳为临床表现。本案患儿以咳嗽为主要症状，夜间、清晨或活动后明显，属中医学"风咳"范畴。本病多因于体质特异或病后体虚，伏风内藏，肺卫不固，肺虚邪恋，受虚邪贼风侵袭，外风引触内风，内外合邪，气道挛急，气息难平，则久咳难止。《诸病源候论·咳嗽候》云："久咳嗽上气者，是肺气虚极，风邪停滞，故其病积月累年，久不瘥。"风咳不论寒热，均有肺气不通之弊。肺卫阳气虚弱为本，风邪夹寒夹湿、肺气闭阻为标实。急性发作期治当疏风宣肺，缓急止痉，处方以金银花、连翘、防风、蜜麻黄疏风解表，苏子、苏梗、桃仁、杏仁宣降肺气，葶苈子、桑白皮、浙贝母、射干清泄肺热，化痰止咳；并应注重缓解期的调理，以参苓白术散加减治疗为主。缓解期要注意消风固表，补肺益气，扶助正气，增强免疫力，不受邪扰。

哮喘（支气管哮喘）案

赵某，男，6岁，初诊时间：2003年3月6日。

主诉：反复发作哮喘1年余，再发两天。

诊查：近1年多反复发作哮喘，每次发病当天或前1天出现情绪不稳，冲动任性，烦躁易怒，哭闹不止，并伴汗出、纳呆、大便干结。刻诊：气喘哮鸣，活动过多，自控能力差。舌边尖红，苔薄黄，脉弦细数。两肺听诊可闻及大量哮鸣音，查血常规及胸片均正常。

中医辨证分析：小儿为纯阳之体，阳常有余，阴常不足。阴不足则阳有余，阴虚则不能制阳，故出现情绪不稳、冲动任性、烦躁易怒、哭闹不止、好动不能自控等阴虚阳亢表现。小儿肝常有余，肺脾常虚，按五行生克乘侮理论，肝阳亢盛，木横乘土，肝阳迫津外泄，或肺脾气虚，卫表不固，无力摄津，则多汗；脾虚运化之力不足，则纳呆；脾虚生痰，肺虚贮痰，肝阴不足，肝风引动伏痰，故哮喘发作。舌边尖红、苔薄黄、脉弦细数乃肺脾气虚、肝阴不足、肝阳浮动、风痰内盛之象。

中医诊断：哮喘（风痰上扰）。

西医诊断：支气管哮喘。

治则治法：滋阴潜阳，息风化痰。

处方：镇肝熄风汤加减。杭白菊、钩藤、杭白芍、玄参、生地黄、桑寄生、首乌藤、朱茯苓、浙贝母、紫苏子、炙麻黄、莱菔子、六神曲各6g，生龙骨、生牡蛎各10g（先煎），僵蚕、苦杏仁各4g，生甘草3g。3剂，日1剂，水煎，早晚分服。

3月9日二诊：药后情绪稳定，哮喘缓解。原方加减7剂。药后恢复正常。

后改服六味地黄丸合参苓白术散加减治疗两个月。停药35天后复发，继用前方治疗6天恢复正常，调理3个月后停药。

随访两年，患儿病情稳定，未复发。

【按语】《幼科铁镜·辨咳嗽》言："肝有制伏，肝始不旺。如肺弱木强，侮金，则肺乃被侮而嗽。"本案患儿素体肝阴不足，肝阳亢盛，因情绪波动，肝气郁结，枢机不利，肝气不得升发，肺气难以宣降，内风引动伏痰而发哮喘，气逆于上而作咳；木贼脾土，脾胃虚弱，运化不足，脾失健运故纳呆、大便秘结，故当滋阴潜阳，息风化痰，拟镇肝熄风汤加减治疗。方中杭白菊、生龙骨、生牡蛎、钩藤、僵蚕镇肝息风，平肝潜阳；杭白芍、怀牛膝、玄参、生地黄、桑寄生滋养肝阴，以制阳亢；首乌藤、朱茯苓安神定志；浙贝母、苦杏仁润肺化痰；紫苏子、炙麻黄降气平喘。诸药合用，疏其血气，升降相调，脾肺之气得养，肝肺升降得宜，气机舒展，令其调达，而致和平。

肺炎喘嗽伴腹泻（支气管肺炎伴腹泻）案

邵某，男，7个月，初诊时间：2006年6月17日。

主诉：咳喘伴发热、腹泻3天。

诊查：患儿近3天来发热，咳嗽，气喘，痰鸣，伴腹泻，大便水样夹泡沫，日行 10 次，哭闹不安。舌红，苔薄黄腻，指纹紫滞达气关。体温 39℃，咽部充血，两肺可闻大量痰鸣音。理化检查：血常规示白细胞 $13 \times 10^9/L$；胸片提示两肺有斑片状阴影。

中医辨证分析：温邪上受，首先犯肺，肺失宣降，痰热闭郁，故发热、咳嗽、痰鸣、气喘；土生金，肺为脾之子，肺失宣降，子病及母，则脾失健运，气机不利，肺与大肠相表里，肺通调水道功能失常，水湿渗利大肠，并走肠间，故腹泻；解水样便、泻下夹带泡沫是外邪侵袭、肠中受风之候。舌红、苔薄黄腻、指纹紫滞、达气关为痰热闭肺、湿热中阻之象。

中医诊断：肺炎喘嗽伴腹泻（痰热闭肺，湿热中阻）。

西医诊断：支气管肺炎伴腹泻。

治则治法：清热化痰，理气止泻。

处方：蒲公英、六神曲各 6g，金银花、连翘、山楂、炙麻黄、紫苏梗各 4g，姜半夏、黄芩、葛根、白芍、蝉蜕、苦杏仁、桃仁、枳壳、甘草各 3g，射干、木香各 2g。3 剂，日 1 剂，水煎，早晚分服。同时以 5% 葡萄糖盐水注射液 100mL + 头孢呋辛针 0.75g、10% 葡萄糖注射液 200mL + 双黄连针 10mL，各每天 1 次，静滴 3 天。

6月20日二诊：大便转实、日行 3~4 次，热退，咳减，痰鸣，喘平，纳可，舌红，苔薄黄，指纹淡紫达气关。查体：两肺呼吸音粗，可闻痰鸣音，心（－）。拟清肺化痰，消食助运。

处方：金银花 6g，连翘、紫苏子、苏梗、防风、桔梗、六神曲、浙贝母、莱菔子、法内金、炒山楂各 4g，桃仁、杏仁、姜半夏、葶苈子、桑白皮、僵蚕、黄芩、蝉蜕、甘草各 3g，射干 2g。4 剂，日 1 剂，水煎，早晚分服。

6月24日三诊：咳嗽痰鸣已平，大便溏、日 2~3 次，纳呆，舌淡红，苔薄黄。邪几净，脾已虚。拟清利余邪，健脾消食。

处方：太子参、薏苡仁、金银花、菊花、浙贝母、六神曲各 6g，桔梗、防风、连翘、茯苓、白术、白扁豆、陈皮、山药、姜半夏、赤芍、生地黄、甘草各 3g，砂仁 2g（后下）。7 剂，日 1 剂，水煎，早晚分服。

半年后电话随访，患儿病情稳定，未复发。

【按语】小儿脏腑娇嫩，形气未充，脏腑薄，藩篱疏，发病迅速，易于传变。本案病本在肺，子病及母，连及脾脏。脾胃之升清降浊有赖肺之清肃，脾的运化功能更有赖肺的宣降与通调水道。小儿肺气不足，卫外不固，易于感触。肺与大肠相表里，脾胃与大肠相连，共主浊气下降。浊气不降，清气不升，肺则失其宣降，脾失健运，故见腹泻；水湿不行，聚而为痰，继而影响肺气宣降，从而加重咳、喘、痰等症状，故应肺脾同治。治以疏风清热，宣降肺气；燥湿健脾，理气宽中，使气机调畅，宣上畅中，疏而逐邪，开门逐盗。三诊邪已将净，纳便未正，故在清余邪的同时，调理脾胃善后。脾母得实，中央健则四旁如，精自生而气自固，肺亦和平。

慢惊风（抽动障碍并注意缺陷多动障碍）案

杨某，男，7 岁，初诊时间：2019 年 6 月 22 日。

主诉：反复不自主眼、鼻、脖子抽动 4 年。

诊查：近 4 年来每于梅雨季节开始抽动，曾经中西医治疗效果不明显。刻诊：耸鼻，眨眼，摇头，注意力分散，寐汗磨牙，大便调，面色萎黄，性格暴躁。舌淡红，苔薄白腻，脉细。

中医辨证分析：小儿的体质特点是阳常有余，阴常不足，故易出现阴虚阳亢而多动少静或抽动频发；"肝有余，脾不足"，脾土虚弱，肝木乘之，故筋挛而作搐；肝风内动，脾虚聚湿生痰，风痰互动而多动或抽动；"心有余"易致君火偏盛，而发为多动、抽动。《素问·病机十九条》曰："诸风掉眩，皆属于肝。""诸湿肿满，皆属于脾。""诸躁狂越，皆属于火。"所以小儿心肝火旺、脾虚痰聚的体质和病理特点，使抽动障碍共患注意缺陷多动障碍成为可能。舌淡红、苔薄白腻、脉细为心肝火旺、脾虚痰聚之象。

中医诊断：慢惊风（心肝火旺，脾虚痰聚）。

西医诊断：抽动障碍并注意缺陷多动障碍。

治则治法：抑肝扶脾，息风化痰，宁心安神。

处方：生鳖甲 15g（先煎），龙齿（先煎）、牡蛎（先煎）各 12g，太子参、红芪、石菖蒲、合欢皮、茯神各 10g，茯苓、炒白术、炒当归、制远志、炒酸枣仁、淮小麦、白芷、蝉蜕、炙甘草各 6g，木香 4g。7 剂，日 1 剂，水煎，早晚分服。

6 月 29 日二诊：药后清嗓、耸鼻、眨眼好转，舌淡红，苔薄白，脉细。

处方：生鳖甲 15g（先煎），龙齿（先煎）、牡蛎（先煎）各 12g，太子参、红芪、石菖蒲、合欢皮、茯神各 10g，茯苓、炒白术、炒当归、制远志、炒酸枣仁、淮小麦、白芷、蝉蜕、炙甘草各 6g，木香 4g，红枣 10g。7 剂，日 1 剂，水煎，早晚分服。

7 月 6 日三诊：精神紧张时清嗓、耸鼻、眨眼发作，磨牙好转，遗尿，啮指甲，余同前，舌淡红，苔薄白，脉细。

处方：生鳖甲 15g（先煎），龙齿（先煎）、牡蛎（先煎）各 12g，太子参、红芪、石菖蒲、合欢皮、茯神、山药、芡实各 10g，炒白芍、乌药、炙麻黄、炒白术、炒当归、制远志、炒酸枣仁、淮小麦、蝉蜕、炙甘草各 6g。7剂，日 1 剂，水煎，早晚分服。

7 月 13 日四诊：药后清嗓、耸鼻缓解，近 3 天腹肌抽动，舌淡红，苔薄白，脉细。

处方：龙齿（先煎）、牡蛎（先煎）各 12g，太子参、石菖蒲、合欢皮、茯神、山药、芡实各 10g，炒白芍、乌药、炙麻黄、炒白术、制远志、炒酸枣仁、淮小麦、蝉蜕、炙甘草各 6g，全蝎 3g。7 剂，日 1 剂，水煎，早晚分服。

7 月 20 日五诊：眨眼好转，时有耸鼻，遗尿加剧，舌红，苔薄白根腻，脉细。

处方：红芪、炒鸡内金、党参、石菖蒲、合欢皮、茯神、山药、芡实各 10g，炒白芍、乌药、炙麻黄、制远志、炒酸枣仁、淮小麦、蝉蜕、炙甘草、炒女贞子、砂仁（后下）、蒸五味子各 6g，全蝎 3g。14 剂，日 1 剂，水煎，早晚分服。

8 月 3 日六诊：近因感冒眨眼、耸鼻复发，遗尿好转，舌红，苔薄白，脉浮细。

处方：红芪、炒鸡内金、党参、石菖蒲、合欢皮、茯神、山药、芡实各 10g，柏子仁、乌药、炙麻黄、制远志、炒酸枣仁、淮小麦、蝉蜕、炙甘草、炒女贞子、砂仁（后下）、蒸五味子各 6g，全蝎 3g。7 剂，日 1 剂，水煎，早晚分服。

8 月 10 日七诊：不自主眨眼、耸鼻加剧，遗尿再发，舌红，苔薄白，脉细。

处方：红芪、炒鸡内金、党参、石菖蒲、合欢皮、茯神、山药、芡实各 10g，乌药、炙麻黄、制远志、炒酸枣仁、淮小麦、蝉蜕、炙甘草、炒女贞子、蒸五味子、炒白芍、炒僵蚕各 6g，全蝎 3g。7 剂，日 1 剂，水煎，早晚分服。

8 月 17 日八诊：耸鼻、遗尿缓解。7 剂，日 1 剂，水煎，早晚分服。

后继服膏方巩固治疗。

处方：炒白术 120g，制远志 120g，淮小麦 100g，石菖蒲 120g，合欢皮 100g，炒白芍 120g，蝉蜕 60g，山药 150g，乌药 120g，芡实 150g，酒女贞子 120g，红芪 120g，炒僵蚕 120g，蒸五味子 60g，炒鸡内金 120g，蜜麻黄 120g，党参 150g，砂仁 60g，夏枯草 120g，柴胡 60g，山慈菇 60g，炒紫苏子 120g，紫苏梗 120g，酒当归 100g，生地黄 100g。同煎浓缩后入鳖甲胶 60g，龟甲胶

60g，饴糖200g，冰糖200g，黄酒200g收膏。分40~45天，每日早晚各1次，空腹温开水化服。

10月7日九诊：药后抽动、遗尿基本消失，注意力分散等症好转。膏方去蜜麻黄、山慈菇，加炒酸枣仁100g，余甘子60g，防风120g，制作、服法同前。

随访：患儿抽动症状未再发作，注意力分散及脾虚肝旺症状好转。

【按语】运动性抽动以挤眉眨眼、耸鼻抠鼻、耸肩扭肩为主，发声性抽动以清嗓为主，情绪行为异常以急躁易怒为著，多因精神压力而呈现多发性和波动性特点。注意缺陷多动障碍患儿不仅表现有肝风内动而多动不安、急躁易动，亦有阴液不足如纳差、常常独自默语、不善交际等症状。心肝火旺、脾虚痰聚是抽动障碍与注意缺陷多动障碍共患的病理基础。小儿为纯阳之体，心肝有余，易从火化，故患病易见伤肝动风。《素问·至真要大论》云："诸风掉眩，皆属于肝……诸躁狂越，皆属于火。"肝阳上亢，阳亢化风，风性动摇，肢体抽动；火热扰心，神明失用，则好动难静，神思涣散，注意力分散为主，见效缓慢。所有患儿均有脾虚肝旺表现，而以厌食挑食、难以入睡、多汗、磨牙等为主。发作期，治疗须从抑肝扶脾、息风化痰、宁心安神入手。缓解期，当以健脾养心柔肝为主，调整阴阳平衡，以巩固疗效。清心平肝，滋水涵木，使一身气机相顺接，则诸症自除。治疗的同时需要家庭和学校积极配合，为患儿营造一个轻松、和谐的环境，避免让患儿长时间接触电视、电脑、手机等低频率辐射电器，不看（不玩）惊险、恐怖视频或刺激性强的动画片（游戏）；尽可能少接触容易引起患儿过度兴奋的场景和新鲜事物；鼓励和引导患儿多参加各种活动，转移注意力；当抽动或多动发作时，不要批评和指责，以免强化患儿对该病的关注度；加强体育锻炼，增强体质和意志力，避免反复呼吸道感染的发生。

俞虹

俞虹（1961—），女，金华市名中医，副主任中医师，浙江中医药大学兼职副教授，研究生学历。金华市中医医院治未病中心浙江省重点专科学科带头人。中华中医药学会亚健康分会委员、治未病分会委员，中国民族医药学会儿科分会委员，浙江省中医药学会体质分会常委、儿科分会委员，金华市中医药学会儿科分会副主任委员。师从许永茂、俞祖国、宋师农等名医，浙江中医学院首届中医儿科理论提高班学员，得到马莲湘、詹起逊、林钦廉等老一辈儿科大师以及俞景茂、盛丽先、吴康健等国家级名师、省级名医教导。从事临床工作40余年，擅长小儿呼吸系统、消化系统疾病及小儿性早熟和亚健康中医体质调理。主持并参与市级及以上课题6项，参与国家中医药管理局、中华中医药学会治未病项目标准化建设课题5项。近5年主持国家级继续教育项目3项、市级继续教育项目3项。参与《中医治未病〈按摩〉》的编写，编写《金华市民中医养生手册——中医九种体质、中医养生功法》。发表论文10余篇。

厌食（厌食）案

王某，男，9岁，初诊时间：2018年9月5日。

主诉：自幼食欲不振。

诊查：患儿自幼食欲不振，食量较少，喜食零食，脾气急躁易激惹，每次发脾气后有恶心感，多汗，体重、身高低于同龄人，无发热，无腹胀、腹泻等不适，大便干、2~3日一行，夜寐欠安。神清，精神可，面色少华，头发干枯，形体消瘦。舌红，苔薄白，脉弦细。

中医诊断：厌食（脾虚肝旺）。

西医诊断：厌食。

中医辨证分析：患儿食欲不振，食量较少，辨病为小儿厌食；脾气急躁，易怒激惹为肝旺；面色少华，头发干枯，形体消瘦，证属脾虚。舌红、苔薄白、脉弦细为脾虚肝旺之象。

治法：扶土抑木。

处方：自拟扶土抑木汤加减。太子参8g，白术6g，茯苓8g，白扁豆10g，鸡内金8g，山药10g，白芍10g，甘草2g，醋三棱2g，麦芽8g，石斛5g，桑叶10g，广陈皮3g，莪术2g。7剂，日1剂，水煎，早晚分服。

9月12日二诊：药后胃纳明显增加，多汗减少，仍脾气急躁，大便性状较前好转、1~2日1次，夜寐欠安。舌红，苔薄白，脉弦细。患儿胃纳渐增，出汗减少，去三棱、莪术、桑叶，夜寐欠安加远志3g。7剂，日1剂，水煎，早晚分服。

9月19日三诊：患儿面色渐润，头发较前有光泽，胃纳增加，脾气较前改善，大便每日一行，夜寐渐安。二诊方继服7剂。

半年后随访，患儿一般情况可，身高、体重均较前有所增长。

【按语】 小儿的生理特点之一是"脾常不足""肝常有余"，加上饮食不知自节，如喜食冷饮，或炙烤肉食等膏粱厚味，或家长对孩子要求过高、管教过严，或孩子盲目顺从，使之稍有不遂就哭闹，均可使小儿肝失条达，日久化火伤阴而使肝阳偏旺，形成脾虚肝旺之证。同时气机不畅，横逆犯脾，脾失健运，而成厌食。气血生化乏源，久则见面色少华、形体消瘦、夜寐磨牙、脾气急躁等症状。脾虚宜健脾扶土，肝旺宜柔肝滋阴抑木，这样才能使肝脾木土生克平衡。该案患儿每于发脾气后有恶心感，实为脾虚肝旺、肝木克脾土之征象。方用自拟扶土抑木汤为主方，方中白扁豆、山药、鸡内金、麦芽健脾扶土；桑叶清热敛汗；白芍、石斛柔肝滋阴，缓急平肝木；陈皮理气；少量三棱、莪术消食破积，三棱、莪术尚有破血、破气之虞，故临床应用应严格控制药量，中病即止，不可过用。小儿厌食症一般愈后较好，但是一个长期调理的过程，古人云"三分治，七分养"。要做好家长的宣教工作，让其照顾好孩子的饮食起居，做到规律、合理、健康饮食。

喘证（支气管炎）案

吴某，男，7个月，初诊时间：2019年8月14日。

主诉：咳嗽3天，加重伴发热喘息1天。

诊查：患儿3天前因接触"感冒妈妈"后出现咳嗽，初起呈单咳声，鼻塞，无发热，无烦躁不安，无吐泻，未予治疗。1天前咳嗽加重，呈连声咳，夜间较多，咳剧面色涨红，无犬吠样咳声，咳末无鸡鸣样回声，无吐泻，发热喘息，有痰鼻塞，纳呆，便干。舌红，苔薄白，指纹粗紫在气关。

中医诊断：喘嗽（肺热）。

西医诊断：支气管炎（急性期）。

中医辨证分析：该患儿发热喘息，伴咳痰鼻塞，辨病为小儿喘嗽。咳剧面色涨红，纳呆，便干，舌红，苔薄白，指纹粗紫在气关，证属肺热。

治法：祛风清热，止咳平喘。

处方：自拟活血除憋汤加减。蜜麻黄2g，苦杏仁5g，紫草3g，葶苈子5g，七叶一枝花1.5g，徐长卿5g，百部5g，化橘红3g，酒黄芩5g，生石膏12g（先煎），莪术2g，生甘草2g。3剂，日1剂，水煎，少量频服。

8月17日二诊：药后喘息、气促平，热退，无鼻塞流涕，偶有咳嗽有痰，胃纳欠佳，大便日一行。咽稍红，两肺呼吸音粗，可闻及少许痰鸣音，未闻及喘鸣音及湿啰音。治以清肺化痰止咳。

处方：姜半夏3g，橘红3g，茯苓5g，杏仁5g，浙贝母5g，黄芩5g，胆南星3g，紫草3g，甘草3g，细辛0.5g，川芎2g，蜜麻黄2g。3剂，日1剂，水煎，少量频服。

药后喘已咳止，后予健脾益气之剂5剂善后。

半年后电话随访，患儿病情稳定，未见复发。

【按语】急性支气管炎主要由病毒感染所致，在治疗上，西医除了给氧、激素雾化、抗炎对症处理外，对病毒感染尚无特效手段。该患儿为早产儿，先天不足，外邪容易入里化热，痰热蕴肺，宣肃失常而发病。方中麻黄、杏仁、生石膏、葶苈子泻肺清肺，平喘除憋，止咳化痰；姜半夏、化橘红理气化痰燥湿；徐长卿、紫草具有祛风活血、抗过敏作用；酒黄芩、七叶一枝花清肺抗病毒；川芎、莪术活血行气，改善肺部微循环，促进炎症吸收；甘草止咳护脾，调和诸药。诸药合用，共奏活血抗敏、平喘止咳、清热化痰之功。恢复期肺脾气虚，当以调理脾胃为主，兼顾咳嗽余症。肺脾二脏得调，则卫气渐充。

乳蛾（急性扁桃体炎）案

王某，男，5岁，初诊时间：2020年7月5日。

主诉：咳嗽、咽痛3天，发热1天。

诊查：患儿自上幼儿园后易发呼吸道疾病，平均1~2个月发病1次，表现为发热、咳嗽、咽痛、鼻塞等。两天前患儿因空调受凉出现咳嗽、咽痛，无发热，无吐泻，曾在当地医院就诊，予头孢类药物治疗，未见好转。昨日起发热，最高体温39.6℃，予美林、布洛芬混悬液后体温可降至正常，热峰1日3次。现体温39.2℃，咳嗽，咽痛，口干，食量较少，无吐泻，大便干、两日未解。舌红，苔薄黄，脉浮数。

中医诊断：乳蛾（风热犯肺）。

西医诊断：急性扁桃体炎。

中医辨证分析：患儿咳嗽、咽痛伴发热，辨为乳蛾。结合症状和舌脉，辨为风热犯肺证。

治法：疏风清热，利咽止痛。

处方：自拟柴葛清透汤加减。荆芥5g，防风5g，苦杏仁6g，蝉蜕5g，柴胡3g，葛根6g，芦根15g，石膏15g，牛蒡子6g，甘草3g，金银花5g，连翘6g。3剂，日1剂，水煎，少量频服。

7月12日二诊：药后热退身凉，咽痛、咳嗽稍好转，口干，胃纳增，夜寐安，大便调。上方去防风、荆芥、葛根、石膏，加薄荷 5g（后下），僵蚕6g，蒲公英 6g。3 剂，日 1 剂，水煎，少量频服。

半年后电话随访，患儿仅有 1 次轻微感冒。

【按语】急性乳蛾，即西医学的急性扁桃体炎，是腭扁桃体的急性非特异性炎症，为常见病、多发病，以扁桃体红肿疼痛为主要特征。患儿在暑热天气感受到风热之邪，侵袭肺卫，与内热相合，与气血搏结，发为本病。治疗时不用解表药不足以解表退热，而单用辛凉解表往往汗出不解，独用辛温解表往往汗出而热不解，不用甘润之品恐难以保津液，故用自拟方柴葛清透汤寒温并用，卫气共行，疏风透邪，清热生津，用于外感发热，屡试不爽。方中荆芥、防风、蝉蜕疏风解表，荆芥以温药入凉药之中，可增强辛散透表之力，是为去性取用之法；柴胡、葛根解表透热；石膏清内热，但其性寒，不宜久用；金银花、连翘清热解毒；桔梗、牛蒡子利咽，且牛蒡子有润肠之力；甘草调和诸药，护胃安中，同时助桔梗利咽。

湿疹（湿疹）案

金某，男，10 个月，初诊时间：2020 年 9 月 20 日。

主诉：头颈部红色丘疹两月余，加重 1 周。

诊查：患儿两个多月前无明显诱因下在家中出现皮疹，形态为红色细小丘疹，部分有小水疱，头颈部明显，伴有搔痕，急躁，无发热，无咳嗽，无关节疼痛，无吐泻等不适，曾在外院诊治，予尤卓尔涂搽，未见明显好转，近 1 周来加重。症见面色潮红，头颈部可见丘疹、水疱及陈旧性疹痕，形体偏瘦，胃纳不振，大便稀、日数行。舌红，苔中白，指纹紫滞。

中医诊断：湿疹（脾虚湿热）。

西医诊断：湿疹。

中医辨证分析：患儿头颈部红色丘疹，伴搔痕，辨为湿疹。面色潮红，形体偏瘦，胃纳不振，大便稀、日数行，舌红，苔中白，指纹紫滞，证属脾虚湿热证。

治法：清热化湿，祛风止痒。

处方：自拟化湿止痒汤加减。土茯苓 3g，白鲜皮 3g，蝉蜕 1.5g，地肤子3g，厚朴 1g，茯苓皮 3g，薏苡仁 3g，金银花 2g，麦芽 3g，甘草 2g。3 剂，日1 剂，水煎，少量频服。

9 月 23 日二诊：药后皮疹渐退，夜寐易惊醒，胃纳增，大便日一行，舌红，苔薄白，指纹紫滞。上方加钩藤3g，灯心草1g。4剂，日1剂，水煎，少量频服。

9月27日三诊：药后湿疹隐现，大便已调，夜寐渐安，纳增。加太子参3g，炒白术2g，鸡内金3g。7剂，日1剂，水煎，少量频服。

半年后电话随访，患儿病情稳定，未见复发。

【按语】小儿湿疹属中医学"湿疮""浸淫疮""粟疮""血风疮"等范畴。本病为小儿常见的皮肤疾病，虽系小病，多无逆变之端，但瘙痒难忍，缠绵难愈，且易反复发作，使小儿及家长备受煎熬，久则影响小儿生长发育。《诸病源候论》云："肺主气，候于皮毛，脾主肌肉，气虚则肤腠开，为风湿所乘，内热则脾气温，脾气温则肌肉生热也。"湿热相搏，故头面、身体皆生疮。由此可知，小儿湿疹与风邪、湿邪有关，主要责之于脾、肺。本案小儿为脾虚证，脾虚不能运化水液，湿郁体内，再加上南方多雨季节，风湿外邪侵袭，与内湿相合，故而引发此病。治以清热化湿，祛风止痒，用自拟方化湿止痒汤安之。又由于小儿为"稚阴稚阳"之体，不耐攻伐，故临证用药必须注意防其再伤脾胃。

眼　科

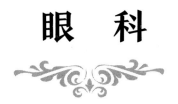

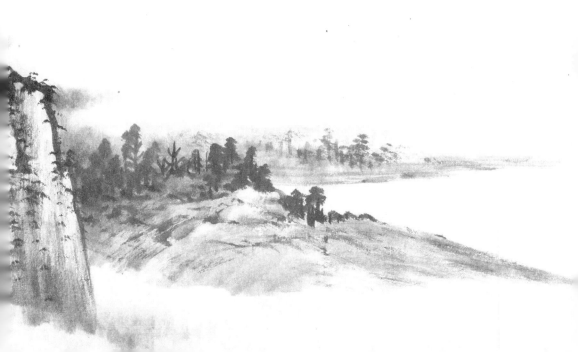

于佩珍

于佩珍（1940—），女，副主任中医师，金华市名中医。金华市中医医院原眼科主任，师从金华市眼科名医孙樟斌。多次到市级、省级医院进修学习。为金华市人大代表、金华市党代表。满腔热忱为患者服务，事事处处以患者为中心，对工作精益求精，对患者负责。

视瞻昏渺（中心性浆液性脉络膜视网膜病变）案

葛某，女，46 岁，初诊时间：2005 年 12 月 30 日。

主诉：左眼视力下降 10 余天。

诊查：夙有肺病，气短声低，且平素时感腰膝酸软，潮热盗汗，手足心热，近来月事一月三临，舌红，苔薄白，脉沉弦细、尺弱。检查视力：右眼 5.0，左眼 4.3，双眼外眼视力正常，左眼眼底视盘界清、色泽可，左眼黄斑区水肿，中心凹反光消失。

中医诊断：视瞻昏渺（肝肾阴亏）。

西医诊断：中心性浆液性脉络膜视网膜病变。

中医辨证分析：患者平素腰膝酸软，手足心热，潮热盗汗，且舌红、少苔均为肝肾阴亏征象。《灵枢·大惑论》记载："五脏六腑之精气，皆上注于目而为之精。精之窠为眼，骨之精为瞳子，筋之精为黑眼，血之精为络，其窠气之精为白眼，肌肉之精为约束。"说明眼与五脏六腑关系密切，有赖五脏六腑精气之濡养。肝肾阴虚，虚火上炎，津液亏损或郁热化火，血热妄行，上攻于目而致视瞻昏渺。久病耗损，子病及母，肺失濡养，肺气耗损，宣降失职，而致气短声低。月事一月三临，耗伤精血多矣。舌红、苔薄白、脉沉弦细、尺弱均为肝肾阴精不足、气虚血瘀之象。

治则：滋补肝肾，益肺理血。

处方：杞菊地黄汤加减。熟地黄 24g，山茱萸 6g，泽泻 9g，牡丹皮 6g，茯苓 10g，银柴胡 9g，益母草 15g，枸杞子 10g，菊花 10g，玄参 10g，麦冬 10g，车前子 12g，牛膝炭 15g，柴胡 10g，当归 12g。7 剂，日 1 剂，水煎，早晚分服。

1月14日二诊：药后潮热好转，视力提高，左眼视力4.7，黄斑部水肿明显减轻，中心凹反光仍未见。

处方：熟地黄24g，山茱萸6g，泽泻9g，牡丹皮6g，茯苓10g，益母草15g，枸杞子10g，菊花10g，玄参10g，麦冬10g，车前子12g，牛膝炭15g，当归12g，浙贝母12g，牡蛎30g。7剂，日1剂，水煎，早晚分服。

1月21日三诊：药后病情稳定，左眼视力4.8。原方继服7剂，服法同前。

1月28日四诊：药后月事准，左眼视力4.9。

处方：熟地黄24g，山茱萸6g，泽泻9g，牡丹皮6g，茯苓10g，枸杞子10g，菊花10g，玄参10g，麦冬10g，车前子12g（包煎），当归12g，浙贝母12g，牡蛎30g，五味子9g，楮实子12g。14剂，日1剂，水煎，早晚分服。

药后精神日正，视力日增，黄斑中心凹反光透见。

【按语】此病系脏腑之精气不足、乘侮失衡、浊邪上蒙清窍使然。治当平调脏腑，清浊毓光。治以杞菊地黄丸（枸杞子、菊花、熟地黄、茯苓、泽泻、山茱萸、山药、牡丹皮）为基本方。方中枸杞子味甘，性平，归肝、肾经，功善滋肝肾之阴，益精明目；菊花辛散苦泄，微寒清热，入肝经，平肝潜阳，清热明目；熟地黄甘温，质润，归肝、肾经，滋阴补肾填精，壮水制火；牡丹皮清热凉血，活血化瘀；茯苓、泽泻淡渗利湿；山药味甘，性平，归脾、肺、肾经，功善补益脾阴，固肾涩精，补后天以滋先天；酒萸肉味酸性温而不燥，补而不峻，补养肝肾，并能涩精，取"肝肾同源"之意，为平补阴阳之要药。诸药合用，共奏滋补肝肾、活血化瘀、清热明目之功。脉弦、肝虚血少者，当归、柴胡加减之；尺弱、肾虚精弱者，菟丝子、车前子、枸杞子、楮实子、芡实加减之；脉沉细、苔白、肺肾两亏者，茯苓、天冬、麦冬加减之。二诊潮热好转，黄斑部水肿明显减轻，中心凹反光仍未见，故去退虚热的银柴胡。四诊月事准，故去益母草、牛膝炭，加五味子、楮实子增强补益肝肾、滋阴明目作用。

蒋光耀

蒋光耀（1944—），男，副主任中医师，金华市首批名中医，1963年3月至今一直在金华市中医医院从事中医眼科工作，曾任金华市中医医院眼科主任。

视瞻昏渺（中心性视网膜病变）案

周某，男，40岁，初诊时间：1981年3月2日。

主诉：右眼黑影伴视力下降20天。

诊查：右眼黑影伴视力下降20天，某医院眼科诊为右眼中心视网膜病变，视力0.3，用西药治疗3天，视力继续下降。今查右眼视力0.1，外眼检查无殊；眼底视盘清晰，血管正常，视网膜反光略增强，黄斑区高度水肿，可见黄白色点状渗出物，中心凹反光消失，围棋格检查呈阳性，面色少华、纳差、舌淡红，苔薄白腻，脉弦细。

中医诊断：视瞻昏渺（湿热蕴脾）。

西医诊断：中心性视网膜病变。

中医辨证分析：《灵枢·脉度》云："肝气通于目，肝和则目能辨五色矣。"木克土而脾失健运，水湿上犯目窍，视衣下积水成疾。面色少华、纳差、舌淡红、苔薄白腻、脉弦细均为湿热蕴脾之征。

治则治法：利水清热，佐以活血。

处方：猪苓10g，茯苓10g，苍术10g，桂枝5g，生地黄10g，车前子10g（包煎），蒲公英15g，当归5g，丹参15g，石菖蒲5g，砂仁5g（后下），佛手10g，生甘草3g。10剂，日1剂，水煎，早晚分服。

3月21日二诊：药后右眼视力上升至0.7，眼底检查，黄斑水肿消退，中心凹反光可见，黄白色点状渗出稍减，苔薄腻，脉弦细。治宜活血清热，佐以补肾，方用活血清热方加减。

处方：当归10g，赤芍10g，丹参15g，红花4g，蒲公英15g，石菖蒲5g，淫羊藿30g，枸杞子10g，菊花10g，苍术10g，远志10g，菟丝子10g。15剂，日1剂，水煎，早晚分服。

5月3日三诊：右眼视力1.2，眼底检查，黄斑区尚存有少量渗出物，中心凹反光正常，活血补肾为主，补肾活血方加减。

处方：当归10g，丹参15g，红花4g，枸杞子10g，菊花10g，淫羊藿30g，炙鳖甲30g，浙贝母10g，菟丝子10g，肉苁蓉15g，远志10g，石菖蒲5g。10剂，日1剂，水煎，早晚分服。

5月17日四诊：右眼视力1.5，眼底检查，黄斑区中心凹反光正常，渗出物吸收，围棋格检查阴性。原方再进5剂，并嘱服杞菊地黄丸500g，每次6g，1日2次，温开水吞服，巩固疗效。

5 年后随访，无复发。

【按语】本病属中医学"视瞻昏渺""目茫茫然""目黑候""视正侧反""视惑"等范畴。脏腑之气不足，乘侮失衡，浊邪上蒙清窍；"诸湿肿满，皆属于脾"；"肝气通于目，肝和则目能辨五色矣"。木克土而脾失健运，则面色少华、纳差；水湿上犯目窍，则视衣下积水成疾。舌淡红、苔薄白腻、脉脉弦细均为水湿阻滞，水运不利为血，故眼底疾病当血水同治。

视瞻昏渺（中心性视网膜病变）案

陈某，男，45 岁，初诊时间：1975 年 12 月 18 日。

主诉：双眼视力减退 1 月余。

诊查：患者有慢性肝炎病史，半月前在某医院眼科诊治，诊为双眼中心性视网膜病变。予西药治疗，视力继续下降而来诊。现左眼视力 0.4，右眼视力 0.6，双眼外观无殊，眼底检查视乳头清晰，血管无殊，黄斑区水肿，并见棕褐色渗出物，中心凹反光消失，围棋格检查阳性。舌淡红，苔薄白，脉弦细。

中医诊断：视瞻昏渺（瘀滞水停）。

西医诊断：中心性视网膜病变。

中医辨证分析：慢性肝炎乃肝气失调所致。《灵枢·脉度》云："肝气通于目，目和则能辨五色矣。"木克土而脾失健运，水湿上犯目窍，视衣下积水成疾，故视力下降。舌淡红、苔薄白、脉弦细乃肝脾不和、瘀滞水停之象。

治则治法：健脾疏肝，活血利水。

处方：猪苓 10g，茯苓 10g，白术 5g，泽泻 10g，当归 10g，丹参 15g，赤芍 10g，远志 10g，红花 3g，山药 10g，石菖蒲 5g，生甘草 3g。5 剂，日 1 剂，水煎，早晚分服。

1 月 3 日二诊：药后视力上升，左眼 0.7，右眼 1.0，眼底检查，中心凹反光较弱，黄斑区水肿基本吸收，渗出物明显，围棋格检查阳性，苔薄白，脉弦细。治宜活血健脾，佐以疏肝气。

处方：当归 10g，赤芍 10g，丹参 15g，红花 10g，枸杞子 15g，菊花 15g，楮实子 10g，菟丝子 10g，肉苁蓉 15g，石菖蒲 5g，青皮 5g，佛手 5g，沙苑子 10g。15 剂，日 1 剂，水煎，早晚分服。

2 月 7 日三诊：药后双眼视力上升，左眼 1.2，右眼 1.2，眼底检查，黄斑区尚有少量渗出物，中心凹反光正常，围棋格检查阴性。原方继服 5 剂，巩固疗效。

10 年后随访，双眼视力均为 1.5，未再复发。

【按语】本病属中医学"视瞻昏渺""目茫茫然""目黑候""视正侧反""视惑"等范畴，多由劳倦内伤、脏腑失调、脉道瘀滞等所致。"诸湿肿满，皆属于脾"。黄斑水肿责之脾失健运、水湿上泛，故治宜健脾利水。"头为诸阳之会"，湿困脾胃，蕴久易化热，故宜清热；渗出期表现为脉络阻滞，血流不畅，故宜活血。治疗以五苓散加石菖蒲、蒲公英、金银花清热利水，退黄斑水肿；用四物汤加丹参、红花、金银花、蒲公英、远志活血清热，使黄斑区渗出物吸收。肾与瞳神关系密切。瞳神属肾所主，肾的功能失常常可表现为视力异常，故《灵枢·海论》曰："髓海不足……目无所见。"此病后期病势稳定，遵循"治病求本"的原则，当以活血化瘀配以补肾之品，故用沙苑子、淫羊藿、菟丝子、楮实子、肉苁蓉温补肾阳，以治疗疾病之根本，加快康复。本病有自愈倾向，自愈时间为 112～180 天，经辨证分期中药治疗，平均治疗时间45 天，疗程缩短，疗效尚佳。

郑宏飞

郑宏飞（1963—），男，主任中医师，金华市名中医。从事眼科临床工作40 年，擅长中西医结合治疗眼底病、视神经疾病、眼底血证及角膜病等。任中国中西医结合学会眼科专业委员会委员，浙江省中医药学会内经分会委员、眼科分会常务委员，浙江省医师协会眼科专业委员会委员，浙江省中医重点专科学科带头人。承担省市级课题 8 项，主持的浙江省中医药管理局课题"视神经萎缩中医药诊疗规范的研究"获浙江省中医药科学技术三等奖。发表论文10 余篇。

视瞻昏渺（高度近视性黄斑病变）案

枣某，男，74 岁，初诊时间：2016 年 9 月 2 日。

主诉：右眼近失明 16 年，左眼视力下降 16 个月。

诊查：自幼双眼高度近视，目前双眼皆 1800 度，右眼视力 2000 年因黄斑反复出血几近失明，左眼 2015 年 5 月被诊断黄斑出血，予抗 VEGF 玻璃体注药治疗，同年 10 月又出血，视力下降，再次玻璃体注药，以后分别在同年 12

月，2016 年 3 月、6 月、9 月相继复发视力下降而玻璃体注药，9 月最后 1 次注药恰在我院，因担心再次出血而来我处中药治疗。查矫正视力右眼 0.02，左眼 0.3，右眼黄斑萎缩灶，左眼黄斑小片出血。脸红，便干，舌红，苔黄，脉弦，关上浮。

中医诊断：视瞻昏渺（肝火上炎）。

西医诊断：高度近视性黄斑病变。

中医辨证分析：素体肝胃火旺，迫血上溢目窍，导致反复黄斑出血。脸红、便干、舌红苔黄、脉弦、关上浮均为肝火上炎之征。

治则治法：实则泻之，清热泻火，凉血止血。

处方：自拟退眼红泡服方。制大黄 6g，黄连 3g，炒黄芩 6g，炙甘草 3g（甘草备用，如腹泻重则加入，若便干则去之）。15 剂，打碎，开水泡服，每日 3~4 次。

9 月 17 日二诊：药后左眼矫正视力 0.4，左眼黄斑出血减少，上方不变，继服 1 个月。

10 月 17 日三诊：药后左眼矫正视力保持在 0.4，眼底黄斑出血基本吸收，无新鲜出血，嘱隔日或每 3 日泡服 1 次。

后电话联系，嘱本地配药，减到 5~7 天泡 1 次，半年后停药。

至 2018 年下半年随访，患者言视力稳定，黄斑未再次出血及视力下降，也未再玻璃体注药治疗。

【按语】本案高度近视、黄斑出血诊断明确，近些年采用抗 VEGF 玻璃体注药治疗有效，但本案却反复发作，很为棘手。患者脸红，便干，苔黄，脉弦，属肝胃火旺，迫血上溢目窍，受《伤寒论》泻心汤启发而来的退眼红泡服方，服用方便，价格便宜，结果两年多黄斑未再出血，患者非常满意。《灵枢·脉度》云："肝气通于目，肝和则目能辨五色矣。"肝胃火旺，迫血上溢目窍，导致视瞻昏渺。《金匮要略》云："心气不足，吐血、衄血，泻心汤主之。"方中黄芩清上焦湿热，兼凉血止血，退眼红泡，加大黄芩用量，以增强凉血止血功效，减少黄斑出血。大黄泻下焦火，使上炎之火下泄。三黄配伍，可泻三焦实火，改善便干、出血症状。唐容川在《血证论·阴阳水火气血论》中指出："血由火生，补血而不清火，则火终亢而不能生血，故滋血必用清火诸药。"三黄泻心汤重用清热泻火药物，使热退血止，三焦火降，则水谷通利，五脏六腑安矣。

视瞻有色（中心性浆液性脉络膜视网膜病变）案

徐某，男，47岁，初诊时间：2019年2月16日。

主诉：左眼前黑影半月。

诊查：患者半个月前因工作繁忙疲劳又遇烦心事，忽感左眼视物变形，眼前暗影遮挡，无眼痛等不适，纳可寐安，二便无殊，查左眼视力0.6，小方格（＋），左眼底后极部网膜不规则反光晕，黄斑反应消失。左眼OCT提示黄斑区大片神经上皮隆起，两端止点可见，其下为液性暗区，色素上皮可见。舌红、边有齿痕，苔白滑，脉弦细。

中医诊断：视瞻有色（脾虚湿蕴，气滞血瘀）。

西医诊断：中心性浆液性脉络膜视网膜病变。

中医辨证分析：工作忙，情志不舒，肝气郁结，气滞血瘀，脉道不利，又肝病犯脾及过劳伤脾，脾失健运，水湿上犯目窍致病。舌红、边有齿痕、苔白滑、脉弦细为脾虚湿蕴、气滞血瘀之征。

治则治法：血水同治兼疏肝。

处方：眼底血水同治方加减。当归10g，柴胡10g，白芍10g，茯苓20g，炒白术15g，桔梗10g，升麻10g，蔓荆子10g，五味子10g，猪苓10g，薏苡仁10g，豆蔻10g。7剂，日1剂，水煎，早晚分服。

2月27日二诊：药后左眼视物无明显改善，仍有黑影，左眼视力0.6，眼底同前，无明显改善。患者首诊后已戒酒，考虑治水力度不够，原方改茯苓为20g，再加泽泻、黄芪，增强健脾利水之效，加陈皮、桂枝温阳化气。

处方：当归10g，柴胡10g，白芍10g，茯苓20g，炒白术15g，桔梗10g，升麻10g，蔓荆子10g，五味子10g，猪苓10g，薏苡仁10g，豆蔻10g，泽泻10g，桂枝9g，黄芪15g，陈皮6g。7剂，日1剂，水煎，早晚分服。

3月6日三诊：药后左眼视物转清晰，黑影稍减淡，左眼视力0.8，眼底同前，症状有所改善。原方再进7剂，服法同前。

3月16日四诊：药后左眼黑影明显减淡，视物变形明显好转，左眼视力0.8，眼底后极部网膜肿胀减轻，继服7剂，服法同前。

3月27日五诊：左眼前黑影已剩淡淡一层，视物明显转清，视物变形有所改善，左眼视力0.8，左眼底黄斑部不规则反光晕已不明显，OCT提示黄斑区神经上皮隆起已基本平复，水液基本吸收，予7剂善后。

3个月后电话随访，未再复发。

【按语】本病属中医学"视直为曲""视大为小""视瞻有色"等范畴。该病例属气滞血瘀，水湿上犯之视瞻有色。患者眼底水肿渗出，起病因情志因素，木克土而脾失健运，水湿上犯目窍，视衣下积水成痰。《金匮要略》强调血不利则为水，水不利则为血，眼底疾病当血水同治。该病的发生又与肝失疏泄、情志郁结、脾失运化、痰湿阻滞、郁而化火等郁证密切相关。正如《丹溪心法·六郁》所言："气血冲和，万病不生。一有怫郁，诸病生焉，故人身诸病多生于郁。"《灵枢·脉度》云："肝气通于目，肝和则目能辨五色矣。"《素问病机气宜保命集·病机论》云："故掉眩收引郁肿胀诸痛痒疮，皆根于内。"患者因工作繁忙，情志不畅，致肝气郁结胸中，脾胃气机升降失常，运化无力，从而湿浊内生，上扰清窍，致目暗不明。本案水肿渗出以水病为主，故方药以治水为主，治血为辅，因情志为因，故兼疏肝，药后眼底水肿消退，视力提高。

时复目痒（结膜炎）案

杨某，男，10 岁，初诊时间：2018 年 10 月 27 日。

主诉：双眼肿痒、畏光流泪 3 年，加剧半月。

诊查：3 年前始感双眼肿痒、畏光流泪反复发作，曾就诊于杭州、上海各大医院，诊为春季结膜炎，使用抗过敏眼药水治疗。因激素眼药水眼压升高，改用免疫抑制药他克莫司眼药水。半月前受寒后畏光羞明，以泪洗面，眼药水无效，无法上学而求助中医治疗。望脸灰暗，疲倦貌，眼肿泪涌但红赤不显，闻泪涕无臭味，舌淡，苔白略滑，切手足冰冷，脉细长尺沉。双眼视力 0.6，结膜巨大滤泡，角巩缘胶冻斑。

中医诊断：时复目痒（风寒犯目）。

西医诊断：结膜炎。

中医辨证分析：外受风寒，引动内饮，上犯目窍，故双眼肿痒、畏光流泪。神疲面暗、手足冰冷、舌淡、苔白略滑、脉细长尺沉为外寒引动内饮上犯之象。

治则治法：散寒温阳化饮。

处方：小青龙汤合真武汤加减。桂枝 6g，赤芍 6g，蜜制麻黄 3g，生姜 8g，细辛 3g，甘草 3g，淡附片 2g（先煎），太子参 8g，黄芪 15g，当归 8g，白术 10g，茯苓 10g，白芷 6g。10 剂，日 1 剂，沸水冲服，早晚分服，喝 5 天停 2 天。

11月10日二诊：药后双眼视力 0.8，眼肿流泪明显好转，滤泡水肿减轻，但其母亲说眼泪变黏，鼻孔喷气火烫。原方去黄芪，加石膏 15g，杏仁 6g。7剂，每天服半剂。

12月15日三诊：双眼视力 1.0，眼能自然睁开，睑肿全退，无流泪，滤泡平伏，角巩膜缘胶冻斑消失，鼻无喷火。他克莫司眼药水已停用两周（患儿自觉不难受便自行停药），再予原方 6剂，嘱每周服两剂善后。

3个月后电话随访，病未复发。其母言 3年来从未有过如此平安的秋冬。

【按语】春季结膜炎是以眼部肿痒，伴见畏光、流泪、黏丝状分泌物为主要症状的免疫性疾病，病程长，季节性强，春夏发病，秋冬缓解，次年复发，反复发作，且多见于青少年儿童，影响了其身心健康。本病的发病特点与中医记载的"时复症"相似，形如《证治准绳》"如花如潮，至期而发，至期而愈"之说，又得《世医得效方》谓之"痒极难忍"，由此可见该病形势之严峻。本案病例属外受风寒，引动内饮，上犯目窍之时复症。患儿受寒后涕泪洗面，泪无臭味，眼红赤不显，且舌淡，苔滑，手足冷，脉细长尺沉，故辨为外寒引动内饮，上犯目窍，清泪洗面可理解为小青龙汤的白色泡沫样痰，脸暗、倦貌、尺脉沉等属肾阳虚，故合用真武汤。后因鼻孔喷气火烫，去黄芪，加石膏等，取越婢汤治水之意。方证相应，疗效甚佳。

白涩症（干眼症）案

钱某，女，54岁，初诊时间：2021年1月4日。

主诉：双眼反复干涩异物感伴口干 10余年，加重 1个月。

诊查：患者确诊干燥综合征 20余年，反复双眼干涩 10余年，曾用玻璃酸钠滴眼液、小牛血清去蛋白眼凝胶、维生素 A 棕榈酸凝胶等多药联合长期治疗，效果不佳。求治于中医，他医皆予生脉饮等益气养阴治疗，效微。患者形体消瘦，语声低而无力，性情焦急，1个月前受凉后咳嗽，夜间咳剧，双手接触冷水则咳嗽加重，稍畏寒，感疲劳，眼干、口干明显加重，脸色青暗，纳少，寐少，二便如常，舌淡胖，苔少，舌面水润欲滴，脉沉细。既往轻度冠心病病史。双眼视力 0.3，角膜荧光素大量密集斑点状着色，晶体轻混，眼底无殊。

中医诊断：白涩症（外寒未清，水饮内停）。

西医诊断：干眼症。

中医辨证分析：患者有外感风寒病史，咳嗽至今，夜甚，舌淡、苔白润、脉沉细为外寒内饮之征。前医未辨太阳伤寒病史，予益气养阴治之，反致寒饮内结，水饮内停，气机不利，津不达表，愈发口渴、眼干；风寒外束肌表，卫阳被遏，温煦不足，故畏寒；肺气上逆，故咳嗽。

治法治则：祛风散寒，温阳化饮。

处方：小青龙汤加减。桂枝9g，赤芍10g，蜜麻黄6g，干姜6g，细辛3g，生甘草6g，姜半夏9g，五味子10g，茯苓15g，杏仁10g，防风6g。7剂，日1剂，水煎，早晚分服。

1月11日二诊：药后咳止，畏寒消，眼症减轻，但汗多胸闷，双眼视力0.5，角膜荧光素着色减少。

处方：桂枝9g，赤芍10g，干姜6g，细辛3g，生甘草6g，姜半夏9g，五味子10g，茯苓15g，杏仁10g，防风6g，太子参30g。7剂，日1剂，水煎，早晚分服。

1月18日三诊：双眼干涩进一步好转，视力提高到0.8，角膜染色少许细点着色，泪膜破裂时间（BUT）5~6秒，便干，舌淡，苔少。

处方：桂枝9g，赤芍10g，干姜6g，细辛3g，生甘草6g，姜半夏9g，五味子10g，茯苓15g，杏仁10g，防风6g，太子参30g，麦冬15g。5剂，日1剂，水煎，早晚分服。

后电话随访，患者言感觉良好。

【按语】详询病史，体察全身症状，辨证为外寒未清、水饮内停，治以解表逐饮，方用小青龙汤加减。药后表证解，水饮去，津液输布如常，可上承口目，故口渴、眼干消。药后无用水饮从汗尿而去，汗多后胸闷，虑麻黄伤心阳，故去之，用太子参益气扶正，养阴生津。三诊复其常脉，见阴虚本质，再加养阴之品。口渴、目干之患，有津液化生不足之故，亦有津液输布不达之因，故应仔细分辨，治有侧重。

视瞻昏渺（右眼黄斑出血）案

戴某，女，54岁，初诊时间：2018年5月8日。

主诉：右眼黑影遮挡1周。

诊查：1周前无明显诱因下感右眼眼前有黑影遮挡，遂去医院就诊，诊为右眼黄斑出血，口服药物（具体不详）治疗，症状未见好转。症见右眼黑影遮挡，伴头晕耳鸣，心烦少寐，口燥咽干，舌红，少苔，脉弦细数。视力右眼0.12，左眼0.8，眼底视盘色红，边界清，颞侧上、下方及黄斑区均可见大片状出血，视乳头颞下方可见出血液平面，视盘周围及黄斑区可见明显水肿，黄斑中心反光消失。

中医诊断：视瞻昏渺（肝肾阴虚）。

西医诊断：右眼黄斑出血。

中医辨证分析：患者年逾五十，肝肾阴虚，阴不制阳，阴虚火旺，上炎于目，灼伤脉络而致本病；精不能上荣，故头晕耳鸣；阴虚火旺，扰动心神，故心烦少寐；津不上承，故口燥咽干。舌红、少苔、脉弦细数乃肝肾阴虚之征。

治法治则：滋阴利水，凉血止血。

处方：生蒲黄汤加减。蒲黄炭10g（包煎），荆芥炭6g，墨旱莲15g，生地黄12g，牡丹皮6g，郁金10g，三七1g（吞服），黄芪20g，当归10g，炒白术15g，茯苓10g，党参10g，防风6g，薏苡仁15g，阿胶15g（烊化），酒白芍10g。5剂，日1剂，水煎，早晚分服。

5月13日二诊：药后右眼暗影有所减小，视物较前清楚，看远略转清，舌脉同前。视力右眼0.15，眼底见下方出血病灶有所减小。

处方：蒲黄炭10g（包煎），荆芥炭6g，墨旱莲15g，生地黄10g，牡丹皮6g，郁金10g，三七1g（吞服），黄芪20g，姜半夏10g，黄芩炭15g，党参10g，薏苡仁15g，酒白芍10g，丹参15g，郁金10g。7剂，日1剂，水煎，早晚分服。

5年27日三诊：患者连服14剂，右眼前暗影继续变淡，视物较前好转，查右眼视力0.3，右眼出血明显较前减少，黄斑水肿仍有。

处方：蒲黄炭10g（包煎），荆芥炭6g，墨旱莲15g，炒白术10g，牡丹皮6g，郁金10g，三七1g（吞服），黄芪30g，姜半夏10g，黄芩炭15g，党参10g，薏苡仁15g，酒白芍10g，丹参15g，郁金10g，茯苓10g，仙鹤草15g。7剂，日1剂，水煎，早晚分服。

嘱患者若有视物暗影随时来诊。

【按语】视瞻昏渺首见于《证治准绳·杂病》。云："目内外别无证候，但自视昏渺，蒙昧不清也。"又曰："若人年五十以外而昏者，虽治不复光明，盖时犹月之过望，天真日衰，自然日渐光谢。"本案患者年逾五十，根据四诊，辨证为肝肾阴虚，治以滋阴利水、凉血止血为主，方选生蒲黄汤加减。药证相符，故而获效。

视瞻有色（中心性浆液性脉络膜视网膜病变）案

方某，男，56岁，初诊时间：2019年11月5日。

主诉：视物重影模糊 3 天。

诊查：患者 3 天前无明显诱因下出现视物重影、模糊，眼前有暗红色阴影，无眼部红肿疼痛，无畏光流泪，伴烦躁易怒，咽干，夜寐差，舌红，苔黄腻，脉弦。视力右眼 0.4、左眼 0.5；眼压右眼 10mmHg、左眼 12mmHg；右眼小方格试验（+），后极部视网膜水肿，右眼 5 点钟方向角膜云翳。

中医诊断：视瞻有色（肝胆湿热）。

西医诊断：中心性浆液性脉络膜视网膜病变。

中医辨证分析：患者情志不畅，郁而化火，肝胆湿热上犯目窍，遂致本病，并见烦躁易怒，咽干；热扰心神，故见夜寐欠佳。舌红、苔黄腻、脉弦乃肝胆湿热之征。

治法治则：清肝健脾，泄热化湿。

处方：龙胆泻肝汤加减。焦栀子 6g，炒黄芩 10g，柴胡 10g，炒车前子 10g（包煎），生地黄 10g，泽泻 10g，通草 6g，甘草 6g，当归 10g，姜半夏 10g，豆蔻 6g（后下），生白术 30g，薏苡仁 3g，首乌藤 20g，茯神 15g，酸枣仁 15g。7 剂，日 1 剂，水煎，早晚分服。

11 月 12 日二诊：药后视物模糊好转，睡眠改善，情绪波动减轻，舌红，苔黄，脉弦，视力右眼 0.5、左眼 0.5。上方继服 7 剂，服法同前。

11 月 19 日三诊：药后视物进一步好转，视力右眼 0.6，小方格检测也有好转，眼底后极部视网膜水肿减退，上方隔日 1 剂，巩固 10 天。

嘱患者若有视野中心阴影随时来诊。

【按语】视瞻有色是指眼外观无异常，自觉视野中心出现灰色或淡黄色固定阴影，视力下降的眼病，类似于西医的中心性浆液性脉络膜视网膜病变。《证治准绳·杂病》中对其病因有较详细的记载："……当因其色而别其证以治之。若见青、绿、蓝、碧之色，乃肝肾不足之病，由阴虚血少，精液衰耗，胆汁不足，气弱而散……若见黄赤者，乃火土络有伤也。"该患者属情志不畅，郁而化火，肝胆湿热上犯目窍，遂致本病。《金匮要略》曰："见肝之病，知肝传脾，当先实脾。"故治疗用龙胆泻肝汤，同时再加豆蔻、生白术、薏苡仁利水化湿健脾，首乌藤、茯神、酸枣仁平肝安神。诸药合用，则疗效立现。

视瞻昏渺（黄斑病变）案

朱某，男，54 岁，初诊时间：2020 年 11 月 11 日。

主诉：右眼视物模糊 10 月余，加重 10 天。

诊查：患者 10 个多月前无明显诱因下始感右眼视物模糊，眼前有铜钱样暗影遮挡，曾在当地医院眼科求治，检查发现黄斑部色素紊乱，诊为黄斑病变。治予活血、维生素等改善循环和营养为主，效果不理想。近 10 天来视物模糊逐渐加重，今特求中医治疗。症见右眼视物模糊，无红赤疼痛不适，伴两胁作痛，心烦失眠，口燥咽干，舌红，苔薄，脉弦。视力右眼 0.5、左眼 0.8，双眼结膜无充血，角膜清，前房中深，瞳孔圆，晶体清，右眼眼底见黄斑区色暗，色素紊乱，右眼小方格试验（±），左眼大致正常。

中医诊断：视瞻昏渺（肝郁血热）。

西医诊断：黄斑病变。

中医辨证分析：患者平素喜好饮酒，心事多，情志抑郁，致肝郁气滞，内生郁热，气滞血行受阻，目中血络瘀滞，故视物模糊；气滞血瘀停于胸胁，故两胁作痛；酒为湿热之物，又因郁久化热，热扰心神，故心烦失眠；津不上承，故口燥咽干。舌红、苔薄、脉弦乃肝郁血热之象。

治法治则：疏肝清热，通窍明目。

处方：丹栀逍遥散加减。赤芍 10g，当归尾 10g，柴胡 10g，茯神 15g，生白术 20g，甘草 6g，生姜皮 10g，薄荷 6g（后下），山药 20g，牡丹皮 6g，焦栀子 6g，酸枣仁 10g，首乌藤 20g，枳壳 10g，郁金 10g，丹参 20g，桑白皮 10g。7 剂，日 1 剂，水煎，早晚分服。

11 月 18 日二诊：药后右眼眼前仍有铜钱样暗影遮挡，视力右眼 0.8、左眼 0.8，右眼眼底同前，考虑视力有所改善，中药以原方再进 7 剂。

11 月 25 日三诊：药后右眼眼前暗影明显变淡，大便稀、日两次，睡眠较前改善，眼干症状好转。视力右眼 0.8（+）、左眼 0.6（+），查眼底无明显变化。舌淡，苔白，脉弦滑。病情明显好转，但湿象增多，治以疏肝明目，健脾利湿。

处方：逍遥散合参苓白术散加减。党参 10g，炒白术 15g，山药 15g，茯神 15g，首乌藤 20g，甘草 6g，赤芍 10g，丹参 20g，柴胡 6g，枳壳 6g，薏苡仁 10g，郁金 10g，薄荷 6g（后下），生姜皮 10g，姜半夏 10g，炒黄芩 10g。7 剂，日 1 剂，水煎，早晚分服。

嘱患者若有视物暗影随时来诊。

【按语】逍遥散是调肝养血之代表方，见于《太平惠民和剂局方》。云："治血虚劳倦，五心烦热，肢体疼痛，头目昏重，心忪颊赤，口燥咽干，发热盗汗，减食嗜卧，及血热相搏，月水不调，脐腹胀痛，寒热如疟，又疗室女血弱阴虚，荣卫不潮热，肌体羸瘦，渐成骨蒸。"丹栀逍遥散是在其基础上增加牡丹皮、栀子而成，功效为养血健脾，疏肝清热，主治肝郁血虚内热。本案患者辨证为肝郁血热，故予中药疏肝清热，方选丹栀逍遥散加减而收效。因肝郁犯脾，可致脾虚生湿，三诊时见脉弦滑、大便稀，故合用参苓白术散健脾化湿。诸药合用，终致视力提高，诸症改善。

胡素英

胡素英（1963—），女，主任中医师，浙江省基层名中医，金华市名中医，浙江省中医药学会眼科分会委员。从事眼科临床30余年，擅长中西医结合治疗眼科疑难病和眼底病，主持的泪道病课题获得东阳二等奖、金华三等奖，发表论文10余篇。

睑弦赤烂（睑缘炎）案

周某，女，27岁，初诊时间：2022年1月7日。

主诉：双眼睑刺痒灼热，皮屑脱落4个月。

诊查：患者双眼睑发红刺痒，伴灰白色痂皮脱落4个月，时轻时重，曾在多家医院求治不愈，近半个月来加班后痒痛兼作，眼干口干。双眼视力1.0，双眼睑缘皮肤潮红粗糙，白色糠皮状鳞屑附着在睫毛周围，眦角处有黄白色黏液附着，球结膜充血，角膜清，眼底正常。舌质偏红少津，苔薄白，脉浮弦。

中医诊断：睑弦赤烂（风热上攻，血虚津亏）。

西医诊断：睑缘炎。

中医辨证分析：睑弦赤烂中医学称睑缘炎，多因脾胃湿热，外受风邪；或脾虚水湿不行，停于胞睑；或风邪外袭，血虚受风而成。风热搏结，化燥伤阴，血虚津亏，舌偏红少津、苔薄白、脉浮弦亦为血虚津亏证。

治则治法：祛风清热，养阴润燥。

处方：柴胡散加减。柴胡10g，防风10g，荆芥10g，羌活6g，赤芍10g，生地黄15g，当归10g，天花粉10g，黄芩10g，甘草6g。7剂，日1剂，水煎，早晚分服。

1月14日二诊：自觉双眼刺痒减轻，口干仍存。双眼睑缘赤红减轻，白色糠皮样皮屑显著减少。

处方：柴胡 10g，防风 10g，荆芥 10g，麦冬 10g，赤芍 10g，生地黄 15g，当归 10g，天花粉 10g，黄芩 10g，甘草 6g。7 剂，日 1 剂，水煎，早晚分服。

1 月 21 日三诊：药后痒涩已除，口不干，双睑缘充血减轻，鳞屑明显减少，舌淡红，苔薄白，脉弦细。风热已减，阴虚燥热。

处方：生地黄 15g，玄参 10g，麦冬 10g，天花粉 10g，石斛 10g，防风 10g，荆芥 10g，牡丹皮 10g，赤芍 10g，陈皮 10g。10 剂，日 1 剂，水煎，早晚分服。

药后双眼视力 1.0，双眼睑缘皮肤色泽正常，已无鳞屑。

【按语】睑缘炎是指睑缘皮肤、睫毛毛囊及其腺体组织的慢性或亚急性炎症，睑缘为眼睑皮肤与睑结膜的汇合处，上有睫毛毛囊及睑板腺的开口，容易被细菌感染而发生本病。其病性较为顽固，往往反复发作，迁延数年。本病的特点为眼睑边缘红赤溃烂而痒，病程缠绵，且易复发，常为双眼患病。风为百病之长，眼为清阳之窍。"伤于风者，上先受之"，风盛则痒，故风热袭表则眼部皮肤刺痒灼热，甚至皮屑脱落；热为火之渐，热盛伤津则眼干、口干；劳累后精伤液耗则诸症加重。治以柴胡散加减。方中柴胡、防风、荆芥、羌活祛风清热解表；赤芍、生地黄、当归滋阴凉血，养血活血；天花粉生津润燥；炙甘草调和诸药。诸药合用，共奏祛风清热、养阴润燥之功。

暴盲（视网膜动脉阻塞）案

王某，男，65 岁，初诊时间：2022 年 6 月 1 日。

主诉：左眼突然视物不见 1 天。

诊查：1 天前患者突发左眼无痛性视力下降，及至视物不见，无明显头痛头昏，无眼胀眼痒，无恶心呕吐，当时未予重视，今仍感左眼视物不见，遂来诊。眼检左眼视力指数 30cm，右眼视力 1.2，眼前部正常，左眼视盘色淡，边界模糊，视网膜动脉普遍变细，后极部网膜水肿、混浊，颞上支动脉细成线条状，颞上支动脉支配区的网膜呈界限清楚的乳白色混浊，鼻下方视野缺损。面色晦暗，舌上有红色瘀点，脉弦涩。

中医诊断：暴盲（气滞血瘀，经络阻塞）。

西医诊断：视网膜动脉阻塞。

中医辨证分析：患者年事渐高，气滞血瘀，致脉络阻塞，目窍失养，神光郁遏，故视物不见。面色晦暗、舌上有红色瘀点、脉弦涩为气滞血瘀、经络阻塞之征。

治则治法：行气活血，通窍明目。

处方：血府逐瘀汤加减。当归9g，生地黄9g，桃仁12g，红花9g，枳壳6g，赤芍6g，柴胡3g，川芎5g，牛膝6g，甘草3g，茯苓12g。7剂，日1剂，水煎，早晚分服。

6月8日二诊：药后左眼视力0.02，视盘色淡减轻，后极部网膜水肿减轻，网膜动脉仍细，颞上方网膜转为淡红色。

处方：当归9g，生地黄9g，桃仁12g，红花9g，枳壳6g，赤芍6g，柴胡3g，川芎5g，牛膝6g，甘草3g，茯苓12g，丹参25g。7剂，日1剂，水煎，早晚分服。

6月15日三诊：左眼视力0.1，视盘色泽淡白，边界清楚，动脉细，视网膜后极部水肿消失，黄斑区暗淡，中心凹反射不清。上方继服20剂，药后视力改善不明显，遂停药转诊。

【按语】视网膜动脉阻塞是指视网膜动脉某一部位阻塞，引起相应的视网膜区域急性缺血缺氧，而使视力骤降的一类眼病。《审视瑶函》载："夫目之有血，为养目之源，充和则有发生长养之功，而目不病；少有亏滞，目病生矣。"本病常单眼发病，以中老年人多见。视网膜中央动脉阻塞的临床特点为一眼突发无痛性完全失明，后极部视网膜呈乳白色混浊，黄斑区樱桃红斑；视网膜分支动脉阻塞急性发作时眼底改变可不明显，数小时后受累动脉的供应区发生梗死，视网膜呈灰白色水肿混浊。本病因眼外观端好，骤然失明，盲无所见，属中医学"暴盲"范畴。多因忿怒暴悖、气机逆乱，或痰热互结、上扰清窍，或肝肾不足、肝阳上亢，或心气亏虚、血动之力而致眼内气血骤断，瘀血阻络，玄府不利，目窍失养，神光郁遏。本案患者证属气滞血瘀，经络阻塞，故方用血府逐瘀汤加减。方中桃仁、红花、赤芍、川芎活血祛瘀；配合当归、生地黄活血养血，使瘀血去而又不伤正；柴胡、枳壳疏肝理气，且能助行血之力；牛膝破瘀通经，引血下行；甘草缓急，通百脉以合诸药。诸药合用，使瘀血尽，眼部功能得以部分恢复。